临床各科室护理技术与规范

主编 张 璐 张韩影 陈婷婷 李宗英
程 丹 朱园园 王春梅 邓欢欢

上海科学技术文献出版社
Shanghai Scientific and Technological Literature Press

图书在版编目（CIP）数据

临床各科室护理技术与规范 / 张璐等主编 .-- 上海：上海科学技术文献出版社,2023
ISBN 978-7-5439-8886-6

Ⅰ.①临⋯　Ⅱ.①张⋯　Ⅲ.①护理－技术操作规程　Ⅳ.① R472-65

中国国家版本馆CIP数据核字（2023）第124381号

组稿编辑：张　树
责任编辑：苏密娅
封面设计：宗　宁

临床各科室护理技术与规范

LINCHUANG GEKESHI HULI JISHU YU GUIFAN

主　　编：张　璐　张韩影　陈婷婷　李宗英　程　丹　朱园园　王春梅　邓欢欢
出版发行：上海科学技术文献出版社
地　　址：上海市长乐路746号
邮政编码：200040
经　　销：全国新华书店
印　　刷：山东麦德森文化传媒有限公司
开　　本：787mm×1092mm　1/16
印　　张：33
字　　数：845 千字
版　　次：2023年8月第1版　2023年8月第1次印刷
书　　号：ISBN 978-7-5439-8886-6
定　　价：198.00 元

Editorial Committee 编委会

主 编

张　璐（潍坊医学院附属医院）

张韩影（北京中医药大学枣庄医院）

陈婷婷（山东省东营市河口区人民医院）

李宗英（山东颐养健康集团莱芜中心医院）

程　丹（山东省曹县人民医院）

朱园园（山东省单县东大医院）

王春梅（潍坊鸢都医院有限公司）

邓欢欢（四川省德阳市人民医院）

副主编

张宝香（山东省无棣县人民医院）

孟　茜（山东中医药大学附属医院）

周洁琴（广州中医药大学顺德医院附属勒流医院）

董　霞（河北省武安市中医院）

白佳静（河北省武安市第一人民医院）

周慧玲（山东省东明县中医医院）

刘秋芬（山东省日照市岚山区人民医院）

前言

健康中国战略重视将健康融入所有政策,以实现全方位、全周期地维护和保障人民健康的目标。在此目标下,现代护理的对象不再仅限于医院的患者,而是聚焦人类生命周期过程,关注全生命周期的健康问题及反应。在全生命周期照护中,从生理、心理和社会等方面全方位了解护理对象的特点变化、存在的身心健康问题,提供和发展相应护理干预理论、方法和技术。这种全生命周期的护理,从学科领域来说,贯穿了健康促进、生活方式管理、伤病预防、症状管理、功能康复等一体的全方位照护;从时间体系来说,既有慢病管理等典型的长期护理,又有急救护理、临终关怀、安宁疗护和丧亲关怀等短期照料;从学科性质来说,护理学科兼顾科学和人文双重属性,临床护理、康复护理、心理护理、人文护理、安宁疗护均是护理的重要组成部分。鉴于护理领域和范畴的扩大,护理学科发展的要求也日益增高,对临床各专科技术和规范的要求也更高。在此背景下,我们特编写了《临床各科室护理技术与规范》一书。

本书的编写紧密追踪国家卫生健康领域相关政策,以实现全方位、全周期地维护和保障人民健康为目标,聚焦护理学科领域前沿热点内容,详细讲解了临床各科室疾病的病因、发病机制、实验室检查、诊断及鉴别诊断、治疗、护理及健康宣教的内容。本书内容翔实严谨,操作符合国家规范,表述易于理解和掌握,能够指导临床护士更好地为患者服务。本书既适合初级护士进行自主性学习,又适合教师进行引导性教学。

我们在深入临床实践之余,怀揣着对护理事业的满腔热忱,希望能将自身在临床护理工作中的点滴感悟,呈献给护理同行。但由于编写时间仓促,学识水平及经验有限,且护理学知识也在不断更新,书中难免出现不足之处,敬请使用本书的读者积极指正,以便日后及时修订。

《临床各科室护理技术与规范》编委会

2023 年 3 月

目录

第一章 临床护理技术 (1)
- 第一节 无菌技术 (1)
- 第二节 口服给药 (6)
- 第三节 皮内注射技术 (8)
- 第四节 皮下注射技术 (10)
- 第五节 肌内注射技术 (12)
- 第六节 静脉注射技术 (14)
- 第七节 中心静脉置管护理 (16)
- 第八节 经外周静脉置入中心静脉导管护理 (17)
- 第九节 气管插管护理 (20)
- 第十节 气管切开套管护理 (21)
- 第十一节 心电监护 (22)
- 第十二节 心肺复苏 (24)
- 第十三节 非同步电除颤 (29)

第二章 医院感染控制与护理 (31)
- 第一节 医院感染流行病学 (31)
- 第二节 常见医院感染的防控 (33)
- 第三节 医务人员职业暴露与防护 (40)
- 第四节 大规模传染病的救护 (48)

第三章 心内科护理 (62)
- 第一节 心律失常 (62)
- 第二节 心力衰竭 (74)
- 第三节 风湿性心脏病 (80)
- 第四节 感染性心内膜炎 (86)

第五节	心肌炎	(89)
第六节	心肌病	(92)
第七节	冠状动脉粥样硬化性心脏病	(96)

第四章 呼吸内科护理 (107)
第一节	慢性支气管炎	(107)
第二节	肺炎	(110)
第三节	肺脓肿	(119)

第五章 内分泌科护理 (123)
第一节	糖尿病	(123)
第二节	甲状腺功能亢进症	(131)
第三节	甲状腺功能减退症	(135)
第四节	腺垂体功能减退症	(139)
第五节	尿崩症	(143)
第六节	肥胖症	(146)
第七节	血脂异常	(149)
第八节	皮质醇增多症	(152)
第九节	骨质疏松症	(155)
第十节	嗜铬细胞瘤	(159)

第六章 风湿免疫科护理 (163)
第一节	系统性红斑狼疮	(163)
第二节	系统性硬化症	(171)
第三节	强直性脊柱炎	(175)
第四节	类风湿关节炎	(179)
第五节	银屑病关节炎	(184)
第六节	成人斯蒂尔病	(187)
第七节	赖特综合征	(190)
第八节	多发性肌炎和皮肌炎	(192)
第九节	干燥综合征	(196)
第十节	大动脉炎	(200)
第十一节	原发性痛风	(203)

第七章 骨科护理 (207)
| 第一节 | 肩袖损伤 | (207) |

第二节	肱骨干骨折	(209)
第三节	肱骨髁上骨折	(212)
第四节	尺桡骨干双骨折	(215)
第五节	桡骨远端骨折	(218)
第六节	脊柱骨折	(221)
第七节	骨盆骨折	(226)
第八节	股骨颈骨折	(233)
第九节	股骨干骨折	(237)

第八章 妇产科护理 (242)

第一节	妇产科一般护理常规	(242)
第二节	妇产科常见心理问题及护理	(246)
第三节	外阴炎及阴道炎	(251)
第四节	子宫颈炎	(259)
第五节	盆腔炎性疾病	(262)
第六节	子宫内膜异位症	(266)
第七节	自然流产	(268)
第八节	早产	(279)
第九节	胎儿窘迫	(281)
第十节	产后出血	(284)

第九章 儿科护理 (290)

第一节	小儿急性上呼吸道感染	(290)
第二节	小儿急性支气管炎	(292)
第三节	小儿肺炎	(293)
第四节	小儿高血压	(297)
第五节	小儿心律失常	(299)
第六节	小儿心包炎	(308)
第七节	小儿原发性心肌病	(310)
第八节	小儿病毒性心肌炎	(312)
第九节	小儿先天性心脏病	(318)
第十节	小儿贫血	(322)

第十章 老年科护理 (326)

| 第一节 | 概述 | (326) |

第二节　老年人日常生活护理 (331)

第三节　老年人饮食与睡眠护理 (335)

第四节　老年人用药护理 (340)

第五节　老年人安全护理 (345)

第六节　老年人肺炎 (349)

第七节　老年人肺癌 (351)

第八节　老年人慢性肺源性心脏病 (353)

第九节　老年人低血压 (356)

第十节　老年人贫血 (358)

第十一章　精神科护理 (360)

第一节　神经官能症 (360)

第二节　网络成瘾症 (368)

第三节　心理因素相关生理障碍 (376)

第十二章　康复科护理 (388)

第一节　脑性瘫痪 (388)

第二节　脑卒中 (396)

第十三章　急诊科护理 (404)

第一节　急性乙醇中毒 (404)

第二节　急性一氧化碳中毒 (406)

第三节　百草枯中毒 (409)

第四节　有机磷农药中毒 (411)

第五节　电击伤 (416)

第六节　颅脑创伤 (419)

第七节　胸部创伤 (423)

第八节　腹部创伤 (427)

第十四章　手术室护理 (429)

第一节　手术室护士岗位职责 (429)

第二节　手术室常见手术体位安置原则 (435)

第十五章　消毒供应中心护理 (442)

第一节　消毒供应中心的性质与任务 (442)

第二节　消毒供应中心的分类 (442)

第三节　消毒供应中心的设计及布局要求 (443)

第四节　消毒供应中心的设备配置……………………………………………（445）
第五节　消毒供应中心的组织管理与业务要求…………………………………（445）
第六节　消毒供应中心的管理业务知识及相关指标……………………………（446）
第七节　消毒供应中心的规章制度与人员职责…………………………………（453）
第八节　消毒供应中心的岗位操作及质量标准…………………………………（457）
第九节　清洗、消毒及灭菌操作流程质量监测…………………………………（460）
第十节　器械清洗、消毒及灭菌操作流程的要求………………………………（462）
第十一节　手消毒……………………………………………………………（463）
第十二节　医院环境的消毒…………………………………………………（469）
第十三节　医疗废物处理……………………………………………………（486）
第十四节　微波消毒…………………………………………………………（489）
第十五节　紫外线消毒………………………………………………………（493）
第十六节　电离辐射灭菌……………………………………………………（499）
第十七节　热力消毒与灭菌…………………………………………………（506）
第十八节　其他的物理消毒法………………………………………………（516）

参考文献………………………………………………………………………（518）

第一章 临床护理技术

第一节 无菌技术

无菌技术是医疗护理操作中防止发生感染和交叉感染的一项重要的基本操作,执行无菌技术可以减少以至杜绝患者因诊断、治疗和护理所引起的意外感染。因此,医务人员必须加强无菌操作的观念,正确熟练地掌握无菌技术,严密遵守操作规程,以保证患者的安全,防止医源性感染。

一、相关概念

(一)无菌技术

无菌技术是指在医疗、护理操作过程中防止一切微生物侵入人体和防止无菌物品、无菌区域被污染的操作技术。

(二)无菌物品

无菌物品是指经过物理或化学方法灭菌后保持无菌状态的物品。

(三)非无菌区

非无菌区是指未经过灭菌处理或虽经过灭菌处理但又被污染的区域。

二、无菌技术操作原则

(一)环境清洁

操作区域要宽敞,无菌操作前30分钟通风,停止清扫工作,减少走动,防止尘埃飞扬。

(二)工作人员准备

修剪指甲,洗手,戴好帽子、口罩(4~8小时更换1次,一次性口罩4小时更换1次),必要时穿无菌衣,戴无菌手套。

(三)物品妥善保管

(1)无菌物品与非无菌物品应分别放置。

(2)无菌物品须存放在无菌容器或无菌包内。

(3)无菌包外注明物名、时间,按有效期先后安放。
(4)未被污染下保存期为7~14天。
(5)过期或受潮均应重新灭菌。

(四)取无菌物注意事项
(1)面向无菌区域,用无菌钳钳取,手臂须保持在腰部水平以上,注意不可跨越无菌区。
(2)无菌物品一经取出,即使未使用,也不可放回。
(3)未经消毒的用物不可触及无菌物品。

(五)操作时要保持无菌
不可面对无菌区讲话、咳嗽、打喷嚏,疑有无菌物品被污染,不可使用。

(六)一人一物
一套无菌物品,仅供一人使用,防止交叉感染。

三、无菌技术基本操作

无菌技术及操作规程是根据科学原则制定的,任何一个环节都不可违反,每个医务人员都必须遵守,以保证患者的安全。

(一)取用无菌物持钳法
使用无菌物持钳取用和传递无菌物品,以维持无菌物品及无菌区的无菌状态。

1.类别

(1)三叉钳:夹取较重物品,如盆、盒、瓶、罐等,不能夹取细的物品。
(2)卵圆钳:夹取镊、剪、刀、治疗碗及盘等,不能夹取较重物品。
(3)镊子:夹取棉球、棉签、针、注射器等。

2.无菌持物钳(镊)的使用法

(1)无菌持物钳(镊)应浸泡在盛有消毒溶液的无菌广口容器内,液面需超过轴节以上2~3 cm或镊子1/2处。容器底部应垫无菌纱布,容器口上加盖。每个容器内只能放一把无菌持物钳(镊)(图1-1)。

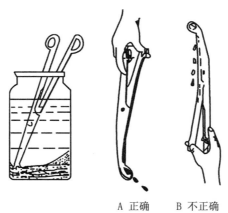

A 正确　　B 不正确

图1-1　无菌持物钳(镊)的使用

(2)取放无菌持物钳(镊)时,尖端闭合,不可触及容器口缘及溶液面以上的容器内壁。手指不可触摸浸泡部位。使用时保持尖端向下,不可倒转向上,以免消毒液倒流污染尖端。用后立即放回容器内,并将轴节打开。如取远处无菌物品时,无菌持物钳(镊)应连同容器移至无菌物品旁使用。

(3)无菌持物钳(镊)不能触碰未经灭菌的物品,也不可用于换药或消毒皮肤。如被污染或可疑污染时,应重新消毒灭菌。

(4)无菌持物钳(镊)及其浸泡容器,每周消毒灭菌1次,并更换消毒溶液及纱布。外科病室每周2次,手术室、门诊换药室或其他使用较多的部门,应每天灭菌1次。

(5)不能用无菌持物钳夹取油纱布,因黏于钳端的油污可形成保护层,影响消毒液渗透而降低消毒效果。

(二)无菌容器的使用法

无菌容器用以保存无菌物品,使其处于无菌状态以备使用(图1-2)。

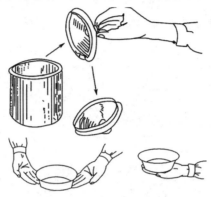

图1-2 无菌容器使用

(1)取无菌容器内的物品,打开时将盖内面(无菌面)向上置于稳妥处或内面向下拿在手中,手不可触及容器壁的内面,取物后立即将容器盖盖严,避免容器内无菌物品在空气中暴露过久。

(2)取无菌容器应托住容器底部,手指不可触及容器边缘及内面。

(三)取用无菌溶液法

目的是维持无菌溶液在无菌状态下使用。

1.核对

药名、剂量、浓度、有效期。

2.检查

有无裂缝、瓶盖有无松动、溶液的澄清度、质量。

3.倒用密封瓶溶液法

擦净瓶外灰尘,用启瓶器撬开铝盖,用双手拇指将橡胶塞边缘向上翻起,再用示指和中指套住橡胶塞拉出,先倒出少量溶液冲洗瓶口,倒液时标签朝上,倒后立即将橡胶塞塞好,常规消毒后将橡胶塞边缘翻下,记录开瓶日期、时间,有效期24小时,不可将无菌物品或非无菌物品伸入无菌溶液内蘸取或直接接触瓶口倒液,以免污染瓶内的溶液,已倒出的溶液不可再倒回瓶内(图1-3)。

4.倒用烧瓶液法

先检查后解系带,倒液同倒用密封瓶溶液法。

(四)无菌包使用法

目的是保持无菌包内无菌物品处于无菌状态,以备使用。

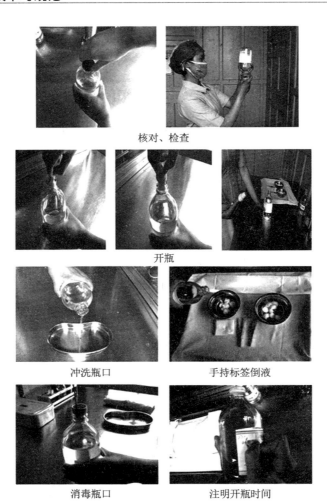

图 1-3 无菌溶液的取用

1.包扎法

将物品放在包布中央,最后一角折盖后用化学指示胶带粘贴,封包胶带上可书写记录,或用带包扎"＋"字形。

2.开包法

(1)三查:名称、日期、化学指示胶带。

(2)撕开粘贴或解开系带,系带卷放在包布边下,先外角再两角,后内角,注意手不可触及内面,放在事先备好的无菌区域内,将包布按原折痕包起,将带以"一"字形包扎,记录,24小时有效(图1-4)。

3.小包打开法

托在手上打开,另一手将包布四角抓住,稳妥地将包内物品放入无菌区域内。

4.一次性无菌物品

注射器或输液条,敷料或导管。

(五)铺无菌盘法

目的是维持无菌物品处于无菌状态,以备使用。

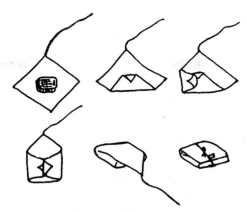

图1-4 无菌包的使用

将无菌治疗巾铺在清洁、干燥的治疗盘内,使其内面为无菌区,可放置无菌物品,以供治疗和护理操作使用。有效期限不超过4小时。

(1)无菌治疗巾的折叠法:将双层棉布治疗巾横折2次,再向内对折,将开口边分别向外翻折对齐。

(2)无菌治疗巾的铺法:手持治疗巾两开口外角呈双层展开,由远端向近端铺于治疗盘内。两手捏住治疗巾上层下边两外角向上呈扇形折叠三层,内面向外。

(3)取所需无菌物品放入无菌区内,覆盖上层无菌巾,使上、下层边缘对齐,多余部分向上反折。

(六)戴、脱无菌手套法

目的是防止患者在手术与治疗过程中受到感染,处理无菌物品过程中确保物品无菌(图1-5)。

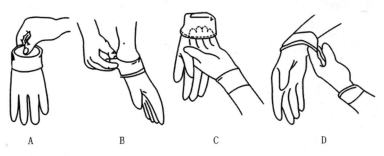

图1-5 戴脱无菌手套

(1)洗净擦干双手,核对号码及日期。
(2)打开手套袋,取出滑石粉擦双手。
(3)掀起手套袋开口处,取出手套,对准戴上。
(4)双手调手套位置,扣套在工作衣袖外面。
(5)脱手套,外面翻转脱下。
(6)注意:①未戴手套的手不可触及手套的外面;②已戴手套的手不可触及未戴手套的手或另一手套内面;③发现手套有破洞立即更换。

(七)取用消毒棉签法

目的是保持无菌棉签处于无菌状态下使用。

1.无菌棉签使用法

(1)检查棉签有效期及包装的完整程度,有破损时不能使用。

(2)左手握棉签棍端,右手捏住塑料包装袋上部,依靠棉棍的支撑向后稍用力撕开前面的包装袋。

(3)将包装袋抽后折盖左手示指,以中指压住。

(4)右手拇指顶出所用棉签并取出。

2.复合碘医用消毒棉签使用法

(1)取复合碘医用消毒棉签1包,检查有效期,注明开启时间。

(2)将包内消毒棉签推至包的右下端,并分离1根留置包内左侧。

(3)左手拇、示指持复合碘医用消毒棉签包的窗口缘,右手拇、示指捏住窗翼,揭开窗口。

(4)将窗翼拉向右下方,以左手拇指按压窗翼,固定窗盖。

(5)右手从包的后方将包左上角向后反折,夹于左手示指与中指之间,露出棉签手柄部。

(6)以右手取出棉签。

(7)松开左手拇指和中指,拇指顺势将窗口封好,放回盘内备用。

(张韩影)

第二节 口 服 给 药

口服是一种最常用的给药方法。它既方便又经济且较安全,药物经口服后,通过胃肠黏膜吸收进入血液循环,起到局部或全身的治疗作用。口服法的缺点:吸收慢而不规则;有些药物到达全身循环前要经过肝脏,使药效受到破坏;有的药物在肠内不吸收或具有刺激性而不能口服。病危、昏迷或呕吐不止的患者不宜应用口服法。因此,护士应根据病情、用药目的及药物吸收的快慢,掌握用药的时间。

一、摆药

(一)病区摆药

1.用物

药柜(内有各种药物、量杯、滴管、乳体、药匙、纱布或小毛巾),发药盘或发药车,药杯,小药牌,服药单(本),小水壶内备温开水。

2.操作方法

(1)操作前应洗手、戴口罩,打开药柜将用物备齐。

(2)按服药时间挑选小药牌,核对小药牌及服药单,无误后依床号顺序将小药牌插入发药盘内配药,注意用药的起止时间,先配固体药,后配水剂及油剂。

(3)摆固体药片、药粉、胶囊时应用药匙分发,同一患者的数种药片可放入同一个杯内,药粉或含化药须用纸包。

(4)摆水剂用量杯计量,左手持量杯,拇指置于所需刻度,右手持药瓶先将药液摇匀,标签朝上,举量杯使所需刻度与视线平行,缓缓倒入所需药量(图1-6),倒毕,以湿纱布擦净瓶口放回原处。同时服用几种水剂时,须分别倒入几个杯内。更换药液品种应洗净量杯。

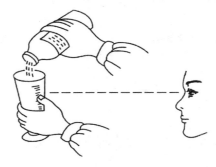

图1-6 倒药液法

(5)药液不足1 mL,须用滴管测量,1 mL=15滴,滴时须稍倾斜。为使患者得到准确的药量,避免药液蘸在杯内,应滴入已盛好凉开水的药杯。

(6)药摆毕,应将药物、小药牌与服药单全部核对一遍;发药前由别人再查对一次,无误后方可发药。

(二)中心药站

有的医院设有中心药站,为住院患者集中摆药。中心药站具有全院宏观调控药品的作用,避免积压浪费,减少病区摆药、取药、退药、保管等烦琐工作。

病区护士每天查房后,将药盘及小药牌一起送到中心药站,由药站专人负责摆药、核对。摆药一次备一天的量(三次用量),之后由病区护士核对取回,按时发给患者。

各病区可另设一小药柜,存放少量的常用药、抢救药、针剂,以及极少量毒、麻、限制药品等,以备夜间及临时急用。

二、发药

(1)备好温开水,携带发药车或发药盘、服药单进病室。

(2)按规定时间送药至床前,核对床号、姓名,并呼唤患者无误后再发药物,待患者服下后方可离开。

(3)对危重患者护士应予喂服,鼻饲患者应由胃管注入。若患者不在或因故不能当时服药者,将药品带回保管。换药或停药应及时告诉患者,如患者提出疑问,应耐心解释。

(4)抗生素及磺胺类药物需在血液内保持有效浓度,必须准时给药。

三、注意事项

(1)某些刺激食欲的健胃药宜在饭前服,因为刺激舌的味觉感受器,使胃液大量分泌。

(2)某些磺胺类药物经肾脏排出,尿少时即析出结晶引起肾小管堵塞,服药后指导患者多饮水,而对呼吸道黏膜起保护性作用的止咳合剂,服后则不宜立即饮水,以免冲淡药物降低药效。

(3)服用强心苷类药物如洋地黄、地高辛等,应先测脉率、心率,并注意其节律变化,脉率低于60次/分或节律不齐时则不可继续服用。

(4)某些药物对牙齿有腐蚀作用或使牙齿染色(如酸类或铁剂),服用时避免与牙齿接触,可将药液由饮水管吸入,服后再漱口。

四、发药后处理

药杯用肥皂水和清水洗净,消毒擦干后,放回原处备用。油剂药杯应先用纸擦净后清洗再消毒,同时清洁药盘或发药车。

(张韩影)

第三节 皮内注射技术

一、目的

(1)进行药物过敏试验,以观察有无变态反应。
(2)预防接种。
(3)局部麻醉的起始步骤。

二、评估

(一)评估患者

(1)双人核对医嘱。
(2)核对患者床号、姓名、住院号和腕带(请患者自己说出床号和姓名)。
(3)评估患者病情、意识状态、配合能力、用药史、药物过敏史、不良反应史。
(4)向患者解释操作目的和过程,取得患者配合。
(5)查看注射部位皮肤情况(皮肤颜色,有无皮疹、感染和皮肤划痕阳性)。
(6)协助患者取舒适坐位或卧位。

(二)评估环境

安静整洁,宽敞明亮,必要时遮挡。

三、操作前准备

(一)人员准备

仪表整洁,符合要求。洗手,戴口罩。

(二)按医嘱配制药液

(1)操作台(治疗室):注射盘、无菌治疗巾、无菌镊子、1 mL注射器、药液、安尔碘、75%乙醇、无菌棉签等。
(2)双人核对药液标签,药名、浓度、剂量、有效期、给药途径。
(3)检查瓶口有无松动,瓶身有无破裂,药液有无浑浊、沉淀、絮状物和变质。
(4)检查注射器、安尔碘、75%乙醇、无菌棉签,包装有无破裂、是否在有效期内。
(5)按正规操作抽吸药液,并贴好标识,置于无菌盘内。
(6)再次核对皮试液,并签名。

(三)物品准备

治疗车上层放置无菌盘(内置已抽吸好的药液)、治疗盘(75%乙醇、无菌棉签)、备用(1 mL注射器1支、0.1%盐酸肾上腺素1支,变态反应时用)、快速手消毒剂、注射单,以上物品符合要求,均在有效期内。治疗车下层放置生活垃圾桶、医疗废物桶、锐器盒。

四、操作程序

(1)携用物推车至患者床旁,核对床号、姓名、住院号、腕带和药物过敏史(请患者自己说出床号和姓名)。

(2)选择注射部位(过敏试验选择前臂掌侧下1/3;预防接种选择上臂三角肌下缘;局部麻醉则选择麻醉处)。

(3)75%乙醇常规消毒皮肤。

(4)二次核对患者床号、姓名和药名。

(5)排尽空气,药液推至所需刻度,且药液不能外溢。

(6)一手绷紧局部皮肤,一手持注射器,针头斜面向上,与皮肤呈5°刺入皮内。

(7)待针头斜面完全进入皮内后,放平注射器,固定针栓并注入0.1 mL药液,使局部形成一个圆形隆起的皮丘(皮丘直径5 mm,皮肤变白,毛孔变大)。

(8)迅速拔出针头,勿按揉和压迫注射部位。

(9)20分钟后观察患者局部反应,作出判断。

(10)协助患者取舒适体位,整理床单位。

(11)快速手消毒剂消毒双手,签名。

(12)推车回治疗室,按医疗废物处理原则处理用物。

五、20分钟后判断结果

(1)核对患者床号、姓名、住院号和腕带(请患者自己说出床号和姓名)。

(2)须经两人判断皮试结果,并将结果告知患者和家属。

(3)洗手,皮试结果记录在病历、护理记录单和病员一览表等处。阳性用红笔标记"+",阴性用蓝色或黑笔标记"-"。

(4)如对结果有怀疑,应在另一侧前臂皮内注入0.1 mL生理盐水行对照试验。

六、皮内试验结果判断

(一)阴性

皮丘无改变,周围无红肿,并无自觉症状。

(二)阳性

局部皮丘隆起,局部出现红晕、硬块,直径大于1 cm或周围有伪足;或局部出现红晕,伴有小水疱者;或局部发痒者为阳性;严重时可出现过敏性休克。观察反应的同时,应询问有无头晕、心慌、恶心、胸闷、气短、发麻等不适症状,如出现上述症状时不可使用青霉素。

七、注意事项

(1)皮试药液要现用现配、剂量准确。

(2)备好相应抢救设备与药物,及时处理变态反应。

(3)行皮试前,尤其行青霉素过敏试验前必须询问患者家族史、用药史和药物过敏史,如有药物过敏史者不可做试验。

(4)药物过敏试验时,患者体位要舒适,不可采取直立位。

(5)选择注射部位时应注意避开瘢痕和皮肤红晕处。

(6)皮肤试验时禁用碘剂消毒,对乙醇过敏者可用生理盐水消毒,避免反复用力涂擦局部皮肤。

(7)拔出针头后,注射部位不可用棉球按压揉擦,以免影响结果观察。

(8)进针角度以针尖斜面全部刺入皮内为宜,进针角度过大易将药液注入皮下,影响结果的观察和判断。

(9)正确判断试验结果,对皮试结果阳性者,应在病历、床头或腕带、门诊病历和患者一览表上醒目标记,并将结果告知医师、患者和家属。

(10)特殊药物皮试,按要求观察结果。

(陈婷婷)

第四节　皮下注射技术

一、目的

(1)注入小剂量药物,用于不宜口服给药而需在一定时间内发生药效时。

(2)预防接种。

(3)局部供药,如局部麻醉用药。

二、评估

(一)评估患者

(1)双人核对医嘱。

(2)核对患者床号、姓名、住院号和腕带(请患者自己说出床号和姓名)。

(3)评估患者病情、意识状态、配合能力、用药史、药物过敏史、不良反应史等。

(4)向患者解释操作目的和过程,取得患者配合。

(5)查看注射部位皮肤情况(皮肤颜色,有无皮疹、感染)。

(6)协助患者取舒适坐位或卧位。

(二)评估环境

安静整洁,宽敞明亮,必要时遮挡。

三、操作前准备

(一)人员准备

仪表整洁,符合要求。洗手,戴口罩。

(二)按医嘱配制药液

(1)操作台上放置注射盘、纸巾、无菌治疗巾、无菌镊子、2 mL注射器、医嘱用药液、安尔碘、75%乙醇、无菌棉签。

(2)双人核对药液标签,药名、浓度、剂量、有效期、给药途径。

(3)检查瓶口有无松动,瓶身有无破裂,药液有无浑浊、沉淀、絮状物和变质。

(4)检查注射器、安尔碘、75%乙醇、无菌棉签等,包装无破裂,在有效期内。

(5)按正规操作抽吸药液,并贴好标识,置于无菌盘内。

(6)再次核对药液,记录时间并签名。

(三)物品准备

治疗车上层放置无菌盘(内置抽吸好的药液)、治疗盘(安尔碘、75%乙醇)、注射单、快速手消毒剂,以上物品符合要求,均在有效期内。治疗车下层放置生活垃圾桶、医疗废物桶、锐器盒。

四、操作程序

(1)携用物推车至患者床旁,核对床号、姓名、住院号和腕带(请患者自己说出床号和姓名)。

(2)根据注射目的选择注射部位(上臂三角肌下缘、两侧腹壁、后背、股前侧和外侧等)。

(3)常规消毒皮肤,待干。

(4)二次核对患者床号、姓名和药名。

(5)排尽注射器内空气,取干棉签夹于左手示指与中指之间。

(6)一手绷紧皮肤,另一手持注射器,示指固定针栓,针头斜面向上,与皮肤呈30°~40°(过瘦患者可捏起注射部位皮肤,并减少穿刺角度)快速刺入皮下,深度为针梗的1/2~2/3;松开紧绷皮肤的手,抽动活塞,如无回血,缓慢推注药液。

(7)注射毕用无菌干棉签轻压针刺处,快速拔针后按压片刻。

(8)再次核对患者床号、姓名和药名,注射器按要求放置。

(9)协助患者取舒适体位,整理床单位,并告知患者注意事项。

(10)快速手消毒剂消毒双手,记录时间并签名。

(11)推车回治疗室,按医疗废物处理原则处理用物。

(12)洗手,根据病情书写护理记录单。

五、注意事项

(1)遵医嘱和药品说明书使用药品。

(2)长期注射者应注意更换注射部位。

(3)注射中、注射后观察患者不良反应和用药效果。

(4)注射<1 mL药液时须使用1 mL注射器,以保证注入药液剂量准确无误。

(5)持针时,右手示指固定针栓,但不可接触针梗,以免污染。

(6)针头刺入角度不宜超过45°,以免刺入肌层。

(7)尽量避免应用对皮肤有刺激作用的药物行皮下注射。

(8)若注射胰岛素时,需告知患者进食时间。

(陈婷婷)

第五节 肌内注射技术

一、目的
注入药物,用于不宜或不能口服或静脉注射,且要求比皮下注射更快发生疗效时。

二、评估

(一)评估患者
(1)双人核对医嘱。
(2)核对患者床号、姓名、住院号和腕带(请患者自己说出床号和姓名)。
(3)评估患者病情、治疗情况、意识状态、用药史、药物过敏史、不良反应史、肢体活动能力和合作程度。
(4)向患者解释操作目的和过程,取得患者配合。
(5)查看注射部位皮肤情况(皮肤颜色,有无皮疹、感染和皮肤划痕阳性)。
(6)协助患者取舒适坐位或卧位。

(二)评估环境
安静整洁,宽敞明亮,必要时遮挡。

三、操作前准备

(一)人员准备
仪表整洁,符合要求。洗手,戴口罩。

(二)按医嘱配制药液
(1)操作台:注射盘、无菌盘、2 mL 注射器、5 mL 注射器、医嘱所用药液、安尔碘、无菌棉签。如注射用药为油剂或混悬液,需备较粗针头。
(2)双人核对药物标签,药名、浓度、剂量、有效期、给药途径。
(3)检查瓶口有无松动,瓶身有无破裂,药液有无浑浊、变质。
(4)检查无菌注射器、安尔碘、无菌棉签等,包装无破裂,在有效期内。
(5)按正规操作抽吸药液,并贴好标识,置于无菌盘内。
(6)再次核对药液,记录时间并签名。

(三)物品准备
治疗车上层放置无菌盘(内置抽吸好药液)、安尔碘、注射单、无菌棉签、快速手消毒剂,以上物品符合要求,均在有效期内。治疗车下层放置生活垃圾桶、医疗废物桶、锐器盒。

四、操作程序
(1)携用物推车至患者床旁,核对床号、姓名、住院号和腕带(请患者自己说出床号和姓名)。
(2)协助患者取舒适体位,暴露注射部位,注意保暖,保护患者隐私,必要时可遮挡。

(3)选择注射部位(臀大肌、臀中肌、臀小肌、股外侧和上臂三角肌)。
(4)常规消毒皮肤,待干。
(5)再次核对患者床号、姓名和药名。
(6)拿取药液并排尽空气,取干棉签,夹于左手示指与中指之间,以一手拇指和示指绷紧局部皮肤,另一手持注射器,中指固定针栓,将针头迅速垂直刺入,深度约为针梗的2/3。
(7)松开紧绷皮肤的手,抽动活塞,如无回血,缓慢注入药液,同时观察反应。
(8)注射完毕,用无菌干棉签轻按进针处,快速拔针,按压片刻。
(9)再次核对患者床号、姓名和药名。
(10)协助患者取舒适体位,整理床单位,注射后观察用药反应。
(11)快速手消毒剂消毒双手,记录时间并签名。
(12)推车回治疗室,按医疗废物处理原则处理用物。
(13)洗手,根据病情书写护理记录单。

五、常用肌内注射定位方法

(一)臀大肌肌内注射定位法

注射时应避免损伤坐骨神经。

1. 十字法

从臀裂顶点向左或右侧画一水平线,然后从髂嵴最高点做一垂线,将一侧臀部划分为4个象限,其避开内角的外上象限为注射区。

2. 连线法

从髂前上棘至尾骨做一连线,其外1/3处为注射部位。

(二)臀中肌、臀小肌肌内注射定位法

(1)以示指尖和中指尖分别置于髂前上棘和髂嵴下缘处,在髂嵴、示指、中指之间构成一个三角形区域,示指与中指构成的内角为注射部位。
(2)髂前上棘外侧三横指处(以患者手指的宽度为标准)。

(三)股外侧肌内注射定位法

在股中段外侧,一般成人可取髋关节下10 cm至膝关节的范围。此处大血管、神经干很少通过,且注射范围广,可供多次注射,尤适用于2岁以下的幼儿。

(四)上臂三角肌内注射定位法

取上臂外侧,肩峰下2~3横指处。此处肌肉较薄,只可行小剂量注射。

(五)体位准备

1. 卧位

臀部肌内注射时,为使局部肌肉放松,减轻疼痛与不适,可采用以下姿势。
(1)侧卧位:上腿伸直,放松,下腿稍弯曲。
(2)俯卧位:足尖相对,足跟分开,头偏向一侧。
(3)仰卧位:常用于危重和不能翻身的患者,采用臀中肌、臀小肌肌内注射法较为方便。

2. 坐位

为门诊患者接受注射时常用体位。可供上臂三角肌或臀部肌内注射时采用。

六、注意事项

(1)遵医嘱和药品说明书使用药品。

(2)药液要现用现配,在有效期内,剂量要准确。选择两种药物同时注射时,应注意配伍禁忌。

(3)注射时应做到"两快一慢"(进针、拔针快,推注药液慢)。

(4)选择合适的注射部位,避免刺伤神经和血管,无回血时方可注射。

(5)注射时切勿将针梗全部刺入,以防针梗从根部衔接处折断。若针头折断,应先稳定患者情绪,并嘱患者保持原位不动,固定局部组织,以防断针移位,同时尽快用无菌血管钳夹住断端取出;如断端全部埋入肌肉,应速请外科医师处理。

(6)对需长期注射者,应交替更换注射部位,并选择细长针头,以减少硬结的发生。如因长期多次注射出现局部硬结时,可采用热敷、理疗等方法予以处理。

(7)2岁以下婴幼儿不宜选用臀大肌肌内注射,因其臀大肌尚未发育好,注射时有损伤坐骨神经的危险,最好选择臀中肌和臀小肌行肌内注射。

(邓欢欢)

第六节 静脉注射技术

一、目的

(1)所选用药物不宜口服、皮下注射、肌内注射,又需迅速发挥药效时。

(2)注入药物进行某些诊断性检查,如对肝、肾、胆囊等造影时需静脉注入造影剂。

二、评估

(一)评估患者

(1)双人核对医嘱。

(2)核对患者床号、姓名、住院号和腕带(请患者自己说出床号和姓名)。

(3)了解患者病情、意识状态、配合能力、药物过敏史、用药史。

(4)评估患者穿刺部位的皮肤状况、肢体活动能力、静脉充盈度和管壁弹性。选择适合静脉注射的部位,评估药物对血管的影响程度。

(5)向患者解释静脉注射的目的和方法,告知所注射药物的名称,取得患者配合。

(二)评估环境

安静整洁,宽敞明亮。

三、操作前准备

(一)人员准备

仪表整洁,符合要求。洗手,戴口罩。

(二)物品准备

1.操作台

治疗单、静脉注射所用药物、注射器。

2.按要求检查所需用物,符合要求方可使用

(1)双人核对药物名称、浓度、剂量、有效期、给药途径。

(2)检查药物的质量、标签,液体有无沉淀和变色,有无渗漏、浑浊和破损。

(3)检查注射器和无菌棉签的有效期,包装是否紧密无漏气,安尔碘的使用日期是否在有效期内。

3.配制药液

(1)安尔碘棉签消毒药物瓶口,掰开安瓿,瓿帽弃于锐器盒内。

(2)打开注射器,将外包装袋置于生活垃圾桶内,固定针头,回抽针栓,检查注射器,取下针帽置于生活垃圾桶内,抽取安瓿内药液,排气,置于无菌盘内。在注射器上贴上患者床号、姓名、药物名称、用药方法的标签。

(3)再次核对空安瓿和药物的名称、浓度、剂量、用药方法和时间。

4.备用物品

治疗车上层治疗盘内放置备用注射器一支、安尔碘、无菌棉签,无菌盘内放置配好的药液、垫巾。以上物品符合要求,均在有效期内。治疗车下层放置生活垃圾桶、医疗废物桶、锐器盒,以及含有效氯 250 mg/L 消毒液桶。

四、操作程序

(1)携用物推车至患者床旁,核对床号、姓名、住院号和腕带(请患者自己说出床号和姓名)。

(2)向患者说明静脉注射的方法、配合要点、注射药物的作用和不良反应。

(3)协助患者取舒适体位,充分暴露穿刺部位,放垫巾于穿刺部位下方。

(4)在穿刺部位上方5～6 cm处扎压脉带,末端向上,以防污染无菌区。

(5)安尔碘棉签消毒穿刺部位皮肤,以穿刺点为中心向外螺旋式旋转擦拭,直径＞5 cm。

(6)再次核对患者床号、姓名和药名。

(7)嘱患者握拳,使静脉充盈,左手拇指固定静脉下端皮肤,右手持注射器与皮肤呈15°～30°自静脉上方或侧方刺入,见回血可再沿静脉进针少许。

(8)保留静脉通路者,安尔碘棉签消毒静脉注射部位三通接口,以接口处为中心向外螺旋式旋转擦拭。

(9)静脉注射过程中,观察局部组织有无肿胀,严防药液渗漏,如出现渗漏立即拔出针头,按压局部,另行穿刺。

(10)拔针后,指导患者按压穿刺点3分钟,勿揉,凝血功能差的患者适当延长按压时间。

(11)再次核对患者床号、姓名和药名。

(12)将压脉带与输液垫巾对折取出,输液垫巾置于生活垃圾桶内,压脉带放于含有效氯250 mg/L消毒液桶中。整理患者衣物和床单位,观察有无不良反应,并向患者讲明注射后注意事项。快速手消毒剂消毒双手,推车回治疗室,按医疗废物处理原则处理用物。

(13)洗手,在治疗单上签名并记录时间。按护理级别书写护理记录单。

五、注意事项

（1）严格执行查对制度，需双人核对医嘱。

（2）严格遵守无菌操作原则。

（3）了解注射目的、药物对血管的影响程度、给药途径、给药时间和药物过敏史。

（4）选择粗直、弹性好、易固定的静脉，避开关节和静脉瓣。常用的穿刺静脉为肘部浅静脉，如贵要静脉、肘正中静脉、头静脉。小儿多采用头皮静脉。

（5）根据患者年龄、病情和药物性质掌握注入药物的速度，并随时听取患者主诉，观察病情变化。必要时使用微量注射泵。

（6）对需要长期注射者，应有计划地由小到大、由远心端到近心端选择静脉。

（7）根据药物特性和患者肝、肾或心脏功能，采用合适的注射速度。随时听取患者主诉，观察体征和其病情变化。

（邓欢欢）

第七节　中心静脉置管护理

一、概述

中心静脉置管（central venous catheter，CVC）是指经锁骨下静脉、颈内静脉、股静脉置管，尖端位于上腔静脉或下腔静脉的导管。作为需要大量补液的输注通道，同时监测大手术或危重患者血容量的动态变化，判断是否存在血容量不足或心功能不全。

二、病情观察与评估

（1）监测生命体征，观察患者有无发热、脉搏增快等表现。

（2）观察管路是否通畅。

（3）观察穿刺点有无发红、肿胀、脓性分泌物、破溃。

（4）评估患者有无因意识不清、烦躁导致非计划拔管的风险。

三、护理措施

（一）置管前准备

（1）告知患者及家属中心静脉置管的目的，签署《中心静脉置管知情同意书》。

（2）根据病情选择单腔、双腔或三腔中心静脉导管及准备好其他用物。

（二）置管时护理配合

（1）协助医师安置患者体位：颈内静脉置管，患者去枕平卧，头偏向一侧；锁骨下静脉置管，去枕平卧，肩部垫薄枕；股静脉置管，患者穿刺侧肢体外展，充分暴露穿刺部位。

（2）穿刺过程中密切观察患者心率、血压、氧饱和度变化。

(三)置管后护理

(1)固定与标识:用无菌透明敷贴妥善固定导管,标识并记录导管的名称、留置时间和导管插入的深度,每班交接。更换敷贴后注明更换的日期。

(2)穿刺点护理:观察穿刺点有无红肿、渗血、渗液及脓性分泌物。一般每周更换无菌敷贴1次,如有污染、潮湿、松动、脱落及时更换。消毒穿刺点及周围皮肤8～10 cm,操作时动作轻柔,防止导管移位或脱出。

(3)保持导管通畅:避免导管打折、移位。输液前回抽导管,如无回血,先用肝素盐水冲洗管道,经多次抽吸冲洗后仍无回血,阻力大,可能是导管阻塞,不得再使用该导管。输液完毕,用0.9%氯化钠注射液10～20 mL或0～10 U/mL肝素盐水脉冲式正压封管。

(4)预防非计划拔管:烦躁患者适当约束双上肢或遵医嘱镇静,翻身及其他操作治疗时避免牵拉导管,防止非计划拔管。

(四)拔管

每天评估留置导管的必要性,病情允许时及早拔出中心静脉导管。拔管后,用无菌纱布压迫穿刺点约5分钟,防止发生血肿。如怀疑导管相关感染,留取导管尖端5 cm做培养。

四、健康指导

(1)告知患者及家属留置中心静脉导管的目的。
(2)保持穿刺部位皮肤清洁干燥,勿抓挠。
(3)指导患者选用开衫衣服,正确穿脱上衣,防止管道拉出。

(陈婷婷)

第八节 经外周静脉置入中心静脉导管护理

一、概述

经外周静脉置入中心静脉导管(peripherally inserted central catheter,PICC)是指经上肢贵要静脉、肘正中静脉、头静脉、肱静脉、颈外静脉(新生儿还可通过下肢大隐静脉、头部颞静脉、耳后静脉等)穿刺置管,尖端位于上腔静脉或下腔静脉的导管。临床广泛用于长期输液、化学治疗(简称化疗)、输入刺激性药物、新生儿输液等。PICC留置期间需要定期进行导管维护。

二、病情观察和评估

(1)监测生命体征,注意有无体温升高、脉搏增快、呼吸异常。
(2)观察患者有无心慌、气短、胸闷等不适。
(3)观察穿刺点有无渗血、渗液、分泌物,周围皮肤有无皮疹、发痒、水疱、脱皮、溃烂等。
(4)观察穿刺侧肢体有无红肿、胀痛。
(5)观察敷料有无脱落、卷边、破损、潮湿等。
(6)评估有无因置管导致感染的危险。

(7)评估有无置管或长期带管导致静脉血栓的危险。

三、护理措施

(一)PICC置管

(1)评估患者病情、治疗方案,穿刺部位皮肤有无瘢痕、感染,双上肢血管有无静脉闭锁、畸形、包块压迫等,评估患者心理状态,询问有无麻醉药物或材料使用过敏史。

(2)核对医嘱,查阅患者病史有无上腔静脉综合征、深静脉血栓、置管侧肢体手术史、外伤史、放射治疗史等置管禁忌证。查看患者相关化验报告,了解有无凝血时间、血小板计数、纤维蛋白原指标、血糖指标异常等置管相对禁忌证。

(3)向患者说明置管操作过程、术中配合要点、可能发生的并发症、大致费用等,签署置管知情同意书。

(4)准备测量尺、消毒液、穿刺包、导管、空针、生理盐水、肝素液等穿刺用物。

(5)测量预置入长度和置管侧肢体臂围。

(6)协助患者平卧位或抬高床头20°～30°,穿刺侧手臂外展与躯干呈45°～90°。

(7)备齐抢救车和用物。

(8)置管中严格无菌操作,以穿刺点为中心,由内向外,顺时针、逆时针、再顺时针消毒三遍,每次消毒至少30秒,消毒范围大于(20×20)cm,最好消毒整个手臂皮肤。操作无菌面宜自头到脚盖住患者整个身体及操作台。

(9)动作轻柔,随时观察患者的呼吸、脉搏,询问患者有无心慌、气短、胸闷、呼吸困难等不适,评估患者状态。

(10)心理护理:指导患者放松,如深呼吸、听音乐等;助手多与患者保持语言交流,分散其注意力,以免患者情绪过度紧张,引起血管收缩,影响送管。

(11)及时有效处理操作中遇到如送管困难、导管移位、误伤动脉等问题。

(12)置管后行胸片照射确定导管末端位置。

(13)置管24小时后置管侧肢体做松拳握拳运动,严禁剧烈运动或提重物等,多饮水;置管48小时内更换敷贴,观察局部出血情况。

(二)导管维护

(1)洗手,戴口罩、帽子,着装整洁。

(2)备齐用物,核对患者身份,询问有无消毒液或材料等过敏史。

(3)协助患者舒适卧位,暴露置管侧上肢,测量患者同侧上臂臂围。

(4)打开换药包,将治疗巾垫在患者置管侧肢体下。

(5)将敷贴、导管固定器及10 mL预冲液或10 mL生理盐水空针、胶布、纱布备齐,肝素盐水预充肝素帽备用。

(6)准备消毒液、酒精棉片或酒精棉签。

(7)去除包裹在肝素帽外的纱布,揭开胶布及敷贴,对着穿刺点方向(平行零度手法)缓慢撕下敷贴。

(8)洗手,戴手套。

(9)取下原有肝素帽,用酒精棉片或酒精棉签消毒导管口及外缘。10 mL预冲液或10 mL生理盐水空针连接导管,缓慢回抽,见回血后脉冲式冲管。

(10)将预充好的肝素帽与导管接口紧密连接,用3～5 mL肝素盐水正压封管。

(11)用碘伏或2%葡萄糖酸氯己定,以穿刺点为中心,由内向外,先顺时针再逆时针消毒后再顺时针消毒,每个步骤至少摩擦30秒,自然待干。

(12)将导管呈"C"形或"U"形角度摆放,用固定器固定延长管。敷贴以穿刺点为中心,无张力粘贴。

(13)用纱布保护肝素帽。

(14)整理用物,洗手,记录置入长度、外露长度、穿刺侧肢体情况、异常情况处理、维护人员、维护时间等。

(三)维护注意事项

(1)首次维护应在导管置入后24～48小时。

(2)冲封管禁止使用小于10 mL的注射器,严禁对非耐高压导管进行高压注射。

(3)不能用含血液和药液混合的盐水冲洗导管。

(4)如果经导管内抽血、输血或输注脂肪乳、蛋白、TPN、甘露醇等,必须脉冲式冲管后再输注其他液体。

(5)不可以重力静脉滴注方式代替脉冲式冲管。

四、健康指导

(1)置管后24小时内置管侧肢体减少活动,避免过度外展、上举、旋转运动,可以适当做握拳运动,防止穿刺点出血或导管移位。

(2)睡觉时尽量不要压迫置管侧手臂,防止因血流缓慢导致静脉血栓的发生。

(3)更衣时避免将导管拔出,应选择宽大袖口的衣服,也可将袖口沿缝线拆开,用弹力绷带或专用固定套保护。

(4)输液时注意观察液体滴速,如出现不明原因的滴速明显减慢或导管有漏液现象,要及时通知护士进行妥善处理。

(5)做CT增强检查时,切勿从非耐高压导管进行注射,防止导管断裂;PICC导管一般不用于抽血,紧急情况、患者血管条件特别差或凝血功能障碍者除外。

(6)住院期间每周由专业护士进行导管维护1～2次。

(7)带管期间每7天进行维护换药一次。如使用纱布换药,应不超过48小时更换。穿刺点出现渗血、渗液,敷料打湿或卷边,导管内可见回血等,应及时维护。

(8)导管留置期间进餐、扫地、开车等日常生活不受影响,但不能提超过2.5 kg的重物,穿刺肢体不能做旋转运动,洗澡时保护好穿刺点。

(9)避免在置管侧肢体测血压,避免锐器划伤导管,避免重力撞击导管。

(10)保持良好的个人卫生,防止细菌在导管周围皮肤繁殖引起感染。

(11)可加强置管侧手部抬高、握拳活动,若无禁忌每天饮水2 000 mL以上,防止血栓形成。

(12)如出现不明原因胸闷或心慌气短、发热、肢体红肿、胀痛等,应及时到医院就诊,排除导管移位、感染、血栓等并发症并对症处理。

(陈婷婷)

第九节　气管插管护理

一、概述

气管插管是指将特制的气管导管,通过口腔或鼻腔插入患者气管内,能迅速解除上呼吸道梗阻,进行有效的机械通气,为气道通畅、通气供氧、呼吸道吸引和防止误吸等提供最佳条件,是一种气管内麻醉和抢救患者的技术。

二、病情观察与评估

(1)监测生命体征,观察呼吸频率、深度及血氧饱和度变化。
(2)观察患者意识、面色、口唇及甲床有无发绀。
(3)评估有无喉头水肿、气道急性炎症等插管禁忌证。
(4)评估年龄、体重,选择与患者匹配的气管导管型号。
(5)评估患者有无因躁动导致意外拔管的危险。

三、护理措施

(一)插管前准备

1.抢救药品
盐酸肾上腺素、阿托品、镇静剂(常用丙泊酚)等。

2.用物准备
合适型号的导管、喉镜、牙垫、连接好管道的呼吸机、氧气设备、吸痰器、简易呼吸器等。

3.抢救人员
符合资质的医师至少1名、护士2名。

(二)插管时的护理配合

(1)评估患者意识、耐受程度;约束四肢,避免抓扯;遵医嘱使用镇静剂。
(2)判断插管成功的指标:呼气时导管口有气流,人工辅助通气时胸廓对称起伏,能闻及双肺呼吸音。
(3)妥善固定导管:选择适当牙垫或气管导管固定器固定导管。
(4)监测气囊压力:维持压力 $2.5\sim2.9$ kPa($25\sim30$ cmH_2O)为宜,避免误吸或气管黏膜的损伤。

(三)插管后护理

(1)体位:床头抬高$15°\sim30°$,保持患者头后仰,减轻气管插管对咽、喉的压迫。
(2)每班观察、记录插管长度并交接,成人经口(22 ± 2)cm,儿童为$(12+$年龄$\div2)$cm,经鼻插管时增加 2 cm。
(3)保持呼吸道通畅,按需吸痰,观察痰液颜色、量及黏稠度。痰液黏稠者持续气道湿化或遵医嘱雾化吸入。

(4)口腔护理:经口气管插管口腔护理由两人配合进行,一人固定气管插管,一人做口腔护理。口腔护理前吸净插管内及口鼻腔分泌物。

(5)防止非计划拔管:遵医嘱适当约束和镇静。使用呼吸机的患者更换体位时,专人负责管路固定,避免气管插管过度牵拉移位发生脱管。

(四)拔管护理

拔管前吸净口腔及气道内分泌物,气囊放气后拔管。密切观察患者呼吸频率、深度及血氧饱和度。

四、健康指导

(1)告知患者及家属气管插管的目的及配合要点。
(2)告知家属行保护性约束的目的及意义。
(3)指导并鼓励患者进行有效咳嗽,做深呼吸,及早拔管。
(4)指导患者在插管期间通过写字板、图片、宣教卡等方式进行有效沟通。

(白佳静)

第十节 气管切开套管护理

一、概述

气管切开术是临床常用的急救手术之一,方法是在颈部切开皮肤及气管,将套管插入气管,以迅速解除呼吸道梗阻或下呼吸道分泌物潴留所致的呼吸困难。可经套管吸痰、给氧、进行人工通气,从而改善患者呼吸及氧合。

二、病情观察与评估

(1)监测生命体征,观察呼吸频率、呼吸动度及血氧饱和度情况。
(2)观察患者意识、面色、口唇及甲床有无发绀。
(3)评估气管套管位置、颈带松紧度、气囊压力。
(4)评估患者有无因躁动导致意外拔管的危险。

三、护理措施

(一)术前准备

(1)药品准备:利多卡因、盐酸肾上腺素、阿托品。
(2)用物准备:合适型号的导管、氧气设备、吸痰器、简易呼吸器等。
(3)抢救人员:符合资质的医师至少1名、护士2名。

(二)术中护理配合

(1)体位:去枕平卧,肩部垫软枕,使头部正中后仰,保持颈部过伸。
(2)气管前壁暴露后,协助医师拔除经口或鼻的气管插管。

(3)密切观察患者面色、口唇及肢端颜色、血氧饱和度。

(三)术后护理

(1)体位:床头抬高 30°～45°。

(2)妥善固定:系带牢固固定气管切开套管,松紧度以能伸进系带一小指为宜,防止套管脱出。

(3)保持气道通畅:按需吸痰,观察痰液颜色、量、黏稠度,导管口覆盖双层湿润无菌纱布。痰液黏稠时给予雾化吸入或持续气道湿化。

(4)切口护理:观察切口有无渗血、发红,切口及周围皮肤用 0.5% 碘伏或 2% 氯己定消毒,每天 2 次,无菌开口纱布或高吸收性敷料保护切口,保持敷料清洁干燥。

(5)内套管护理:金属气管内套管每天清洁消毒 2 次,清洁消毒顺序为清水洗净－碘伏浸泡 30 分钟或煮沸消毒－0.9% 氯化钠注射液冲洗。

(6)口腔护理:2～6 小时 1 次,保持口腔清洁无异味。

(7)并发症观察:观察气管切口周围有无肿胀,出现皮下捻发音,可用头皮针穿刺皮下排气,嘱患者勿用力咳嗽,以免加重皮下气肿。

(8)心理护理:患者经气管切开后不能发音,指导患者采用手势、写字板、图片、文字宣教卡等方式进行沟通,满足其需求。

(四)拔管

首先试堵管,第一天封住 1/3,第二天封住 1/2,第三天全堵。堵管期间,严密观察呼吸变化,如堵管 24～48 小时后呼吸平稳、发音好、咳嗽排痰功能佳可考虑拔管。拔管后密切观察患者呼吸及氧饱和度变化。

四、健康指导

(1)告知患者及家属气管切开的目的及配合要点。

(2)指导并鼓励患者进行深呼吸及有效咳嗽排痰。

(3)教会患者有效的沟通方法。

(陈婷婷)

第十一节　心电监护

心电监护是通过显示屏连续动态观察心电图、血压、血氧饱和度的一种无创监测方法。

一、目的

(1)持续心率、血压、血氧饱和度动态监测,及时发现病情变化,指导临床治疗、护理及抢救工作。

(2)正确及时识别心律失常。

(3)观察心脏起搏器功能。

二、准备

(一)操作者准备
穿戴整齐,洗手。

(二)用物准备
心电监护仪、电极片、75%乙醇、棉签、医嘱本、笔、纸、垃圾桶。

(三)患者准备
采取舒适的体位,皮肤清洁,必要时剃去局部的毛发。

(四)环境准备
清洁、安静、光线适宜。

三、操作程序

(1)备齐用物,携至患者床旁,仔细查对患者的姓名、住院号,解释安置心电监护的目的,消除患者顾虑,取得合作。

(2)协助患者取舒适的体位,以平卧位或半卧位为宜。

(3)将监护仪放置床旁连接电源,打开电源开关检查备用。

(4)暴露患者胸部,正确定位。右上(RA):胸骨右缘锁骨中线第一肋间;左上(LA):胸骨左缘锁骨中线第一肋间;右下(RL):右锁骨中线剑突水平处;左下(LL):左锁骨中线剑突水平处;胸导(V):胸骨左缘第四肋间。放置电极片处皮肤用75%乙醇涂擦,保证电极片与皮肤接触良好。

(5)二次查对,将电极片连接至监护仪导联线上,按照监护仪标识贴于患者胸部正确位置。

(6)正确安置血压袖带。

(7)正确安置血氧饱和度指套(避免与血压袖带同一肢体)。

(8)选择波形显示较清晰的导联,根据患者病情,设定各项参数报警界限,打开报警系统。

(9)帮助患者取舒适体位,整理床单位,冬天注意保暖。

(10)解释注意事项,处理用物。

(11)洗手,再次查对后签字,并记录心电监护的各项数据。

四、注意事项

(1)严格执行查对制度,做好解释工作,消除患者紧张、恐惧的心理。

(2)嘱患者卧床休息,不要下床活动,更换体位时,妥善保护各连接导线。

(3)放置电极片时,应避开伤口、瘢痕、中心静脉导管、起搏器及电除颤时电极板的放置部位。告知患者不能自行移动或取下电极片,若电极片周围皮肤有瘙痒不适,应及时告知护士;注意定期更换电极片的粘贴位置。

(4)密切观察心电图波形,及时处理干扰和电极片脱落;观察心率、心律变化,如需详细了解心电图变化,需做常规导联心电图。

(5)成人、儿童、新生儿的血压袖带是有差异的,应给患者使用尺寸适当的袖带,袖带宽度为成人上臂周长的40%,婴儿的50%;袖带长度要保证充气部分绕肢体50%~80%,一般长度为宽度的2倍。

(6)血压袖带不宜安置在静脉输液或留置导管的肢体。袖带应安置在患者肘关节上1~2 cm处,松紧程度应以能够插入1指为宜,保证记号Φ正好位于肱动脉搏动之上;测量肢体的肱动脉应与心脏(右心房)保持水平并外展45°。

(7)血压测量时患者应避免移动,偏瘫患者应选择健侧上臂测量。

(8)注意更换血氧饱和度传感器的位置,以避免皮肤受损或血液循环受影响。休克、体温过低、低血压或使用血管收缩药物、贫血、偏瘫、指甲过长、周围环境光照太强、电磁干扰及涂抹指甲油等对血氧饱和度监测有影响。

(9)停止心电监护时,先关机,断开电源,再撤除导联线及电极片、血压袖带、氧饱和度指套等;观察贴电极片处皮肤有无皮疹、水疱等现象。

(王春梅)

第十二节 心肺复苏

一、目的

成人基础生命支持的目的是早期识别心搏骤停并迅速启动紧急医疗服务体系,尽快实施心肺复苏术(CPR)及电除颤,重建的自主循环及呼吸功能,最终实现拯救生命的目的。

二、适应证

心肺复苏的适应证是心搏骤停,即突然意识丧失,同时无正常呼吸或完全无呼吸,并伴有大动脉搏动消失的患者。呼吸、心跳停止的患者被分为两类,即目击倒地和意识丧失。

三、禁忌证

心肺复苏无绝对禁忌证,在下列情况下可不实施心肺复苏。

(1)周围环境可能对施救者产生严重或致命的伤害,且被抢救者无法移动。

(2)被抢救者已经出现不可逆死亡的明显临床体征(如尸僵、尸斑、断头、横断损伤、尸体腐烂等)。

(3)被抢救者立有有效的"不进行心肺复苏"的生前预嘱。

四、操作前准备

(1)施救者必须接受过基础生命救护相关培训。

(2)一旦发现患者突然倒地并失去反应,立即启动EMSS。

(3)如现场有危险因素存在,应迅速将患者转移至安全地带,在保证施救者、患者及其他人员安全的环境下进行心肺复苏。

五、操作步骤

（一）各项动作要领

1. 识别

（1）有反应标准：患者出现任何肢体运动、眼部运动或发出声音（格拉斯哥评分大于3分）。

（2）判断意识：双手拍患者的双侧肩部并呼唤患者，看患者是否有反应（图1-7）。

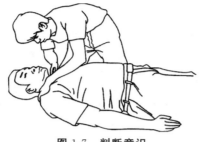

图1-7　判断意识

2. 判断呼吸

看患者是否有呼吸动作，无正常呼吸（"捯气"）等同于呼吸停止。判断时间不超过10秒（图1-8）。

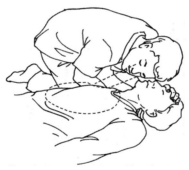

图1-8　判断呼吸

3. 检查脉搏

此项操作仅限于医务人员。施救者用一手的示指及中指指尖触患者的甲状软骨，并向近抢救者一侧滑动2 cm左右，在肌间沟处触及颈动脉（在甲状软骨水平、胸锁乳突肌内侧），感受其搏动（图1-9）。检查时间不超过10秒。

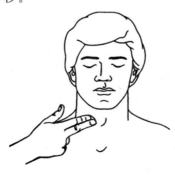

图1-9　检查脉搏

此项检查假阳性率、假阴性率都很高,因此对非医务人员不要求操作。

(二)胸外按压

尽快开始有效的胸外按压是心搏骤停复苏成功的基础。

(1)体位:将患者摆放为平卧位,置于硬板床或地上,撤出头及身下的一切物品(图1-10)。

(2)按压部位:按压患者的胸骨下半部分(图1-11)。

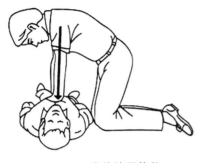
图1-10 胸外按压体位

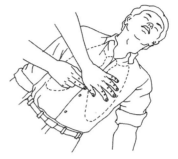
图1-11 胸外按压部位

(3)按压方法:操作者一手掌根部放于按压处,另一手掌重叠于手背上,两手交叉互扣,指尖抬起,避免接触患者胸壁;双臂伸直,身体前倾,使肩、肘、腕关节的连线与地面垂直,双肩在患者胸骨正上方,用上半身的重量及肩臂肌力量向下用力均匀按压(图1-12)。

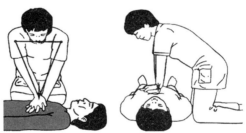
图1-12 胸外按压方法

(4)按压频率:100~120次/分。

(5)按压深度:按压深度不小于5 cm。

(三)开放气道

1.仰头举颏法

急救者位于患者一侧,一手的掌根部置于患者的前额,手掌向后方施加压力,另一手的示指和中指托住患者下颏的骨性部分,举起下颏,使患者下颌尖至耳垂的连线与地面垂直(图1-13)。

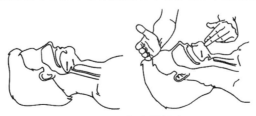
图1-13 仰头举颏法

2.推举下颌法

怀疑患者颈椎损伤时采用此方法。急救者位于患者头侧,两手拇指置于患者口角旁,其余四指托住患者的下颌部位,保证患者头部和颈部固定,用力将患者的下颌角向上抬起(图1-14)。

(四)人工通气

1.口对口人工通气

(1)在开放气道的情况下,急救者用按前额手的拇指与示指捏紧患者鼻孔(图1-15)。

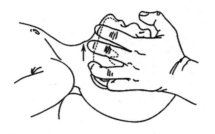

图1-14 推举下颌法

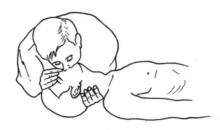

图1-15 口对口人工通气

(2)急救者自然吸气后,将患者的口完全包被在自己的口中,将气体吹入患者肺内,使患者胸廓抬举。

(3)吹气完毕后,急救者离开患者口部,并松开捏紧患者鼻孔的手指,可见患者胸部向下回弹。继续第二次通气。

(4)每次吹气时间不少于1秒。

2.球囊面罩通气

球囊面罩又称"简易呼吸器"或"复苏球",由面罩、氧气导管、球体、单向阀、氧气储气阀和氧气储气囊等部分组成(图1-16)。

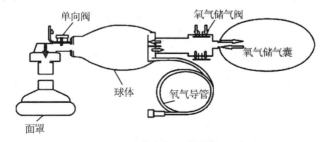

图1-16 球囊面罩的结构组成

(1)连接球囊相应部件,并将氧气源连好,将氧气流量调至12～15 L/min。无氧气时,可以直接通空气。

(2)单人操作时,用一只手持球体,另一只手持面罩。

(3)将面罩贴紧扣在患者的口鼻处,尖端朝向患者头部,宽端朝向患者脚侧。

(4)在保持气道开放的条件下,以"E-C手法"固定面罩,使之不漏气(图1-17)。

(5)挤压球体,使气体送入患者肺内。

(6)挤压时间不少于1秒,挤压强度以看到患者胸廓有起伏动作为宜。

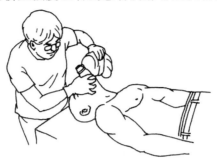

图1-17 E-C手法

无论是口对口人工通气还是球囊面罩通气,都不宜送气太快、太强,因为这样可能造成患者气管、口鼻腔内的压力突然升高,超过贲门关闭压而使气体进入胃内。

(五)心肺复苏操作流程

1.胸外按压与通气比例

无论单人复苏还是双人复苏,在没有建立高级气道之前,按压与呼吸之比均为30∶2。"高级气道"是指能够使全部或大部分气体进入肺内的气道,如喉罩、气管插管等。

2.复苏流程

复苏流程:判断意识→呼救→判断呼吸、大动脉搏动→心脏按压→开放气道→人工通气→心脏按压。判断意识时,患者可能没有意识,也可能有意识,急救者应当对两者的处理都能够掌握。

(六)特殊情况

1.患者有意识

询问患者跌倒的原因,进行基本检查。

2.患者无意识,有呼吸

将患者摆放为昏迷体位,防止误吸,同时呼叫救援,安排转运。

3.患者无意识,无呼吸,有心跳

进行"只人工呼吸"的复苏操作,按照前述人工呼吸的方法,每分钟8~10次。

4.除颤

只要除颤器一到达现场,即刻进行心律检查,如果是可除颤心律,应当立即除颤。除颤后立即开始"以心脏按压为起点的新一轮循环的复苏"。"可除颤心律"包括心室颤动和无脉室性心动过速。

5.并发症

心肺复苏的并发症包括胸骨、肋骨骨折、气胸、血胸、腹腔脏器破裂等。

六、相关知识

(一)复苏伦理

(1)理论上,心肺复苏只针对"心搏骤停"的患者,但复苏的目的包括抢救患者,同时也包括对家属的心理安慰,因此除断头和出现尸僵、尸斑等明确死亡者,可能都需要进行"复苏"。

(2)患者有明确的"不接受复苏意愿",并有明确依据,可以不进行复苏操作。

(3)在不确定患者的意愿时,要采取"患者利益最大化"原则。

(二)时间是最关键因素

(1)当心搏骤停时,脑内储存的氧只能维持使用15秒,而糖只能维持使用4～6分钟,这就是为什么必须在4～6分钟开始复苏才能保证患者脑组织存活的原因。

(2)恢复自主循环是关键。即使是完全正规的心脏按压,射血量也只有自主心律的30%。对于可除颤心律,除颤是恢复自主循环(ROSC)的最有效方法。除颤每延误1分钟,患者生存的可能性便下降7%～10%。

(三)防止复苏后综合征

防止复苏后综合征也是复苏的关键因素,因此根据指南,生存链的环节增加为5个。

尽快识别与呼救急救系统,尽快CPR,尽快除颤,尽快进行有效的高级心血管生命支持,心搏骤停后的综合治疗。

(王春梅)

第十三节 非同步电除颤

非同步电除颤是利用一定量的电流经胸壁直接通过心脏,使心肌纤维瞬间同时除极,从而消除异位性快速心律失常的方法。

一、目的

使心室颤动(简称室颤)、心室扑动(简称室扑)转为窦性心律。

二、准备

(一)操作者准备

着装整齐。

(二)用物准备

除颤器、医用耦合剂、纱布、弯盘。

(三)患者准备

仰卧于硬板床上,充分暴露前胸。

(四)环境准备

请家属离开,关门。

三、操作程序

(1)准确判断病情。

(2)迅速备齐用物至患者床旁,患者取仰卧位。

(3)开启除颤仪电源开关。

(4)选择非同步模式(开启电源即为非同步模式),调节除颤能量,一般成人单相波除颤用 200~360 J,双相波除颤用 100~200 J;儿童除颤初始 2~3 J/kg,最大不超过 5 J/kg。

(5)电极板上均匀涂耦合剂。

(6)正确放置电极板,负极放在右锁骨中线第二肋间,正极放于左腋前线内侧平第五肋间,两电极板贴紧皮肤。

(7)按下充电按钮充电。

(8)再次观察心电示波为室颤、室扑,确认周围人员无直接或间接与患者接触。

(9)双手同时按下放电按钮放电。

(10)观察除颤效果。

(11)移开电极板,检查胸部皮肤情况,清洁皮肤,整理床单位。

(12)整理用物,核查患者姓名、床号。

(13)洗手,记录。

四、注意事项

(1)除颤前移去患者身上的金属物,确定除颤部位无水及导电材料,清洁并擦干皮肤,禁止使用乙醇、含有苯基的酊剂或止汗剂。

(2)电极板放置的位置要准确,与患者皮肤密切接触,耦合剂涂抹要均匀,防止皮肤灼伤。婴幼儿应使用儿童专用电极板。

(3)电极板放置部位应避开瘢痕、伤口处,如患者带有植入性起搏器,电极板距起搏器部位至少 10 cm。

(4)除颤前确定周围人员无直接或间接与患者接触,操作者身体不能与患者接触。

(5)除颤放电后电极板应放在患者身上不动,观察除颤效果,如仍为室颤或室扑,可再次除颤;如出现心室停搏,应立即进行胸外心脏按压。对于细颤型室颤患者应先进行心脏按压、氧疗及药物先处理,使之变为粗颤后,再进行电除颤,以提高除颤成功率。

(6)动作迅速、准确。

(7)使用后将电极板充分清洁,及时充电备用。

(王春梅)

第二章 医院感染控制与护理

第一节 医院感染流行病学

医院感染也称医疗机构相关感染,是指入院时不存在,也不处于潜伏期,而是在医院中发生的感染。医院感染包括在医院、医疗保健机构接受诊治的患者所发生的感染。医务工作者、探视者在医院或医疗保健机构获得的感染也是医院感染。以下属于医院感染:发生于入院48小时后的感染;超过平均潜伏期的感染;与上次住院有关的感染;在前一所医院获得的感染;住院期间新的部位、新的病原体感染;新生儿经产道发生的感染。

医院感染可分为散发性或流行性。散发性感染最常见;流行性感染出现在医院感染暴发时,为某种特殊的感染或感染病例远远高于本底水平。

一、医院感染来源

医院感染来源于人类、医院环境及医疗设施。

(一)人类

分为内源性感染和外源性感染。

1. 内源性感染

内源性感染指患者在接受诊疗过程中,腔道或体表正常菌群引起的感染,又称为自身感染。内源性感染的发生与患者自身的正常菌群转移到其他部位,或组织受损、不合理的抗菌药使用导致局部某些细菌过度生长有关。

2. 外源性感染

外源性感染来自其他患者、医务人员或探视者,通过直接接触(手、唾液或其他体液)空气、污染的物品(包括器械)及工作人员的手等传播。感染源可能是患者或处于潜伏期的感染者,或病原携带者。

(二)医院环境和医疗设施

感染来自物品(包括医疗设施)、食物、水或空气。病原体存在于不同的环境,如大肠埃希菌、克雷伯菌属、假单胞菌属等革兰阴性杆菌存在于潮湿环境,链球菌属、葡萄球菌属、分枝杆菌属及不动杆菌属等耐干燥,可经空气或尘埃传播。来自环境的医院感染,病原体存在于贮菌所,因此,保持环境和物品的洁净,消除贮菌所,有助于控制医院感染。

通常将在医院内自其他患者或工作人员获得的感染称为交叉感染,接触污染的无生命物体引起的感染称为环境感染。交叉感染、环境感染均属于外源性感染。

二、医院感染传播途径

医院感染传播途径与社区感染相同,包括接触传播、空气传播、虫媒传播、共同途径。主要传播途径:①直接接触,即直接接触感染源的手、唾液及其他体液,或接触污染的环境、物品、水等。②经空气传播,即接触被感染源污染的飞沫或灰尘。③间接接触,即医务人员的手、工作服等被感染源污染,或鼻咽部被感染,携带病原体,成为暂时或永久携带者,随后在医疗、护理过程中通过直接接触将病原体传给其他患者、探视者或工作人员;或接触被感染源污染的物品(包括器械)、其他环境因素。

结核分枝杆菌、军团菌、曲霉、水痘-带状疱疹病毒等常经空气传播;流感病毒、呼吸道合胞病毒、化脓性链球菌(咽炎)经飞沫传播;金黄色葡萄球菌、化脓性链球菌(皮肤)、革兰阴性杆菌(尿道、尿道周围)经直接接触传播,志贺菌、甲型肝炎病毒,经粪-口传播;沙门菌属、假单胞菌属等肠道革兰阴性杆菌,经污染的物品间接传播(如内镜);沙门菌属、弯曲菌属污染食物、乙型肝炎病毒、人类免疫缺陷病毒污染血液及血液制品、静脉输液中的革兰阴性杆菌、消毒剂中的铜绿假单胞菌,通过其污染的媒介传播。

三、医院感染易感人群

医院感染易感人群为老年人、新生儿、严重基础疾病患者、术后患者、免疫抑制剂治疗患者、长期使用抗菌药患者、接受侵入性诊疗操作患者。

根据病原体性质、机体状况,医院感染表现为定植、亚临床感染、疾病,甚至死亡。罹患肝脏疾病、糖尿病、恶性肿瘤、皮肤损伤、肾衰竭、中性粒细胞减少等非感染性疾病患者,使用降低宿主免疫力的药物,如细胞毒性药物(包括移植后使用的免疫抑制剂)、类固醇药物患者,对感染敏感性增强;人类免疫缺陷病毒及其他免疫抑制病毒感染者、流感患者,易继发细菌性肺炎,疱疹病毒感染损伤可继发葡萄球菌感染;抗菌药导致正常菌群紊乱,筛选耐药病原体。此外,无论是意外创伤,还是诊疗操作导致的创伤,均因破坏机体正常防御机制而易发生感染。

四、医院感染的预防

预防医院感染是所有医疗卫生机构人员,包括医师、护士、治疗师、药剂师、工程师和其他人员的职责,基本原则如下。

(1)在对患者进行诊疗的过程中,采用正确的手卫生、戴手套、无菌操作、隔离措施、消毒和灭菌技术,减少病原体的传播。

(2)保持洁净,控制环境危险因素。

(3)保护患者,合理使用预防性抗微生物药物、营养和免疫接种。

(4)通过减少侵入性操作和推动抗微生物药物的合理使用,减少内源性感染的危险性。

(5)开展医院感染监测,及时识别和处理暴发。

(6)预防工作人员感染。

(7)加强继续教育,提高医务人员的操作技能。

(陈婷婷)

第二节 常见医院感染的防控

一、血流感染

败血症是由各种病原微生物(细菌或真菌)和毒素侵入血流所引起的血液感染。菌血症只是细菌一过性侵入血液循环,不久即被机体防御功能抑制或清除,虽可获阳性血培养结果却并没有相应的临床症状。目前把败血症和菌血症统称为血流感染。近年来,随着广谱抗菌药物、激素的广泛应用及创伤性诊疗技术的广泛开展,血流感染的发病率有逐年增高趋势。随着静脉导管技术的广泛应用,导管相关性血流感染(CRBSI)的发病率也随之上升。由于 CRBSI 的发生,延长了患者住院时间,增加了住院费用,同时也增加了病死率。

(一)病因

1.引起血流感染的危险因素

(1)机体屏障功能的完整性受到破坏,如手术、创伤、动静脉置管、气管插管等。

(2)引起机体免疫力下降的因素,如激素、化学治疗、免疫抑制剂等的使用,人类免疫缺陷病毒(HIV)感染。

(3)昏迷、营养不良、高龄等也是血流感染的危险因素。

2.血流感染的病原学

引起血流感染的病原菌随着各种操作技术的开展及抗感染药物的应用而不断变化,近 20 年来,革兰阳性菌如凝固酶阴性葡萄球菌(CNS),金黄色葡萄球菌(金葡菌),肠球菌和真菌引起的血流感染发病率增加,而革兰阴性菌引起的血流感染相应减少。我国文献报道,革兰阳性菌 57.19%,革兰阴性菌 35.96%。革兰阳性菌中以 CNS 分离率最高(40.75%),已成为医院血流感染的第 1~3 位病原菌,并认为 CNS 是 CRBSI 的重要病原菌。引起血流感染病原菌的耐药性亦逐渐增加,甲氧西林耐药的金黄色葡萄球菌(MRSA),万古霉素耐药的肠球菌(VRE),产 ESBLs 的革兰阴性菌及其他耐药菌株不断出现。据报道,在血流感染中 MRSA 约占 30%,产 ESBLs 的革兰阴性菌约占 2%,耐碳青霉烯类的铜绿假单胞菌约占 12%。

CRBSI 主要来源于皮肤污染的病原菌有表皮葡萄球菌、金葡菌、杆菌属及棒状杆菌属;来源于医务人员污染的病原菌有铜绿假单胞菌、不动杆菌、嗜麦芽窄食单胞菌、白色念珠菌及近平滑念珠菌。

(二)临床表现

血流感染并无特征性临床表现,主要有发热、寒战、皮疹、肝脾大、呼吸急促或过度通气、意识障碍,外周血白细胞总数增加、核左移、血小板减少等。病情严重者可有脏器灌注不足的表现,如低氧血症、高乳酸血症、少尿、低血压、休克、DIC、MODS。不同病原菌的血流感染临床表现各有特点;而不同群体,如老年人、婴幼儿、孕妇,以及烧伤、AIDS 患者等的血流感染也各有临床差异。

1.金黄色葡萄球菌血流感染

社区获得性金黄色葡萄球菌(简称金葡菌)血流感染多为青壮年和体力劳动者,原发病灶常为疖、痈、伤口感染；医院获得性金葡菌血流感染多为机体防御功能低下者，常通过口腔黏膜及呼吸道入侵所致。临床表现常较典型，急性发病，寒战高热，皮疹可有瘀点、荨麻疹、猩红热样皮疹及脓疱疹等。关节症状较明显，大关节疼痛，有时红肿。金葡菌血流感染的另一特点有迁徙性损害，常见多发性肺部浸润，甚至形成脓肿；其次有肝脓肿、骨髓炎、关节炎、皮下脓肿等。

2.中枢神经系统血流感染

中枢神经系统（CNS）血流感染常为异物如人工瓣膜、人工关节、各种导管及起搏器等留置体内所致。中性粒细胞减少者尤易发生表皮葡萄球菌血流感染，常由静脉输液导管带入感染。通常 CNS 由于毒力较低，症状可能相对较轻，预后也较好。有时除发热外没有其他症状，诊断只能依赖血培养结果。但 CNS 又是血培养最可能污染的病原菌，故 CNS 血流感染的诊断应包括：①血培养至少有多次不同部位的阳性结果；②数次分离到的 CNS 的耐药菌应相同；③临床排除其他原因所致发热或病情恶化。

3.革兰阴性菌血流感染

革兰阴性菌血流感染以大肠埃希菌最为多见，其次是肺炎克雷伯菌和铜绿假单胞菌。革兰阴性菌血流感染以医院感染为多，起病多有发热，且发热可能是唯一症状，即缺乏感染定位症状。临床过程凶险，40%左右的患者可发生脓毒症休克，有低蛋白血症者更易发生休克，严重者出现 MODS、DIC 等。大肠埃希菌血流感染占医院血流感染的 10% 左右，常见的原发病灶为静脉导管、气管插管、泌尿生殖道、胃肠道、胆道或呼吸道感染，以尿路感染尤其是有尿路梗阻者最为常见。肺炎克雷伯菌血流感染占医院血流感染的 8% 左右，常见的原发病灶为静脉导管、尿道、下呼吸道、胆道、手术创面和气管插管。铜绿假单胞菌血流感染占医院血流感染的 13.6%，常见于免疫功能低下人群。危险因素有血液系统恶性肿瘤、粒细胞减少、糖尿病、器官移植、严重烧伤、大面积皮肤破损、应用肾上腺皮质激素、AIDS、化学治疗、泌尿道溃疡、静脉导管、尿道装置或导尿管、手术及早产儿等。

4.念珠菌属血流感染

真菌血流感染病原菌以念珠菌属占绝大多数，念珠菌属血流感染中以白念珠菌最多，占 50% 左右，非白念珠菌主要有光滑念珠菌、克柔念珠菌、近平滑念珠菌和热带念珠菌。近年来念珠菌属血流感染发病率明显增多，已占血流感染的第 4 位，而且非白念珠菌血流感染逐渐多于白念珠菌血流感染。近年来，光滑念珠菌已成为引发成年人念珠菌感染的第二大病原体，仅次于白念珠菌。虽然光滑念珠菌的致病性与毒性均不及白念珠菌，但由于它对唑类抗真菌药物存在先天性或获得性耐药，因此其危害性不亚于白念珠菌感染。念珠菌属血流感染大多数病例都是免疫功能低下的患者（肿瘤、白血病、慢性肝或肾病、AIDS 等），且多数发生在医院内，如长期接受皮质激素和/或广谱抗菌药物治疗、静脉置管、透析疗法、肿瘤化学治疗、高能营养等。亦可伴有细菌性血流感染。一般发生在严重原发病的病程后期，病情进展缓慢，毒血症状可较轻，临床并无特征性表现，易被原发病和同时存在的细菌感染所掩盖。

(三)诊断

1.血流感染诊断标准

2001 年中华人民共和国卫健委（现国家卫健委）发布的医院感染诊断标准（试行）中血流感染临床诊断：发热>38 ℃或低体温<36 ℃，可伴有寒战，并合并下列情况之一。①有入侵门户或迁徙病灶；②有全身中毒症状而无明显感染灶；③有皮疹或出血点、肝脾大、外周血中性粒细胞增多伴核左移，且无其他原因可解释；④收缩压<12.0 kPa（90 mmHg），或较原收缩压下降

≥5.3 kPa(40 mmHg)。

血流感染的病原学诊断：在临床诊断的基础上，符合下述两条之一即可诊断。①血培养分离出病原微生物，若为常见皮肤菌，如类白喉棒状杆菌、肠杆菌、CNS等，需在不同时间采血2次或多次培养阳性；②血液中检测到病原体的抗原物质。

2.CRBSI确诊标准

(1)有中心静脉置管史，插管＞24小时出现发热，体温＞38.5 ℃，除外其他部位的感染，导管细菌培养阳性，拔管后，体温恢复正常。

(2)分别从导管和其他外周血管采血均培养出同种细菌。

血流感染中血培养最为重要，宜在抗菌药物应用前及寒战、高热时采血，应在不同部位采血2次以上送检，每次间隔约1小时。每次抽血量至少5 mL，总血量需要20～30 mL。两次血培养获同一菌株，或一次血培养结果的菌株与原发或继发感染灶脓液或胸腔液、腹水培养结果一致时则更有诊断价值。

(四)治疗

1.抗菌药物应用

(1)选择敏感的抗菌药物：必须让病原菌接触到超过MIC的敏感抗菌药物，力求感染部位抗菌药物浓度数倍于MIC值。一般而言血清药物浓度应超过MIC值的3～10倍，所以给药途径宜分次静脉推注或滴注。

金葡菌血流感染：研究表明社区获得性金葡菌血流感染中MRSA占25％，而医院获得性金葡菌血流感染中MRSA占40％。金葡菌血流感染的治疗首选苯唑西林或氯唑西林，青霉素过敏的患者可选用头孢拉定，头孢唑林等第一代头孢菌素，若怀疑病原菌为MRSA，则首选万古霉素、去甲万古霉素，亦可选用替考拉宁、利奈唑胺。

CNS血流感染：若血培养CNS阳性或怀疑为CRBSI时，应立即拔除静脉导管，并使用有效的抗感染药物。CNS感染常为医院感染，因而甲氧西林耐药CNS(MRCNS)约占80％。治疗MRCNS所致血流感染，首选万古霉素或去甲万古霉素，并常需联合磷霉素或利福平，也可选用奎奴普丁-达福普汀等新抗菌药物。

革兰阴性菌血流感染：产ESBLs的革兰阴性菌主要是大肠埃希菌和肺炎克雷伯菌，约占42.53％。第一、二、三代头孢菌素、庆大霉素、环丙沙星对大肠埃希菌均有良好的抗菌作用，但中国大肠埃希菌对喹诺酮类药物的耐药率达50％以上。耐药的大肠埃希菌引起的血流感染应选用β-内酰胺/β-内酰胺酶抑制剂和头孢吡肟，若产ESBLs的菌株所致感染应选用碳青霉烯类如亚胺培南、美罗培南等。肺炎克雷伯菌血流感染的治疗应根据药敏结果选用第三代头孢菌素、氟喹诺酮类、氨基糖苷类或β-内酰胺/β-内酰胺酶抑制剂。若产ESBLs的肺炎克雷伯菌引起的血流感染可选用碳青霉烯类药物。铜绿假单胞菌引起的血流感染可选用头孢他啶或头孢哌酮/舒巴坦、氨曲南联合阿米卡星，也可选用碳青霉烯类。

念珠菌属血流感染：白念珠菌血流感染首选氟康唑，若无效或非白念珠菌血流感染可选用伊曲康唑、伏立康唑、两性霉素B或两性霉素B脂质体。Brost等进行的一项体外抗真菌药物敏感性试验中发现，光滑念珠菌在暴露于氟康唑4天以后，对氟康唑、伊曲康唑、伏立康唑均产生稳定的耐药性。因此，根据目前的临床用药指南推荐，对于病情不稳定、先前接受过唑类抗真菌药治疗，尤其是对氟康唑耐药的念珠菌血流感染(如光滑念珠菌)的患者，最好选除氟康唑、伏立康唑之外其他的药物进行治疗。

(2) 抗菌药物的药代动力学(PK)及临床药效学(PD)：浓度依赖性抗菌药物(如氨基糖苷类和氟喹诺酮类)要保证每次药量达到足够高的血药浓度。氨基糖苷类药物的血药浓度，峰值/MIC 值为 8～10，则有效率＞90%；氟喹诺酮类药物的 AUC/MIC＞100 时疗效好。时间依赖性抗菌药物(如 β-内酰胺类)要注意药量与给药间隔时间，能让病原菌接触到超过 MIC 浓度的药物即可，但此药物必须维持足够长的时间才能取得临床疗效。应用 β-内酰胺类药物务必使其给药间隔时间的百分数(T＞MIC%)达到 40%以上，即使使用了敏感的 β-内酰胺类药物，如果 T＞MIC%不足 40%则临床不会有效。

(3) 联合用药：联合用药的理由如下。①扩大抗菌谱，覆盖各种可能的病原菌；②复数菌血流感染逐渐增多，联合用药可能获得最适当的抗菌范围；③单一抗菌药物较易诱导细菌产生耐药性，联合用药可获得"低诱导"和"低选择"的效果。

(4) 何时停用抗菌药物：治疗后无迁徙性病灶，可在退热后 4～5 天考虑停药，若病原菌是难以清除的病灶(心瓣膜、骨关节)，抗菌药物使用期必需适当延长，至少 3 周；或在体温下降正常，临床症状基本消失后继续用药 7～10 天。

2. CRBSI 的处理

在决定 CRBSI 的治疗时，是否需要拔除导管是最重要的决策，先要根据病原菌的毒力(CNS 属低度毒力，而金葡菌及念珠菌属中、高度毒力)及并发症(如低血压、静脉脓毒性血栓及栓塞性疾病、心内膜炎、放置导管局部感染等)将 CRBSI 的危险性分为低、中、高三类，再来决定是否需要拔管。由低度毒力病原菌引起的无并发症的 CRBSI 常不引起深部感染，属低危险性，对抗菌药物治疗有效者暂可不拔除导管；由中、高度毒力病原菌引起的 CRBSI 及有严重基础疾病或免疫障碍患者伴有导管相关并发症者都属高危患者，均应拔除导管，并且及时使用适宜的抗菌药物治疗。

3. 肾上腺皮质激素应用

血流感染伴有明显的毒血症状，如重要器官心、脑、肺、肝、肾出现中毒性病变及脓毒症休克时，在有效抗菌药物治疗下，可静脉滴注地塞米松 5～10 mg/d 或氢化可的松 200～400 mg/d，治疗 2～3 天，毒血症状缓解或休克纠正后即可停用。

(五) 预防

积极治疗原发病、控制感染扩散是预防血流感染的主要措施。注意补充营养，提高患者机体免疫力。医护人员加强无菌概念，严格按照操作常规，尤其注重手卫生。疖疔痈肿切忌挤弄或以针挑刺等，头面部尤为禁忌。

有报道先用 10%碘伏准备皮肤，继之使用 10%碘伏软膏保护穿刺部位皮肤，并盖以无菌纱布及透明胶膜固定，可以降低导管相关感染的发生，局部使用抗葡萄球菌软膏(如莫匹罗星软膏)亦可降低导管相关感染的发生。采用米诺环素联合依地酸(EDTA)封锁导管可以防治高危患者反复发作的导管感染。

(六) 护理

1. 置管前

(1) 严格掌握使用血管导管的适应证，评估患者置管的必要性。

(2) 选择合适的静脉置管穿刺点，应当充分考虑置管的安全性和适用性，最大限度地避免置管感染、损伤等相关并发症的发生。

2. 置管时

(1) 严格执行无菌技术操作规程。置管时应当遵守最大限度的无菌屏障要求。置管部位应当铺大无菌单(巾);置管人员应当戴帽子、口罩、无菌手套,穿无菌手术衣。

(2)严格按照《医务人员手卫生规范》,认真洗手并戴无菌手套,尽量避免接触穿刺点皮肤。置管过程中手套污染或破损应当立即更换。

(3)置管使用的医疗器械、器具等医疗用品和各种敷料必须达到灭菌水平。

(4)选择合适的静脉置管穿刺点。中心静脉置管时,应当首选锁骨下静脉,尽量避免使用颈静脉和股静脉。

(5)采用皮肤消毒剂消毒穿刺部位皮肤,宜选用浓度超过0.5%的氯己定醇类皮肤消毒液,也可选用2%碘酊或75%酒精进行消毒。氯己定以其抗菌谱广、对皮肤刺激小而被推荐,但不宜用于<2个月的婴儿。自穿刺点由内向外以同心圆方式消毒,消毒范围应当符合置管要求。消毒后皮肤穿刺点应当避免再次接触。皮肤消毒待干后,再进行置管操作。

(6)患疖肿、湿疹等皮肤病或患感冒、流感等呼吸道疾病,以及携带或感染多重耐药菌的医务人员,在未治愈前不应当进行置管操作。

3.置管后

(1)应当尽量使用无菌透明、透气性好的敷料覆盖穿刺点,对于高热、出汗、穿刺点出血、渗出的患者应当使用无菌纱布覆盖。

(2)应当定期更换置管穿刺点覆盖的敷料。更换间隔时间:无菌纱布为1次/2天,无菌透明敷料为1~2次/周,如果纱布或敷料出现潮湿、松动、可见污染时应当立即更换。

(3)医务人员接触置管穿刺点或更换敷料时,应当严格执行手卫生规范。

(4)保持导管连接端口的清洁,注射药物前,应当用75%酒精或含碘消毒剂进行消毒,待干后方可注射药物。如有血迹等污染时,应当立即更换。

(5)患者在沐浴或擦身时,应当注意保护导管,不要把导管淋湿或浸入水中。

(6)在输血、输入血制品、脂肪乳剂后的24小时内或者停止输液后,应当及时更换输液管路。外周及中心静脉置管后,应当用生理盐水或肝素盐水进行常规冲管,预防导管内血栓形成。

(7)严格保证输注液体的无菌。

(8)紧急状态下的置管,若不能保证有效的无菌原则,应当在48小时内尽快拔除导管,更换穿刺部位后重新进行置管,并作相应处理。

(9)患者出现高热、寒战,怀疑患者发生导管相关血流感染,或者出现静脉炎、导管堵塞时,应当及时拔除导管。并留取导管尖端进行微生物培养。

(10)医务人员应当每天对保留导管的必要性进行评估,不需要时应当尽早拔除导管。导管不宜常规更换,特别是不应当为预防感染而定期更换中心静脉导管和动脉导管。

二、医院获得性肺炎/呼吸机相关肺炎

呼吸机相关肺炎(ventilator-associated pneumonia,VAP)是指患者在建立人工气道(气管插管或切开)及机械通气(MV)48小时以后或撤机拔管后48小时以内所发生的医院获得性肺炎(hospital acquired pneumonia,HAP),是一种严重的医院感染和并发症,尤其是ICU内常见感染之一,是导致医院感染患者病死率增加、住院时间延长及治疗费用增加的主要原因之一。国外报告的VAP发病率为9.0%~69%,病死率为24%~76%。国内报告的VAP发病率约为60%,病死率为32%~39.1%。

(一)病因

VAP的病原学根据不同的地区、医院、病房及患者群体、诊断取材技术及抗菌药物使用等因素而有所差异。但细菌仍占优势,占70%~87%,其中革兰阴性菌占60%~70%,耐甲氧西林金黄色葡萄球菌(MRSA)在机械通气患者呼吸道分泌物中阳性率为9.1%。影响VAP病原学变迁的两个最主要因素是MV时间和先前抗菌药物应用情况,约96.1%的潜在多重耐药菌VAP有先前抗菌药物应用史。早发性VAP(MV≤4天)且先前未用抗菌药物的VAP病原类似于社区获得性肺炎,通常以肺炎链球菌、流感嗜血杆菌、甲氧西林敏感金黄色葡萄球菌(MSSA)和莫拉菌属等为核心致病菌,迟发性VAP(MV>4天),尤其是有先前抗菌药物应用史者,则以铜绿假单胞菌、不动杆菌属、肠杆菌科及MRSA等为核心致病菌,其中多数致病菌表现出对抗菌药物的多重耐药,VAP的暴发流行也主要由这些耐药病原菌引起。

(二)临床表现

(1)发热多为不规则热型,可伴有畏寒、寒战,免疫低下和老年患者可无发热或体温降低。

(2)气道分泌物明显增多,多呈黄绿色黏痰,有时为仅有的表现及怀疑VAP的线索。

(3)肺部广泛的湿啰音。

(4)X线胸片显示肺部斑片状或片状阴影,双下肺或下垂部位多见。

(5)周围血白细胞计数增高或降低,中性粒细胞核左移。

(6)并发症多见,主要为呼吸衰竭和上消化道出血。

(7)临床反复发作,难治,致病原为多重耐药细菌疗效差,疗程长。

(三)诊断

MV48小时以上或撤机拔管后48小时以内的患者,放射学胸片示肺部出现新的或进展性浸润病灶,同时具备以下两项或以上表现:①发热体温≥38 ℃或较基础体温升高1 ℃;②外周血WBC>10×10^9/L或<4.0×10^9/L;③脓性呼吸道分泌物涂片见WBC>25/LP,鳞状上皮细胞<10/LP,培养出潜在的呼吸道病原菌。以组织病理学或保护性标本刷(PSB)取材培养为参照,该标准的准确率为30%~69%。目前临床尚无完全准确的诊断标准。

(四)预防

1.呼吸机管道管理

呼吸机回路管道是细菌定植的一个重要部位,通过连续同步多部位细菌培养证实,回路管道的污染源主要来自MV患者呼吸道定植菌的逆行扩散,频繁的更换(24~48小时)增加了污染的机会,目前认为每7天更换一次为宜。消毒不严格的病房空气、呼吸机及气路管道、湿化器、串联雾化器和吸痰管等均为致病菌的来源,可通过气溶胶吸入或直接进入并定植于下呼吸道。呼吸机气路管道的冷凝液是高污染物质,收集瓶中的冷凝液反流进入湿化器储水罐或直接流入下呼吸道,也是重要的致病菌侵袭途径。

2.增强无菌操作概念

收集下呼吸道标本及吸痰,注意规范洗手、戴口罩、手套。每天严格做口腔护理。

(五)护理

人工气道的建立,机械通气治疗,气道内介入吸痰,加之病情危重,患者的正常呼吸道防御机能被破坏,均可导致VAP的发生。因此,监护人员必须严格遵守消毒隔离制度,加强气道湿化,及时清除呼吸道分泌物,定时更换和消毒呼吸机管道,以减少和避免肺部感染。

三、脓毒症休克

脓毒症休克是指脓毒症患者经足量液体复苏仍然持续低血压[收缩压<12.0 kPa(90 mmHg)或平均动脉压<8.7 kPa(65 mmHg)或较基础水平下降幅度超过5.3 kPa(40 mmHg)],伴有低灌注状态(乳酸性酸中毒、少尿或急性意识改变)或器官功能障碍。当应用血管活性药物后收缩压不低,但还存在低灌流和器官功能障碍,也应视为脓毒症休克。

(一)发病机制

脓毒症休克的常见致病菌主要是革兰阴性菌,它由革兰阴性菌释放内毒素引起,血中内毒素水平与病死率成正比。内毒素不能直接引起休克而需通过一系列炎症介质,包括白细胞介素类(IL-1、IL-2、IL-4、IL-6)、干扰素、TNF-α和粒细胞/巨噬细胞集落刺激因子(GM-CSF)等。其中TNF-α在IL-1协同下,可使循环中的粒细胞和内皮细胞黏附性增加,还使内皮细胞前血凝素活性及血小板激活因子增加,这些效应可诱发粒细胞黏附、毛细血管渗漏、血管内血栓形成及局部出血性坏死,TNF-α还可激活血管舒缓素-激肽系统,导致血管扩张及低血压。

内毒素除引起TNF-α释放外,还可以引起促肾上腺皮质激素(ACTH)和内啡肽的释放,导致血管扩张,内毒素可激活凝血系统和补体系统,导致DIC,内毒素通过激活补体系统而激活多形核粒细胞,促使花生四烯酸、分子氧衍生物及溶酶体酶的释放,从而引起血管渗漏。其病理生理状态可随时间而发生变化,呈现一种序贯反应,最初表现为明显的炎症反应,产生大量的初始炎症因子如TNF-α和IL-1,继之IL-6、IL-8、IL-10和转化生长因子-α(TGF-α),随着抗炎因子的增高而出现免疫抑制反应致免疫功能紊乱,其血液中可发现T细胞、B细胞、巨噬细胞等免疫细胞数量及功能明显下降。

(二)病理改变

1.心功能与血压

脓毒症休克患者由于摄入减少、血管内的液体转移进入组织间隙、血管扩张剂对毛细血管床扩张,可导致有效循环血容量减少。而过量一氧化氮(NO)产生促使血管平滑肌松弛,加上对缩血管物质反应低下,使全身血管阻力(尤其在皮肤和骨骼肌)下降,虽然经过了充分液体复苏后还经常表现为低血压。细胞因子、酸中毒对心肌的抑制作用使心脏收缩力减退,双心室扩大、射血分数降低在脓毒症休克患者中十分常见,但心肌血流灌注却并不减少。

2.微循环

临床上脓毒症休克患者虽然充分增加全身氧供来纠正缺氧,但是胃黏膜pH、血乳酸水平和酸碱失衡状况并没恢复正常,上述指标更应该是反映细胞线粒体利用氧的情况,即所谓的细胞性缺氧。脓毒症休克患者由于凝血异常、血管功能异常、细胞因子及氧自由基产生、线粒体功能异常等共同作用下导致微循环自我调节功能减弱,它有不同的血液流变学特性,可通过小动静脉直接短路使氧气在相邻近的小动静脉直接弥散、微循环"窃血"及氧合血红蛋白解离氧气能力减弱等因素造成功能性分流,血液进入无功能静脉床和塌陷的微循环单位中(分流学说)。分流的结果使局部微循环中的氧浓度反而比静脉血氧浓度低,血液中充分的氧并未使组织中的氧浓度明显增加,进而表现为组织缺氧。

3.内脏血流

由于低血压,机体通过减少内脏血供的代偿机制来保证重要脏器的血供,由此将导致内脏血供减少引起的系列问题。肠缺血造成肠黏膜屏障功能减弱,肠内细菌移位进入血液循环致肠源性感染。

(三)护理

1.即刻护理

(1)监测生命体征:连接心电监护,监测患者心率、心律、血压、呼吸和血氧饱和度。

(2)氧疗:保持呼吸道通畅,根据需要给予吸氧。

(3)静脉通路:建立2条以上静脉通路,保证及时给药,遵医嘱进行液体复苏及血管活性药物使用。

(4)体温:监测体温,高热患者行物理降温,体温不升者加强保暖。

(5)急救:备好急救药品及用物,如患者呼吸困难严重,随时做好建立人工气道、机械通气的准备与配合。

2.基础护理

执行ICU危重患者护理常规

3.专科护理

(1)器官功能监测。①中枢神经系统:严密观察意识并进行GCS评分,合理镇痛镇静,评估镇静水平,严密观察瞳孔变化,及时发现颅内病变征象。②呼吸系统:密切观察患者呼吸频率、节律、脉氧饱和度,听诊呼吸音,监测血气分析、X线胸片等,及早发现呼吸衰竭或ARDS。正确提供氧疗,呼吸机辅助通气患者做好呼吸机管理和气道管理;ARDS患者执行肺保护性通气策略。③循环系统:监测患者心率、血压及外周循环状况,根据需要监测ABP、CVP及PICCO等血流动力学指标变化,及时评价患者对液体复苏和血管活性药物的反应。④泌尿系统:留置尿管监测每小时尿量和尿液性状,遵医嘱留取化验标本监测血清肌酐及尿素氮变化,及时发现少尿及肾功能不全的表现,必要时行CRRT治疗,CRRT治疗期间做好相应监测与护理。⑤消化系统:严密观察患者有无恶心、呕吐、腹胀等,留置胃管监测胃液的性质、量,早期发现有无应激性溃疡的发生。合理提供肠内营养并做好营养运行情况监测,遵医嘱留取化验标本监测肝功能及营养状况。⑥血液系统功能:严密观察患者有无出血倾向。观察患者皮肤黏膜有无瘀点、瘀斑等,穿刺点及伤口有无渗血,监测凝血功能。

(2)血管活性药物使用护理:熟悉所用血管活性药物的种类、药理作用、用法和注意事项,及时评估药物使用后循环功能改善情况、休克纠正情况。

(3)感染防治与护理:各项治疗与护理操作严格遵循无菌技术原则和手卫生原则。做好人工气道、各种动静脉置管及尿管的护理,预防相关并发症的发生。如疑有感染要正确留取标本及时送检并遵医嘱给予敏感抗生素输入。

(陈婷婷)

第三节 医务人员职业暴露与防护

职业暴露是指由于职业关系而暴露在危险因素中,从而有可能损害健康或危及生命的一种情况。医务人员职业暴露是指医务人员在从事诊疗、护理活动过程中接触有毒、有害物质,或传染病病原体,从而损害健康或危及生命的一类职业暴露。

一、现状

医院作为一个公共场所,面对的人群社会性质复杂,接触的疾病种类繁多、病症轻重不一,使在其从事服务工作的医务人员极易遭受伤害的侵袭。来自美国劳工部2010年的调查研究显示,发生于医疗工作场所的非致命性工作相关性损伤的发病率已达到282.5/10 000人,远超过其他行业。我国医疗机构的职业伤害发生率更不容乐观。研究显示,医务人员的职业损伤发病率为9.86%～74.06%,明显高于国外报道。美国职业安全与卫生研究所(NIOSH)数据显示,卫生保健工作者中每年发生锐器伤超过80万人次;国内毛秀英等的调查结果显示针刺伤的发生率为80.6%。多项研究证实HIV、HBV、HCV等20多种病原体可通过职业暴露传播。此外在一些突发公共卫生事件当中,由于标准预防意识不强,缺乏必要的职业防护,使得大量的医务人员成为院内感染的受害者。

医院发生的职业暴露是一种特殊环境下的职业伤害,和其他职业暴露不同的是,发生于医务人员中的职业暴露不至于导致严重或是急性的伤亡,但慢性的损伤或长期的疾病影响可能导致医务人员身心健康受到严重影响,而医务人员的健康问题直接会导致医院医疗工作的质量和水平下降,也会使患者的就医环境下降,因此,应对医务人员发生的职业暴露给予积极的关注。

二、医务人员职业暴露的相关因素

针对医务人员的职业暴露伤害,各个国家都给予了积极的关注,大量的调查研究显示,处于医疗特殊环境下的职业暴露包括职业危害因素导致的损伤和与工作有关疾病,包括物理性、化学性、生物性、心理性因素。

(一)物理性因素

1. 噪声

主要来源于各类仪器设备在工作时发出的声音。噪声不仅对人体听觉有明显损伤,对心血管也同样有损害,可导致高血压,同时使人烦躁、疲劳、注意力不集中等。

2. 辐射及电击伤

随着医学的飞速发展,各种射线、光波、磁波等进入疾病的诊断与治疗,医务人员接触各类射线的概率大大增多,长期接触这些射线及光波可致癌,而且还会影响女性的生育能力,导致不孕、流产、死胎等;由于大量的电器、仪器、设备投入临床,稍有不慎,可因短路、漏电、触电等发生意外事故。

3. 紫外线

医用250μm的紫外线能使空气中的氧分子分解成臭氧,起到杀菌作用。而臭氧是强氧化剂,对眼和肺是最具危害的刺激剂之一。能破坏呼吸道黏膜和组织,长期接触可致肺气肿和肺组织纤维化;眼睛接触可引起急性角膜炎、结膜炎。

4. 负重伤

由于医务人员职业的特殊性,部分工作需要医务人员长久站立,低头操作,来回奔走、穿梭,推拉、搬运车辆或重物,常导致颈椎病、腰肌劳损、椎间盘突出、下肢静脉曲张等。

5. 其他

使用压力蒸汽灭菌过程中不按操作流程操作导致的高温蒸汽烫伤等。

(二)化学性因素

1.细胞毒性药物

医务人员在配制细胞毒性药物及给药过程中,注射器插入药瓶或针管排气时药物形成肉眼看不见的含有毒性微粒的气溶胶和气雾,通过皮肤黏膜或呼吸道进入。回收肿瘤患者用后的注射器、输液管等废弃物和排泄物时,也可能通过皮肤、呼吸道、口腔、黏膜等途径而受到低浓度药物的影响,日常频繁小剂量接触会因蓄积作用而产生远期影响,不但引起白细胞计数下降、自然流产率增高,而且有致癌、致畸、致突变的危险。

2.化学消毒剂

医务人员经常接触的各种化学消毒剂,如过氧乙酸、含氯消毒剂、甲醛、戊二醛等,均具有较大的挥发性,对人体皮肤黏膜、呼吸道、神经系统均有一定损害,长期吸入可引起皮炎、过敏、哮喘等;醛类可使细胞突变、致畸、致癌。

3.吸入麻醉药

麻醉药主要有乙醚、安氟醚、异氟醚等,长期吸入微量的麻醉气体可影响肝、肾功能,可引起胎儿畸形、自然流产等,同时对工作人员的听力、记忆力及操作能力也产生影响。

4.其他

体温计、血压计等都含有汞,当不慎损害时,汞在常温下能持续挥发,可以通过呼吸道、消化道、破损的皮肤黏膜进入人体。汞具有一定的神经毒性和肾毒性,会对医务人员的健康造成影响。

(三)生物性因素

1.锐器伤

在诊疗、护理操作过程中,医务人员直接接触患者飞血液、体液、分泌物、排泄物等,受感染的机会很多,而且日常工作经常接触刀、剪、各种针头等锐器,由于传递、安装和拆卸,医务人员极易受到锐器伤害。各种血源性传播疾病都可经污染锐器伤传播给医务人员,特别是HIV、HBV、HCV,感染的概率分别达到0.3%、6%~30%和0.8%~1.8%。

2.皮肤黏膜暴露

由于在工作中要面对各种不同的患者,医务人员接触各种病原体的概率远比普通人群高。医务人员的皮肤黏膜经常暴露于患者的血液或体液(包括精液、阴道分泌物、滑液、脑脊液、胸膜液、心包液、腹膜液、羊水、唾液等)中,存在着医务人员与患者双向传播的危险。

3.其他

患者呼吸道分泌物、伤口脓液、排泄物、皮肤碎屑等,干燥后形成菌尘,可通过咳嗽、喷嚏、清扫整理、人员走动、物品传递等扬起而污染空气及周围环境。一些医疗器械如呼吸机、雾化器、吸引器等在操作过程中也会把病原体播散到空气中。污染的空气可直接引起呼吸道感染、传播呼吸道疾病,医务人员长期处于这种污染的环境中,也有被感染的危险。

(四)心理性因素

在医院这个特定的环境中,要求医务人员在上班时间必须注意力高度集中,保持精神高度紧张,工作节奏快,所面临的工作性质具有高风险、高强度、高应激、无规律性,长期处于此环境中易造成严重的心理压力;加之上班时交往的人群是心理和生理双重受损的患者,常年目睹的是脓、血、粪、尿,耳闻的是呻吟、哭诉,身处这种特殊的职业环境,容易引起焦虑、烦躁、心理疲劳等不良情绪,甚至引起原发性高血压、血管紧张性头痛、消化道溃疡等疾病。

三、医务人员职业暴露的控制原则

医务人员职业暴露的控制应遵循职业病防治的优先等级原则,事先应根据职业危害的类别进行风险评估,以确定医护人员接触职业风险的水平与性质。

(一)对职业暴露的风险评估

风险评估的目的是评价工作活动和工作环境导致工作人员暴露于血液、体液或污染物品、环境的危险性。考虑的因素包括以下几种。

(1)暴露于血液、体液或污染物品、环境的类型和频率。

(2)接触废弃针头和注射器的数量和频率。

(3)暴露和重复暴露的因素。

(4)综合考虑工作场所规划、设计和工作流程,估计暴露于血液、体液/身体物质或污染材料的危险,包括灯光及工作台面等。

(5)得到相关医疗和急救服务的可能性。

(6)员工的安全工作流程知识和培训水平。

(7)个人防护用品的提供和使用。

(8)设备的适宜性。

(9)个体的危险因素,如皮肤损伤、皮炎和湿疹。

(10)处在暴露危险中的员工和其他人员数量。

(11)疫苗和暴露后防治措施。

(12)目前的危险控制方法和新危险控制方法的潜在需求。

(二)对职业暴露的风险控制

1.消除风险

在工作场所中彻底消除危害因素是控制职业暴露危害的最有效途径。例如,减少不必要的注射,优先考虑那些同样能达到有效治疗的其他方法(如口服或纳肛),从而减少血液或其他感染源的潜在暴露。

2.风险替代

如果无法消除风险,可考虑实施较低风险的操作,如尽可能减少锐器的使用,使用毒性较低的化学物质代替原有毒性较高的消毒剂等。

3.工程控制

使用合适的机械、设备和方法来隔离危害物或将其移出工作场所,预防员工暴露。例如使用锐器盒或选用带有锐器伤防护装置的安全器械,尽可能隔绝医务人员与锐器的接触,从而减少锐器伤害。

4.管理控制

通过制定政策限制危害的暴露。例如,接种疫苗,组建职业安全预防委员会,制订职业暴露预防计划,去除所有不安全的设备,使用安全装置并持续培训等。

5.行为控制

通过员工的行为管理控制职业危害的暴露。例如,不必给用过的针头重新戴上帽套,将锐器盒放在与眼睛水平的高度并且在手臂所能及的范围,在锐器盒盛满之前倒空,在锐器处理处置之前制定操作程序等。

6.个人防护装置

在医护人员和危害因素之间设置屏障和过滤,如使用护目镜、面罩和防护服等。它们可以防止血液溅出引起的暴露,但不能防止针刺伤害。

四、医务人员职业防护的主要措施

(一)加强职业安全管理

1.建立职业安全防护制度

建立完善的职业安全防护制度,制定工作流程、操作规范、职业暴露应急预案及职业损害的干预措施,并进行督导与考核;建立登记和报告制度及医务人员健康体检档案,定期体检,预防接种。严格执行制度和操作规程是杜绝职业暴露的有效措施之一。

2.注重职业安全防护培训

将职业安全防护知识纳入培训计划、岗前培训和专业考核内容之一,使医务人员充分认识所从事工作职业感染的危险性和危害性,增强自我防护意识,自觉执行防护措施,正确使用防护用品,降低职业损伤的发生率。

3.完善职业安全防护设施

易发生职业暴露的科室,必须配备各种防护用品,如乳胶手套、防水围裙、一次性隔离衣、胶鞋、口罩、帽子、护目镜、面罩及发生职业暴露后的处理用品(如冲洗器)等。定期检查防护用品的性能和存放数量,使用或损坏后及时更换或补充;存放处应随手可取,使用方便。

(二)物理性职业暴露的防护

1.防止或减少噪声

尽量做到操作准确、轻柔;做到说话轻、走路轻、操作轻、开关门轻;使用噪声小、功能好的新仪器、新设备;定期检查、维修、保养各种仪器、设备,保持其性能良好,吸引器应做到即开即用,各种监护仪器音量大小适宜,加强巡视,减少报警发生率,保持室内安静。

2.减少辐射和避免电击伤

接触各类电离辐射的人员,一定要做好个人防护,使用时注意距离防护和时间防护,无法回避的人员应穿好铅衣,并在安全的范围内设置铅屏风,人员的安排要合理适当,次数均摊,避免短期内大量接受射线的照射;经常对医务人员进行安全用电知识讲座,严格按操作说明执行,用毕应先切断电源,地面保持干燥,防止漏电,定期检查与维修,确保机器性能良好。

3.注意紫外线的使用

紫外线照射消毒时,应避免紫外线直射到皮肤和眼睛;进行强度监测时应戴防护面罩及眼镜。开关应安装在室外,消毒后30分钟方可入内,消毒后注意开窗通风。

4.防止身体疲劳

工作中应重视姿势自我调节,尽量避免被动操作,保持良好工作姿势,做到省时省力。重视使用搬运患者的机械设备,如翻身床、对接床、车等,运用力学原理工作。平时加强锻炼,减少静脉曲张,预防颈椎病及腰肌劳损。

(三)化学性职业暴露的防护

1.接触化学药物时

制定统一的化学治疗药物配制操作规程、防护措施及管理制度,操作时要穿防护服、戴口罩、手套、护目镜等,护士打开安瓿时应垫纱布,溶药时溶媒应沿瓶壁缓慢注入瓶底,以防粉末逸出,溶解后的药瓶要回抽气体以防瓶内压力过高,在抽药时针栓不能超过针筒的2/3,若有外露即刻用碘伏擦拭或用清水冲净,加强化学治疗废弃物的管理,废弃物应当用坚固的防渗漏带盖的容器收集,并注明细胞毒性废弃物,由专人专通道运送至废物暂存间。

2.使用化学消毒剂时

减少空气污染,加强室内空气流通,定时开窗通风换气,添置通风装置,完善排污系统,加强医务人员的个人防护措施,在使用有刺激性消毒剂时,首先要做到妥善储存,放于阴凉处,避光保存;在配制时应戴防护手套、口罩、护目镜,防止消毒液喷溅到皮肤、眼内或呼吸道,一旦溅入及时用清水冲洗,盛装消毒液的容器应严密加盖。

3.其他

使用麻醉剂时应选用密闭性能好的麻醉机,减少麻醉气体溢出,将排气管安装到室外排出废气。对漏出的汞可采用硫黄粉、碘伏溶液等与之反应,用水、甘油等覆盖或容器加盖密封,以防止汞的蒸发,并注意开窗通风。

(四)生物性职业暴露的防护

生物性职业暴露是医院内常见的一种职业伤害,污染的锐器伤是导致医务人员发生血源性传播疾病的最主要职业因素。因此要加强职业安全教育,提高医务人员的防护意识,严格执行标准预防措施,将所有患者的血液、体液、分泌物、排泄物等均视为传染源,都要进行隔离,都要执行标准预防。对手术室护士、外科医师等高危人群,应建立健康档案,定期查体,并进行有效的预防接种。手术术前均做乙肝、丙肝、艾滋病及梅毒的抗体检测,凡是阳性者均要严格执行消毒隔离制度。认真落实医务人员手卫生规范,规范收集、运送、暂存、处置医疗废物,切断感染性疾病传播途径。

(五)心理性职业暴露的防护

丰富业余生活是消除身心疲劳的上策,积极参加健康的娱乐和文化活动,减轻压力;合理饮食,适当锻炼,增强自身免疫能力。同时加强心理训练,调节情绪,保持良好的心态,改善客观工作环境及工作待遇,提高自身素质,建立良好的人际关系,创造和谐的工作氛围,减轻心理紧张,放松情绪,加大正面宣传力度,增强职业自豪感,以更高的热情投入工作中。

总之,医务人员是高危的职业群体,尽管职业暴露不可能完全避免,但大部分是可以预防的。只有加强职业安全防护意识、严格执行各项操作规程及消毒隔离制度、调节心理压力、提高自我防护意识,这样才能有效地降低职业暴露感染风险,确保医务人员身心健康。

五、医务人员职业暴露的特点

(1)接触的病原体未知。医务人员常常接触的是各类患者,病情各异,病种复杂,各类急慢性感染性疾病,甚至烈性传染病病原携带者如果混在一般患者中间,常常不易确诊,患者和医务人员之间的交叉感染机会始终存在。

(2)暴露的途径多。医护人员在工作中,既可通过直接接触患者污染的血液、体液(包括精液、阴道分泌物、脑脊液、滑膜液、胸膜液、心包液和羊膜液等),或间接接触病原微生物污染的环境、物品、食物、水等导致感染,也可通过飞沫或空气途径(如咳嗽、咳痰、喷嚏、谈话或支气管镜检查等)导致疾病传播。

六、预防策略

研究发现 30 多种病原体或疾病可通过经皮肤损伤传播,包括新出现的病原体。如出血热病毒、猴疱疹病毒和猴免疫缺陷病毒,甚至肿瘤。其中 HBV、HCV、HIV 及结核分枝杆菌职业暴露风险较高,对医务人员的健康和安全造成了严重危害。特别是近年来艾滋病的流行在我国已进入快速增长期,乙型及丙型肝炎患者和病原携带者人数众多,医务人员因锐器伤或其他暴露感染血源性传播疾病的问题日益突出。

目前,全球广泛采用标准预防来降低与卫生保健相关的不必要发生的风险。其概念是 20 世纪 90 年代美国 CDC 将普遍预防和体内物质隔离的许多特点进行综合形成,旨在降低经血液传播的病原体的传播风险及其他病原体通过明确或尚未明确的途径传播的风险。标准预防是感染防控的基本措施,是为任何患者提供医疗服务时都必须执行的基本措施。同时要求在传染病存在时在标准预防的基础上按照疾病的传播途径实施空气、飞沫、接触隔离(额外预防)。经过国际社会数十年的验证,实施标准预防及额外预防是成功、有效、经济的职业暴露防护的主要策略。

(一)标准预防

1.概念

认定患者的血液、体液、分泌物、排泄物均具有传染性,必须进行隔离,不论是否有明显的血迹污染或是否接触不完整的皮肤与黏膜,接触上述物质者,必须采取防护措施。

2.基本特点

(1)既要防止血源性疾病的传播,也要防止非血源性疾病的传播。

(2)强调双向防护,既防止疾病从患者传至医务人员,又防止疾病从医务人员传至患者。

(3)根据疾病的主要传播途径,采取相应的隔离措施,包括接触隔离、空气隔离和飞沫隔离。

3.主要措施

(1)手卫生:接触血液、体液、排泄物、分泌物后可能污染时,脱手套后,要洗手或使用快速手消毒剂。

(2)手套:当接触血液、体液、排泄物、分泌物及破损的皮肤黏膜时应戴手套;手套可以防止医务人员把自身手上的菌群转移给患者的可能性;手套可以预防医务人员变成传染微生物时的媒介,即防止医务人员将从患者或环境中污染的病原体在人群中传播。在两个患者之间一定要更换手套;手套不能代替洗手。

(3)面罩、护目镜和口罩:戴口罩及护目镜可以减少患者的体液、血液、分泌物等液体的传染性物质飞溅到医护人员的眼睛、口腔及鼻腔黏膜。

(4)隔离衣:隔离衣是为了防止被传染性的血液、分泌物、渗出物、飞溅的水和大量的传染性材料污染时才使用。脱去隔离衣后应立即洗手,以避免污染其他患者和环境。

(5)可重复使用的设备:用过的可重复使用的设备已被血液、体液、分泌物、排泄物污染,为防止皮肤黏膜暴露危险和污染衣服或将微生物在患者和环境中传播,应确保在下一个患者使用之前清洁干净和适当地消毒灭菌。

(6)环境控制:保证医院有适当的日常清洁标准和卫生处理程序。在彻底清洁的基础上,适当地消毒床单、设备和环境的表面(床栏杆、床单位设备、轮椅、储物柜、洗脸池、门把手)等,并保证该程序的落实。

(7)被服:触摸、传送被血液、体液、分泌物、排泄物污染的被服时,为防止皮肤黏膜暴露和污染衣服,应避免搅动,以防微生物污染其他患者和环境。

(8)安全操作:①若要人为去除针头时,应借助其他器械设备,避免双手直接接触针头,并有准备、有计划地保护针套或去除针头。②用后的针头及尖锐物品应弃于耐刺之硬壳防水容器内,且该容器应放在方便使用的地方。③在需要使用口对口呼吸的区域内应备有可代替口对口复苏的设备(简易呼吸器),并应将复苏的设备清洁消毒,装袋备用。

(二)额外预防

1.概念

由于标准预防不能预防经由空气、飞沫途径传播的疾病,因此,对一些临床具有传染性的疾病在待诊或确诊后根据其传播途径采取相应的空气、飞沫、接触隔离与预防措施。

2.隔离原则

(1)在标准预防的基础上,医院应根据疾病的传播途径(接触传播、飞沫传播、空气传播和其他途径的传播),结合本院的实际情况,制定相应的隔离与预防措施。

(2)一种疾病可能有多重传播途径时,应在标准预防的基础上,采取相应传播途径的隔离与预防。

(3)隔离病室应有隔离标志,并限制人员的出入,黄色为空气传播的隔离,粉色为飞沫传播的隔离,蓝色为接触传播的隔离。

(4)传染病患者或可疑传染病患者应安置在单人隔离房间。

(5)受条件限制的医院,同种病原体感染的患者可安置于一室。

(6)建筑布局应符合《医院隔离技术规范》中相应的规定。

3.不同传播途径疾病的隔离与预防

(1)接触传播的隔离与预防:接触传播是指病原体通过手、媒介物直接或间接接触导致的传播。经接触传播的疾病如肠道感染、多重耐药菌感染、皮肤感染等患者,在标准预防的基础上,还应采取接触传播的隔离与预防。

患者的隔离:患者最好安置在单人隔离房间。如果单人房间有限,优先把容易引起传播的患者(如持续引流、排泄不方便等)安置在单间;同种病原体感染的患者可安置于一室;如果与非感染患者或非同种病原体患者安置在一个房间时,避免与有高危感染因素或容易引起传播的患者安置在一起(如免疫功能低下或预期长时间住院的患者),另外要保证床间距大于1 m,病床之间最好有帘子作为物理屏障,以减少患者间接触。限制患者活动范围,减少转运;如需要转运时,应把患者感染或定植的部位遮盖起来,以减少对其他患者、医务人员和环境表面的污染。负责转运的人员应做好个人防护。

医务人员的防护:接触隔离患者的血液、体液、分泌物、排泄物等物质时,应戴手套;离开隔离病室前,接触污染物品后应摘除手套,洗手和/或手消毒。手上有伤口时应戴双层手套。进入隔离病室,从事可能污染工作服的操作时,应穿隔离衣;离开病室前,脱下隔离衣,按要求悬挂,每天更换清洗与消毒;或使用一次性隔离衣,用后按医疗废物管理要求进行处置。接触甲类传染病应按要求穿脱防护服,离开病室前,脱去防护服,防护服按医疗废物管理要求进行处置。

(2)空气传播的隔离与预防:空气传播是指带有病原微生物的微粒($\leq 5~\mu m$)通过空气流动导致的疾病传播。经空气传播的疾病,如肺结核、水痘等,在标准预防的基础上,还应采取空气传播的隔离与预防。

患者的隔离:患者应安置在负压病房内,若没有负压病房最好转运到有负压病房的医疗机构。在流行暴发期间,负压病房不能满足需求时,可把确诊为同一病原体的患者安置在同一区域并远离高危患者,事先要向感染控制专家进行咨询,评估安全性,应用机械通风的方式以达到一定的负压水平。限制患者活动范围,减少转运;如需要转运时,建议患者戴外科口罩,并遵循呼吸道卫生和咳嗽礼节。如果水痘或结核患者身体有皮肤破溃,转运时应遮盖这些部位。如果患者戴着口罩,破溃部位已被遮盖,负责转运的人员无需戴口罩。应严格空气消毒。

医务人员的防护:应严格按照区域流程,在不同的区域,穿戴不同的防护用品,离开时按要求摘脱,并正确处理使用后物品。进入确诊或可疑传染病患者房间时,应戴帽子、医用防护口罩;进行可能产生喷溅的诊疗操作时,应戴护目镜或防护面罩,穿防护服,当接触患者及其血液、体液、分泌物、排泄物等物质时应戴手套。限制易感的医务人员进入隔离房间(如没有接种过水痘、麻疹疫苗)。进入肺结核、水痘患者房间时要戴N95口罩或医用防护口罩,注意密合性试验。而对于接触麻疹患者时,没有建议具有免疫力的医务人员穿戴防护用品,也没有建议没有免疫力的医务人员穿戴什么型号的防护用品,没有强调一定要戴N95口罩。因为没有任何证据说明戴N95口罩可保护易感人群感染麻疹。

(3)飞沫传播的隔离与预防:飞沫传播是指带有病原微生物的飞沫核(>5 μm),在空气中短距离移动到易感人群的口、鼻黏膜或眼结膜等导致的疾病传播。经飞沫传播的疾病,如百日咳、白喉、流行性感冒、病毒性腮腺炎、流行性脑脊髓膜炎等,在标准预防的基础上还应采取飞沫传播的隔离预防。

患者的隔离:患者最好安置在单人隔离房间。如果单人房间有限,优先把有严重咳嗽症状、痰多的患者安置在单间。应减少转运,如需要转运时,建议患者戴外科口罩,并遵循呼吸道卫生/咳嗽礼节。患者病情允许时,应戴外科口罩,并定期更换。如果患者戴着口罩,负责转运人员无需戴口罩。应限制患者的活动范围;患者之间、患者与探视者之间相隔距离在1 m以上,探视者应戴外科口罩;加强通风,或进行空气的消毒。

医务人员的防护:应严格按照区域流程,在不同的区域,穿戴不同的防护用品,离开时按要求摘脱,并正确处理使用后物品;与患者近距离(1 m以内)接触,应戴帽子、医用防护口罩(不建议常规佩戴护目镜或防护面罩);进行可能产生喷溅的诊疗操作时,应戴护目镜或防护面罩,穿防护服;当接触患者及其血液、体液、分泌物、排泄物等物质时应戴手套。

(陈婷婷)

第四节 大规模传染病的救护

一、大规模传染病的概述

各类重大传染病疫情、各类生物恐怖袭击事件等,可能在短时间内产生大批量伤病员,超出基层卫生机构的救治范围和收治能力。有组织的医学救援可以迅速控制疫情,尽快治疗病员,减少对公众健康的危害,稳定民心和维护社会秩序。此外,医学救援还可以借助上级医疗单位专家的智慧,对于不明原因的传染病疫情尽快做出诊断,提出治疗措施。

新发突发传染病的应对,是一个永恒的课题。传染病防控既是一个科学问题又是一个技术问题,同时还是一个管理问题。专家们建议,下一步应从国家、科技、地方政府层面着手,真正使传染病防控为我国全面实现小康社会和经济社会发展保驾护航。

(一)基本概念

1.传染病

传染病是由病原微生物(病毒、细菌、螺旋体等)和寄生虫(原虫或蠕虫)、朊毒体感染人体后引起的,能在人群、动物或人与动物之间相互传播,造成流行的常见病和多发病。

2.突发传染病

突发传染病是指突然发生、严重影响社会稳定、对人类健康构成重大威胁,需要对其采取紧急处置措施的急性传染病疫情。在实际生活中,任何过去已知的传染病在某一时间段突然集中暴发,对人群健康造成严重危害,甚至导致人员死亡的,是突发传染病。

(二)传染病的分类及特征

1.传染病的分类

(1)甲类传染病:指鼠疫、霍乱。

(2)乙类传染病:指传染性非典型肺炎、艾滋病、病毒性肝炎、脊髓灰质炎、人感染高致病性禽流感、甲型H1N1流感、麻疹、流行性出血热、狂犬病、流行性乙型脑炎、登革热、炭疽、细菌性和阿米巴性痢疾、肺结核、伤寒和副伤寒、流行性脑脊髓膜炎、百日咳、白喉、新生儿破伤风、猩红热、布鲁氏菌病、淋病、梅毒、钩端螺旋体病、血吸虫病、疟疾。

(3)丙类传染病:指流行性感冒、流行性腮腺炎、风疹、急性出血性结膜炎、麻风病、流行性和地方性斑疹伤寒、黑热病、棘球蚴病、丝虫病,除霍乱、细菌性和阿米巴性痢疾、伤寒和副伤寒以外的感染性腹泻病、手足口病。

能够有效处置突发传染病的前提是医护人员掌握了传染病学所涉及的基本理论、基本知识和基本技能,并针对传染病的基本特征、流行的基本条件、突发传染病的临床表现特点采取相应措施。

2.传染病的基本特征

(1)有病原体:每一种传染病都是由特异病原体所引起,包括各种致病微生物和寄生虫。有些新发传染病的病原体在疾病流行之前不能马上明确,需要科研人员反复研究确定,如英国流行的疯牛病、我国流行的传染性非典型肺炎等。在实行医学救援时,如果已经确知了本次突发传染病的病原,就要针对此病原体做好防治准备。如果不明确病原,医护人员要做好个人防护,带好必要的检测设备,并且通过各种手段尽快判明病原体。

(2)有传染性:这是传染病与其他感染性疾病的主要区别。突发传染病时医护人员暴露于某种传染病环境中,所以要做好个人防护,并采取隔离患者、对其他暴露者采取服用药物和预防接种的措施,以防止疾病传播对人群造成进一步危害。

(3)有流行病学特征:传染病有散发、暴发、流行和大流行之分。散在性发病是指某一种传染病发病率在某地区处于常年一般水平的发病;暴发是指短时间(数天内)集中发生大量同一病种的传染病患者;当某种传染病发病率水平显著高于该地区常年一般发病水平时称为流行;若某种传染病流行范围很广,甚至超出国界或洲界时,则称为大流行。许多传染病的流行与地理条件、气候条件和人民生活习惯等有关,构成其季节性和地区性特点。需要医学救援的一般是暴发或暴发流行的传染病。

(4)有感染后免疫:人体感染病原体后,无论是显性或隐性感染,都能产生针对病原体及其产物的特异性免疫,感染后免疫属于自动免疫,其持续时间在不同传染病中有很大差异。感染后所产生的特异性抗体,可通过胎盘转移给胎儿,使之获得被动免疫。由于病原体种类不同,感染后所获得的免疫力持续时间的长短和强度也不同。突发传染病医学救援由于具有被感染的危险,医护人员应该对自身抵抗某种传染病的能力做一评估。如果过去没有暴露史,也没有接种过疫苗,那就属于对该传染病高度易感者,应该做好个人防护,必要时接种疫苗。对于身处疫区的民众,要科学评估其对该种传染病的抵抗力,采取被动和主动免疫措施增强其免疫力。

(三)传染病的临床特点

1.临床分期

按传染病的发生、发展及转归可分为四期。

(1)潜伏期:从病原体侵入人体起,至首发症状时间,称为潜伏期。不同传染病其潜伏期长短各异,短至数小时,长至数月乃至数年;同一种传染病,各患者之潜伏期长短也不尽相同。每一种传染病的潜伏期长短不一,相当于病原体在体内繁殖、转移、定位、引起组织损伤和功能改变导致临床症状出现之前的整个过程。每种传染病的潜伏期都有一个相对不变的限定时间,并呈常态分布,是检疫工作观察、留验接触者的重要依据。

(2)前驱期:是潜伏期末至发病期前,出现某些临床表现的短暂时间,一般1~2天,呈现乏力、头痛、微热、皮疹等表现。多数传染病,看不到前驱期。

(3)症状明显:又称发病期,是各传染病之特有症状和体征,随病日发展陆续出现的时期。症状由轻而重,由少而多,逐渐或迅速达高峰。随机体免疫力之产生与提高趋向恢复。

(4)恢复期:病原体完全或基本消灭,免疫力提高,病变修复,临床症状陆续消失的时间。多为痊愈而终止,少数疾病可留有后遗症。

2.常见症状和体征

(1)发热和热型:发热是传染病重要症状之一,具有鉴别诊断意义,常见热型有稽留热、弛张热、间歇热、回归热、马鞍热等。

传染病的发热过程可分为三个阶段。①体温上升期:体温可骤然上升至39 ℃以上,通常伴有寒战,见于疟疾、登革热等;亦可缓慢上升,呈梯形曲线,见于伤寒。②极期:体温升至一定高度,然后持续数天至数周。③体温下降期:体温可缓慢下降,几天后降至正常,如伤寒、副伤寒;亦可在一天之内降至正常,如间日疟和败血症,退热时多伴大量出汗。

(2)皮疹:许多传染病在发热的同时伴有皮疹,称为发疹性传染病。疹子的出现时间、分布和先后顺序对诊断和鉴别有重要参考价值。

(3)毒血症状及单核-吞噬细胞系统反应:病原体的各种代谢产物,可引起除发热以外的多种症状如疲乏、全身不适、厌食、头痛和肌肉、关节、骨骼疼痛等,严重者可有意识障碍、谵妄、脑膜刺激征、中毒性脑病、呼吸及外周循环衰竭等,还可引起肝、肾损害,甚至充血、增生等反应,以及肝、脾大和淋巴结的肿大。

(四)传染病的流行条件及影响因素

传染病的流行过程就是传染病在畜、人群中发生、发展和转归的过程。流行过程的发生需要有三个基本条件,就是传染源、传播途径和畜(人)群易感性。流行过程本身又受社会因素和自然因素的影响。

1.传染源

传染源是指病原体已在体内生长繁殖并能将其排出体外的动物(人)。

(1)患畜:是重要的传染源,急性患畜及其症状(咳嗽、吐、泻)而促进病原体的播散;慢性患畜可长期污染环境;轻型患畜数量多而不易被发现;在不同传染病中其流行病学意义各异。

(2)隐性感染者:在某些传染病(沙门菌病、猪丹毒)中,隐性感染者是重要传染源。

(3)病原携带者:慢性病原携带者不显出症状而长期排出病原体,在某些传染病(如伤寒、猪喘气病)有重要的流行病学意义。

(4)受感染的人:某些传染病,如人型结核,也可传给动物,引起严重疾病。

2.传播途径

病原体从传染源排出体外,经过一定的传播方式,到达与侵入新的易感者的过程,谓之传播途径。分为四种传播方式。

(1)水与食物传播:病原体借粪便排出体外,污染水和食物,易感者通过污染的水和食物受染。菌痢、伤寒、霍乱、甲型病毒性肝炎等病通过此方式传播。

(2)空气飞沫传播:病原体由传染源通过咳嗽、喷嚏、谈话排出的分泌物和飞沫,使易感者吸入受染。流脑、猩红热、百日咳、流感、麻疹等病,通过此方式传播。

(3)虫媒传播:病原体在昆虫体内繁殖,完成其生活周期,通过不同的侵入方式使病原体进入易感者体内。蚊、蚤、蜱、恙虫、蝇等昆虫为重要传播媒介。如蚊传疟疾、丝虫病、乙型脑炎、蜱传回归热、虱传斑疹伤寒、蚤传鼠疫,恙虫传恙虫病。由于病原体在昆虫体内的繁殖周期中的某一阶段才能造成传播,故称生物传播。病原体通过蝇机械携带传播于易感者称机械传播。如菌痢、伤寒等。

(4)接触传播:有直接接触与间接接触两种传播方式。如皮肤炭疽、狂犬病等均为直接接触而受染,乙型肝炎的注射受染,血吸虫病、钩端螺旋体病为接触疫水传染,均为直接接触传播。多种肠道传染病通过污染的手传染,为间接传播。

3.易感人群

易感人群是指人群对某种传染病病原体的易感程度或免疫水平。新生人口增加、易感者的集中或进入疫区,部队的新兵入伍,易引起传染病流行。病后获得免疫、人群隐性感染、人工免疫,均使人群易感性降低,不易传染病流行或终止其流行。

4.影响流行过程的因素

自然因素包括地理、气候、生态条件等,对流行过程的发生和发展起着重要影响,比如呼吸道传染病冬季多发,肠道传染病夏季多发,就是受气候影响所致;有些传染病在某一区域多发,如鼠疫、血吸虫病,疟疾、麻风病,是受地理和生态条件的影响。社会因素包括社会制度、经济和生活条件及人群的文化水平等,对传染病的流行过程有着决定性的影响。

二、大规模传染病的应急预案

(一)工作原则

1.预防为主

按照"早发现、早诊断、早治疗"的传染病防治原则,提高警惕,加强监护,及时发现病例,采取有效的预防与治疗措施,切断传染途径,迅速控制重大疫病在本地区的传播和蔓延。

2.切断传染病的传播

根据有关法律法规,结合重大疫病的流行特征,在采取预防控制措施时,对留院观察病例、疑似病例、临床诊断病例及实验室确诊病例依法实行隔离治疗,对疑似病例及实验室确诊病例的密切接触者依法实行隔离和医学观察。

3.预防和控制重大疫病

坚持"早、小、严、实"的方针,对留院观察病例、疑似病例、临床诊断病例及实验室确诊病例,要做到"及时发现、及时报告、及时治疗、及时控制"。同时,对疑似病例、临床诊断病例及实验室确诊病例的密切接触者要及时采取实行隔离控制措施,做到统一、有序、快速、高效。

4.实行属地管理

应急人员必须服从本单位和卫生主管部门统一指挥。

(二)预警制度

预警制度包括现场预警、区域预警、全体预警。当出现下列情况时立即启动预警。

(1)某种在短时间内发生、波及范围广泛,出现大量的伤病员或死亡病例,其发病率远远超过常年发病率水平的重大传染病疫情。

(2)群体性不明原因疾病是指在一定时间内某个相对集中的区域或者相继出现相同临床表现的伤病员、病例不断增加、呈蔓延趋势有暂时不明确诊断的疾病。

(3)其他严重影响公众健康事件,具有重大疫情特征,以及突发性、针对不特定社会群体,造成或者可能造成社会公众健康严重损害,影响社会稳定的重大事件。

(三)信息报告制度

一旦发生传染病疫情,现场人员应尽可能了解和弄清事故的性质、地点、发生范围和影响程度,然后迅速向本单位上级如实汇报。

(1)发现甲类传染病和乙类传染病中的肺炭疽、传染性非典型肺炎、脊髓灰质炎、人感染高致病性禽流感的伤病员、疑似伤病员或不明原因疾病暴发时,于2小时内将传染病报告卡通过网络报告;未实行网络直报的医疗机构于2小时内以最快的通信方式,如电话、传真等,向当地疾病预防控制机构报告,并与2小时内寄送出传染病报告卡。

(2)乙类传染病为要求发现后6小时内上报,并采取相应的预防控制措施。

(3)丙类传染病在发病后24小时内向当地疾病控制中心报告疫情。

(四)应急响应

1.成立护理应急管理小组

成立由护理部、感染科、急诊科、ICU等护士长及医院感染控制科组成的护理应急管理小组,负责应急护理救援工作的指挥、协调、检查与保障等工作。

2.人员调动

护理应急管理小组根据伤病员数量及隔离种类等需要,启动医院护理人力资源应急调配方案,合理调配人力资源。应急护理队伍主要由具有丰富的传染病护理经验、熟练掌握危重伤病员抢救知识和技能、身体素质好的护士组成。

3.组织救援

成立应急护理救援专家组,组织专家对疑难伤病员进行护理会诊,制订科学合理的护理方案,实施有效的救护;负责病房的随时消毒、终末消毒和相关部门的消毒技术指导工作;严格清洁区、半污染(缓冲)区、污染区的区域划分,在缓冲区、污染区分别贴有医护人员防护、污染物品处理流程与路线的醒目标识,防止医院内交叉感染;建立健全各项规章制度,做到有序管理。

4.物资保障

物资保障包括必要的通信设备、急救设备、抢救设备、测量设备、标志明显的服装或显著标志、旗帜等。指定专人保管,并定期检查保养,使其处于良好状态。

(五)善后处理

应急处置结束后,进入临时应急恢复阶段,应急救援指挥部要组织现场清理、人员清点和撤离。并组织专业人员对应急进行总结评审,评估事故后期的损失,尽快恢复医疗护理秩序。

三、大规模传染病的救护

突发传染病发病病种多样,发生时间往往不确定,发生地域广泛,而可能造成突发传染病的因素复杂,表现形式差异较大,以下仅根据以往世界范围和我国传染病突发事件的特点予以简述。

(一)烈性呼吸道传染病

1.传染性非典型肺炎

传染性非典型肺炎又名严重急性呼吸道综合征,为一种由冠状病毒(SARS-CoV)引起的急性呼吸道传染病,世界卫生组织(WHO)将其命名为严重急性呼吸综合征(severe acute respiratory syndrome,SARS)。临床特征为发热、干咳、气促,并迅速发展至呼吸窘迫,外周血白细胞计数正常或降低,胸部X线为弥漫性间质性病变表现。又称传染性非典型肺炎、SARS。2002年11月,该病首先在我国广东出现,随后蔓延我国多个省、自治区、直辖市。

目前发现的传染途径有经呼吸道传播或经密切接触传播;易感人群包括与SARS患者密切接触的医护人员、家庭成员及青壮年人群。该病潜伏期为2~12天,多数为4~5天,首发的症状是发热(100%),体温较高,多在38℃以上,可有寒战或畏寒、肌痛、头痛等,呼吸道症状较多的为咳嗽、咳痰少,伴胸闷及呼吸困难。偶有恶心、呕吐或腰痛,有些患者可有腹泻。严重的病例可导致急性呼吸窘迫综合征(ARDS)、多器官功能衰竭综合征(MODS)。肺部体征一般较少,有时可闻少许湿啰音,有皮疹、淋巴结肿大及发绀。实验室检查见大多数患者白细胞数正常或降低,在病程中部分病例常有淋巴细胞计数减少和血小板计数减少。23.4%的患者ALT升高,71%的患者LDH升高,有6%~10%的患者心肌酶谱升高,部分患者有低钠。

影像学检查见胸片显示一侧或双侧肺多肺叶病变,最突出的特征是病变进展迅速。病变形态无典型特征,可为片状、斑片状、网状、磨玻璃样改变。目前传染性非典型肺炎的病因尚没有完全确定,又缺乏特效治疗方法,只能采用综合治疗方法。2003年后,本病没有再次出现,但需要密切关注。

目前尚无针对SARS-CoV的药物,临床治疗主要根据病情采取综合性措施,应全面密切观察病情,监测症状、体温、脉搏、呼吸频率、血象、SpO_2或动脉血气分析,定期复查胸部X线片(早期不超过3天),以及心、肝、肾功能和水电解质平衡等。患者均应严格隔离,并注意消毒和防护措施。

(1)对症支持:①卧床休息,避免用力活动。②发热:超过38℃者可作物理降温(冰敷、乙醇擦浴)或解热镇痛药(儿童忌用阿司匹林)。③镇咳祛痰药:用于剧咳或咳痰者,如复方甘草合剂、盐酸氨溴索等。④氧疗:有气促症状尽早作氧疗,可作持续鼻导管或面罩吸氧,以缓解缺氧。⑤营养支持治疗:由于能量消耗及进食困难,患者常有营养缺乏,影响恢复,应注意足够的营养支持和补充,可经肠内或全肠外营养给予,如鼻饲或静脉途径。总热量供应可按每天每公斤实际体重83.7~104.6 kJ(20~25 kcal/kg)计算,或按代谢能耗公式计算[代谢消耗量(HEE)=基础能量消耗(BEE)×1.26],营养物质的分配一般为糖40%,脂肪30%,蛋白质30%。氨基酸摄入量以每天每公斤体重1.0 g为基础,并注意补充脂溶性和水溶性维生素。患者出现ARDS时,应注意水、电解质平衡,结合血流动力学监测,合理输液,严格控制补液量(25 mL/kg),要求液体出入量呈轻度负平衡,补液以晶体液为主。

(2)糖皮质激素:糖皮质激素治疗早期应用有利于减轻肺部免疫性损伤,减轻低氧血症和急性呼吸窘迫综合征(ARDS)的发生和发展,并可预防和减轻肺纤维化的形成,大部分患者用药后改善中毒症状,缓解高热,但是大量长期应用糖皮质激素,可能削弱机体免疫力,促进病毒增生繁殖,以及引起三重感染(细菌和真菌),因此激素的合理应用值得进一步探讨。①指征:有严重中毒症状,高热3天持续不退;48小时内肺部阴影进展超过50%;出现急性肺损伤或ARDS。②用法和剂量:一般成人剂量相当于甲泼尼龙80~320 mg/d,静脉滴注;危重病例剂量可增至500~1 000 mg/d,静脉滴注。体温恢复正常后,即应根据病情逐渐减量和停用,以避免和减少不良反应的发生,如消化道出血、电解质紊乱、继发感染等。采用半衰期短的糖皮质激素如甲泼尼龙较为安全有效。

(3)抗病毒药:抗病毒药物治疗效果报道不一,利巴韦林和干扰素的应用报道较多。利巴韦林可阻断病毒RNA和DNA复制,宜在早期应用,用法和剂量(成人)宜参照肾功能情况:①肌酐清除率≥60 mL/min者,利巴韦林400 mg,静脉滴注,每8小时1次,连用3天;继以1 200 mg,口服,每天2次,共用7天。②肌酐清除率30~60 mL/min者,利巴韦林300 mg,静脉滴注,每12小时1次,连用3天;继而600 mg,口服,每天2次,共用7天。③肌酐清除率<30 mL/min者,利巴韦林300 mg,静脉滴注,每24小时1次,连用3天;继而改用每天600 mg,口服。主要不良反应有骨髓抑制、溶血性贫血、皮疹和中枢神经系统症状,应加强注意。

(4)机械通气:机械通气治疗是对患者的重要治疗手段,宜掌握指征及早施行。①无创通气(NPPV)指征:鼻导管或面罩吸氧治疗无效,PaO_2<9.3 kPa(70 mmHg),SaO_2<93%,呼吸频率≥30次/分,胸部X线片示肺部病灶恶化。②方法:用面罩或口鼻罩,通气模式为持续气道正压通气。

2.肺鼠疫

鼠疫是鼠疫耶尔森菌(旧称鼠疫杆菌)引起的自然疫源性疾病。自然宿主为鼠类等多种啮齿类动物,主要是通过染菌的鼠蚤为媒介进行传播。经人皮肤传入引起腺鼠疫;经呼吸道传入引起肺鼠疫,都可发生败血症。临床表现为发热、严重的毒血症状,腺鼠疫有急性淋巴腺炎;肺鼠疫有胸痛、咳嗽、呼吸困难和发绀;败血症型鼠疫多为继发,可有广泛皮肤出血和坏死。该病传染性强,死亡率极高,是危害最严重的传染病之一,属国际检疫传染病。我国把其列为法定甲类传染病之首。

肺鼠疫患者是人间鼠疫的重要传染源,病菌借飞沫或尘埃传播。原发性肺鼠疫是由呼吸道直接吸入鼠疫杆菌而引起,感染后潜伏期可短至数小时。

肺鼠疫起病急,除高热、寒战等严重全身中毒症状外,并发生咳嗽、剧烈胸痛、呼吸急促。病初咳嗽轻,痰稀薄,很快转为大量泡沫样血痰,内含大量鼠疫杆菌。患者呼吸极为困难、发绀,肺部体征不多,仅散在湿性啰音及胸膜摩擦音,与严重的全身症状不相称,多在2~3天内因心力衰竭、出血、休克而死亡。

肺鼠疫患者要严密隔离,单独一室,室内无鼠无蚤。联合应用抗生素,是降低死亡率的关键。可应用链霉素、庆大霉素、四环素、氯霉素。其中链霉素,每次0.5 g,每6小时1次肌内注射,2天后剂量减半,疗程7～10天,也可和其他抗生素合用,加强对症治疗。

预防传播的措施:灭鼠、灭蚤,监测和控制鼠间鼠疫;疫情监测,加强疫情报告;工作人员每4小时更换帽子、口罩及隔离衣一次。严格隔离患者,患者与疑似患者分开隔离。腺鼠疫隔离至症状消失,淋巴结肿完全消散后再观察7天。肺鼠疫隔离至临床症状消失,痰培养6次阴性可解除隔离。接触者医学观察9天,接受过预防接种者检疫12天。患者的分泌物、排泄物彻底消毒或焚烧,尸体应用尸体袋严密包套后焚烧。加强国际检疫与交通检疫,对可疑旅客应隔离检疫。医务和防疫人员在疫区工作必须穿五紧服、穿高筒靴、戴面罩、戴符合标准的口罩、防护眼镜、橡皮手套等,必要时接种疫苗。

3. 禽流感

人禽流行性感冒(以下称人禽流感)是由禽甲型流感病毒某些亚型中的一些毒株引起的急性呼吸道传染病。早在1981年,美国即有禽流感病毒H7N7感染人类引起结膜炎的报道。1997年,我国香港特别行政区发生H5N1型人禽流感,导致6人死亡,在世界范围内引起了广泛关注。近年来,人们又先后获得了H9N2、H7N2、H7N3亚型禽流感病毒感染人类的证据,荷兰、越南、泰国、柬埔寨、印尼及我国相继出现了人禽流感病例。尽管目前人禽流感只是在局部地区出现,但是,考虑到人类对禽流感病毒普遍缺乏免疫力,人类感染H5N1型禽流感病毒后的高病死率以及可能出现的病毒变异等,世界卫生组织认为,该疾病可能是对人类潜在威胁最大的疾病之一。禽流感病毒属正黏病毒科甲型流感病毒。已证实感染人的禽流感病毒亚型为H5N1、H9N2、H7N7、H7N2、H7N3等,其中感染H5N1的患者病情重,病死率高。

禽流感病毒对乙醚、氯仿、丙酮等有机溶剂均敏感。常用消毒剂容易将其灭活,如氧化剂、稀酸、卤素化合物(漂白粉和碘剂)等都能迅速破坏其活性。病毒对热较敏感,在低温中抵抗力较强,65 ℃加热30分钟或煮沸2分钟以上可灭活。

传染源主要为患禽流感或携带禽流感病毒的鸡、鸭、鹅等禽类。野禽在禽流感的自然传播中扮演了重要角色,目前尚无人与人之间传播的确切证据。经呼吸道传播,也可通过密切接触感染的家禽分泌物和排泄物、受病毒污染的物品和水等被感染,直接接触病毒毒株也可被感染。一般认为,人类对禽流感病毒并不易感。尽管任何年龄均可被感染,但在已发现的H5N1感染病例中,13岁以下儿童所占比例较高,病情较重。从事家禽养殖业者及其同地居住的家属、在发病前1周内到过家禽饲养、销售及宰杀等场所者、接触禽流感病毒感染材料的实验室工作人员、与禽流感患者有密切接触的人员为高危人群。

感染H9N2亚型的患者通常仅有轻微的上呼吸道感染症状,部分患者甚至无任何症状;感染H7N7亚型的患者主要表现为结膜炎;重症患者一般均为H5N1亚型病毒感染。患者呈急性起病,早期类似普通型流感。主要为发热,大多持续在39 ℃以上,可伴流涕、鼻塞、咳嗽、咽痛、头痛、肌肉酸痛和全身不适。部分患者有恶心、腹痛、腹泻、稀水样便等消化道症状。重症患者可出现高热不退,病情发展迅速,几乎所有患者都有临床表现明显的肺炎,可出现急性肺损伤、急性呼吸窘迫综合征、肺出血、胸腔积液、全血细胞减少、多脏器功能衰竭、休克及雷耶综合征等多种并发症。可继发细菌感染,发生败血症;重症患者可有肺部实变体征等。

H5N1亚型病毒感染者可出现肺部浸润。胸部影像学检查可表现为肺内片状影,重症患者肺内病变进展迅速,呈大片状磨玻璃样影及肺实变影像,病变后期为双肺弥漫性实变影,可合并胸腔积液。白细胞总数一般不高或降低;重症患者多有白细胞总数及淋巴细胞减少,并有血小板计数降低。取患者呼吸道标本采用免疫荧光法(或酶联免疫法)检测甲型流感病毒核蛋白抗原

(NP)或基质蛋白(M1)、禽流感病毒 H 亚型抗原。还可用 RT-PCR 法检测禽流感病毒亚型特异性 H 抗原基因;从患者呼吸道标本中可分离禽流感病毒;发病初期和恢复期双份血清禽流感病毒亚型毒株抗体滴度 4 倍或以上升高,有助于回顾性诊断。

人禽流感的预后与感染的病毒亚型有关。感染 H9N2、H7N7、H7N2、H7N3 者大多预后良好,而感染 H5N1 者预后较差,据目前医学资料报告,病死率超过 30%。影响预后的因素还与年龄、基础疾病、并发症及就医、救治的及时性等有关。

对疑似病例、临床诊断病例和确诊病例应进行隔离治疗。抗病毒治疗应在发病 48 小时内使用抗流感病毒药物神经氨酸酶抑制剂奥司他韦,并辅以对症治疗,可应用解热药、缓解鼻黏膜充血药、止咳祛痰药等。儿童忌用阿司匹林或含阿司匹林及其他水杨酸制剂的药物,避免引起儿童 Reye 综合征。

4.呼吸道传染病的护理

(1)卧床休息。

(2)饮食宜清淡为主,注意卫生,合理搭配膳食。

(3)避免剧烈咳嗽,咳嗽剧烈者给予镇咳,咳痰者给予祛痰药。

(4)发热超过 38.5 ℃者,可使用解热镇痛药,儿童忌用阿司匹林,因可能引起 Reye 综合征,或给予冰敷、乙醇擦浴等物理降温。

(5)鼻导管或鼻塞给氧是常用而简单的方法,适用于低浓度给氧,患者易于接受。氧气湿化瓶应每天更换。

(6)行气管插管或切开经插管或切开处给氧,有利于呼吸道分泌物的排出和保持气道通畅。但应按气管切开护理常规去护理。

(7)心理护理:患者因受单独隔离,且病情重,常易出现孤独感和焦虑、恐慌等心理障碍,烦躁不安或情绪低落,需要热情关注,并有针对性进行心理疏导治疗。

(8)健康教育:保持良好的个人卫生习惯,不随地吐痰,避免在人前打喷嚏、咳嗽、清洁鼻腔,且事后应洗手;确保住所或活动场所通风;勤洗手;避免去人多或相对密闭的地方,应注意戴口罩。建立良好的卫生习惯和工作生活环境,劳逸结合,均衡饮食,增强体质。

(9)对临床诊断病例和疑似诊断病例应在指定的医院按呼吸道传染病分别进行隔离观察和治疗。对医学观察病例和密切接触者,如条件许可应在指定地点接受隔离观察,为期 14 天。在家中接受隔离观察时应注意通风,避免与家人密切接触,并由卫生防疫部门进行医学观察,每天测量体温。

(10)完善疫情报告制度:按传染病规定进行报告、隔离治疗和管理。发现或怀疑呼吸道传染病时,应尽快向卫生防疫机构报告。做到早发现、早隔离、早治疗。

(二)严重肠道传染病

1.霍乱

霍乱是由霍乱弧菌所致的烈性肠道传染病。发病急、传播快,可引起世界大流行,属国际检疫传染病。在我国《传染病防治法》中列为甲类。一直认为霍乱是由 O1 群霍乱弧菌的两种生物型,即古典生物型与埃尔托生物型所致的感染。1992 年发现非 O1 群新的血清型,即 O139 引起霍乱样腹泻大量患者的暴发或流行,已引起人们的重视。

霍乱弧菌对热、干燥、直射日光、酸及一般消毒剂(如漂白粉、来苏儿、碘、季铵盐和高锰酸钾等)均甚敏感。干燥 2 小时或加热 55 ℃持续 10 分钟,弧菌即可死亡,煮沸后立即被杀死。自来水和深井水加 0.5 ppm 的氯,经 15 分钟即可杀死。1 L 水加普通碘酊 2～4 滴,作用 20 分钟亦可杀死水中的弧菌。在正常胃酸中霍乱弧菌能生存 4 分钟,在外界环境中如未经处理的河水、塘水、井水、海水中,埃尔托行弧菌可存活 1～3 周,在各类食品上存活 1～3 天。O139 型霍乱弧菌在水中存活时间较 O1 霍乱弧菌更长。

霍乱患者和带菌者是霍乱的传染源,患者在发病期间,可连续排菌,时间一般为 5 天,亦有长达 2 周者。尤其是中、重型患者,排菌量大,每毫升粪便含有 $10^7 \sim 10^9$ 个弧菌,污染面广,是重要的传染源。可通过水、食物、日常生活接触和苍蝇等不同途径进行传播或蔓延,其中水的作用最为突出。缺乏免疫力的人,不分种族、年龄和性别对霍乱弧菌均普遍易感。病后免疫力不持久,仍有再感染可能。潜伏期一般为 1～3 天,短者 3～6 小时,长者可达 7 天。

典型患者多为突然发病,临床表现可分 3 期。①泻吐期:多数以剧烈腹泻开始,继以呕吐。多无腹痛,亦无里急后重,少数有腹部隐痛,个别可有阵发性绞痛。每天大便数次至数十次或更多,少数重型患者粪便从肛门直流而出,无法计数。排便后一般有腹部轻快感。初为稀便,后为水样便,以黄水样或清水样为多见,少数为米泔样或洗肉水样,无粪臭,稍有鱼腥味,镜检无脓细胞。少数人有恶心、呕吐(喷射状),呕吐物初为食物残渣,继为水样,与大便性质相仿。一般无发热,少数有低热。本期可持续数小时至 1～2 天。②脱水虚脱期:由于严重泻吐引起水和电解质丧失,可出现脱水和周围循环衰竭。碳酸氢根离子大量丧失可产生代谢性酸中毒。此期一般为数小时至 2～3 天。③反应期及恢复期:脱水纠正后,大多数患者症状消失,尿量增加,体温逐渐恢复正常。约 1/3 的患者出现发热性反应。

按临床症状、脱水程度、血压、脉搏及尿量等可分为轻、中、重三型。此外,尚有罕见的特殊临床类型即干性霍乱,起病急骤,不待泻吐症状出现即迅速进入中毒性循环衰竭而死亡。可以通过粪便涂片镜检、动力试验、制动试验和粪便培养获得诊断。霍乱病后不久,可在血清中出现抗菌的凝集素、抗弧菌抗体及抗毒抗体。前二者可于第 5 天出现,半月时达峰值,有追溯性诊断价值。

采用补液疗法,补充液体和电解质是治疗本病的关键。原则是早期、快速、足量、先盐后糖、先快后慢、纠酸补碱、见尿补钾。输液总量应包括纠正脱水量和维持量。对患者应及时严格隔离至症状消失 6 天,大便培养致病菌,每天 1 次,连续 2 次阴性,可解除隔离出院。

2.细菌性痢疾

细菌性痢疾简称菌痢,为夏秋季常见肠道传染病。病原体是痢疾杆菌,经消化道传播。一些卫生状况差的学校和其他人群聚居地可以发生本病暴发和流行。目前痢疾杆菌分为 4 群及 47 个血清型,即 A 群痢疾志贺菌、B 群福氏志贺菌、C 群鲍氏志贺菌和 D 群宋内志贺菌。各型痢疾杆菌均可产生内毒素,是引起全身毒血症的主要因素;痢疾杆菌在外界环境中生存力较强,在瓜果、蔬菜及污染物上可生存 1～2 周,但对各种化学消毒剂均很敏感。

传染源为菌痢患者及带菌者,病原菌随患者粪便排出,污染食物、水经口通过消化道传播使人感染;苍蝇污染食物也可传播,均可造成夏、秋季流行。人群普遍易感,病后可获得一定的免疫力,但短暂而不稳定,且不同菌群及血清型之间无交叉免疫,但有交叉抗药性,故易复发和重复感染。

急性典型菌痢有发热、腹痛、腹泻、脓血便、里急后重等症状,易于诊断。不典型病例仅有黏液稀便,应予注意。夏秋季遇急性高热或惊厥的学龄前儿童须考虑中毒型菌痢的可能,可用肛拭或温盐水灌肠取粪便做检查。

本病主要采用敏感有效的喹诺酮类抗菌药物进行治疗。按肠道传染病隔离,休息,饮食以少渣易消化的流食及半流食为宜,保证足够水分,维持电解质及酸碱平衡。中毒型菌痢病势凶险,应及时采用山莨菪碱改善微循环,综合措施抢救治疗。

3.肠道传染病的护理

(1)急性期患者要卧床休息,大便次数频繁的,应用便盆、布兜或垫纸,以保存体力。

(2)饮食以流食为主,开始1~2天最好只喝水,进淡糖水、浓茶水、果子水、米汤、蛋花汤等,喝牛奶有腹胀者,不进牛奶。病情好转,可逐渐增加稀饭、面条等,不宜过早给予刺激性、多渣、多纤维的食物。不要吃生冷食品,可鼓励患者多吃点生大蒜。

(3)保护肛门:由于大便次数增多,尤其是老人和小孩肛门受多次排便的刺激,皮肤容易淹坏溃破,因此每次便后,用软卫生纸轻轻擦后用温水清洗,涂上凡士林油膏或抗生素类油膏。

(4)按时服药:要坚持按照医嘱服药7~10天,不要刚停止腹泻就停止服药,这样容易使细菌产生抗药性,很容易转为慢性腹泻。

(三)严重虫媒传染病

1.流行性乙型脑炎

流行性乙型脑炎简称乙脑,是以脑实质炎症为主要病变的中枢神经系统传染病。病原体是乙脑病毒,经蚊虫传播,多在夏秋季流行,多见于儿童。理论上人和多种家畜均可成为本病的传染源,在乙脑流行区,猪感染率高达100%,且血中病毒数量多,病毒血症时间长,故猪是主要传染源。带喙库蚊是主要的传播媒介人群普遍易感;病后可获得稳定的免疫力。我国是乙脑高发区,除新疆、西藏和青海等少数地区无乙脑疫情报告外,其他省份均有出现。

本病起病急,有高热、呕吐、惊厥、意识障碍及脑膜刺激征。实验室检查:白细胞总数及中性粒细胞增高,脑脊液细胞增多,压力和蛋白增高,糖、氯化物正常。特异性 IgM 抗体检查早期出现阳性。补体结合试验双份血清抗体效价呈4倍增高,有助于回顾性诊断。死亡主要由于中枢性呼吸衰竭所致。

本病无特效疗法,一般采用中西医结合治疗,重点是对高热、惊厥、呼吸衰竭等危重症的处理,这是降低病死率的关键;加强护理,防止呼吸道痰液阻塞、缺氧窒息及继发感染,注意营养及加强全身支持疗法。

2.疟疾

疟疾是疟原虫寄生于人体所引起的传染病。经疟蚊叮咬或输入带疟原虫者的血液而感染。不同的疟原虫分别引起间日疟、三日疟、恶性疟及卵圆疟。本病主要表现为周期性规律发作,全身发冷、发热、多汗,长期多次发作后,可引起贫血和脾大。儿童发病率高,大都于夏秋季节流行。是一种严重危害人民健康的传染病。全球约有40%的人口受疟疾威胁,每年有2 000万人感染疟疾,超过200万人死于疟疾。世界卫生组织估计,全球有59%的疟疾病例分布在非洲,38%分布在亚洲,3%分布在美洲。

疟疾是疟原虫按蚊叮咬传播的寄生原虫病。临床特点是周期性寒战、高热,继以大汗而缓解,可出现脾大和贫血等体征。间日疟、三日疟常复发。恶性疟的发热不规则,常侵犯内脏,引起凶险发作。典型发作是诊断的有力依据,非典型发作要仔细分析,可通过血涂片查疟原虫获得诊断。

抗疟原虫治疗是最有效手段,并且辅助以对症处理。①积极治疗传染源:常用的药物主要有羟基喹哌、乙胺嘧啶、磷酸咯啶等。另外,常山、青蒿、柴胡等中药治疟的效果也很好。以上这些药物要根据疟原虫的种类和病情的轻重由医师来对症使用,剂量和用法一般人不易掌握,千万不要自己乱吃。除此之外,还要对患者进行休止期治疗,即对上一年患过疟疾的人,再用伯氨喹治疗,给予8天剂量,以防止复发。②彻底消灭按蚊:主要措施是搞好环境卫生,包括清除污水,改革稻田灌溉法,发展池塘、稻田养鱼业,室内、畜棚经常喷洒杀蚊药等。③搞好个人防护:包括搞好个人卫生,夏天不在室外露宿,睡觉时最好要挂蚊帐;白天外出,要在身体裸露部分涂些避蚊油膏等,以避免蚊叮。④切断传播途径:主要是消灭按蚊,防止被按蚊叮咬。清除按蚊幼虫滋生场所及使用杀虫药物。个人防护可应用驱避剂或蚊帐等,避免被蚊虫叮咬。彻底消灭按蚊。

3.登革热

登革热是由伊蚊传播登革热病毒引起的急性传染病。临床上主要以高热、头痛、肌肉痛、骨骼和关节痛为主,还有疲乏、皮疹、淋巴结肿大及白细胞总数减少。本病是一种古老的疾病,现在已成为一种重要的热带传染病。20世纪在世界各地发生过多次大流行,病例数可达百万。我国广东、海南、广西等地近年已数次发生流行,已知的4个血清型登革病毒均已在我国发现。

传染源主要是患者和隐性感染者。传播途径是埃及伊蚊和白纹伊蚊,新流行区人群普遍易感,成人发病为主。主要发生于夏秋雨季。本病潜伏期3~14天,通常5~8天。世界卫生组织按登革热的临床表现将其分为典型登革热和登革出血热。

登革热无特殊治疗药物,主要采取支持及对症治疗。单纯隔离患者不能制止流行,因为典型患者只是传染源中的一小部分。灭蚊是预防本病的根本措施。

4.虫媒传染病的护理

(1)早期患者宜卧床休息,恢复期的患者也不宜过早活动,体温正常,血小板计数恢复正常,无出血倾向方可适当活动。

(2)保持病室内凉爽、通风、安静。昆虫隔离,病室彻底灭蚊,须有防蚊设备。采取以灭蚊、防蚊及预防接种为主的综合性预防措施。

(3)严密观察精神、意识、心率、血压、体温、呼吸、脉搏及出血情况等,异常时及早通知医师处理。并准确记录液体出入量。

(4)发热的护理:高热以物理降温为主,不宜全身使用冰袋,以防受凉发生并发症,但可头置冰袋或冰帽,以保护脑细胞,对出血症状明显者应避免乙醇擦浴,必要时药物降温,降温速度不宜过快,一般降至38℃时不再采取降温措施。

(5)皮肤护理:出现瘀斑、皮疹时常伴有瘙痒、灼热感,提醒患者勿搔抓,以免抓破皮肤引起感染,可采用冰敷或冷毛巾湿敷,使局部血管收缩,减轻不适,避免穿紧身衣。有出血倾向者,静脉穿刺选用小号针头,并选择粗、直静脉,力求一次成功,注射结束后局部按压至少5分钟。液体外渗时禁止热敷。

(6)疼痛的护理:卧床休息,保持环境安静舒适,加强宣教,向患者解释疼痛的原因,必要时遵医嘱使止痛药。

(7)饮食护理:给予高蛋白、高维生素、高糖、易消化吸收的流质、半流质饮食,如牛奶、肉汤、鸡汤等,嘱患者多饮水,对腹泻、频繁呕吐、不能进食、潜在血容量不足的患者,可静脉补液。

(四)严重动物源性传染病

1.肾综合征出血热

出血热是多种病毒引起的临床以发热和出血为突出表现的一组疾病。世界各地冠以"出血热"的疾病达几十种,按肾脏有无损害,分两大类。我国一直沿用流行性出血热(epidemic hemorrhagic fever,EHF),现统称肾综合征出血热(HFRS)。

HFRS是由汉坦病毒引起,以鼠类为主要传染源的自然疫源性疾病。临床以起病急、发热、出血、低血压和肾损害为特征。我国除青海、台湾外均有疫情发生。本病呈多宿主性,我国发现自然感染汉坦病毒的脊椎动物有53种。其中黑线姬鼠是农村野鼠型出血热的主要传染源;林区为大林姬鼠;褐家鼠为家鼠型出血热的主要传染源;大白鼠则为实验室感染的主要传染源。携带病毒的鼠类等排泄物污染尘埃后形成气溶胶,通过呼吸道而感染人体。此外,携带病毒的动物排泄物污染食物,可以通过消化道而感染人体。被鼠咬伤或破损伤口接触带病毒的鼠类血液和排泄物,也可以被感染。本病毒还可以通过患病孕妇胎盘传给胎儿。寄生于鼠类身上的革螨和恙螨也可能具有传染作用。感染人群以男性青壮年、工人多见。

本病潜伏期4~46天,一般1~2周。典型病例分发热期、低血压休克期、少尿期、多尿期、恢复期。重者可发热、休克和少尿期相互重叠。实验室检查有白细胞总数第3~4天逐渐升高,可达$(15\sim30)\times10^9/L$,少数重者可达$(50\sim100)\times10^9/L$,并出现较多的异型淋巴细胞。发热后期和低血压期血红蛋白含量和红细胞数明显升高,血小板计数减少。尿常规可出现蛋白尿,4~6天常为+++~++++,对诊断有明确意义。部分患者尿中出现膜状物。尿沉渣中可发现巨大的融合细胞,此细胞能检出EHF病毒抗原。免疫学检查中的特异性抗体检查:包括血清IgM和IgG抗体。一周后4倍以上增高有诊断意义。重症患者可因并发症,如腔道出血、大量呕血、便血引起继发性休克,大量咯血引起窒息。还可能出现心衰性肺水肿、呼吸窘迫综合征、脑炎和脑膜炎、休克、凝血功能障碍、电解质紊乱和高血容量综合征等,并可能出现严重的继发性呼吸系统、泌尿系统感染及心肌损害、肝损害等。

早发现、早休息、早治疗、减少搬运是本病的治疗原则。防休克、防肾衰、防出血。采取综合治疗,早期可应用抗病毒治疗,中晚期对症治疗。灭鼠防鼠是关键,做好食品卫生和个人卫生工作。防止鼠类排泄物污染食品,不用手接触鼠类及排泄物。动物试验要防止馈大、小白鼠咬伤。必要时可进行疫苗注射,有发热、严重疾病和过敏者忌用。

2.钩端螺旋体病

钩端螺旋体病简称钩体病,是由致病性钩端螺旋体引起的急性传染病,属自然疫源性疾病。鼠类和猪是其主要传染源。人接触被钩体污染的水、周围环境及污染物,通过皮肤、黏膜进入人体。另外可在消化道传播。临床表现为急性发热、全身酸痛、结膜充血、腓肠肌压痛、浅表淋巴结肿大和出血倾向,疾病后期可出现各种变态反应并发症等。重者可并发黄疸、肺出血、肾衰竭、脑膜炎等,预后差。

钩体病的治疗包括杀灭病原治疗、对症治疗及并发症的治疗。病原治疗首选青霉素G。早期剂量不宜过大,以防止赫克斯海默尔反应(一般在首剂后2~4小时发生,突起发冷,寒战、高热甚至超高热,头痛、全身酸痛、脉速、呼吸急促等比原有症状加重,持续30分钟~2小时。继后大汗,发热骤退。重者可发生低血压、休克。一部分患者在反应过后,病情加重,可促发肺弥漫性出血)。首剂5×10^4 U肌内注射,4小时后再用5×10^4 U肌内注射,再4小时后才开始$(20\sim40)\times10^4$ U肌内注射,每6~8小时1次,至退热后3天,疗程约1周。对青霉素过敏者,可选用四环素0.5 g,口服,每6小时1次;庆大霉素8×10^4 U肌内注射,每8小时1次。

3.动物源性传染病的护理

(1)发热期的护理:早期卧床休息,创造舒适、安静的环境。减少噪声,减少对患者的刺激。予以高热量、高维生素、易消化饮食。随时观察体温的变化,特别是高热的患者,体温过高时应及时采取物理降温。由于此病有毛细血管中毒性损害,故不宜用乙醇擦浴。尽量少用解热镇痛药,定期测量血压。患者发热后期多汗,应鼓励患者多口服补液。必要时给予低分子右旋糖酐等防止休克和保护肾脏。

(2)低血压期的护理:严密观察血压的变化,每30分钟测血压、脉搏1次,做好记录及时报告医师;注意补液速度,低血压早期应快速补液,必要时加粗针头或多静脉通道,但对老年体弱及心、肾功能不全者,速度应适当放慢,减少用量以防止肺水肿的发生,准确记录24小时尿量,尽早发现少尿倾向;低血压期患者注意保暖,禁止搬动。

(3)少尿期的护理:少尿期应注意尿量每天3 000 mL为依据。此时鼓励患者食用营养丰富、易消化、含钾量较高的饮食,对严重贫血者可酌情输入新鲜血液。尿量每天>3 000 mL,补钾时应以口服为主。必要时可缓慢静脉滴入,同时注意钠、钙等电解质的补充。对尿量每天<500 mL者,可试用氢氯噻嗪、去氧皮质酮、神经垂体后叶素、吲哚美辛等。由于免疫功能低下,应注意预防感染。注意病室内空气消毒。特别是加强口腔及皮肤的护理。

(4)恢复期的护理:加强营养,给予高蛋白、高糖、多维生素饮食。注意休息,一般需1~3个月,应逐渐增加活动量,重型病例可适当延长时间。

(5)并发症的护理:①观察是否有鼻出血、咯血、呕血、便血;是否有烦躁不安、面色苍白、血压下降、脉搏增快等休克的表现。根据出血部位的不同给予相应的护理,并按医嘱给予止血药。②心力衰竭、肺水肿患者,应减慢输液或停止补液,半卧位,注意保暖,给予吸氧以保持呼吸道通畅。③脑水肿发生抽搐等中枢神经系统并发症时,应镇静、止痉脱水。注意观察疗效。④高血钾患者静脉注射葡萄糖酸钙时宜慢。输注胰岛素时应缓慢静脉滴注,随时观察患者的生命体征,必要时血液透析治疗。⑤进行预防流行性出血热的宣教,特别是宣传个人防护及预防接种的重要性和方法。以降低本病的发病率。向患者及家属说明本病恢复后,肾功能恢复还需较长时间,应定期复查肾功能、血压、垂体功能,如有异常及时就诊。

(陈婷婷)

第三章 心内科护理

第一节 心律失常

正常心律起源于窦房结,并沿正常房室传导系统顺序激动心房和心室,频率为60～100次/分(成人),节律基本规则。心律失常是指心脏冲动的起源、频率、节律、传导速度和传导顺序等异常。

一、分类

心律失常按其发生机制分为冲动形成异常和冲动传导异常两大类。

(一)冲动形成异常

1.窦性心律失常

(1)窦性心动过速。

(2)窦性心动过缓。

(3)窦性心律不齐。

(4)窦性停搏等。

2.异位心律

(1)主动性异位心律:①期前收缩(房性、房室交界区性、室性)。②阵发性心动过速(房性、房室交界区性、室性)。③心房扑动、心房颤动。④心室扑动、心室颤动。

(2)被动性异位心律:①逸搏(房性、房室交界区性、室性)。②逸搏心律(房性、房室交界区性、室性)。

(二)冲动传导异常

1.生理性

干扰及房室分离。

2.病理性

(1)窦房传导阻滞。

(2)房内传导阻滞。

(3) 房室传导阻滞。
(4) 室内传导阻滞(左、右束支及左束支分支传导阻滞)。

3.房室间传导途径异常

预激综合征。

此外,临床上依据心律失常发作时心率的快慢分为快速性心律失常和缓慢性心律失常。

二、病因及发病机制

(一)生理因素

健康人均可发生心律失常,特别是窦性心律失常和期前收缩等。情绪激动、精神紧张、过度疲劳、大量吸烟、饮酒、喝浓茶或咖啡等常为诱发因素。

(二)器质性心脏病

各种器质性心脏病是引发心律失常的最常见原因,以冠心病、心肌病、心肌炎、风湿性心脏病多见,尤其发生心力衰竭或心肌梗死时。

(三)非心源性疾病

除了心脏病外,其他系统的严重疾病,均可引发心律失常,如急性脑血管病、甲状腺功能亢进、慢性阻塞性肺病等。

(四)其他

电解质紊乱(低钾血症、低钙血症、高钾血症等)、药物作用(洋地黄、肾上腺素等)、心脏手术或心导管检查、中暑、电击伤等均可引发心律失常。

心律失常发生的基本原理是由于多种原因引起心肌细胞的自律性、兴奋性、传导性改变,导致心脏冲动形成异常、冲动传导异常,或两者兼而有之。

三、诊断要点

通过病史、体征可以做出初步判定。确定心律失常的类型主要依靠心电图,某些心律失常尚需做心电生理检查。

(一)病史

心律失常的诊断应从详尽采集病史入手,让患者客观描述发生心悸等症状时的感受。症状的严重程度取决于心律失常对血流动力学的影响,轻者可无症状或出现心悸、头晕;严重者可诱发心绞痛、心力衰竭、晕厥甚至猝死,增加心血管病死亡的危险性。

(二)体格检查

体格检查包括心脏视诊、触诊、叩诊、听诊的全面检查,并注意检查患者的神志、血压、脉搏频率及节律。

(三)辅助检查

心电图是诊断心律失常最重要的一项无创性检查技术。应记录多导联心电图,并记录能清楚显示P波导联的心电图长条以备分析,通常选择Ⅱ或V_1导联。其他辅助诊断的检查还有动态心电图、运动试验和食管心电图等。临床心电生理检查,如食管心房调搏检查、心室内心电生理检查对明确心律失常的发病机制、治疗、预后均有很大帮助。

四、各种心律失常的概念、临床意义及心电图特点

(一)窦性心律失常

正常心脏起搏点位于窦房结,由窦房结发出冲动引起的心律称窦性心律,成人频率为60~100次/分。正常窦性心律的心电图特点(图3-1):①P波在Ⅰ、Ⅱ、aVF导联直立,aVR导联倒置。②PR间期0.12~0.20秒。③PP间期之差<0.12秒。窦性心律的频率可因年龄、性别、体力活动等不同有显著差异。

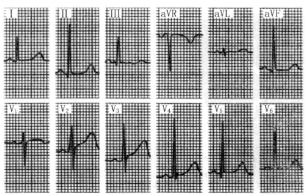

图3-1 正常心电图

1.窦性心动过速

(1)成人窦性心律的频率超过100次/分,称为窦性心动过速,其心率的增快和减慢是逐渐改变的。

(2)心电图特点(图3-2)为窦性心律,PP间期<0.60秒,成人频率大多在100~180次/分。

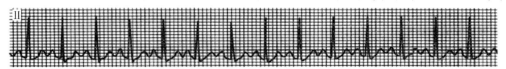

图3-2 窦性心动过速

(3)窦性心动过速一般不需特殊治疗。治疗主要针对原发病和去除诱因,必要时可应用β受体阻滞剂(如普萘洛尔)或镇静剂(如地西泮)。

2.窦性心动过缓

(1)成人窦性心律的频率低于60次/分,称为窦性心动过缓。

(2)心电图特点(图3-3)为窦性心律,PP间期>1.0秒。常伴窦性心律不齐,即PP间期之差>0.12秒。

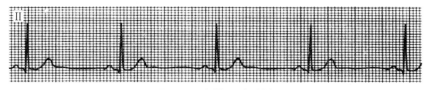

图3-3 窦性心动过缓

(3)无症状的窦性心动过缓通常无须治疗。因心率过慢出现头晕、乏力等心排血量不足症状

时,可用阿托品、异丙肾上腺素等药物,必要时需行心脏起搏治疗。

3.窦性停搏

(1)窦性停搏是指窦房结冲动形成暂停或中断,导致心房及心室活动相应暂停的现象,又称窦性静止。

(2)心电图特点(图3-4)为一个或多个PP间期显著延长,而长PP间期与窦性心律的基本PP间期之间无倍数关系,其后可出现交界性或室性逸搏或逸搏心律。

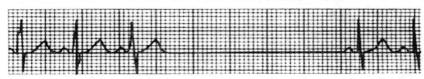

图3-4 窦性停搏

(3)窦性停搏可由迷走神经张力增高或洋地黄、胺碘酮、钾盐、乙酰胆碱等药物,高钾血症、心肌炎、心肌病、冠心病等引起。临床症状轻重不一,轻者无症状或偶尔出现心搏暂停,重者可发生阿-斯综合征甚至死亡。

4.病态窦房结综合征

(1)病态窦房结综合征(SSS),简称病窦综合征。由窦房结及其邻近组织病变引起的窦房结起搏功能和/或窦房结传导功能障碍,从而产生多种心律失常的综合表现。

(2)病窦综合征常见病因为冠心病、心肌病、心肌炎,亦可见于结缔组织病、代谢性疾病及家族性遗传性疾病等,少数病因不明。主要临床表现为心动过缓所致脑、心、肾等脏器供血不足症状,尤以脑供血不足症状为主。轻者表现为头晕、心悸、乏力、记忆力减退等,重者可发生短暂晕厥或阿-斯综合征。部分患者合并短阵室上性快速性心律失常发作(慢-快综合征),进而可出现心悸、心绞痛或心力衰竭。

(3)心电图特点(图3-5):①持续而显著的窦性心动过缓(<50次/分)。②窦性停搏和/或窦房传导阻滞。③窦房传导阻滞与房室传导阻滞并存。④心动过缓-心动过速综合征,又称慢-快综合征,是指心动过缓与房性快速性心律失常(如房性心动过速、心房扑动、心房颤动)交替发作,房室交界区性逸搏心律。

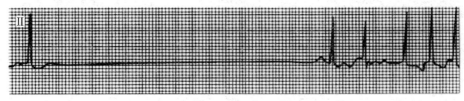

图3-5 病态窦房结综合征(慢-快综合征)

(4)积极治疗原发疾病。无症状者,不必给予治疗,仅定期随访观察;反复出现严重症状及心电图大于3秒长间歇者宜首选安装人工心脏起搏器。慢-快综合征应用起搏器治疗后,患者仍有心动过速发作,则可同时用药物控制快速性心律失常发作。

(二)期前收缩

期前收缩又称过早搏动,简称早搏,是指窦房结以外的异位起搏点发出的过早冲动引起的心脏搏动。根据异位起搏点的部位不同可分为房性、房室交界性和室性。早搏可偶发或频发,如每个窦性搏动后出现一个早搏,称为二联律;每两个窦性搏动后出现一个早搏,称三联律。在同一导联上如室性早搏的形态不同,称为多源性室性早搏。

期前收缩可见于健康人,其发生与情绪激动、过度疲劳、过量饮酒或吸烟、饮浓茶、咖啡等有关。冠心病急性心肌梗死、风湿性心瓣膜病、心肌病、心肌炎等各种心脏病常可引起。此外,药物毒性作用,电解质紊乱,心脏手术或心导管检查均可引起期前收缩。

1.临床意义

偶发的期前收缩一般无症状,部分患者可有漏跳的感觉。频发的期前收缩由于影响心排血量,可引起头痛、乏力、晕厥等;原有心脏病者可诱发或加重心绞痛或心力衰竭。听诊心律不规则,期前收缩的第一心音增强,第二心音减弱或消失。脉搏触诊可发现脉搏脱落。

2.心电图特点

(1)房性期前收缩(图3-6):提前出现的房性异位 P′波,其形态与同导联窦性 P 波不同;P′R 间期>0.12 秒;P′波后的 QRS 波群有 3 种可能:①与窦性心律的 QRS 波群相同。②因室内差异性传导出现宽大畸形的 QRS 波群。③提前出现的 P′波后无 QRS 波群,称为未下传的房性期前收缩;多数为不完全性代偿间歇(即期前收缩前后窦性 P 波之间的时限常短于 2 个窦性 PP 间期)。

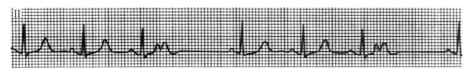

图 3-6　房性期前收缩

(2)房室交界区性期前收缩(图3-7):提前出现的 QRS 波群,其形态与同导联窦性心律 QRS 波群相同,或因室内差异性传导而变形。逆行 P 波(Ⅰ、Ⅱ、aVF 导联倒置,aVR 导联直立)有 3 种可能:①P′波位于 QRS 波群之前,P′R 间期<0.12 秒。②P′波位于 QRS 波群之后,RP′间期<0.20 秒。③P′波埋于 QRS 波群中,QRS 波群之前后均看不见 P′波;多数为完全性代偿间期(即期前收缩前后窦性 P 波之间的时限等于2个窦性 PP 间期)。

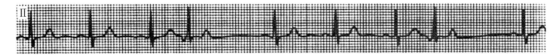

图 3-7　房室交界性期前收缩

(3)室性期前收缩(图3-8):①提前出现的 QRS 波群宽大畸形,时限>0.12 秒。②QRS 波群前无相关的 P 波。③T 波方向与 QRS 波群主波方向相反。④多数为完全性代偿间歇。

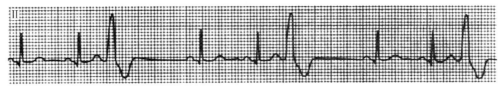

图 3-8　室性期前收缩

3.治疗要点

(1)病因治疗:积极治疗原发病,解除诱因。如改善心肌供血,控制心肌炎症,纠正电解质紊乱,避免情绪激动或过度疲劳等。

(2)药物治疗：无明显自觉症状或偶发的期前收缩者，一般无须抗心律失常药物治疗，可酌情使用镇静剂，如地西泮等。如频繁发作，症状明显或有器质性心脏病者，必须积极治疗。根据期前收缩的类型选用不同的药物。房性期前收缩、交界性期前收缩可选用维拉帕米、普罗帕酮、莫雷帕酮或β受体阻滞剂等药物。室性期前收缩选用β受体阻滞剂、美西律、普罗帕酮、莫雷帕酮等药物。

(3)其他：急性心肌梗死早期发生的室性期前收缩可选用利多卡因，洋地黄中毒引起的室性期前收缩者首选苯妥英钠。

(三)阵发性心动过速

阵发性心动过速是一种阵发性快速而规律的异位心律，是由3个或3个以上连续发生的期前收缩形成，根据异位起搏点的部位不同可分为房性、房室交界性和室性阵发性心动过速。由于房性、房室交界性阵发性心动过速在临床上难以区别，故统称为阵发性室上性心动过速(PSVT)。阵发性室上性心动过速常见于无器质性心脏病者，其发作与体位改变、情绪激动、过度疲劳、烟酒过量等有关。阵发性室性心动过速多见于心肌病变广泛而严重的患者，如冠心病发生急性心肌梗死时；其次是心肌病、心肌炎、二尖瓣脱垂、心瓣膜病等。

1.临床意义

(1)阵发性室上性心动过速突然发作、突然终止，持续时间长短不一。发作时患者常有心悸、焦虑、紧张、乏力，甚至诱发心绞痛、心功能不全、晕厥或休克。症状轻重取决于发作时的心率、持续时间和有无心脏病变等。听诊心律规则，心率150～250次/分，心尖部第一心音强度不变。

(2)阵发性室性心动过速症状轻重取决于室速发作的频率、持续时间、有无器质性心脏病及心功能状况。非持续性室性心动过速(发作时间<30秒)患者通常无症状或仅有心悸；持续性室速患者常伴明显血流动力学障碍与心肌缺血，可出现低血压、晕厥、心绞痛、休克或急性肺水肿。听诊心律略不规则，心率常在100～250次/分。如发生完全性房室分离，则第一心音强度不一致。

2.心电图特点

(1)阵发性室上性心动过速(图3-9)：①3个或3个以上连续而迅速地室上性期前收缩，频率范围达150～250次/秒，节律规则。②P波不易分辨。③绝大多数患者QRS波群形态与时限正常。

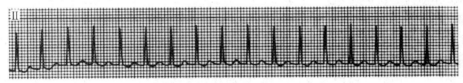

图3-9 阵发性室上性心动过速

(2)阵发性室性心动过速(图3-10)：①3个或3个以上连续而迅速地室性期前收缩，频率范围达100～250次/分，节律较规则或稍有不齐。②QRS波群形态畸形，时限>0.12秒，有继发ST-T改变。③如有P波，则P波与QRS波无关，且其频率比QRS频率缓慢。④常可见心室夺获与室性融合波。

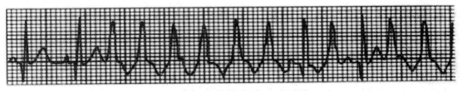

图3-10 阵发性室性心动过速

3.治疗要点

(1)阵发性室上性心动过速。急性发作时治疗:①刺激迷走神经可起到减慢心率、终止发作的作用。方法包括刺激悬雍垂诱发恶心、呕吐;深吸气后屏气,再用力做呼气动作(Valsalva动作);颈动脉窦按摩等。上述方法可重复多次使用。②药物终止发作:当刺激迷走神经无效时,可采用维拉帕米或三磷酸腺苷(ATP)静脉注射。

预防复发:除避免诱因外,发作频繁者可选用地高辛、长效钙通道阻滞剂、长效普萘洛尔等药物。对于反复发作或药物治疗无效者,可考虑施行射频消融术。该方法具有安全、迅速、有效且能治愈心动过速的优点,可作为预防发作的首选方法。

(2)阵发性室性心动过速:由于室速多发生于器质性心脏病者,往往导致血流动力学障碍,甚至发展为室颤,应严密观察予以紧急处理,终止其发作。

一般遵循的原则:无器质性心脏病者发生的非持续性室性心动过速,如无症状,无须进行治疗;持续性室性心动过速发作,无论有无器质性心脏病,均应给予治疗;有器质性心脏病的非持续性室性心动过速亦应考虑治疗。药物首选利多卡因,静脉注射 100 mg,有效后可予静脉滴注维持。其他药物如普罗帕酮、胺碘酮也有疗效。如使用上述药物无法终止发作,且患者已出现低血压、休克、脑血流灌注不足等危险表现,应立即给予同步直流电复律。

(四)扑动与颤动

当自发性异位搏动的频率超过阵发性心动过速的范围时,形成扑动或颤动。根据异位起搏点的部位不同可分为心房扑动(简称房扑)与心房颤动(简称房颤),心室扑动(简称室扑)与心室颤动(简称室颤)。房颤是成人最常见的心律失常之一,远较房扑多见,二者发病率之比为(10~20):1,绝大多数见于各种器质性心脏病,其中以风湿性心瓣膜病最为常见。室扑与室颤是最严重的致命性心律失常,室扑多为室颤的前奏,而室颤则是导致心源性猝死的常见心律失常,也是心脏病或其他疾病临终前的表现。

1.临床意义

(1)心房扑动与心房颤动:心房扑动和心房颤动的症状取决于有无器质性心脏病、基础心功能及心室率的快慢。如心室率不快且无器质性心脏病者可无症状;心室率快者可有心悸、胸闷、头晕、乏力等。心房颤动时心房有效收缩消失,心排血量减少 25%~30%,加之心室率增快,对血流动力学影响较大,导致心排血量、冠状循环及脑部供血明显减少,引起心力衰竭、心绞痛或晕厥;还易引起心房内附壁血栓的形成,部分血栓脱落可引起体循环动脉栓塞,以脑栓塞最常见。体检时房扑的心室律可规则或不规则。心房颤动时,听诊第一心音强弱不等,心室律绝对不规则;心室率较快时,脉搏短绌(脉率慢于心率)明显。

(2)心室扑动与心室颤动:心室扑动和心室颤动对血流动力学的影响均等于心室停搏,其临床表现无差别,二者具有下列特点。①意识突然丧失,常伴有全身抽搐,持续时间长短不一;②心音消失,脉搏触不到,血压测不出;③呼吸不规则或停止;④瞳孔散大,对光反射消失。

2.心电图特点

(1)心房扑动心电图特征(图 3-11):①P 波消失,代之以 250~350 次/分,间隔均匀,形状相似的锯齿状心房扑动波(F 波)。②F 波与 QRS 波群成某种固定的比例,最常见的比例为 2:1 房室传导,有时比例关系不固定,则引起心室律不规则。③QRS 波群形态一般正常,伴有室内差异性传导者 QRS 波群可增宽、变形。

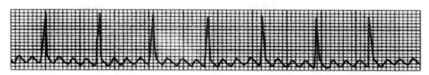

图 3-11　心房扑动(2∶1 房室传导)

(2)心房颤动心电图特征(图 3-12):①P 波消失,代之以大小不等、形态不一、间期不等的心房颤动波(f 波),频率为 350~600 次/分。②RR 间期绝对不等。③QRS 波群形态通常正常,当心室率过快,发生室内差异性传导时,QRS 波群增宽、变形。

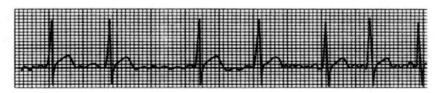

图 3-12　心房颤动

(3)心室扑动的心电图特点(图 3-13):P-QRS-T 波群消失,代之以 150~300 次/分波幅大而较规则的正弦波(室扑波)图形。

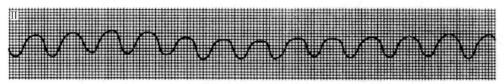

图 3-13　心室扑动

(4)心室颤动的心电图特点(图 3-14):P-QRS-T 波群消失,代之以形态、振幅与间隔绝对不规则的颤动波(室颤波),频率为 150~500 次/分。

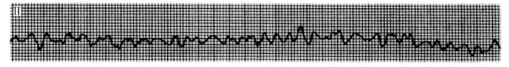

图 3-14　心室颤动

3.治疗要点

(1)心房扑动和颤动:心房扑动或心房颤动伴有较快心室率时,可使用洋地黄类药物减慢心室率,以保持血流动力学的稳定,此法可以使有些心房扑动或心房颤动转为窦性心律。其他药物如维拉帕米、地尔硫䓬等也能起到终止心房扑动、心房颤动的作用。对于持续性心房颤动的患者,符合条件者可采用药物如奎尼丁、胺碘酮等进行复律。无效时可使用电复律。

(2)心室扑动和颤动:心室扑动或心室颤动发生后,如果不迅速采取抢救措施,患者一般在 3~5 分钟内死亡,因此必须争分夺秒、尽快恢复有效心律。一旦心电监测确定为心室扑动或颤动时,立即采用除颤器进行非同步直流电除颤,同时配合胸部按压及人工呼吸等心肺复苏术,并经静脉注射利多卡因及其他复苏药物如肾上腺素等。

(五)房室传导阻滞

房室传导阻滞(AVB)是指冲动从心房传到心室的过程中,冲动传导的延迟或中断。根据病因不同,其阻滞部位可发生在房室结、房室束及束支系统内,按阻滞程度可分为3类。常见器质性心脏病,偶尔一度和二度Ⅰ型房室传导阻滞可见于健康人,与迷走神经张力过高有关。

1.临床意义

(1)一度房室传导阻滞:指传导时间延长(PR间期延长);患者多无自觉症状,听诊时第一心音可略为减弱。

(2)二度房室传导阻滞:指心房冲动部分不能传入心室(心搏脱漏);心搏脱漏仅偶尔出现时,患者多无症状或偶有心悸,如心搏脱漏频繁心室率缓慢时,可有乏力、头晕甚至短暂晕厥;听诊有心音脱漏,触诊脉搏脱落,若为2∶1传导阻滞,则可听到慢而规则的心室率。

(3)三度房室传导阻滞:指心房冲动全部不能传入心室;患者症状取决于心室率的快慢,如心室率过慢,心排血量减少,导致心脑供血不足,可出现头晕、疲乏、心绞痛、心力衰竭等,如心室搏动停顿超过15秒可引起晕厥、抽搐,即阿-斯综合征发生,严重者可猝死;听诊心律慢而规则,心室率多为35~50次/分,第一心音强弱不等,间或闻及心房音及响亮清晰的第一心音(大炮音)。

2.心电图特点

(1)一度房室传导阻滞心电图特征(图3-15):①PR间期延长,成人>0.20秒(老年人>0.21秒);②每个P波后均有QRS波群。

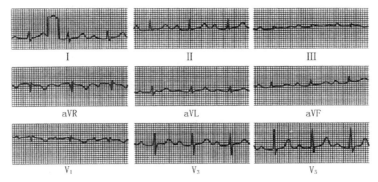

图3-15 一度房室传导阻滞

(2)二度房室传导阻滞:按心电图表现可分为Ⅰ型和Ⅱ型。

二度Ⅰ型房室传导阻滞心电图特征(图3-16):①PR间期在相继的心搏中逐渐延长,直至发生心室脱漏,脱漏后的第一个PR间期缩短,如此周而复始。②相邻的RR间期进行性缩短,直至P波后QRS波群脱漏。③心室脱漏造成的长RR间期小于两个PP间期之和。

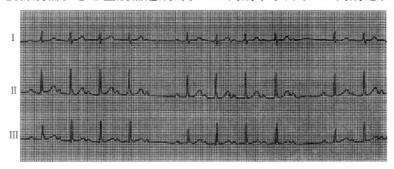

图3-16 二度Ⅰ型房室传导阻滞

二度Ⅱ型房室传导阻滞心电图特征(图 3-17):①PR 间期固定不变(可正常或延长);②数个 P 波之后有一个 QRS 波群脱漏,形成 2∶1、3∶1、3∶2 等不同比例房室传导阻滞;③QRS 波群形态一般正常,亦可有异常。

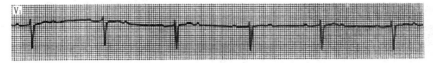

图 3-17 二度Ⅱ型房室传导阻滞

如果二度Ⅱ型房室传导阻滞下传比例≥3∶1 时,称为高度房室传导阻滞。

(3)三度房室传导阻滞心电图特征(图 3-18):①P 波与 QRS 波群各有自己的规律,互不相关,呈完全性房室分离。②心房率大于心室率。③QRS 波群形态和时限取决于阻滞部位,如阻滞位于希氏束及其附近,心室率 40~60 次/分,QRS 波群正常。④如阻滞部位在希氏束分叉以下,心室率可在 40 次/分以下,QRS 波群宽大畸形。

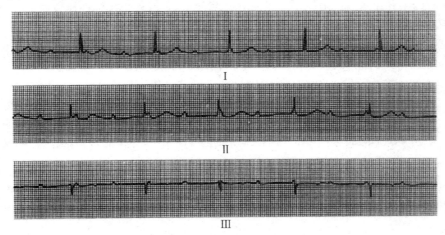

图 3-18 三度房室传导阻滞

3.治疗要点

(1)病因治疗:积极治疗引起房室传导阻滞的各种心脏病,纠正电解质紊乱,停用有关药物,解除迷走神经过高张力等。一度或二度Ⅰ型房室传导阻滞,心室率不太慢(>50 次/分)且无症状者,仅需病因治疗,心律失常本身无须进行治疗。

(2)药物治疗:二度Ⅱ型或三度房室传导阻滞,心室率慢并影响血流动力学,应及时提高心室率以改善症状,防止发生阿-斯综合征。常用药物:①异丙肾上腺素持续静脉滴注,使心室率维持在 60~70 次/分,对急性心肌梗死患者要慎用。②阿托品静脉注射,适用于阻滞部位位于房室结的患者。

(3)人工心脏起搏治疗:对心室率低于 40 次/分,症状严重者,特别是曾发生过阿-斯综合征者,应首选安装人工心脏起搏器。

五、常见护理诊断

(一)活动无耐力

活动无耐力与心律失常导致心排血量减少有关。

（二）焦虑

焦虑与心律失常致心跳不规则、停跳及反复发作、治疗效果不佳有关。

（三）潜在并发症

心力衰竭、猝死。

六、护理措施

（一）一般护理

1.体位与休息

当心律失常发作患者出现胸闷、心悸、头晕等不适时，应采取高枕卧位、半卧位或其他舒适体位，尽量避免左侧卧位。有头晕、晕厥发作或曾有跌倒病史者应卧床休息，加强生活护理。

2.饮食护理

给予清淡易消化、低脂和富于营养的饮食，且少量多餐，避免刺激性饮料。心力衰竭患者应限制钠盐摄入，对服用利尿剂者应鼓励多进食富含钾盐的食物，避免出现低钾血症而诱发心律失常。

（二）病情观察

（1）评估心律失常可能引起的临床症状，如心悸、乏力、胸闷、头晕、晕厥等，注意观察和询问这些症状的程度、持续时间及给患者日常生活带来的影响。

（2）定期测量心率和心律，判断有无心动过速、心动过缓、期前收缩、房颤等心律失常发生。对于心房颤动患者，两名护士应同时测量患者心率和脉率一分钟，并记录，以观察脉短绌的变化发生情况。

（3）心电图检查是判断心律失常类型及检测心律失常病情变化的最重要的手段，护士应掌握心电图机的使用方法，在患者心律失常突然发作时及时描记心电图并表明日期和时间。行24小时动态心电图检查的患者，应嘱其保持平素的生活和活动，并记录症状出现的时间及当时所从事的活动，以利于发现病情及查找病因。

（4）对持续心电监测的患者，应注意观察是否出现心律失常及心律失常的类型、发作次数、持续时间、治疗效果等情况。当患者出现频发、多源性室性早搏、R-on-T现象、阵发性室性心动过速、二度Ⅱ型及三度房室传导阻滞时，应及时通知医师。

（三）用药护理

严格遵医嘱按时按量应用抗心律失常药物，静脉注射抗心律失常药物时速度应缓慢，静脉滴注速度严格按医嘱执行。用药期间严密监测脉率、心律、心率、血压及患者的反应，及时发现因用药而引起的新的心律失常和药物中毒，做好相应的护理。

1.奎尼丁

毒性反映较重，可致心力衰竭、窦性停搏、房室传导阻滞、室性心动过速等心脏毒性反应，故在给药前要测量血压、心率、心律，如有血压低于12.0/8.0 kPa（90/60 mmHg），心率慢于60次/分，或心律不规则时需告知医师。

2.普罗帕酮

普罗帕酮可引起恶心、呕吐、眩晕、视物模糊、房室传导阻滞，诱发和加重心力衰竭等。餐时或餐后服用可减少胃肠道刺激。

3.利多卡因

利多卡因有中枢抑制作用和心血管系统不良反应，剂量过大可引起震颤、抽搐，甚至呼吸抑制和心脏停搏等,应注意给药的剂量和速度。对心力衰竭、肝肾功能不全、酸中毒和老年人应减少剂量。

4.普萘洛尔

普萘洛尔可引起低血压、心动过缓、心力衰竭等,并可加重哮喘与慢性阻塞性肺部疾病。在给药前应测量患者的心率,当心率低于50次/分时应及时停药。糖尿病患者可能引起低血糖、乏力。

5.胺碘酮

胺碘酮可致胃肠道反应、肝功能损害、心动过缓、房室传导阻滞,久服可影响甲状腺功能和引起角膜碘沉着,少数患者可出现肺纤维化,是其最严重的不良反应。

6.维拉帕米

维拉帕米可出现低血压、心动过缓、房室传导阻滞等。严重心衰、高度房室传导阻滞及低血压者禁用。

7.腺苷

腺苷可出现面部潮红、胸闷、呼吸困难,通常持续时间小于1分钟。

(四)特殊护理

当患者发生较严重心律失常时应采取如下护理措施。

(1)嘱患者卧床休息,保持情绪稳定,以减少心肌耗氧量和对交感神经的刺激。

(2)给予鼻导管吸氧,改善因心律失常造成血流动力学改变而引起的机体缺氧。立即建立静脉通道,为用药、抢救做好准备。

(3)准备好纠正心律失常的药物、其他抢救药品及除颤器、临时起搏器等。对突然发生心室扑动或心室颤动的患者,应立即施行非同步直流电除颤。

(4)遵医嘱给予抗心律失常药物,注意药物的给药途径、剂量、给药速度,观察药物的作用效果和不良反应。用药期间严密监测心电图、血压,及时发现因用药而引起的新的心律失常。

(五)健康教育

1.疾病知识指导

向患者及家属讲解心律失常的常见病因、诱因及防治知识,使患者和家属能充分了解该疾病,而与医护人员配合共同控制疾病。

2.生活指导

快速心律失常患者应改变不良的生活习惯,如吸烟、饮酒、喝咖啡、浓茶等;避开造成精神紧张激动的环境,保持乐观稳定的情绪,分散注意力,不要过分注意心悸的感受。使患者和亲属明确无器质性心脏病的良性心律失常对人的影响主要是心理因素。帮助患者协调好活动与休息,根据心功能情况合理安排,注意劳逸结合。运动有诱发心律失常的危险,建议做较轻微的运动或最好在有家人陪同的条件下运动。心动过缓者应避免屏气用力的动作,以免兴奋迷走神经而加重心动过缓。

3.用药指导

让患者认识服药的重要性,按医嘱继续服用抗心律失常药物,不可自行减量或撤换药物。教会患者观察药物疗效和不良反应,必要时提供书面材料,嘱有异常时及时就医。对室上性阵发性心动过速的患者和家属,教会采用刺激迷走神经的方法,如刺激咽后壁诱发恶心;深吸气后屏气再用力呼气,上述方法可终止或缓解室上速。教会患者家属徒手心肺复苏的方法,以备紧急需要时应用。

4.自我监测指导

教会患者及家属测量脉搏的方法,每天至少 1 次,每次应在 1 分钟以上并做好记录。告诉患者和家属何时应来医院就诊：①脉搏过缓,少于 60 次/分,并有头晕、目眩或黑矇。②脉搏过快,超过 100 次/分,休息及放松后仍不减慢。③脉搏节律不齐,出现漏搏、期前收缩超过 5 次/分。④原本整齐的脉搏出现脉搏忽强忽弱、忽快忽慢的现象。⑤应用抗心律失常药物后出现不良反应。出现上述情形应及时就诊,并能按时随诊复查。

（张　璐）

第二节　心力衰竭

心力衰竭是由于心脏收缩机能和/或舒张功能障碍,不能将静脉回心血量充分排出心脏,造成静脉系统淤血及动脉系统血液灌注不足,而出现的综合征。

一、病因

(一)基本病因

1.心肌损伤

任何大面积(大于心室面积的 40%)的心肌损伤都会导致心脏收缩及/或舒张功能的障碍。

2.心脏负荷过重

压力负荷(后负荷)过重,心脏排血阻力增大,心排血量降低,心室收缩期负荷过度,引起心室肥厚性心力衰竭;容量负荷(前负荷)过重,心脏舒张期容量增大,心排血量减低,引起心室扩张性心力衰竭。

3.机械障碍

腱索或乳头肌断裂,心室间隔穿孔,心脏瓣膜严重狭窄或关闭不全等引起的心脏机械功能衰退,导致心力衰竭。

4.心脏负荷不足

心脏负荷不足如缩窄性心包炎,大量心包积液,限制性心肌病等,使静脉血液回心受限,因而心室心房充盈不足,腔静脉及门脉系统淤血,心排血量减低。

5.血液循环容量过多

血液循环容量过多如静脉过多过快输液,尤其在无尿少尿时超量输液,急性或慢性肾炎引起高度水钠潴留,高度水肿等均引起血液循环容量急剧膨胀而致心力衰竭。

(二)诱发因素

1.感染

感染可增加基础代谢,增加机体耗氧,增加心脏排血量而诱发心力衰竭,尤其呼吸道感染较多见。

2.体力过劳

正常心脏在体力活动时,随身体代谢增高心脏排血量也随之增加。而有器质性心脏病患者体力活动时,心率增快,心肌耗氧量增加,心排血量减少,冠状动脉血液灌注不足,导致心肌缺血,心慌气急,诱发心力衰竭。

3.情绪激动

情绪激动促使儿茶酚胺释放,心率增快,心肌耗氧增加,动脉与静脉血管痉挛,增加心脏前后负荷而诱发心力衰竭。

4.妊娠与分娩

风湿性心脏病或先天性心脏病患者,心功能低下,在妊娠 32～34 周,分娩期及产褥期最初 3 天内心脏负荷最重,易诱发心力衰竭。

5.动脉栓塞

心脏病患者长期卧床,静脉系统长期处于淤血状态,容易形成血栓,一旦血栓脱落导致肺栓塞,加重肺循环阻力诱发心力衰竭。

6.水、钠摄入量过多

心功能减退时,肾脏排水排钠机能减弱,如果水、钠摄入量过多可引起水钠潴留,血容量扩增。

7.心律失常

心动过速可使心脏无效收缩次数增加而加重心脏负荷;心脏舒张期缩短使心室充盈受限进而降低心排血量,同时心脏氧渗透期缩短不利于心肌代谢。

8.冠脉痉挛

冠状动脉粥样硬化易发生冠脉痉挛,引起心肌缺血导致心脏收缩或舒张功能障碍。

9.药物反应

因用药或停药不当导致的心力衰竭或心力衰竭恶化不在少数。慢性心力衰竭不该停用强心剂而停用,服用过量洋地黄、利尿药或抗心律失常药,都可导致心力衰竭恶化。

二、病理生理

(一)心脏的代偿机制

正常心脏有比较充足的储备能力,以适应一般生活需要所增加的心脏负担。当心脏功能减退,心排血量降低不足以供应机体需要时,机体将同时通过神经、体液等机制进行调整,力争恢复心排血量。

(1)反射性交感神经兴奋,迷走神经抑制,代偿性心率加快及心肌收缩力加强,以维持心排血量。由于交感神经兴奋,周围血管及小动脉收缩可使血压维持正常而不随心排血量降低而下降;小静脉收缩可使静脉回心血量增加,从而使心搏血量增加。

(2)心肌肥厚:长期的负荷加重,使心肌肥厚和心室扩张,维持心排血量。然而,扩大和肥厚的心脏虽然完成较多的工作,但它耗氧量也随之增加,可是心肌内毛细血管数量并没有相应的增加,所以扩大肥厚的心肌细胞相对的供血不足。

(3)心率增快:心率加快在一定范围内使心排血量增加,但如果心率太快则心脏舒张期显著缩短,使心室充盈不足,导致心排血量降低及静脉淤血加重。

(二)心脏的失代偿机制

当心脏储备力耗损至不能适应机体代谢的需要时,心功能便由代偿转为失代偿阶段,即心力衰竭。

心力衰竭时,心排血量相对或绝对的降低,一方面供给各器官的血流不足,引起各器官组织的功能改变,血液重新分配,首先为保证心、脑、肾血液供应,皮肤、内脏、肌肉的供血相应有较大的减少。肾血流量减少时,可使肾小球滤过率降低和肾素分泌增加,进而促使肾上腺皮质的醛固酮分泌增加,引起水、钠潴留,血容量增加,静脉和毛细血管充血和压力增加。另一方面,心脏收缩力减弱,不能完全排出静脉回流的血液,心室收缩末期残留血量增多,心室舒张末期压力升高,遂使静脉回流受阻,引起静脉淤血和静脉压力升高,从而引起外周毛细血管的漏出增加,水分渗入组织间隙引起各脏器淤血水肿;肝脏淤血时对醛固酮的灭活减少;以及抗利尿激素分泌增加,肾排水量进一步减少,水、钠潴留进一步加重,这也是水肿发生和加重的原因。

根据心脏代偿功能发挥的情况及失代偿的程度,可将心力衰竭分为三度,或心功能Ⅳ级。

Ⅰ级:有心脏病的客观证据,而无呼吸困难,心悸,水肿等症状。(心功能代偿期)

Ⅱ级:日常劳动并无异常感觉,但稍重劳动即有心悸,气急等症状。(心力衰竭Ⅰ度)

Ⅲ级:普通劳动亦有症状,但休息时消失。(心力衰竭Ⅱ度)

Ⅳ级:休息时也有明显症状,甚至卧床仍有症状。(心力衰竭Ⅲ度)

三、临床表现

心力衰竭在早期可仅有一侧衰竭,临床上以左心衰竭为多见,但左心衰竭后,右心也相继发生功能损害,最后导致全心力衰竭。临床表现的轻重,常依病情发展的快慢和患者的耐受能力的不同而不同。

(一)左心力衰竭

1.呼吸困难

轻症患者自觉呼吸困难,重者同时有呼吸困难和短促的征象。早期仅发生于劳动或运动时,休息后很快消失。这是由于劳动促使回心血量增加,肺淤血加重的缘故。随着病情加重,轻度劳动即感到呼吸困难,严重者休息时亦感呼吸困难,以致被迫采取半卧位或坐位,为端坐呼吸。

2.阵发性呼吸困难

多发生于夜间,故又称为阵发性夜间性呼吸困难。患者常在熟睡中惊醒,出现严重呼吸困难及窒息感,被迫坐起,咳嗽频繁,咯粉红色泡沫样痰液。轻者数分钟,重者经1~2小时逐渐停止。阵发性呼吸困难的发生原因:①睡眠时平卧位,回心血量增加,超过左心负荷的限度,加重了肺淤血。②睡眠时,膈肌上升,肺活量减少。③夜间迷走神经兴奋性增高,使冠状动脉和支气管收缩,影响了心肌的血液供应,发生支气管痉挛,降低心肌收缩性能和肺通气量,肺淤血加重。④熟睡时中枢神经敏感度降低,因此,肺淤血必须达到一定程度后方能使患者因气喘惊醒。

3.急性肺水肿

急性肺水肿是左心衰竭的重症表现,是阵发性呼吸困难的进一步发展。常突然发生,呈端坐呼吸,表情焦虑不安,频频咳嗽,咯大量泡沫状或血性泡沫性痰液,严重时可有大量泡沫样液体由鼻涌出,面色苍白,口唇青紫,皮肤湿冷,两肺布满湿啰音及哮鸣音,血压可下降,甚至休克。

4.咳嗽和咯血

咳嗽和咯血为肺泡和支气管黏膜淤血所致,多与呼吸困难并存,咯白色泡沫样黏痰或血性痰。

5.其他症状

可有疲乏无力、失眠、心悸、发绀等。严重患者脑缺氧缺血时可出现潮式呼吸、嗜睡、眩晕、意识丧失、抽搐等。

6.体征

除原有心脏病体征外,可有舒张期奔马律、交替脉、肺动脉瓣区第二心音亢进。轻症肺底部可听到散在湿啰音,重症则湿啰音满布全肺。有时可伴哮鸣音。

7.X线及其他检查

X线检查,可见左心扩大及肺淤血,肺纹理增粗。急性肺水肿时可见由肺门伸向肺野呈蝶形的云雾状阴影。心电图检查可出现心率快及左心室肥厚图形。臂舌循环时间延长(正常10~15秒),臂肺时间正常(4~8秒)。

(二)右心衰竭

1.水肿

皮下水肿是右心衰竭的典型症状。在水肿出现前,由于体内已有钠、水潴留,体液潴留达5 kg以上才出现水肿,故多只有体重增加。水肿多先见于下肢,卧床患者则在腰、背及骶部等低重部位明显,呈凹陷性水肿。重症则波及全身。水肿多于傍晚发生或加重,休息一夜后消失或减轻,伴有夜间尿量增加。这是由于夜间休息时,回心血量比白天活动时增多,心脏能将静脉回流血量排出,心室收缩末期残留血量减少,静脉和毛细血管压力有所减轻,因而水肿减轻或消退。

少数患者可出现胸腔积液和腹水。胸腔积液可同时见于左、右两侧胸腔,但以右侧较多,其原因不甚明了。由于壁层胸膜静脉回流体静脉,而脏层胸膜静脉血流入肺静脉,因而胸腔积液多见于左、右心力衰竭并存时。腹水多由心源性肝硬化引起。

2.颈静脉怒张和内脏淤血

坐位或半卧位时可见颈静脉怒张,其出现常较皮下水肿或肝大出现为早,同时可见舌下、手臂等浅表静脉异常充盈。肝大并压痛可先于皮下水肿出现。长期肝淤血,缺氧,可引起肝细胞变性、坏死,并发展为心源性肝硬化,肝功能检查异常或出现黄疸。若有三尖瓣关闭不全并存,肝脏触诊呈扩张性搏动。胃肠道淤血常引起消化不良,食欲减退,腹胀,恶心和呕吐等症状。肾淤血致尿量减少,尿中可有少量蛋白和细胞。

3.发绀

右心衰竭患者多有不同程度发绀,首先见于指端、口唇和耳郭,较单纯左心功能不全者为显著,其原因除血红蛋白在肺部氧合不全外,与血流缓慢,组织自身毛细血管中吸取较多的氧而使还原血红蛋白增加有关。严重贫血者则不出现发绀。

4.神经系统症状

神经系统可有神经过敏、失眠、嗜睡等症状。重者可发生精神错乱,可能是脑出血,缺氧或电解质紊乱等原因引起。

5.心脏及其他检查

主要为原有心脏病体征,由于右心衰竭常继发于左心衰竭的基础上,因而左、右心均可扩大。右心扩大引起了三尖瓣关闭不全时,在三尖瓣音区可听到收缩期吹风样杂音。静脉压增高。臂肺循环时间延长,因而臂舌循环时间也延长。

(三)全心力衰竭

左、右心功能不全的临床表现同时存在,但患者或以左心衰竭的表现为主或以右心衰竭的表现为主,左心衰竭肺充血的临床表现可因右心衰竭的发生而减轻。

四、护理

(一)护理要点

(1)减轻心脏负担,预防心力衰竭的发生。
(2)合理使用强心,利尿,扩血管药物,改善心功能。
(3)密切观察病情变化,及时救治急性心力衰竭。
(4)健康教育。

(二)减轻心脏负担,预防心力衰竭

休息可减少全身肌肉活动,减少氧的消耗,也可减少静脉回心血量及减慢心率,从而减轻心脏负担。根据患者病情适当安排其生活和劳动,可以尽量减轻心脏负荷。对于轻度心力衰竭患者,可仅限制其体力活动,并规定充分的午睡时间或较正常人多一些的夜间睡眠时间。较重的心力衰竭患者均应卧床休息,并尽可能使卧床休息患者的体位舒适。当心力衰竭表现有明显改善时,应尽快允许和鼓励患者逐渐恢复体力活动,恢复体力活动的速度和程度视患者心力衰竭的严重程度和发作时间的长短及患者对治疗的反应等而定。如心脏功能已完全恢复正常或接近正常,则每天可作轻度的体力活动。

饮食应少食多餐,给予低热量、多维生素、易消化食物,避免过饱,加重心脏负担。目前由于利尿剂应用方便。对钠盐限制不必过于严格,一般轻度心力衰竭患者每天摄入食盐 5 g 左右(正常人每天摄入食盐 10 g 左右),中度心力衰竭患者给予低盐饮食(含钠 2~4 g),重度心力衰竭患者给予无钠饮食。如果经一般限盐、利尿,病情未能很好控制者,则应进一步严格限盐,摄入量不超过 1 g。饮水量一般不加限制,仅在并发稀释性低钠血症者,限制每天入水量 500 mL 左右。

(三)合理使用强心药物并观察毒性反应

洋地黄类强心苷是目前治疗心力衰竭的主要药物,能直接加强心肌收缩力,增加心排血量,从而使心脏收缩末期残余血量减少,舒张末期压力下降,有利于缓解各器官的淤血,增加尿量,减慢心率。常用的给药方法:负荷量加维持量,在短期内,1~3 天给予一定的负荷量,以后每天用维持量,适用于急性心力衰竭,较重的心力衰竭或需尽快控制病情的患者;单用维持量,近年来证实,洋地黄类药物治疗剂量的大小与其增强心肌收缩力作用呈线性关系,故对较轻的心力衰竭和易发生中毒的患者可用较小的剂量,而不采用惯用的洋地黄负荷量法,尤其对慢性心力衰竭更适用。

洋地黄用量的个体差异大,且治疗剂量与中毒剂量较接近,故用药期间需要密切观察洋地黄的毒性反应。洋地黄毒性反应有以下几种。①消化道反应:食欲缺乏、恶心、呕吐、腹泻等。②神经系统反应:头痛、眩晕、视觉改变(黄视或绿视)。③心脏反应:可发生各种心律失常。常见的心律失常类型:室性期前收缩,尤其是呈二联、三联或呈多源性者。其他有房性心动过速伴有房室传导阻滞,交界性心动过速,各种不同程度的房室传导阻滞,室性心动过速,心房颤动等。④血清洋地黄含量:放射性核素免疫法测定血清地高辛含量<2.0 ng/mL,或洋地黄毒苷<20 μg/mL 为安全剂量。中毒者多数大于以上浓度。

使用洋地黄类药物时注意事项:①服药前要先了解病史,如询问已用洋地黄情况,利尿剂的使用情况及电解质浓度如何,如果存在低钾,低镁易诱发洋地黄中毒。②心力衰竭反复发作,严重缺氧,心脏明显扩大的患者对洋地黄药物耐受性差,宜小剂量使用。③询问有无合并使用增加或降低洋地黄敏感性的药物,如普萘洛尔、利血平、利尿剂、抗甲状腺药物、维拉帕米、胺碘酮、肾

上腺素等可增加洋地黄敏感性;而考来烯胺、抗酸药物、降胆固醇药及巴比妥类药则可降低洋地黄敏感性。④了解肝脏肾脏功能,地高辛主要自肾脏排泄,肾功能不全的,宜减少用量;洋地黄毒苷经肝脏代谢胆管排泄,部分转化为地高辛。⑤密切观察洋地黄毒性反应。⑥静脉给药时应用5%~20%的葡萄糖溶液稀释,混匀后缓慢静推,一般不少于10分钟,用药时注意听诊心率及节律的变化。

(四)观察应用利尿剂后的反应

慢性心力衰竭患者,首选噻嗪类药,采用间歇用药,即每周固定服药2~3天,停用4~5天。若无效可加服氨苯蝶啶或螺内酯。如果上两药联用效果仍不理想可以呋塞米代替噻嗪类药物。急性心力衰竭或肺水肿者,首选呋塞米或利尿酸钠或汞撒利等快速利尿药。在应用利尿剂1小时后,静脉缓慢注射氨茶碱0.25 g,可增加利尿效果。应用利尿剂后要密切观察尿量,每天测体重,准确记录24小时液体出入量,大量利尿者应测血压,脉搏和抽血查电解质,观察有无利尿过度引起的脱水、低血容量和电解质紊乱的表现,尤其是应用排钾利尿剂后有无乏力、恶心、呕吐、腹胀等低钾表现。对于利尿反应差者,应找出利尿不佳的原因,如了解肾脏功能情况,是否存在低血压、低血钾、低血镁或稀释性低钠血症,及用药是否合理等。

(五)合理使用扩血管药物并观察用药反应

血管扩张剂可以扩张周围小动脉,减轻心脏排血时的阻力,而减轻心脏后负荷;又可以扩张周围静脉,减少回心血量,减轻心脏前负荷,进而改善心功能。常用的扩张静脉为主的药物有硝酸甘油、硝酸酯类及吗啡类药物;扩张动脉为主的药物有平胺唑啉、肼苯哒嗪、硝苯地平;兼有扩张动脉和静脉的药物有硝普钠、哌唑嗪及卡托普利等。在开始使用血管扩张剂时,要密切观察病情和用药前后血压、心率的变化,慎防血管扩张过度,心脏充盈不足,血压下降,心率加快等不良反应。用血管扩张药注意,应从小剂量开始,用药前后对比心率、血压变化情况或床边监测血流动力学。根据具体情况,每5~10分钟测量1次,若用药后血压较用药前降低1.3~2.7 kPa,应谨慎调整药物浓度或停用。

(六)急性肺水肿的救治及护理

急性肺水肿为急性左心功能不全或急性左心衰竭的主要表现。多因突发严重的左心室排血不足或左心房排血受阻引起肺静脉及肺毛细血管压力急剧升高所致。当肺毛细血管压升高超过血浆胶体渗透压时,液体即从毛细血管漏到肺间质、肺泡甚至气道内,引起肺水肿。典型发作表现为突然严重气急,每分钟呼吸可达30~40次,端坐呼吸,阵阵咳嗽,面色苍白,大汗,常咯出泡沫样痰,严重者可从口腔和鼻腔内涌出大量粉红色泡沫液体。发作时心率、脉搏增快,血压在起始时可升高,以后降至正常或低于正常。两肺内可闻及广泛的水泡音和哮鸣音。心尖部可听到奔马律。

1.治疗原则
(1)减少肺循环血量和静脉回心血量。
(2)增加心搏量,包括增强心肌收缩力和降低周围血管阻力。
(3)减少血容量。
(4)减少肺泡内液体漏出,保证气体交换。

2.护理措施
(1)使患者取坐位或半卧位,两腿下垂,减少下肢静脉回流,减少回心血量。
(2)立即皮下注射吗啡10 mg或哌替啶50~100 mg,使患者安静及减轻呼吸困难。但对昏迷、严重休克、有呼吸道疾病或痰液极多者忌用,年老、体衰、瘦小者应减量。

(3)改善通气-换气功能,轻度肺水肿早期高流量氧气吸入,开始是 2～3 L/min,以后逐渐增至 4～6 L/min,氧气湿化瓶内加 75% 乙醇或选用有机硅消泡沫剂,以降低肺泡内泡沫的表面张力,使泡沫破裂,改善通气功能。肺水肿明显出现即应做气管插管进行加压辅助呼吸,改善通气与氧的弥散,减少肺内分流,提高血氧分压。肺水肿基本控制后,可采用呼吸机间歇正压呼吸,如果动脉血氧分压<9.31 kPa 时,可改为持续正压呼吸。

(4)速给毛花苷 C 0.4 mg 或毒毛花苷 K 0.25 mg,加入葡萄糖溶液中缓慢静推。

(5)快速利尿,如呋塞米 20～40 mg 或利尿酸钠 25 mg 静脉注射。

(6)静脉注射氨茶碱 0.25 g 用 50% 葡萄糖液 20～40 mL 稀释后缓慢注入,减轻支气管痉挛,增加心肌收缩力和促进尿液排出。

(7)氢化可的松 100～200 mg 或地塞米松 10 mg 溶于葡萄糖中静脉注射。

(七)健康教育

随着人们生活水平的不断提高,人们对生活质量的要求也越来越高。心力衰竭的转归及治愈程度将直接影响患者的生活质量,预防心力衰竭发生以保证患者的生活质量就显得更为重要。首先要避免诱发因素,如气候转换时要预防感冒,及时添加衣服;以乐观的态度对待生活,情绪平稳,不要大起大落过于激动;体力劳动不要过重;适当掌握有关的医学知识以便自我保健等。其次,对已明确心功能Ⅱ级、Ⅲ级的患者要按一般治疗标准,合理正确按医嘱服用强心、利尿、扩血管药物,注意休息和营养,并定期门诊随访。

(张　璐)

第三节　风湿性心脏病

风湿性心脏病简称风心病。本病多见于 20～40 岁,女性多于男性,约 1/3 的患者无典型风湿热病史。二尖瓣病变最常见,发生率为 95%～98%;主动脉瓣病变次之,发生率为 20%～35%;三尖瓣病变为 5%;肺动脉瓣病变仅为 1%;联合瓣膜病变占 20%～30%。非风湿性心瓣膜病见于老年瓣膜病、二尖瓣脱垂综合征、先天性瓣膜异常、感染性心内膜炎、外伤等。

一、二尖瓣狭窄

(一)病因和发病机制

二尖瓣狭窄(MS)几乎均为风湿性,2/3 为女性,急性风湿热一般 10 年后(至少 2 年)才出现杂音,常于 25～30 岁时出现症状。先天性 MS 罕见,患儿的存活时间一般不超过 2 年。老年性二尖瓣狭窄患者并不罕见。占位性病变,如左心房黏液瘤或血栓形成很少导致 MS。

MS 是一种进行性损害性病变,狭窄程度随年龄增加而逐渐加重。无症状期为 10～20 年。多数患者在风湿热发作后 10 年内无狭窄的临床症状。在随后的 10 年内,多数患者可做出二尖瓣狭窄的诊断,但患者常无症状。正常二尖瓣瓣口面积为 4～6 cm^2,当瓣口缩小到 1.5～2.5 cm^2 时,才出现明显的血流动力学障碍,患者可感到劳累时心悸气促,此时患者一般在 20～40 岁。再过 10 年,当瓣口缩小到 1.1～1.5 cm^2 时,就会出现明显的左心衰竭症状。当瓣口小于 1.0 cm^2

时,肺动脉压明显升高,患者出现右心衰竭的症状和体征,随后因反复发作心力衰竭而死亡。

(二)临床表现

1.症状

MS的临床表现主要有呼吸困难、咯血、咳嗽、心悸,少数患者可有胸痛、晕厥。合并快速性心房颤动、肺部感染等,可发生急性左心衰竭。有胸痛者,常提示合并冠心病、严重主动脉瓣病变或肺动脉高压(致右心室缺血)等。出现晕厥者少见,如反复发生晕厥多提示合并主动脉瓣狭窄、左心房球形血栓、并发肺栓塞或左心房黏液瘤等。由于患者左心房扩大和肺动脉扩张而挤压左喉返神经而引起声音嘶哑,压迫食管可引起吞咽困难。肺水肿为重度二尖瓣狭窄的严重并发症,患者突然出现重度呼吸困难,不能平卧,咳粉红色泡沫样痰,双肺布满啰音,如不及时抢救,往往致死。长期的肺淤血可引起肺动脉高压、右心衰竭而使患者出现颈静脉怒张、肝大、直立性水肿和胸腔积液、腹水等;右心衰竭发生后患者的呼吸困难减轻,发生急性肺水肿和大咯血的危险性减少。

MS常并发心房颤动(发生率为20%~60%,平均为50%),主要见于病程晚期;房颤发生后心排血量减少20%左右,可诱发、加重心功能不全,甚至引起急性肺水肿。房颤发生后平均存活年限为5年左右,但也有存活长达25年以上者。由于房颤后心房内血流缓慢及淤滞,故易促发心房内血栓形成,血栓脱落后可引起栓塞。其他并发症有感染性心内膜炎(8%)、肺部感染等。

2.体征

查体可有二尖瓣面容——双颧绀红色,心尖区第一心音(S_1)亢进和开瓣音(如瓣膜钙化僵硬则第一心音减弱、开瓣音消失),心尖区有低调的隆隆样舒张中晚期杂音,常伴舒张期震颤。肺动脉高压时可有肺动瓣第二音(P_2)亢进,也可有肺动脉扩张及三尖瓣关闭不全的杂音。心房颤动特别是伴有较快心室率时,心尖区舒张期杂音可发生改变或暂时消失,心率变慢后杂音又重新出现。所谓"哑型MS"是指有MS存在,但临床上未能闻及心尖区舒张期杂音,这种情况可见于快速性心房颤动、合并重度二尖瓣反流或主动脉瓣病变、心脏重度转位、合并肺气肿、肥胖及重度心功能不全等。

(三)诊断

1.辅助检查

(1)X线:典型表现为二尖瓣型心脏,左心房大、右心室大、主动脉结小,食管下段后移,肺淤血、间质性肺水肿和含铁血黄素沉着等征象。

(2)心电图:可出现二尖瓣型P波,PTFV1(+),心电轴右偏和右心室肥厚。

(3)超声心动图:可确定狭窄瓣口面积及形态,M型超声可见二尖瓣运动曲线呈典型"城垛样改变"。

2.诊断要点

查体发现心尖区隆隆样舒张期杂音、心尖区 S_1 亢进和开瓣音、P_2 亢进,可考虑MS的诊断。辅助检查可明确诊断。

依瓣口大小,将MS分为轻、中、重度;其瓣口面积分别为1.5~2.0 cm^2、1.0~1.5 cm^2、小于1.0 cm^2。

3.鉴别诊断

临床上应与下列情况的心尖区舒张期杂音相鉴别,如功能性MS、左心房黏液瘤或左心房球形血栓、扩张型或肥厚型心肌病、三尖瓣狭窄、Austin-Flint杂音、Carey-Coombs杂音,以及甲状腺功能亢进、贫血、二尖瓣关闭不全、室缺等流经二尖瓣口的血流增加时产生的舒张期杂音。

(四)治疗

MS患者左心室并无压力负荷或容量负荷过重,因此没有任何特殊的内科治疗。内科治疗的重点是针对房颤和防止血栓栓塞并发症。对出现肺淤血或肺水肿的患者,可慎用利尿药和静脉血管扩张药,以减轻心脏前负荷和肺淤血。洋地黄仅适用于控制快速性房颤时的心室率。β受体阻滞剂仅适用于心房颤动并快速心室率或有窦性心动过速时。MS的主要治疗措施是手术。

二、二尖瓣关闭不全

(一)病因和发病机制

二尖瓣关闭(MR)包括急性和慢性两种类型。急性二尖瓣关闭不全起病急,病情重。急性MR多为腱索断裂或乳头肌断裂引起,此外,感染性心内膜炎所致的瓣膜穿孔、二尖瓣置换术后发生的瓣周漏、MS的闭式二尖瓣分离术或球囊扩张术的瓣膜撕裂等也可引起。慢性MR在我国以风心病为其最常见原因,在西方国家则以二尖瓣脱垂为常见原因。其他原因有冠心病、老年瓣膜病、感染性心内膜炎、左心室显著扩大、先天畸形、特发性腱索断裂、系统性红斑狼疮、类风湿关节炎、肥厚型梗阻性心肌病、心内膜心肌纤维化和左心房黏液瘤等。

急性MR时,左心房压急速上升,进而导致肺淤血,甚至急性肺水肿,相继出现肺动脉高压及右心衰竭;而左心室的前向排血量明显减少。慢性MR时,左心房顺应性增加,左心房扩大。同时扩大的左心房、左心室在较长时间内适应容量负荷增加,使左心房室压不至于明显上升,故肺淤血出现较晚。持续的严重过度负荷,终致左心衰竭,肺淤血、肺动脉高压、右心衰竭相继出现。

(二)临床表现

1.症状

轻度MR患者,如无细菌性心内膜炎等并发症,可无症状。最早症状常为活动后易疲乏,或体力活动后心悸、呼吸困难。当出现左心衰竭时,可表现为活动后呼吸困难或端坐呼吸,但较少发生肺水肿及咯血。一旦出现左心衰竭,多呈进行性加重,病情多难以控制。急性MR时,起病急,病情重,肺淤血,甚至急性肺水肿,相继出现肺动脉高压及右心衰竭。

2.体征

查体于心尖区可闻及全收缩期吹风样高调一贯性杂音,可伴震颤;杂音一般向左腋下和左肩胛下区传导。心尖冲动呈高动力型;瓣叶缩短所致重度关闭不全者,第一心音常减弱。

二尖瓣脱垂者的收缩期非喷射性喀喇音和收缩晚期杂音为本病的特征。凡使左心室舒张末期容积减少的因素,如从平卧位到坐位或直立位、吸入亚硝酸异戊酯等都可以使喀喇音提前和收缩期杂音延长;凡使左心室舒张末期容积增加的因素,如下蹲、握拳、使用普萘洛尔等均使喀喇音出现晚和收缩期杂音缩短。严重的二尖瓣脱垂产生全收缩期杂音。

(三)诊断

1.辅助检查

(1)左心室造影:本病半定量反流严重程度的"金标准"。

(2)多普勒超声:诊断MR敏感性几乎达100%,一般将左心房内最大反流面积<4 cm^{2}为轻度反流,4~8 cm^{2}为中度反流,>8 cm^{2}为重度反流。

(3)超声心动图:可显示二尖瓣形态特征,并提供心腔大小、心功能及并发症等情况。

2.诊断要点

MR 的主要诊断依据为心尖区响亮而粗糙的全收缩期杂音,伴左心房、左心室增大。确诊有赖于超声心动图等辅助检查。

3.鉴别诊断

因非风湿性 MR 占全部 MR 的 55%,加之其他心脏疾病也可在心尖区闻及收缩期杂音,故应注意鉴别。非风湿性 MR 杂音可见于房缺合并 MR、乳头肌功能不全或断裂、室间隔缺损、三尖瓣关闭不全、主动脉瓣狭窄及关闭不全、二尖瓣腱索断裂或瓣叶穿孔、二尖瓣脱垂、二尖瓣环钙化、扩张型心肌病、直背综合征等。

(四)治疗

1.二尖瓣关闭不全

无症状的慢性 MR、左心室功能正常时,并无公认的内科治疗。如无高血压,也无应用扩血管药或 ACEI 的指征。主要的治疗措施是手术。

2.二尖瓣脱垂

二尖瓣脱垂不伴有 MR 时,内科治疗主要是预防心内膜炎和防止栓塞。β受体阻滞剂可应用于二尖瓣脱垂患者伴有心悸、心动过速或伴交感神经兴奋增加的症状及有胸痛、忧虑的患者。

三、主动脉瓣狭窄

(一)病因和发病机制

主动脉瓣狭窄(AS)的主要原因是风湿性、先天性和老年退行性瓣膜病变。风湿性 AS 约占慢性风湿性心脏病的 25%,男性多见,几乎均伴发二尖瓣病变和主动脉瓣关闭不全。

正常瓣口面积≥3.0 cm^2。当瓣口面积减少一半时,收缩期无明显跨瓣压差,≤1.0 cm^2 时,左心室收缩压明显增高,压差显著。左心室对慢性 AS 所致后负荷增加的代偿机制为进行性左心室壁向心性肥厚,顺应性降低,左心室舒张末期压力进行性增高;进而导致左心房代偿性肥厚,最终由于室壁应力增高、心肌缺血和纤维化而致左心衰竭。严重的 AS 致心肌缺血。

(二)临床表现

1.症状

AS 可多年无症状,一旦出现症状平均寿命仅 3 年。典型的 AS 三联症是晕厥、心绞痛和劳力性呼吸困难。呼吸困难是最常见的症状,约见于 90% 的患者,先是劳力性呼吸困难,进而发生端坐呼吸、阵发性夜间呼吸困难和急性肺水肿。心绞痛见于 60% 的有症状患者,多发生于劳累或卧床时,3%~5% 的患者可发生猝死。晕厥或晕厥先兆可见于 1/3 的有症状患者,可发生于用力或服用硝酸甘油时,表明 AS 严重。晕厥也可由心室颤动引起。少部分患者可发生心律失常、感染性心内膜炎、体循环栓塞、胃肠道出血和猝死等。

2.体征

查体心尖部抬举性搏动十分有力且有滞留感,心尖部向左下方移位。80% 的患者于心底部主动脉瓣区可能触及收缩期震颤,反映跨膜压差>5.3 kPa(40 mmHg)。典型的 AS 收缩期杂音在 3/6 级以上,为喷射性,呈递增-递减型,菱峰位于收缩中期,在胸骨右缘第 2 肋间及胸骨左缘第 3~4 肋间最清楚。主动脉瓣区第二心音减弱或消失。收缩压显著降低,脉压小,脉搏弱。高度主动脉瓣狭窄时,杂音可不明显,而心尖部可闻及第四心音,提示狭窄严重,跨膜压差在 9.3 kPa(70 mmHg)以上。

(三)诊断

1.辅助检查

(1)心电图:可表现为左心室肥厚、伴 ST-T 改变和左心房增大。

(2)超声心动图:有助于确定瓣口狭窄的程度和病因诊断。

(3)心导管检查:可测出跨瓣压差并据此计算出瓣口面积,$>1.0\ cm^2$ 为轻度狭窄,$0.75\sim1.00\ cm^2$ 为中度狭窄,$<0.75\ cm^2$ 为重度狭窄。根据压差判断,则平均压差$>6.7\ kPa(50\ mmHg)$或峰压差$>9.3\ kPa(70\ mmHg)$为重度狭窄。

2.诊断和鉴别诊断

根据病史、主动脉瓣区粗糙而响亮的喷射性收缩期杂音和收缩期震颤,诊断多无困难。应鉴别是风湿性、先天性、老年钙化性 AS 或特发性肥厚型主动脉瓣下狭窄(IHSS)。病史、超声心动图等可助鉴别。

(四)治疗

无症状的 AS 患者并无特殊内科治疗,有症状的 AS 则必须手术。有肺淤血的患者,可慎用利尿药。ACEI 具有血管扩张作用,应慎用于瓣膜狭窄的患者,以免前负荷过度降低致心排血量减少,引起低血压、晕厥等。AS 患者亦应避免应用 β 受体阻滞剂等负性肌力药物。重度 AS 患者应选用瓣膜置换术。经皮主动脉球囊成形术尚不成熟,仅适用于不能手术患者的姑息治疗。

四、主动脉瓣关闭不全

(一)病因和发病机制

主动脉瓣关闭不全(AR)是由主动脉瓣和主动脉根部病变所引起,分急性与慢性两类。慢性 AR 的病因有风湿性、先天性畸形、主动脉瓣脱垂、老年瓣膜病变、主动脉瓣黏液变性、梅毒性 AR、升主动脉粥样硬化与扩张、马方综合征、强直性脊柱炎、特发性升主动脉扩张、严重高血压和/或动脉粥样硬化等,其中2/3的 AR 为风心病引起,单纯风湿性 AR 少见。

急性 AR 的原因:感染性心内膜炎、主动脉根部夹层或动脉瘤、由外伤或其他原因导致的主动脉瓣破裂或急性脱垂、AS 行球囊成形术或瓣膜置换术的并发症。

急性 AR 时,心室舒张期血流从主动脉反流入左心室,左心室同时接受左心房和主动脉反流的血液,左心室急性扩张以适应容量过度负荷的能力有限,故左心室舒张压急剧上升,随之左心房压升高、肺淤血、肺水肿。同时,AR 使心脏前向排血量减少。

慢性 AR 时,常缓慢发展、逐渐加重,故左心室有充足的时间进行代偿;使左心室能够在反流量达心排血量80%左右的情况下,多年不出现严重循环障碍的症状;晚期才出现心室收缩功能降低,左心衰竭。

(二)临床表现

1.症状

急性 AR,轻者可无症状,重者可出现急性左心衰竭和低血压。慢性 AR 可多年(5~10 年)无症状,首发症状可为心悸、胸壁冲撞感、心前区不适、头部强烈搏动感;随着左心功能减退,出现劳累后气急或呼吸困难,左心衰竭逐渐加重后,可随时发生阵发性夜间呼吸困难、肺水肿及端坐呼吸,随后发生右心衰竭。亦可发生心绞痛(较主动脉瓣狭窄少见)和晕厥。在出现左心衰竭后,病情呈进行性恶化,常于 2 年内死亡。

2.体征

查体在胸骨左缘第3～4肋间或胸骨右缘第2肋间闻及哈气样递减型舒张期杂音。该杂音沿胸骨左缘向下传导,达心尖部及腋前线,取坐位、前倾、深呼气后屏气最清楚。主动脉瓣区第二心音减弱或消失。脉压升高,有水冲脉,周围血管征常见。

(三)诊断

1.辅助检查

(1)X线胸片:表现为左心室、左心房大,心胸比率增大,左心室段延长及隆突,心尖向下延伸,心腰凹陷,心脏呈主动脉型,主动脉继发性扩张。

(2)心电图:表现为左心室肥厚伴劳损。

(3)超声心动图:可见主动脉增宽,AR时存在裂隙或瓣膜撕裂、穿孔等,二尖瓣前叶舒张期纤细扑动或震颤(为AR的可靠征象,但敏感性只有43%),左心室扩大,室间隔活动增强并向右移动等。

(4)心脏多普勒超声心动图:可显示血液自主动脉反流入左心室。

(5)主动脉根部造影:诊断本病的金标准,若注射造影剂后,造影剂反流到左心室,可确定AR的诊断,若左心室造影剂浓度低于主动脉内造影剂浓度,则提示为轻度AR;若两者浓度相近,则提示中度反流;若左心室浓度高于主动脉浓度,则提示重度反流。

2.诊断要点

如在胸骨左缘或主动脉瓣区有哈气样舒张期杂音,左心室明显增大,并有周围血管征,则AR之诊断不难确立。超声心动图、心脏多普勒超声心动和主动脉根部造影可明确诊断。风湿性AR常与AS并存,同时合并二尖瓣病变。

3.鉴别诊断

风湿性AR需与老年性和梅毒性AR、马方综合征及瓣膜松弛综合征、先天性主动脉瓣异常、细菌性心内膜炎、高血压和动脉粥样硬化性主动脉瓣病变、主动脉夹层、动脉瘤,以及外伤等所致的AR相鉴别。

(四)治疗

有症状的AR患者必须手术治疗,而不是长期内科治疗的对象。血管扩张药(包括ACEI)应用于慢性AR患者,目的是减轻后负荷,增加前向心排血量而减轻反流,但是否能有效降低左心室舒张末容量,增加LVEF尚不肯定。

五、护理措施

注意休息,劳逸结合,避免过重体力活动。但在心功能允许情况下,可进行适量的轻体力活动或轻体力的工作。预防感冒、防止扁桃体炎、牙龈炎等。如果发生感染可选用青霉素治疗。对青霉素过敏者可选用红霉素或林可霉素治疗。心功能不全者应控制水分的摄入,饮食中适量限制钠盐,每天以10 g以下为宜,切忌食用盐腌制品。服用利尿剂者应吃些水果,如香蕉、橘子等。房颤的患者不宜做剧烈活动。应定期门诊随访;在适当时期要考虑行外科手术治疗,何时进行应由医师根据具体情况定。如需拔牙或做其他小手术,术前应采用抗生素预防感染。

(张　璐)

第四节 感染性心内膜炎

感染性心内膜炎是指病原微生物经血液直接侵犯心内膜、瓣膜或大动脉内膜而引起的感染性炎症,常伴有赘生物形成。根据病情和病程,分为急性感染性心内膜炎和亚急性感染性心内膜炎,其中亚急性心内膜炎较多见。根据瓣膜类型可分为自体瓣膜心内膜炎、人工瓣膜心内膜炎和静脉药瘾者的心内膜炎。

一、护理评估

(一)致病因素

急性感染性心内膜炎发病机制尚不清楚,主要累及正常瓣膜,病原菌来自皮肤、肌肉、骨骼或肺等部位的活动感染灶;而亚急性病例占2/3以上,主要发生于器质性心脏病基础上,其中以风湿性心脏瓣膜病的二尖瓣关闭不全和主动脉瓣关闭不全最常见,其次是先天性心脏病的室间隔缺损、法洛四联症等。

1. 病原体

亚急性感染性心内膜炎致病菌以草绿色链球菌最常见,而急性感染性心内膜炎则以金黄色葡萄球菌最常见;其他病原微生物有肠球菌、表皮葡萄球菌、溶血性链球菌、大肠埃希菌、真菌及立克次体等。

2. 感染途径

可因上呼吸道感染、咽峡炎、扁桃体炎及扁桃体切除术、拔牙、流产、导尿、泌尿系统器械检查及心脏手术等途径侵入血流。静脉药瘾者,通过静脉将皮肤致病微生物带入血流而感染心内膜。

3. 发病机制

由于心脏瓣膜原有病变或先天性血管畸形的存在,异常的高速血流冲击心脏或大血管内膜,导致内膜损伤,有利于血小板、纤维蛋白及病原微生物在该部位聚集和沉积,形成赘生物和心内膜炎症。

(二)身体状况

1. 症状和体征

(1)发热:是最常见的症状。亚急性者多低于39 ℃,呈弛张热,可有乏力、食欲缺乏、体重减轻等非特异性症状,头痛、背痛和肌肉关节痛常见。急性者有高热寒战,突发心力衰竭者较为常见。

(2)心脏杂音:绝大多数患者可闻及心脏杂音,可由基础心脏病和/或心内膜炎导致瓣膜损害所致。急性者比亚急性更易出现杂音强度和性质的变化,或出现新的杂音。

(3)周围血管体征:细菌性微栓塞和免疫介导系统激活引起的微血管炎所致,多为非特异性。①瘀点以锁骨以上皮肤、口腔黏膜和睑结膜最常见。②指(趾)甲下线状出血。③Osler结节为指和趾垫出现的豌豆大的红或紫色痛性结节。④Janeway损害是位于手掌或足底直径1~4 cm无压痛出血红斑。⑤Roth斑为视网膜的卵圆形出血斑,其中心呈白色。

(4)动脉栓塞:赘生物引起动脉栓塞占20%~30%,栓塞可发生在机体的任何部位,如脑栓塞、脾栓塞、肾栓塞、肠系膜动脉栓塞、四肢动脉栓塞和肺栓塞等,并出现相应的临床表现。

(5)其他:出现轻、中度贫血,病程超过6周者有脾大。
2.并发症
可出现心力衰竭、细菌性动脉瘤、迁移性脓肿、神经系统受累及肾脏受累的表现。
3.急性与亚急性感染性心内膜炎的比较
急性与亚急性感染性心内膜炎的比较见表3-1。

表 3-1　急性与亚急性感染性心内膜炎的比较

表现	急性	亚急性
病原体	金黄色葡萄球菌	草绿色链球菌
中毒症状	明显	轻
病程	进展迅速,数周或数月引起瓣膜破坏	进展缓慢,病程较长
感染迁移	多见	少见

(三)心理社会状况
由于症状逐渐加重,患者烦躁、焦虑;当病情进展且疗效不佳时,往往出现精神紧张、悲观、绝望等心理反应。

(四)实验室及其他检查
1.血液检查
亚急性心内膜炎多呈进行性贫血;白细胞计数正常或升高、血沉增快;50%以上的患者血清类风湿因子阳性。
2.尿液检查
常有镜下血尿和轻度蛋白尿,肉眼血尿提示肾梗死。
3.血培养
是诊断感染性心内膜炎的最重要方法,血培养阳性是诊断本病最直接的证据,药物敏感试验可为治疗提供依据。
4.超声心动图
可探测赘生物,观察瓣叶、瓣环、室间隔及心肌脓肿等。

二、护理诊断及医护合作性问题

(1)体温过高与感染有关。
(2)营养失调,低于机体需要量,与食欲下降、长期发热导致机体消耗过多有关。
(3)焦虑与发热、疗程长或病情反复有关。
(4)潜在并发症:栓塞、心力衰竭。

三、治疗及护理措施

(一)治疗要点
1.抗生素治疗
(1)治疗原则:①早期用药。②选用敏感的杀菌药。③剂量充足,疗程长。④联合用药。⑤以静脉给药为主。
(2)常用药物:首选青霉素。本病大多数致病菌对其敏感,且青霉素毒性小,常用剂量为

$(2\sim4)\times10^7$ U/d,青霉素过敏者可用万古霉素;青霉素与氨基糖苷类抗生素如链霉素、庆大霉素、阿米卡星等联合应用可以增加杀菌能力。也可根据细菌培养结果和药物敏感试验针对性选择抗生素。

(3)治愈标准:①自觉症状消失,体温恢复正常。②脾脏缩小。③未再发生出血点和栓塞。④抗生素治疗结束后的第1、第2、第6周分别做血培养阴性。

2.对症治疗

加强营养,纠正贫血,积极治疗各种并发症等。

3.手术治疗

如对抗生素治疗无效,有严重心内并发症者应考虑手术治疗。

(二)护理措施

1.病情观察

密切观察患者的体温变化情况,每4~6小时测量体温1次并记录;注意观察皮肤瘀点、甲床下出血、Osler结节、Janeway结节等皮肤黏膜病损及消退情况;观察有无脑、肾、脾、肺、冠状动脉、肠系膜动脉及肢体动脉栓塞,一旦发现立即报告医师并协助处理。

2.生活护理

根据患者病情适当调节活动,严重者避免剧烈运动和情绪激动;饮食宜高热量、高蛋白、高维生素、低胆固醇、清淡、易消化的半流食或软食,以补充发热引起的机体消耗;有心力衰竭者按心力衰竭患者饮食进行指导。

3.药物治疗护理

长期、大剂量静脉应用抗生素时,应严格遵医嘱用药,以确保维持有效的血液浓度。注意保护静脉,避免多次穿刺增加患者的痛苦,同时用药过程中,注意观察药物疗效及毒性反应。

4.发热的护理

高热患者给予物理降温如冰袋、温水擦浴等,及时记录体温变化。患者出汗多要及时更换衣服,以增加舒适感,鼓励患者多饮水,同时做好口腔护理。

5.正确采集血培养标本

告知患者暂时停用抗生素和反复多次采集血培养的必要性,以取得患者的理解与配合。

(1)对未经治疗的亚急性患者,应在第1天间隔1小时采血1次,共3次;若次日未见细菌生长,重复采血3次后,开始抗生素治疗。

(2)已用抗生素者,停药2~7天后采血。

(3)急性患者应在入院后立即安排采血,在3小时内每隔1小时采血1次,共取3次血标本后,按医嘱开始治疗。

(4)本病的菌血症为持续性,无须在体温升高时采血。

(5)每次采血10~20 mL,同时做需氧和厌氧菌培养。

6.心理护理

关心患者,耐心解释治疗目的与意义,避免精神紧张,积极配合治疗与护理。

7.健康指导

嘱患者平时注意保暖、避免感冒、增强机体抵抗力;避免挤压痤疮等感染病灶,减少病原体入侵的机会;教会患者自我监测病情变化,如有异常及时就医。

(张　璐)

第五节 心 肌 炎

心肌炎常是全身性疾病在心肌上的炎症性表现,由于心肌病变范围大小及病变程度的不同,轻者可无临床症状,严重可致猝死,诊断及时并经适当治疗者,可完全治愈,迁延不愈者,可形成慢性心肌炎或导致心肌病。

一、病因病机

(一)病因

细菌如白喉杆菌、溶血性链球菌、肺炎双球菌、伤寒杆菌等,病毒如柯萨奇病毒、艾柯病毒、肝炎病毒、流行性出血热病毒、流感病毒、腺病毒等,其他如真菌、原虫等均可致心肌炎。但目前以病毒性心肌炎较常见。

致病条件因素有以下几种。①过度运动:运动可致病毒在心肌内繁殖复制加剧,加重心肌炎症和坏死。②细菌感染:细菌和病毒混合感染时,可能起协同致病作用。③妊娠:妊娠可以增强病毒在心肌内的繁殖,所谓围生期心肌病可能是病毒感染所致。④其他:营养不良、高热寒冷、缺氧、过度饮酒等,均可诱发病毒性心肌炎。

(二)发病机制

从动物实验、临床与病毒学、病理观察,发现有以下2种机制。

1.病毒直接作用

实验中将病毒注入血循环后可致心肌炎。以在急性期,主要在起病9天以内,患者或动物的心肌中可分离出病毒,病毒荧光抗体检查结果阳性,或在电镜检查时发现病毒颗粒。病毒感染心肌细胞后产生溶细胞物质,使细胞溶解。

2.免疫反应

病毒性心肌炎起病9天后心肌内已不能再找到病毒,但心肌炎病变仍继续;有些患者病毒感染的其他症状轻微而心肌炎表现颇为严重;还有些患者心肌炎的症状在病毒感染其他症状开始一段时间以后才出现;有些患者的心肌中可能发现抗原抗体复合体。以上都提示免疫机制的存在。

(三)病理改变

病变范围大小不一,可为弥漫性或局限性。随病程发展可为急性或慢性。病变较重者肉眼见心肌非常松弛,呈灰色或黄色,心腔扩大。病变较轻者在大体检查时无发现,仅在显微镜下有所发现而赖以诊断,而病理学检查必须在多个部位切片,方使病变免于遗漏。在显微镜下,心肌纤维之间与血管四周的结缔组织中可发现细胞浸润,以单核细胞为主。心肌细胞可有变性、溶解或坏死。病变如在心包下区则可合并心包炎,成为病毒性心包心肌炎。病变可涉及心肌与间质,也可涉及心脏的起搏与传导系统如窦房结、房室结、房室束和束支,成为心律失常的发病基础。病毒的毒力越强,病变范围越广。在实验性心肌炎中,可见到心肌坏死之后由纤维组织替代。

二、临床表现

取决于病变的广泛程度与部位。重者可致猝死,轻者几无症状。老幼均可发病,但以年轻人较易发病。男多于女。

(一)症状

心肌炎的症状可能出现于原发的症状期或恢复期。如在原发病的症状期出现,其表现可被原发病掩盖。多数患者在发病前有发热、全身酸痛、咽痛、腹泻等症状,反映全身性病毒感染,但也有部分患者原发病症状轻而不显著,须仔细追问方被注意到,而心肌炎症状则比较显著。心肌炎患者常诉胸闷、心前区隐痛、心悸、乏力、恶心、头晕。临床上诊断的心肌炎中,90%左右以心律失常为主诉或首见症状,其中少数患者可由此而发生昏厥或阿-斯综合征。极少数患者起病后发展迅速,出现心力衰竭或心源性休克。

(二)体征

1.心脏扩大

轻者心脏不扩大,一般有暂时性扩大,不久即恢复。心脏扩大显著反映心肌炎广泛而严重。

2.心率改变

心率增速与体温不相称,或心率异常缓慢,均为心肌炎的可疑征象。

3.心音改变

心尖区第一音可减低或分裂。心音可呈胎心样。心包摩擦音的出现反映有心包炎存在。

4.杂音

心尖区可能有收缩期吹风样杂音或舒张期杂音,前者为发热、贫血、心腔扩大所致,后者因左室扩大造成的相对性左房室瓣狭窄。杂音响度都不超过三级。心肌炎好转后即消失。

5.心律失常

心律失常极常见,各种心律失常都可出现,以房性与室性期前收缩最常见,其次为房室传导阻滞,此外,心房颤动、病态窦房结综合征均可出现。心律失常是造成猝死的原因之一。

6.心力衰竭

重症弥漫性心肌炎患者可出现急性心力衰竭,属于心肌泵血功能衰竭,左右心同时发生衰竭,引起心排血量过低,故除一般心力衰竭表现外,易合并心源性休克。

三、辅助检查

(一)心电图

心电图异常的阳性率高,且为诊断的重要依据,起病后心电图由正常可突然变为异常,随感染的消退而消失。主要表现有 ST 段下移,T 波低平或倒置。

(二)X 线检查

由于病变范围及病变严重程度不同,放射线检查亦有较大差别,1/3～1/2 的心脏扩大,多为轻中度扩大,明显扩大者多伴有心包积液,心影呈球形或烧瓶状,心搏动减弱,局限性心肌炎或病变较轻者,心界可完全正常。

(三)血液检查

白细胞计数在病毒性心肌炎可正常,偏高或降低,血沉大多正常,亦可稍增快,C 反应蛋白大多正常,GOT、GPT、LDH、CPK 正常或升高,慢性心肌炎多在正常范围。有条件者可做病毒分离或抗体测定。

四、诊断

病毒性心肌炎的诊断必须建立在有心肌炎的证据和病毒感染的证据基础上。胸闷、心悸常可提示心脏波及,心脏扩大、心律失常或心力衰竭为心脏明显受损的表现,心电图上 ST-T 改变与异位心律或传导障碍反映心肌病变的存在。病毒感染的证据有以下各点:①有发热、腹泻或流感症状,发生后不久出现心脏症状或心电图变化。②血清病毒中和抗体测定阳性结果,由于柯萨奇 B 病毒最为常见,通常检测此组病毒的中和抗体,一在起病早期和 2~4 周各取血标本 1 次,如 2 次抗体效价示 4 倍上升或其中 1 次≥1:640,可作为近期感染该病毒的依据。③咽、肛拭病毒分离,如阳性有辅助意义,有些正常人也可阳性,其意义须与阳性中和抗体测定相结合。④用聚合酶链反应法从粪便、血清或心肌组织中检出病毒 RNA。⑤心肌活检,从取得的活组织做病毒检测,病毒学检查对心肌炎的诊断有帮助。

五、治疗

应卧床休息,以减轻组织损伤,病变加速恢复。伴有心律失常,应卧床休息 2~4 周,然后逐渐增加活动量,严重心肌炎伴有心脏扩大者,应休息 6 个月至 1 年,直到临床症状完全消失,心脏大小恢复正常。应用免疫抑制剂,激素的应用尚有争论,但重症心肌炎伴有房室传导阻滞,心源性休克心功能不全者均可应用激素。常用泼尼松 40~60 mg/d,病情好转后逐渐减量,6 周为 1 个疗程。必要时亦可用氢化可的松或地塞米松,静脉给药。心力衰竭者可用强心、利尿、血管扩张剂。心律失常者同一般心律失常的治疗。

六、病情观察

(1)定时测量体温、脉搏,其体温与脉率增速不成正比。
(2)密切观察患者呼吸频率、节律的变化,及早发现是否心功能不全。
(3)定时测量血压,观察记录尿量,以及早判断有无心源性休克的发生。
(4)密切观察心率与心律,及早发现有无心律失常,如室性期前收缩、不同程度的房室传导阻滞等,严重者可出现急性心力衰竭、心律失常等表现。

七、对症护理

(一)心悸、胸闷

保证患者休息,急性期卧床。按医嘱及时使用改善心肌营养与代谢的药物。

(二)心律失常

当急性病毒性心肌炎患者引起四度房室传导阻滞或窦房结病变引起窦房传导阻滞、窦房停搏而致阿-斯综合征者,应就地进行心肺复苏,并积极配合医师进行药物治疗或紧急做临时心脏起搏处理。

(三)心力衰竭

按心力衰竭护理常规。

八、护理措施

(1)遵医嘱给予氧气吸入,给予药物治疗。注意心肌炎时心肌细胞对洋地黄的耐受性较差,应用洋地黄时应特别注意其毒性反应。
(2)休息与活动:反复向患者解释急性期卧床休息可减轻心脏负荷,减少心肌耗氧量,有利于心功能的恢复,防止病情恶化或转为慢性病程。患者常需卧床 2~3 周,待症状、体征和实验室检查恢复后,方可逐渐增加活动量。

(3)心理护理:告诉患者体力恢复需要一段时间,不要急于求成。当活动耐力有所增加时,应及时给予鼓励。对不愿意活动或害怕活动的患者,应给予心理疏导,督促患者完成范围内的活动量。

(4)病情观察:急性期严密监测患者的体温、心率、心律、血压的变化,发现心率突然变慢、血压偏低、频发期前收缩、房室传导阻滞及时报告。观察患者有无脉速、易疲劳、呼吸困难、烦躁及肺水肿的表现。

(5)活动中监测:病情稳定后,与患者及家属一起制订并实施每天活动计划,严密监测活动时心率、心律、血压变化,若活动后出现胸闷、心悸、呼吸困难、心律失常等,应停止活动,以此作为限制最大活动量的指征。

九、健康教育

(1)讲解充分休息的必要性及心肌营养药物的作用。指导患者进食高蛋白、高维生素、易消化饮食,尤其是补充富含维生素C的食物如新鲜蔬菜、水果,以促进心肌代谢与修复,戒烟酒。

(2)告诉患者经积极治疗后多数可以痊愈,少数可留有心律失常后遗症,极少数患者在急性期因严重心律失常、急性心力衰竭和心源性休克而死亡,有部分患者演变成慢性心肌炎。

(3)积极预防感冒,避免受凉及接触传染源,恢复期每天有一定时间的户外活动,以适应环境,增强体质。

(4)积极治疗和消除细菌感染灶,如慢性扁桃体炎、慢性鼻窦炎、中耳炎等。

(5)遵医嘱按时服药,定期复查。

(6)教会患者及家属测脉搏、节律,发现异常或有胸闷、心悸等不适应及时复诊。

(朱园园)

第六节 心 肌 病

心肌病是指由多种原因(遗传病因较多见)引起的以心肌结构及功能异常为主的一组心肌疾病。根据病理生理特点将心肌病分为扩张型心肌病、肥厚型心肌病、限制型心肌病、致心律失常性右心室心肌病和未分类心肌病。其中以扩张型心肌病的发病率最高,其次为肥厚型心肌病。据统计,住院的心血管病患者中,心肌病患者可占 0.6%~4.3%。本节重点阐述扩张型心肌病、肥厚型心肌病。

一、扩张型心肌病

扩张型心肌病以一侧或双侧心腔扩大,心肌收缩功能减退为主要特征,本病常伴有心律失常、充血性心力衰竭。近年来,发病率呈上升趋势,病死率较高,男性多于女性(2.5∶1),是临床心肌病最常见的一种类型。

(一)病因

病因迄今未明,除特发性、家族遗传因素外,近年来认为持续病毒感染是其重要原因。病毒对心肌的直接损伤或体液细胞免疫反应所致心肌炎均可导致和诱发扩张型心肌病。此外,乙醇中毒、抗癌药物、系统性红斑狼疮、嗜铬细胞瘤等因素亦可引起本病。

(二)临床表现

起病缓慢,早期患者可有心脏轻度扩大而无明显症状。此后出现的临床表现以充血性心力衰竭的症状和体征为主,如活动后心悸、气短、胸闷、乏力、夜间阵发性呼吸困难、水肿、肝大等。主要体征有心浊音界向两侧扩大,常可闻及第三或第四心音,心率快时呈奔马律。多数患者合并各种类型的心律失常,部分患者可发生猝死或栓塞。

(三)辅助检查

1.X线检查

X线检查可见心影明显增大,心胸比＞50%,肺淤血征。

2.心电图检查

心电图检查可见多种心律失常如室性心律失常、心房颤动、传导阻滞等。此外尚有ST-T改变,低电压,少数可见病理性Q波。

3.超声心动图检查

心脏各腔均扩大,以左心室扩大早而显著,室壁运动减弱,提示心肌收缩力下降。

4.其他检查

心导管检查和心血管造影、心脏放射性核素检查、心内膜心肌活检等。

(四)处理原则及治疗要点

因本病原因未明,尚无特殊治疗方法。目前治疗原则主要针对心力衰竭和各类心律失常。一般是限制体力活动,卧床休息,低盐饮食,应用洋地黄和利尿药等,但需注意患者容易发生洋地黄中毒,故应慎用。近年来,发现合理选用β受体阻滞剂,从小剂量开始,根据症状、体征调整用量,长期口服不但能控制心力衰竭而且还能延缓病情进展,对提高患者生存率有益。中药黄芪、生脉散等有抗病毒、调节免疫、改善心功能等作用,对改善症状及预后有一定作用。

二、肥厚型心肌病

肥厚型心肌病是一类由常染色体显性遗传造成的原发性心肌病,以心室壁非对称性肥厚、心室腔变小、左心室血液充盈受限、舒张期顺应性下降为特征的心肌病。临床上,根据有无左心室流出道梗阻分为梗阻型和非梗阻型。本病为青年猝死的常见原因。

(一)病因

病因未明,本病常有明显家族史或有明显的家族聚集倾向,目前认为家族性常染色体显性遗传是主要病因。

(二)临床表现

1.症状

起病缓慢,部分患者可无自觉症状,因猝死或体检时才被发现。许多患者有心悸、胸痛、劳力性呼吸困难,伴有流出道梗阻的患者由于左心室舒张充盈不足,心排血量减低可在起立或运动时出现眩晕,甚至神志丧失等。

2.体征

心脏轻度增大,心脏冲动向左下移位,能听到第四心音。梗阻性肥厚型心肌病患者可在胸骨左缘第3～4肋间听到较粗糙的喷射性收缩期杂音,心尖部也常可闻及吹风样收缩期杂音。凡能影响心肌收缩力,改变左心室容量及射血速度的因素,均可使杂音的响度有明显变化。

(三)辅助检查

1.X线检查

心影增大多不明显,如有心力衰竭则心影明显增大。

2.心电图检查

最常见的表现为左心室肥大,可有ST-T改变、深而不宽的病理性Q波。此外,室内传导阻滞和期前收缩亦常见。

3.超声心动图检查

超声心动图检查是主要的诊断手段。检查可显示室间隔的非对称性肥厚,舒张期室间隔厚度与左心室后壁厚度之比≥1.3,间隔运动低下。

4.心导管检查和心血管造影检查

左心室舒张末期压上升。心室造影显示左心室腔变小、心壁增厚。冠状动脉造影多无异常。

5.其他检查

磁共振成像检查对诊断有重要意义;心内膜心肌活检显示心肌细胞畸形肥大,排列紊乱。

(四)处理原则及治疗要点

目前主张应用β受体阻滞剂及钙通道阻滞剂治疗,以减慢心率、降低心肌收缩力,减轻流出道梗阻。常用药物有普萘洛尔、美托洛尔和维拉帕米等。避免使用增强心肌收缩力和减少心脏容量负荷的药物,如洋地黄、硝酸类制剂等。有些肥厚型心肌病患者,随着病情进展,逐渐呈现扩张型心肌病的症状与体征,对此类患者可采用扩张型心肌病伴有心力衰竭时的治疗措施进行治疗。对药物治疗效果不佳的重症梗阻性患者可考虑采用介入或外科手术治疗,植入DDD型起搏器、消融或切除最肥厚部分的心肌。

三、护理评估

(一)病史

询问患者首次发病的症状及时间,是否有呼吸困难、胸闷、心悸、乏力、头晕的症状;评估患者发生心律失常时的类型和采取的治疗措施及疗效;做过的相关检查及结果等。询问患者相关疾病的家族史及遗传史;有无明确诊断的其他心血管相关疾病或与心血管相关的疾病,以及进行的相关治疗及疗效。

(二)身体状况

评估患者目前主要不适、诱发因素及加重情况,评估是否有呼吸困难、胸闷心悸、乏力、头晕的症状,评估患者的心功能情况、目前的活动量、耐受能力和自理能力,评估心脏增大程度、心脏杂音、心脏冲动位置、双肺是否闻及水泡音或哮鸣音。

(三)心理-社会状况

评估患者职业、文化程度、对疾病相关知识的了解程度。评估患者的心理状态及社会支持情况。

四、护理措施

(一)生活护理

保持病室安静、通风、温湿度适宜。减少探视,避免不良刺激。心肌病患者应限制体力活动,可减轻心脏负荷,增加心肌收缩力,改善心功能。有心力衰竭症状者应绝对卧床休息,注意照顾其饮食起居。肥厚型心肌病患者活动后有晕厥和猝死的危险,故应避免持重、屏气及剧烈的运动如跑步、球类比赛等。有晕厥史者避免独自外出活动,以免发生意外。

(二)饮食护理

宜给予低脂、低盐、高蛋白和高维生素的易消化饮食,避免进食刺激性食物。多食新鲜蔬菜和水果、少量多餐及增加粗纤维食物,防止便秘。心力衰竭时低盐饮食,限制进食含钠量高的食物。

(三)病情观察

观察胸痛的部位、性质、程度、持续时间、诱因及缓解方式,注意血压、心率、心律及心电图变化。如疼痛加重或伴有冷汗、恶心、呕吐时,应及时与医师联系。对已有严重心律失常、心绞痛及晕厥症状的患者,加强心电监护;密切观察有无脑、肺和肾等器官及周围动脉栓塞的征象。对于长期慢性心力衰竭的患者重点观察肢体的温度、色泽、感觉和运动障碍,皮肤瘀点、瘀斑及有无突发胸痛、剧烈咳嗽、咯血等;注意有无心排血量减少导致的心、脑供血不足表现。

(四)给药护理

遵医嘱用药,观察疗效及不良反应。扩张型心肌病患者对洋地黄耐受性较差,使用时应密切观察,警惕发生中毒;应用利尿药时,注意电解质紊乱,尤其是低血钾;应用β受体阻滞剂和钙通道阻滞剂时,注意有无心动过缓等不良反应。肥厚型心肌病患者出现心绞痛时不宜用硝酸酯类药物。

(五)对症护理

1.胸痛

嘱患者立即停止活动,卧床休息。应安慰患者,解除紧张情绪。遵医嘱使用药物,持续吸氧。嘱其避免剧烈运动、屏气、持重、情绪激动、饱餐、寒冷等诱发因素,戒烟酒。

2.心悸、呼吸困难

停止活动,嘱患者卧床休息,以减少心肌耗氧量,休息时采用半卧位。必要时予以吸氧,根据缺氧程度、心功能状态调节氧流量。

3.晕厥

立即让患者平躺于空气流通处,将头部位置放低;松开衣领、腰带;注意肢体保暖;吸氧;做好急救准备。

(六)心理护理

应经常与患者沟通、交流,了解其心理特点,多关心体贴患者,常予以鼓励和安慰,耐心地向患者介绍有关疾病的知识、治疗方案及心理调节与康复的关系,帮助其解除顾虑,消除悲观情绪,增强治疗信心,积极配合治疗。

五、健康指导

(一)疾病知识指导

避免诱因,防寒保暖,预防发生上呼吸道感染。对无明显症状的早期患者,可从事轻体力工作,但要避免劳累。戒烟戒酒,给予高蛋白、高维生素、易消化食物,心力衰竭时给予低盐饮食。

(二)用药与随访

坚持服用抗心力衰竭、抗心律失常的药物,以延长存活年限。说明药物的名称、剂量、用法、指导患者及家属观察药物产生的疗效及不良反应。嘱患者定期门诊随访,症状加重时立即就诊,防止病情进一步发展,甚至恶化。

(朱园园)

第七节 冠状动脉粥样硬化性心脏病

一、概述

冠状动脉粥样硬化性心脏病是指冠状动脉粥样硬化使血管腔狭窄或阻塞导致心肌缺血、缺氧而引起的心脏病,它和冠状动脉功能性改变一起,统称为冠状动脉性心脏病,简称冠心病,亦称缺血性心脏病。

冠心病是世界上最常见的死亡原因之一,男性多在40~60岁发病,女性最常在绝经期后表现症状,男性多于女性。本病的发病率按照地域不同而有很大差异。本病在欧美国家极为常见,美国冠心病死亡占人口死亡数的1/3~1/2,占心脏病死亡数的50%~75%,我国近30年来冠心病的发病率和病死率正逐渐升高,据上海两所综合性医院资料统计,20世纪90年代冠心病患者已占住院心脏病患者数的1/3。美国急性ST段抬高型心肌梗死35~84岁人群年发病率为男7.1%、女2.2%,病死率30%,其中50%在发病后1小时内死亡,常见死因为心律失常(心室颤动)。

冠心病的发生是多基因的遗传因素与复杂的环境因素相互作用的结果,这些因素称为冠心病的危险因素。年龄(男性≥45岁,女性≥55岁,或未用雌激素替代治疗的过早绝经女性)、脂代谢异常、高血压、吸烟、糖尿病和糖耐量异常是本病最重要的危险因素;肥胖、缺少体力活动、摄入过多动物脂肪、胆固醇、糖和钠盐、遗传因素等同样增加冠心病的发生风险;近年来发现血中同型半胱氨酸增高、胰岛素抵抗增强、血中纤维蛋白原及一些凝血因子增高等也可使发生本病的风险增加。

二、冠心病的分型

1979年WHO将本病分为5型,包括隐匿性或无症状型冠心病、心绞痛(稳定型和不稳定型)、心肌梗死(急性和陈旧性)、缺血性心肌病及猝死。其中,不稳定型心绞痛和急性心肌梗死(ST段抬高性及非ST段抬高性)具有共同的病理基础——粥样斑块不稳定,故又被统称为急性冠状动脉综合征(acute coro-nary syndrome,ACS)。

(一)无症状性心肌缺血

也称为隐匿型冠心病,是指无临床症状,但客观检查提示有心肌缺血表现的冠心病。其特点是患者有冠状动脉粥样硬化基础,但病变较轻或有较好的侧支循环,或患者痛阈较高,因此不表现出缺血相关性临床症状(如胸痛、胸闷等)。此型患者病情相对稳定,但可突然转为心绞痛发作或心肌梗死等冠心病类型。其诊断需静息时或增加负荷时出现心肌缺血心电图表现。

(二)稳定型心绞痛

也称为稳定型劳力性心绞痛,是在冠状动脉固定性严重狭窄的基础上,由于心肌负荷的增加引起心肌急剧的、暂时的缺血与缺氧的临床综合征。其特点为阵发性的前胸压榨性疼痛或憋闷感,可伴有放射痛,常发生于劳力负荷增加或情绪激动时,持续时间为数分钟,休息或含服硝酸酯类药可缓解。

(三)不稳定型心绞痛

是对恶化劳力型心绞痛、卧位型心绞痛、静息型心绞痛、心肌梗死后心绞痛、混合性心绞痛的统称。此类患者冠状动脉粥样斑块不稳定,易突然发生斑块破裂并伴急性血栓形成,导致严重心肌缺血损伤甚至梗死,甚至引起严重临床后果。不稳定型心绞痛常表现为原稳定型心绞痛患者在近1个月内发作频率增加、程度加重、症状持续时间延长、诱因变化、硝酸酯类药效果变差;1个月内新发心绞痛,休息状态下发生心绞痛,变异型心绞痛(心电图可见短暂的ST段抬高)。

(四)心肌梗死

即心肌缺血性坏死。急性心肌梗死可表现为持久的胸骨后剧烈疼痛、发热,可发生心律失常、心力衰竭或休克;心电图呈进行性的特征性改变;心肌标志物(心肌酶或肌钙蛋白)增高。根据心电图ST段的抬高与否分为非ST段抬高型心肌梗死和ST段抬高型心肌梗死两种类型,其病理基础及处理方案不同。

(五)缺血性心肌病

为心肌长期供血不足导致心肌组织发生营养障碍和萎缩,或大面积心肌梗死后纤维组织增生所致。临床特点为心脏逐渐扩大,心功能逐渐减退,最终发生心力衰竭。其临床表现与扩张型心肌病相似。

(六)冠心病猝死

也被视为冠心病的一种特殊类型,好发季节为隆冬,患者年龄多不太大,半数生前无症状。在基层医务人员和群众中普及心肺复苏抢救知识对于挽救本型患者有积极意义。

以下重点介绍心绞痛和心肌梗死。

三、病因

最常见的引起冠状动脉性心脏病的病因是冠状动脉粥样硬化,占冠心病的90%左右。其他病因:①冠状动脉栓塞,如心腔内附壁血栓脱落,细菌性心内膜炎赘生物及肿瘤钙质碎片等均可栓塞于冠状动脉。②夹层动脉瘤,可表现为局限在冠状动脉的夹层动脉瘤,亦可由主动脉夹层动脉瘤伸展到冠状动脉开口。③冠状动脉炎:多发性动脉炎、系统性红斑狼疮和类风湿关节炎等结缔组织疾病及病毒感染等可侵犯冠状动脉。④先天性冠状动脉畸形,冠状动脉肌桥。⑤代谢性疾病如糖尿病和淀粉样变等可致小冠状动脉病变。⑥梅毒性主动脉炎累及冠状动脉开口。⑦外伤等。

(一)心绞痛

心绞痛是由于心肌供氧和需氧不平衡所致缺氧的结果。在心绞痛患者中,冠状动脉本身病变,特别是冠状动脉粥样硬化是最重要的病理原因,约占心绞痛患者的90%。

其次有重度主动脉瓣狭窄或关闭不全、肥厚型心肌病、先天性冠状动脉畸形、冠状动脉栓塞、严重贫血、休克、快速心律失常、心肌耗氧量增加等。常因体力劳动、情绪激动、饱餐、寒冷、阴雨天气、吸烟而诱发。

当冠状动脉的供血与心肌的需血之间发生矛盾,冠状动脉供血量不能满足心肌代谢的需要,引起心肌急剧的、暂时性的缺血缺氧时,即可发生心绞痛。心肌氧耗的多少主要由心肌张力,心肌收缩强度和心率决定,心肌能量的产生主要是要求大量的氧供,心肌平时对血液中氧的吸取已经接近最大量,氧供再需要增加时已难从血液中摄取更多的氧,只能依靠增加冠状动脉的血流量来提供。在正常情况下,冠状循环有很大的储备力量,其血流量可随身体的生理情况而有显著变化。动脉粥样硬化而致冠状动脉狭窄或部分分支闭塞时,其扩张性减弱,血流量减少,且对心肌的供血量相对固定,心肌的血液供应如减低到尚能应付心脏的水平的需要,则休息时可无症状。一旦心肌负荷突然增加,如劳累、激动、左心衰竭等,使心肌张力增加,心肌收缩力增加和心率增快等而致心肌氧耗量增加时,心肌对血液的需求增加,而冠脉的供血已不能相应增加,即可引起心绞痛。

(二)心肌梗死

本病基本病因是冠状动脉粥样硬化,造成管腔严重狭窄和心肌血液供应不足,而侧支循环尚未充分建立,在此基础上,若发生血供急剧减少或中断,使心肌严重而持久地缺血达1小时以上,即可发生心肌梗死。心肌梗死原因绝大多数是由于不稳定粥样斑块破溃,继而出血和管腔内血栓形成,使管腔闭塞。少数情况下粥样斑块内或其下发生出血或血管持续痉挛,也可使冠状动脉完全闭塞。

大量研究已证明,绝大多数的心肌梗死是由于不稳定的粥样斑块破溃,继而出血和管腔内血栓形成,而使管腔闭塞;少数情况下粥样斑块内或其下发生出血或血管持续痉挛,也可使冠状动脉完全闭塞。

促使粥样斑块破裂出血及血栓形成的诱因:休克、脱水、出血、外科手术或严重心律失常,使心排血量骤降,冠状动脉灌流量锐减;饱餐特别是进食多量脂肪后,血脂增高,血黏稠度增高;重体力活动、情绪过分激动、用力排便或血压剧升,致左心室负荷明显加重,儿茶酚胺分泌增多,心肌需氧量猛增,冠状动脉供血明显不足;晨起6:00~12:00交感神经活动增加,机体应激反应增强,冠状动脉张力增高。

四、临床表现

(一)心绞痛

1.症状

以发作性胸痛为主要临床表现,典型疼痛特点为胸骨体中、上段之后,或心前区界限不清,可放射至左肩、左臂尺侧;偶有至颈、咽或下颌部。胸痛常为压迫样、憋闷感或紧缩样感,也可有烧灼感。发作时,患者可不自觉停止原来的活动。体力劳动、情绪激动、饱餐、受凉、心动过速等可诱发。疼痛出现后常逐步加重,一般持续3~5分钟,休息或含服硝酸甘油可迅速缓解。

2.体征

平时一般无异常体征,心绞痛发作时常见心率加快,血压升高,面色苍白,表情焦虑,皮肤冷或出汗,有时出现第三或第四心音奔马律。

(二)心肌梗死

1.症状

(1)疼痛:是最先出现的症状,多发生于清晨,疼痛部位和性质与心绞痛相同,但诱因多不明显,且常发生于安静或睡眠时,程度较重,范围较广,持续时间可长达数小时或数天,休息和含用硝酸甘油多不能缓解。患者常烦躁不安、出汗、恐惧,或有濒死感。在我国,1/6~1/3的患者疼痛的性质及部位不典型,如少数患者无疼痛,一开始即表现为休克或急性心力衰竭。部分患者疼痛位于上腹部,被误认为胃穿孔、急性胰腺炎等急腹症;部分患者疼痛放射至下颌、颈部、背部上方,被误认为骨关节痛;少数患者在整个病程中都无疼痛或其他症状,事后才发现得过心肌梗死。

(2)全身症状:主要是发热,伴有心动过速、白细胞计数增高和红细胞沉降率增快等,由坏死物质吸收所引起。一般在疼痛发生后24~48小时出现,程度与梗死范围常呈正相关,体温一般在38 ℃左右,很少超过39 ℃,持续约1周。

(3)胃肠道症状:约1/3有疼痛的患者,在发病早期伴有频繁的恶心、呕吐和上腹部胀痛,与迷走神经受坏死心肌刺激和心排血量降低、组织灌注不足等有关。肠胀气亦不少见。重症者可发生呃逆。

(4)心律失常:见于75%~95%的患者,多发生在起病1~2天,而以24小时内最多见,可伴乏力、头晕、晕厥等症状。以室性心律失常最多,尤其是室性期前收缩,如室性期前收缩频发(每分钟5次以上),成对出现或呈短阵室性心动过速,多源性或落在前一心搏的易损期时(R-on-T),常为心室颤动的先兆。心室颤动是急性心肌梗死早期,特别是入院前主要的死因。前壁心肌梗死如发生房室传导阻滞表明梗死范围广泛情况严重,预后较差。

(5)低血压和休克:疼痛期血压下降常见,未必是休克。如疼痛缓解而收缩压仍低于10.7 KPa(80 mmHg),有烦躁不安、面色苍白、皮肤湿冷、脉细而快、大汗淋漓、尿量减少(<20 mL/h),神志迟钝,甚至晕厥者则为休克表现。休克多在起病后数小时至1周内发生,见于约20%的患者,主要是心源性,为心肌广泛(40%以上)坏死,心排血量急剧下降所致,神经反射引起的周围血管扩张属次要因素,有些患者有血容量不足的因素参与。严重的休克可在数小时内致死,一般持续数小时或数天,可反复出现。

(6)心力衰竭:主要是急性左心衰竭,可在起病最初几天内发生或在疼痛、休克好转阶段出现,为梗死后心脏收缩力显著减弱或不协调所致,发生率为32%~48%。出现呼吸困难、咳嗽、发绀、烦躁等症状,严重者可发生肺水肿,进而发生颈静脉怒张、肝大、水肿等右心衰竭表现。右心室心肌梗死者可一开始即出现右心衰竭表现,伴血压下降。

2.体征

(1)心脏体征:心脏浊音界可有轻至中度增大,心率多增快,少数也可减慢,心尖处和胸骨左缘之间扪及迟缓的收缩期膨出,是由心室壁反常运动所致,可持续几天至几周;心尖区有时可扪及额外的收缩期前的向外冲动,伴有听诊时的第四心音(即房性或收缩期前奔马律),是左心室顺应性减弱使左心室舒张末期压力升高所致。第一、第二心音多减弱,可出现第四心音(房性)奔马律,少数有第三心音(室性)奔马律。10%~20%的患者在发病第2~3小时出现心包摩擦音,是反应性纤维蛋白性心包炎所致。乳头肌功能障碍或断裂引起二尖瓣关闭不全时,心尖区可出现粗糙的收缩期杂音或伴收缩中晚期喀喇音。发生室间隔穿孔者,胸骨左下缘出现响亮的收缩期杂音,常伴震颤。右心室梗死较重者可出现颈静脉怒张,深吸气时更为明显。

(2)血压:除发病极早期可出现一过性血压升高外,几乎所有患者在病程中都会有血压降低。起病前有高血压者,血压可降至正常;起病前无高血压者,血压可降至正常以下,且可能不再恢复到发病前的水平。

(3)其他:另外可有与心律失常、休克或心力衰竭有关的其他体征。

(三)与其他引起疼痛的疾病相鉴别

由于许多种疾病可以表现为胸痛,应注意与心绞痛相鉴别。引起胸痛的其他常见原因如下。

1.肋间神经痛

沿肋间隙针刺样瞬间疼痛,疼痛发作与劳累无关,但体位变化可能影响疼痛程度。

2.肋软骨膜炎

在肋软骨膜炎处有固定部位的压痛,吸气时加重。

3.胸肌纤维质炎

局部有压痛,呼吸受限,可持续数天甚至更久。

4.带状疱疹

持续痛,时轻时重,沿肋间隙皮肤有疱疹。

5.颈椎病

胸椎上段与颈椎的骨质增生刺激神经根而引起胸痛,胸痛可剧烈似心绞痛,但心电图正常,硝酸甘油无效,颈椎X线检查示骨质增生。

6.胸膜炎

胸痛与呼吸有关,可能有胸膜摩擦音或胸腔积液。

7.食管裂孔疝

多为烧灼样疼痛、恶心、呕吐、咽下不适,心电图正常。

8.肺梗死

胸膜痛或心绞痛样胸痛,多有易发生栓塞的原发疾病,如心房颤动、血栓性静脉炎、下肢静脉曲张、恶性肿瘤、骨折及长期卧床患者。心电图可出现SⅠ、QⅢ、TⅢ改变及右束支传导阻滞。

9.主动脉夹层

疼痛发作开始时即达高峰,为撕裂样剧痛,部位更广泛,可涉及头颈、背部、腰部和下肢,常不能被镇痛药所缓解,常伴有血压明显升高。其病情更为凶险。

10.急性心包炎

可有心包摩擦音,心电图的ST段抬高多呈弓背向下,在数小时或1～2天即下降。

五、实验室及辅助检查

(一)肌红蛋白

肌红蛋白从损伤的心肌细胞释放进入循环血液,在心肌梗死发生后几小时即可检测。再灌注发生后,血清肌红蛋白快速上升,可作为成功再灌注及判断梗死范围大小的指标。

(二)心脏特异性肌钙蛋白

正常情况下心脏肌钙蛋白T和心脏肌钙蛋白I在外周循环中不存在,故只要高于参考值上限即有价值。

(三)C反应蛋白(CRP)

正常情况下CRP以微量形式存在于健康人血清中。冠心病发生6～8小时,CRP迅速升高,48～72小时达高峰,故CRP是冠心病的危险因子,是冠心病严重程度的预测指标。

(四)肌酸磷酸肌酶(CK)

血清CK在急性心肌梗死发生后4～8小时超过正常范围,在2～3天恢复正常。尽管血清CK升高是检出急性心肌梗死的敏感方法,但还存在假阳性。

(五)乳酸脱氢酶(LDH)

LDH在急性心肌梗死后24～48小时超过正常范围,3～6天达峰值,心肌梗死后8～14天恢复正常。尽管 LDH 具有诊断的敏感性,但缺乏特异性。

(六)纤维蛋白二聚体(D-D)

D-D 在血清中的浓度变化与机体内血栓溶解密切相关,是急性心肌梗死溶栓、冠状动脉是否再通的指标。

(七)心电图检查

是临床用得最多的无创伤性检查方法。心绞痛患者约半数在静息状态下无 ST 段和 T 波改变等心肌缺血表现。心肌梗死患者应用常规心电图对确定诊断、判定梗死部位和范围及所处病程阶段很有帮助。

(八)冠状动脉内超声检查

该法是早期发现冠状动脉狭窄及观察病变进展的可靠方法。

(九)选择性冠状动脉造影

该法不仅可观察到冠状动脉粥样硬化的部位、形态和狭窄程度,而且还可了解心室壁的运动情况,被称为诊断冠心病的"金标准"。

六、诊断及鉴别诊断

(一)诊断

根据心绞痛典型的发作特点和体征,含用硝酸甘油后缓解,结合冠心病易患因素,除外其他原因所致的心绞痛,一般可以确诊。发作时心电图检查可见缺血性 ST 段压低、T 波平坦或倒置,发作过后数分钟内可逐渐恢复。发作典型者则需做心电图负荷试验或做 24 小时动态心电图连续监测,如心电图出现阳性变化或负荷试验诱发心绞痛发作时亦可确诊。诊断有困难者则可考虑放射性核素检查和选择性冠状动脉造影。

根据典型的临床表现、特征性心电图、心电向量改变及实验室检查,诊断急性心肌梗死并不困难。老年患者突然发生原因不明的严重心律失常、休克、心力衰竭或较重而持久的胸闷痛者,应考虑急性心肌梗死的可能,并尽可能短期内进行心电图和血清心肌酶的动态监测,以确定诊断。

心力衰竭和心律失常型的诊断,主要依据动脉粥样硬化的证据并除外其他器质性心脏病引起的心脏扩大、心力衰竭和心律失常。

(二)鉴别诊断

1. 心绞痛

(1)心脏神经症:患者常诉胸痛,可为刺痛或隐痛,持续时间数秒钟至数小时含用硝酸甘油无效或 10 多分钟后才见效,患者常有叹气,伴有心悸、手心和腋下多汗、失眠、注意力不集中等神经衰弱症状。

(2)急性心肌梗死:本病疼痛部位可与心绞痛相仿,但程度重,持续时间可达数小时,硝酸甘油含化不能缓解,常伴有发热、休克、心律失常及心力衰竭。心电图中面向梗死部位导联的 ST 段抬高,并有异常 Q 波。实验室检查示白细胞计数及心肌酶谱增高,红细胞沉降率增快。

(3)肋间神经痛:本病疼痛常累及 1~2 个肋间,为刺痛或灼痛,多为持续性发作,用力呼吸和身体转动可使疼痛加剧。

(4)其他疾病引起的心绞痛:包括严重主动脉瓣狭窄或关闭不全、风湿性或病毒性冠状动脉炎、梅毒性主动脉炎引起冠状动脉口狭窄或闭塞、肥厚型心肌病等均可引起心绞痛,主要根据其临床表现加以鉴别。

(5)消化系统疾病:诸如溃疡病、胆囊病变、食管裂孔疝、反流性食管炎等所引起的疼痛,与心绞痛十分相似,应进一步检查予以鉴别。

(6)颈椎病变:可压迫神经根引起心前区疼痛,表现为持续性钝痛伴阵发性锐痛,可向左肩及左上肢放射,在头顶部施加压力可使症状加重,限制颈部活动可使之缓解。

2.心肌梗死

(1)心绞痛:尤其是自发性心绞痛,发作性疼痛剧烈,持续时间较长,与心肌梗死的疼痛难以鉴别,但心绞痛患者血压升高或无显著改变,无心包摩擦音,无坏死物质吸收的表现,如发热、白细胞计数增多、心肌酶增高。心电图无变化或仅有暂时性 ST 段和 T 波变化。

(2)急性心包炎:尤其是急性非特异性心包炎,可有较剧烈而持久的心前区疼痛,早期即出现心包摩擦音,全身症状不如心肌梗死严重;心电图除 aVR 导联外,其余导联均有 ST 段弓背向下型抬高,T 波倒置,无异常 Q 波出现。

(3)急性肺动脉栓塞:当发生大块肺梗死时,患者突然感觉呼吸困难,可伴剧烈咳嗽、咯血,并伴有剧烈胸痛,可发生休克,与心肌梗死症状相似。

(4)主动脉夹层分离:在心前区或胸骨区突然出现剧烈疼痛,性质为烧灼样、撕裂样或刀割样,常放射到头、颈、上肢、背、腰、中下腹甚至下肢。疼痛发作时有休克征象,但血压仍较高,两上肢血压和脉搏可有明显差别。部分患者可有暂时性偏瘫和主动脉瓣关闭不全的表现。

3.心力衰竭和心律失常型

需要与扩张型心肌病、心肌炎、高血压性心脏病等鉴别。

七、健康评估

(一)心绞痛

1.健康史

评估患者的一般情况,如年龄、职业。评估患者是否存在体力劳动、情绪激动、饱餐、寒冷、吸烟、心动过速、休克等情况。评估患者是否有血脂异常、高血压、吸烟、糖尿病和糖耐量异常或有无肥胖,缺少体力活动,进食过多的动物脂肪、胆固醇、糖和钠盐,遗传因素等。评估患者有无面色苍白、出冷汗、心率加快、血压升高。注意患者主诉有无心绞痛发作症状。

2.身体状况

(1)症状:以发作性胸痛为主要临床表现,典型的特点。①部位:主要在胸骨体中段或上段之后,可波及心前区,界限不清楚,常放射至左肩、左臂内侧达无名指和小指,或至颈、咽或下颌部。②性质:为压迫、发闷、紧缩、烧灼感,但不尖锐,不像针刺或刀割样,偶伴濒死感,发作时患者常不自觉地停止原来的活动。③持续时间:疼痛出现后常逐渐加重,3~5分钟逐渐消失,可数天或数周发作1次,也可1天内多次发作。④缓解方式:休息或含服硝酸甘油可缓解。

(2)体征:心绞痛发作时,患者面色苍白、出冷汗、心率增快、血压升高,心尖部听诊有时出现第四心音奔马律,可有暂时性心尖部收缩期杂音。

3.辅助检查

(1)心电图有无 ST 段及 T 波异常改变。

(2)24 小时连续心电监测有无心肌缺血的改变。

(3)冠状动脉造影检查结果有无显示单支或多支病变。

(4)心脏标志物肌钙蛋白(cTnT)的峰值是否超过正常对照值的百分位数。

(二)心肌梗死

1.健康史

包括患者的年龄、性别、职业;有无家族史;了解患者有无肥胖、血脂异常、高血压、糖尿病等危险因素;有无摄入高脂饮食、吸烟等不良生活习惯,是否有充足的睡眠,有无锻炼身体的习惯;排便情况;了解工作与生活压力情况及性格特征等。评估患者是否有休克、脱水、出血、外科手术或严重心律失常;重体力活动、饱餐、情绪过分激动或血压剧升等。评估患者有无明显的诱因,胸痛发作的特征,尤其是起病的时间、疼痛剧烈程度、是否进行性加重,有无恶心、呕吐、乏力、头晕、呼吸困难等伴随症状,是否有心律失常、休克、心力衰竭的表现。

2.身体状况

(1)症状:观察患者的精神意识状态,尤其注意有无面色苍白、表情痛苦、大汗或神志模糊、反应迟钝甚至晕厥等表现。观察体温、脉搏、呼吸、血压有无异常及其程度。

(2)体征:注意心率、心律、心音的变化,有无奔马律、心脏杂音及肺部啰音等。

3.辅助检查

(1)心电图:是否有心肌梗死的特征性、动态性变化,对心肌梗死者应加做右胸导联,判断有无右心室梗死。连续心电监测有无心律失常等。

(2)血液检查:定时抽血检测血清心肌标志物;评估血常规检查有无白细胞计数增高及血清电解质、血糖、血脂等异常。

(三)常用药物疗效评估

1.硝酸酯类

遵医嘱给予舌下含化,动态评估患者胸疼是否缓解,注意血压及心电图的变化。

2.β受体阻滞剂

评估患者是否知晓本药不可以随意停药或漏服,否则可引起心绞痛加剧或心肌梗死。交代患者饭前服,以保证药物疗效及患者安全用药。用药过程中的心率、血压、心电图检测,是否有诱发心力衰竭的可能性。

3.血管紧张素转换酶抑制剂(ACEI)

本药常有刺激性干咳,具有适量降低血压作用,防止心室重构,预防心力衰竭。注意是否出现肾小球滤过率降低引起尿少;评估其有效性。出现干咳时,应评估干咳的原因,可能有以下因素引起。

(1)是ACEI本身引起。

(2)肺内感染引起,本原因引起的干咳往往伴有气促。

(3)心力衰竭时也可引起干咳。

八、护理诊断

(1)疼痛:胸痛与心肌缺血、缺氧有关。

(2)活动无耐力:与心肌供氧有关。

(3)潜在并发症:心肌梗死、心律失常、心力衰竭及猝死。

(4)焦虑:与心绞痛反复频繁发作有关。

(5)有便秘的危险:与进食少、活动少、不习惯床上排便有关。

(6)知识缺乏:缺乏控制诱发因素及预防心绞痛发作的知识。

九、护理措施

(一)心绞痛

1.病情观察

严密观察病情变化,询问诱发心绞痛的原因,评估患者疼痛的部位、性质、程度、持续时间,给予心电监护,描记疼痛发作时心电图,严密监测心率、心律、血压变化,观察患者有无面色苍白、大汗、恶心、呕吐等。密切观察应用缓解心绞痛药物后的疗效情况,必要时观察用药前后心电图的变化。

2.休息与卧位

心绞痛发作时应立即停止正在进行的活动,休息片刻即可缓解。有心功能不全和严重的心律失常时以休息为主。不稳定型心绞痛者,应卧床休息,并密切观察。心绞痛缓解期可劳逸结合,适当参加体力劳动和体育锻炼,以不发生心绞痛为宜,应以有氧运动为主,运动的强度和时间因病情和个体差异而不同,必要时在监测下进行。

3.饮食护理

以低脂、低盐清淡饮食为宜,避免食用过多动物性脂肪,多食新鲜蔬菜、水果,每餐不宜吃得过饱,特别老年人进食量要适当。提倡吃7~8成饱,保持大便通畅,避免过度用力,以免加重心脏负担,增加心肌耗氧量,诱发心绞痛。戒烟、限酒。

4.对症护理

(1)吸氧:鼻导管或面罩给氧3 L/min。

(2)心绞痛发作时,立即给患者氧气吸入,并做12导联心电图,观察ST-T改变情况及有无严重的心律失常,用心电图迅速做出判断,并立即给予硝酸异山梨酯10 mg舌下含化,或迅速应用硝酸甘油气雾剂喷口腔1~2次。并报告医师,观察心绞痛缓解情况。

(3)心绞痛的治疗首选硝酸酯类扩张血管药物,它能有效地治疗心绞痛,通过扩张全身小静脉减少回心血量,减轻心脏前负荷,扩张小动脉降低外周阻力,减轻心脏后负荷。常采用硝酸甘油、硝酸异山梨酯,舌下含化硝酸甘油1~2分钟生效,维持半小时。硝酸异山梨酯生效时间为2~5分钟,维持2~3小时。

5.心理护理

心绞痛发作时患者多有濒死感、恐惧、紧张,应耐心开导患者,做好解释工作,并稳定患者的情绪,让其放松紧张的心态,对病情恢复有利。安慰患者,解除紧张不安情绪,改变急躁易怒性格,保持心理平衡。告知患者及家属过劳、情绪激动、饱餐、用力排便、寒冷刺激等都是心绞痛发作的诱因,应注意避免。

6.健康教育

应嘱患者仍要按时服用长效硝酸酯类及钙离子通道阻滞、β受体阻滞剂或血管紧张素转换酶抑制剂,及调节血脂及降低血液黏稠度的药物。注意避免心绞痛的诱因,生活要有规律,忌过度疲劳,戒烟酒。遇有外出时随身携带急救药品,指导患者及家属心绞痛发作时应如何处理,如何与急救机构及附近医院联系。教会患者及家属心绞痛发作时的缓解方法,胸痛发作时应立即停止活动或舌下含服硝酸甘油。如连续含服3次仍不缓解,或心绞痛发作比以往频繁、程度加重、疼痛时间延长,应及时就医,警惕心肌梗死的发生。不典型心绞痛发作时,可能表现为牙痛、肩周炎、上腹痛等,为防治误诊,应尽快到医院做相关检查。

(二)心肌梗死

1.病情观察

急性心肌梗死是心血管危重疾病之一,患者情况紧急,在监护病房(CCU)进行心电图、血压、呼吸、心率、心律监测,必要时进行肺毛细血管楔压监测;监测患者的生命体征、用药后情况及时报告医师。除监测生命指征外,要对疼痛部位、疼痛性质进行观察,疼痛时是否伴有血压下降、大汗淋漓、面色苍白等症状,要及时采取措施解除疼痛,如疼痛解除后收缩压仍低于10.7 kPa(80 mmHg),有面色苍白、皮肤湿冷则为休克,应注意尿量,并勤测血压。

心肌梗死后24~48小时,由于心肌坏死组织吸收可出现发热、白细胞计数增高,一般持续1周,发热时应注意观察是否有咳嗽、咳痰等合并上呼吸道感染情况。心肌梗死后1周内,尤其是24小时内可出现严重的心律失常,前壁心肌梗死时多发生室性心律失常,心电监测应注意室性早搏的次数、频繁程度、级别及有无室速的发生;下壁心肌梗死时特别注意心率及有无房室传导阻滞的发生。

应严密观察心肌梗死后患者呼吸困难、咳嗽、发绀、两肺底有湿啰音等心功能不全的症状和体征。发现频发期前收缩、成对出现或呈短阵室速、多源性室性期前收缩及严重的房室传导阻滞时,应立即通知医师,遵医嘱给予利多卡因等药物,警惕心室颤动或心脏停搏的发生。检测电解质和酸碱平衡状况,准备好急救药品和抢救设备如除颤器、起搏器随时准备抢救。

2.休息与卧位

对急性心肌梗死患者应就地抢救,立即安置患者绝对卧床休息,立即吸氧,及时住CCU病房,严密观察病情变化;患者绝对卧床1~2周,开始几天翻身需有人协助,一般4~5天可行翻身,可逐步抬高床头行半卧位、坐位,1~2周大小便均应在床上进行。保持环境安静,限制探视,并告知患者和家属休息可以降低心肌耗氧量和交感神经兴奋性,有利于缓解疼痛,以取得合作。

若病情稳定无并发症24小时后可允许患者坐床边椅。指导患者进行腹式呼吸、关节被动与主动运动,协助患者生活需要,在患者活动耐力范围内鼓励患者自理部分生活活动,以增加患者的自我价值感,逐渐过渡到床边活动。第1~2周,开始在床边病室内行走,2~3周可在室外走廊散步作医疗体操,若有并发症,则应适当延长卧床时间。

3.饮食护理

起病后4~12小时内给予流质饮食,以减轻胃扩张。随后过渡到低脂、低胆固醇清淡饮食,提倡少量多餐。不易过饱,多吃新鲜蔬菜、水果以利通便。心功能不全的患者应低盐饮食。病情好转两周后可进低脂普食,热量一般控制在1 500~2 000 cal/d(6.28~8.37 MJ)。

4.对症护理

(1)心肌梗死后由于心肌坏死物质吸收患者可发热,一般在梗死后24~48小时体温为38 ℃左右,可适当给予物理降温。

(2)对烦躁不安、恐惧者,可遵医嘱给予镇静剂。

(3)遵医嘱给予吗啡或哌替啶止痛,注意有无呼吸抑制等不良反应。给予硝酸酯类药物时应随时监测血压的变化,收缩压维持在13.3 kPa(100 mmHg)以上。

5.特殊护理

急性心肌梗死后6小时内可采用溶栓疗法,用冠状动脉内溶栓或静脉溶栓时,术前采血做血常规、血小板、凝血酶原时间、纤维蛋白原、纤维蛋白降解产物、出凝血时间、血型等检查。目前,国内常用的静脉溶栓疗法:①重组纤维蛋白溶酶原激活剂,先静脉注射 10 mg 继而 60 分钟内静脉点滴 50 mg,其后 120 分钟内静脉点滴 40 mg,共 3 小时。②尿激酶(100~150)×10^4 U,30 分钟内静脉点滴。③链激酶皮试阴性后 150×10^4 U,60 分钟内静脉点滴。而后以肝素 12 500~25 000 U/24 h 持续静脉点滴 48 小时,后改为低分子肝素皮下注射。溶栓治疗开始时口嚼阿司匹林 0.3 g,以后改为 150 mg/d。

溶栓疗效的判定:①心电图抬高的 ST 段于 2 小时内回降 50%;②胸痛 2 小时内基本消失;③2 小时内出现再灌注型心律失常;④血清 CK-MB 酶峰值提前出现。应用溶栓疗法后复查凝血酶原时间,使之保持在正常值的 1.5~2.0 倍。在观察疗效的同时,注意溶栓及抗凝药的不良反应。肌内注射部位应延长加压时间,以免皮下出血及深部血肿。在合并室性心律失常时,应注意监测心律如期前收缩多少、有无室性心动过速的发生,在应用抗心律失常药时注意其不良反应。

6.心理护理

疼痛发作时应有专人陪伴,允许患者表达内心感受,给予心理支持,鼓励患者树立战胜疾病的信心。告知患者住进 CCU 后病情的任何变化都在医护人员的严密监护下,并能得到及时的治疗,以缓解患者的恐惧心理。简明扼要地解释疾病过程与治疗配合,说明不良情绪会增加心肌耗氧量而不利于病情的控制。医护人员应紧张有序的工作,避免忙乱给患者带来的不安全感。监护仪器的报警声应尽量调低,以免影响患者休息,增加患者心理负担。

7.健康教育

指导患者积极进行二级预防,防止再次梗死和其他心血管事件。急性心肌梗死恢复后的患者应调节饮食,可减少复发,即低饱和脂肪和低胆固醇饮食,要求饱和脂肪占总热量的 7% 以下,胆固醇<200 mg/d。戒烟是心肌梗死后的二级预防中的重要措施,研究表明,急性心肌梗死后继续吸烟,再梗死和死亡的危险增高 22%~47%,每次随诊都必须了解并登记吸烟情况,积极劝导患者戒烟,并实施戒烟计划。

加强运动康复锻炼,与患者一起制订个体化运动处方,指导患者出院后的运动康复训练。个人卫生、家务劳动、娱乐活动等也对患者有益。无并发症的患者,心肌梗死后 6~8 周可恢复性生活,性生活以不出现心率、呼吸增快持续 20~30 分钟、胸痛、心悸持续时间不超过 15 分钟为度。经 2~4 个月体力活动锻炼后,酌情恢复部分或轻体力工作。但对重体力劳动、驾驶员、高空作业及其他精神紧张或工作量过大的工种,应予以更换。

需要采取形式多样的健康教育途径,应强调药物治疗的必要性,指导患者按医嘱服药,列举不遵医行为导致严重后果的病例,让患者认识到遵医用药的重要性,告知药物的用法、作用和不良反应,并教会患者定时测脉搏、血压,发护嘱卡或个人用药手册,定期电话随访,提高用药依从性。若胸痛发作频繁、程度较重、时间较长,服用硝酸酯制剂疗效较差时,提示急性心血管事件,应及时就医。

(朱园园)

第四章 呼吸内科护理

第一节 慢性支气管炎

慢性支气管炎是由于感染或非感染因素引起气管、支气管黏膜及其周围组织的慢性非特异性炎症。临床以咳嗽、咳痰或伴有喘息反复发作为特征,每年持续3个月以上,且连续2年以上。

一、病因和发病机制

慢性支气管炎的病因极为复杂,迄今尚有许多因素还不够明确,往往是多种因素长期相互作用的综合结果。

(一)感染

病毒、支原体和细菌感染是本病急性发作的主要原因。病毒感染以流感病毒、鼻病毒、腺病毒和呼吸道合胞病毒常见,细菌感染以肺炎链球菌、流感嗜血杆菌和卡他莫拉菌及葡萄球菌常见。

(二)大气污染

化学气体如氯气、二氧化氮、二氧化硫等刺激性烟雾,空气中的粉尘等均可刺激支气管黏膜,使呼吸道清除功能受损,为细菌入侵创造条件。

(三)吸烟

吸烟为本病发病的主要因素。吸烟时间的长短与吸烟量决定发病率的高低,吸烟者的患病率较不吸烟者高2~8倍。

(四)过敏因素

喘息型支气管患者,多有过敏史。患者痰中嗜酸性粒细胞和组胺的含量及血中IgE明显高于正常。此类患者实际上应属慢性支气管炎合并哮喘。

(五)其他因素

气候变化,特别是寒冷空气对慢支的病情加重有密切关系。自主神经功能失调,副交感神经功能亢进,老年人肾上腺皮质功能减退,慢性支气管炎的发病率增加。维生素C、维生素A缺乏,易患慢性支气管炎。

二、临床表现

(一)症状

患者常在寒冷季节发病,出现咳嗽、咳痰,尤以晨起显著,白天多于夜间。病毒感染痰液为白色黏液泡沫状,继发细菌感染,痰液转为黄色或黄绿色黏液脓性,偶可带血。慢性支气管炎反复发作后,支气管黏膜的迷走神经感受器反应性增高,副交感神经功能亢进,可出现过敏现象而发生喘息。

(二)体征

早期多无体征。急性发作期可有肺底部闻及干、湿啰音。喘息型支气管炎在咳嗽或深吸气后可闻及哮鸣音,发作时,有广泛哮鸣音。

(三)并发症

(1)阻塞性肺气肿为慢性支气管炎最常见的并发症。

(2)支气管肺炎:慢性支气管炎蔓延至支气管周围肺组织中,患者表现寒战、发热、咳嗽加剧、痰量增多且呈脓性;白细胞总数及中性粒细胞增多;胸部 X 线显示双下肺野有斑点状或小片阴影。

(3)支气管扩张症。

三、诊断

(一)辅助检查

1.血常规

白细胞总数及中性粒细胞数可升高。

2.胸部 X 线

单纯型慢性支气管炎,X 线片检查阴性或仅见双下肺纹理增多、增粗、模糊,呈条索状或网状。继发感染时为支气管周围炎症改变,X 线表现为不规则斑点状阴影,重叠于肺纹理之上。

3.肺功能检查

早期病变多在小气道,常规肺功能检查多无异常。

(二)诊断要点

凡咳嗽、咳痰或伴有喘息,每年发作持续 3 个月,连续 2 年或 2 年以上者,并排除其他心、肺疾病(如肺结核、肺尘埃沉着病、支气管哮喘、支气管扩张症、肺癌、肺脓肿、心脏病、心功能不全等)、慢性鼻咽疾病后,即可诊断。如每年发病不足 3 个月,但有明确的客观检查依据(如胸部 X 线检查、肺功能等)亦可诊断。

(三)鉴别诊断

1.支气管扩张

支气管扩张多于儿童或青年期发病,常继发于麻疹、肺炎或百日咳后,并有咳嗽、咳痰反复发作的病史,合并感染时痰量增多,并呈脓性或伴有发热,病程中常反复咯血。在肺下部周围可闻及不易消散的湿啰音。晚期重症患者可出现杵状指(趾)。胸部 X 线可见双肺下野纹理粗乱或呈卷发状。薄层高分辨 CT(HRCT)检查有助于确诊。

2.肺结核

活动性肺结核患者多有午后低热、消瘦、乏力、盗汗等中毒症状。咳嗽痰量不多,常有咯血。

老年肺结核的中毒症状多不明显,常被慢性支气管炎的症状所掩盖而误诊。胸部X线上可发现结核病灶,部分患者痰结核菌检查可获阳性。

3.支气管哮喘

支气管哮喘常为特质性患者或有过敏性疾病家族史,多于幼年发病。一般无慢性咳嗽、咳痰史。哮喘多突然发作,且有季节性,血和痰中嗜酸性粒细胞常增多,治疗后可迅速缓解。发作时双肺布满哮鸣音,呼气延长,缓解后可消失,且无症状,但气道反应性仍增高。慢性支气管炎合并哮喘的患者,病史中咳嗽、咳痰多发生在喘息之前,迁延不愈较长时间后伴有喘息,且咳嗽、咳痰的症状多较喘息更为突出,平喘药物疗效不如哮喘等可资鉴别。

4.肺癌

肺癌多发生于40岁以上男性,并有多年吸烟史的患者,刺激性咳嗽常伴痰中带血和胸痛。胸部X线检查肺部常有块影或反复发作的阻塞性肺炎。痰脱落细胞及支气管镜等检查,可明确诊断。

5.慢性肺间质纤维化

慢性咳嗽,咳少量黏液性非脓性痰,进行性呼吸困难,双肺底可闻及爆裂音(Velcro啰音),严重者发绀并有杵状指。胸部X线见中下肺野及肺周边部纹理增多紊乱呈网状结构,其间见弥漫性细小斑点阴影。肺功能检查呈限制性通气功能障碍,弥散功能减低,PaO_2下降。肺活检是确诊的手段。

四、治疗

(一)急性发作期及慢性迁延期的治疗

以控制感染、祛痰、镇咳为主,同时解痉平喘。

1.抗感染药物

及时、有效、足量,感染控制后及时停用,以免产生细菌耐药或二重感染。一般患者可按常见致病菌用药。可选用青霉素G 80万单位肌内注射;复方磺胺甲噁唑(SMZ),每次2片,2次/天;阿莫西林2~4 g/d,分3~4次口服;氨苄西林2~4 g/d,分4次口服;头孢氨苄2~4 g/d或头孢拉定1~2 g/d,分4次口服;头孢呋辛2 g/d或头孢克洛0.5~1 g/d,分2~3次口服。亦可选择新一代大环内酯类抗生素,如罗红霉素,0.3 g/d,2次口服。抗菌治疗疗程一般7~10天,反复感染病例可适当延长。严重感染时,可选用氨苄西林、环丙沙星、氧氟沙星、阿米卡星、奈替米星或头孢菌素类联合静脉滴注给药。

2.祛痰镇咳药

刺激性干咳者不宜单用镇咳药物,否则痰液不易咳出。可给盐酸溴环己胺醇30 mg或羧甲基半胱氨酸500 mg,3次/天,口服。乙酰半胱氨酸及氯化铵甘草合剂均有一定的疗效。α-糜蛋白酶雾化吸入亦有消炎祛痰的作用。

3.解痉平喘

解痉平喘主要为解除支气管痉挛,利于痰液排出。常用药物为氨茶碱0.1~0.2 g,8次/小时口服;丙卡特罗50 mg,2次/天;特布他林2.5 mg,2~3次/天。慢性支气管炎可有可逆性气道阻塞者应常规应用支气管舒张剂,如异丙托溴铵气雾剂、特布他林等吸入治疗。阵发性咳嗽伴不同程度的支气管痉挛,应用支气管扩张药后可改善症状,并有利于痰液的排出。

(二)缓解期的治疗

应以增强体质,提高机体抗病能力和预防发作为主。

(三)中药治疗

采取扶正固本原则,按肺、脾、肾的虚实辨证施治。

五、护理措施

(一)常规护理

1.环境

保持室内空气新鲜、流通,安静,舒适,温湿度适宜。

2.休息

急性发作期应卧床休息,取半卧位。

3.给氧

持续低流量吸氧。

4.饮食

给予高热量、高蛋白、高维生素易消化饮食。

(二)专科护理

1.解除气道阻塞,改善肺泡通气

及时清除痰液,神志清醒患者应鼓励咳嗽,痰稠不易咳出时,给予雾化吸入或雾化泵药物喷入,减少局部淤血水肿,以利痰液排出。危重体弱患者,定时更换体位,叩击背部,使痰易于咳出,餐前应给予胸部叩击或胸壁震荡。方法:患者取侧卧位,护士两手手指并拢,手背隆起,指关节微屈,自肺底由下向上,由外向内叩拍胸壁,震动气管,边拍边鼓励患者咳嗽,以促进痰液的排出,每侧肺叶叩击3~5分钟。对神志不清者,可进行机械吸痰,需注意无菌操作,抽吸压力要适当,动作轻柔,每次抽吸时间不超过15秒,以免加重缺氧。

2.合理用氧减轻呼吸困难

根据缺氧和二氧化碳潴留的程度不同,合理用氧,一般给予低流量、低浓度、持续吸氧,如病情需要提高氧浓度,应辅以呼吸兴奋剂刺激通气或使用呼吸机改善通气,吸氧后若出现呼吸困难缓解、呼吸频率减慢、节律正常、血压上升、心率减慢、心律正常、发绀减轻、皮肤转暖、神志转清、尿量增加等,表示氧疗有效。若呼吸过缓,意识障碍加深,需考虑二氧化碳潴留加重,必要时采取增加通气量措施。

(朱园园)

第二节 肺 炎

一、概述

肺炎是指终末气道、肺泡和肺间质的炎症,可由病原微生物、理化因素、免疫损伤、过敏及药物所致。细菌性肺炎是最常见的肺炎,也是最常见的感染性疾病之一。尽管新的强效抗生素不断投入应用,但其发病率和病死率仍很高,其原因可能有社会人口老龄化、吸烟人群的低龄化、伴有基础疾病、免疫功能低下,加之病原体变迁、医院获得性肺炎发病率增加、病原学诊断困难、抗生素的不合理使用导致细菌耐药性增加和部分人群贫困化加剧等因素有关。

(一)分类

肺炎可按解剖、病因或患病环境加以分类。

1.解剖分类

(1)大叶性(肺泡性)肺炎:肺实质炎症,通常并不累及支气管。病原体先在肺泡引起炎症,经肺泡间孔(Cohn)向其他肺泡扩散,导致部分或整个肺段、肺叶发生炎症改变。致病菌多为肺炎链球菌。

(2)小叶性(支气管)肺炎:指病原体经支气管入侵,引起细支气管、终末细支气管和肺泡的炎症。病原体有肺炎链球菌、葡萄球菌、病毒、肺炎支原体及军团菌等。本病常继发于其他疾病,如支气管炎、支气管扩张、上呼吸道病毒感染及长期卧床的危重患者。

(3)间质性肺炎:以肺间质炎症为主,病变累及支气管壁及其周围组织,有肺泡壁增生及间质水肿。本病可由细菌、支原体、衣原体、病毒或肺孢子菌等引起。

2.病因分类

(1)细菌性肺炎:如肺炎链球菌、金黄色葡萄球菌、甲型溶血性链球菌、肺炎克雷伯杆菌、流感嗜血杆菌、铜绿假单胞菌、棒状杆菌、梭形杆菌等引起的肺炎。

(2)非典型病原体所致肺炎:如支原体、军团菌和衣原体等。

(3)病毒性肺炎:如冠状病毒、腺病毒、呼吸道合胞病毒、流感病毒、麻疹病毒、巨细胞病毒、单纯疱疹病毒等。

(4)真菌性肺炎:如白念珠菌、曲霉、放射菌等。

(5)其他病原体所致的肺炎:如立克次体(如Q热立克次体)、弓形虫(如鼠弓形虫)、寄生虫(如肺包虫、肺吸虫、肺血吸虫)等。

(6)理化因素所致的肺炎:如放射性损伤引起的放射性肺炎、胃酸吸入、药物等引起的化学性肺炎等。

3.患病环境分类

由于病原学检查阳性率低,培养结果滞后,病因分类在临床上应用较为困难,目前多按肺炎的获得环境分成两类,有利于指导经验治疗。

(1)社区获得性肺炎(community acquired pneumonia,CAP)是指在医院外罹患的感染性肺实质炎症,也称院外肺炎,包括具有明确潜伏期的病原体感染而在入院后平均潜伏期内发病的肺炎。本病常见致病菌为肺炎链球菌、流感嗜血杆菌、卡他莫拉菌和非典型病原体。

(2)医院获得性肺炎(hospital acquired pneumonia,HAP)简称医院内肺炎,是指患者入院时既不存在、也不处于潜伏期,而于入院48小时后在医院(包括老年护理院、康复院等)内发生的肺炎,也包括出院后48小时内发生的肺炎。无感染高危因素患者的常见病原体依次为肺炎链球菌、流感嗜血杆菌、金黄色葡萄球菌、铜绿假单胞菌、大肠埃希菌、肺炎克雷伯杆菌等,有感染高危因素患者的常见病原体依次为金黄色葡萄球菌、铜绿假单胞菌、肠杆菌属、肺炎克雷伯杆菌等。

(二)病因及发病机制

正常的呼吸道免疫防御机制(支气管内黏液-纤毛运载系统、肺泡巨噬细胞防御的完整性等)使气管隆凸以下的呼吸道保持无菌。肺炎的发生主要由病原体和宿主两个因素决定。如果病原体数量多、毒力强和/或宿主呼吸道局部和全身免疫防御系统损害,即可发生肺炎。病原体可通过空气吸入、血行播散、邻近感染部位蔓延、上呼吸道定植菌的误吸引起社区获得性肺炎。医院获得性肺炎还可通过误吸胃肠道的定植菌(胃食管反流)和通过人工气道吸入环境中的致病菌引起。

二、肺炎链球菌肺炎

肺炎链球菌肺炎或称肺炎球菌肺炎,是由肺炎链球菌或称肺炎球菌所引起的肺炎,约占社区获得性肺炎的半数以上。本病通常急骤起病,以高热、寒战、咳嗽、血痰及胸痛为特征。X线胸片呈肺段或肺叶急性炎性实变,近年来因抗菌药物的广泛使用,致使本病的起病方式、症状及X线改变均不典型。

肺炎链球菌为革兰染色阳性球菌,多成双排列或短链排列,有荚膜,其毒力大小与荚膜中的多糖结构及含量有关。根据荚膜多糖的抗原特性,肺炎链球菌可分为86个血清型。成人致病菌多属1~9及12型,以第3型毒力最强,儿童则多为6、14、19及23型。肺炎链球菌在干燥痰中能存活数月,但在阳光直射1小时,或加热至52℃10分钟即可杀灭,对石炭酸等消毒剂亦敏感。机体免疫功能正常时,肺炎链球菌是寄居在口腔及鼻咽部的一种正常菌群,其带菌率常随年龄、季节及免疫状态的变化而有差异。机体免疫功能受损时,有毒力的肺炎链球菌入侵人体而致病。肺炎链球菌除引起肺炎外,少数可发生菌血症或感染性休克,老年人及婴幼儿的病情尤为严重。

本病以冬季与初春多见,常与呼吸道病毒感染相伴行。患者常为原先健康的青壮年或老年与婴幼儿,男性较多见。吸烟者、痴呆者、慢性支气管炎、支气管扩张、充血性心力衰竭、慢性病患者及免疫抑制宿主均易受肺炎链球菌侵袭。肺炎链球菌不产生毒素,不引起原发性组织坏死或形成空洞。其致病力是由于有高分子多糖体的荚膜对组织的侵袭作用,首先引起肺泡壁水肿,出现白细胞与红细胞渗出,含菌的渗出液经肺泡间孔(Cohn)向肺的中央部分扩展,甚至累及几个肺段或整个肺叶,因病变开始于肺的外周,故叶间分界清楚,易累及胸膜,引起渗出性胸膜炎。

病理改变有充血期、红肝变期、灰肝变期及消散期,表现为肺组织充血水肿,肺泡内浆液渗出及红、白细胞浸润,白细胞吞噬细菌,继而纤维蛋白渗出物溶解、吸收、肺泡重新充气。在肝变期病理阶段实际上并无确切分界,经早期应用抗菌药物治疗,此种典型的病理分期已很少见。病变消散后肺组织结构多无损坏,不留纤维瘢痕。极个别患者肺泡内纤维蛋白吸收不完全,甚至有成纤维细胞形成,形成机化性肺炎。老年人及婴幼儿感染可沿支气管分布(支气管肺炎)。若未及时使用抗菌药物,5%~10%的患者可并发脓胸,10%~20%的患者因细菌经淋巴管、胸导管进入血循环,可引起脑膜炎、心包炎、心内膜炎、关节炎和中耳炎等肺外感染。

(一)护理评估

1.健康史

肺炎的发生与细菌的侵入和机体防御能力的下降有关。吸入口咽部的分泌物或空气中的细菌、周围组织感染的直接蔓延、菌血症等均可成为细菌入侵的途径,吸烟、酗酒、年老体弱、长期卧床、意识不清、吞咽和咳嗽反射障碍、慢性或重症患者、长期使用糖皮质激素或免疫抑制剂、接受机械通气及大手术者均可因机体防御机制降低而继发肺炎。注意询问患者起病前是否存在机体抵抗力下降、呼吸道防御功能受损的因素,了解患者既往的健康状况。

2.身体状况

发病前常有受凉、淋雨、疲劳、醉酒、病毒感染史,多有上呼吸道感染的前驱症状。

(1)主要症状:起病多急骤,高热、寒战,全身肌肉酸痛,体温通常在数小时内升至39~40℃,

高峰在下午或傍晚,或呈稽留热,脉率随之增速。可有患侧胸部疼痛,放射到肩部或腹部,咳嗽或深呼吸时加剧。痰少,可带血或呈铁锈色,食欲锐减,偶有恶心、呕吐、腹痛或腹泻,易被误诊为急腹症。

(2)护理体检:患者呈急性病容,面颊绯红,鼻翼翕动,皮肤灼热、干燥,口角及鼻周有单纯疱疹;病变广泛时可出现发绀。有败血症者,可出现皮肤、黏膜出血点,巩膜黄染。早期肺部体征无明显异常,仅有胸廓呼吸运动幅度减小,叩诊稍浊,听诊可有呼吸音减低及胸膜摩擦音。肺实变时叩诊浊音、触觉语颤增强并可闻及支气管呼吸音。消散期可闻及湿啰音。心率增快,有时心律不齐。重症患者有肠胀气,上腹部压痛多与炎症累及膈胸膜有关。重症感染时可伴休克、急性呼吸窘迫综合征及神经精神症状,表现为神志模糊、烦躁、呼吸困难、嗜睡、谵妄、昏迷等。累及脑膜时有颈抵抗及出现病理性反射。

本病自然病程大致1~2周。发病5~10天,体温可自行骤降或逐渐消退;使用有效的抗菌药物后可使体温在1~3天内恢复正常。患者的其他症状与体征亦随之逐渐消失。

(3)并发症:肺炎链球菌肺炎的并发症近年来已很少见。严重败血症或毒血症患者易发生感染性休克,尤其是老年人。表现为血压降低、四肢厥冷、多汗、发绀、心动过速、心律失常等,而高热、胸痛、咳嗽等症状并不突出。其他并发症有胸膜炎、脓胸、心包炎、脑膜炎和关节炎等。

3.实验室及其他检查

(1)血常规检查:血白细胞计数$(10\sim20)\times10^9/L$,中性粒细胞多在80%以上,并有核左移,细胞内可见中毒颗粒。年老体弱、酗酒、免疫功能低下者的白细胞计数可不增高,但中性粒细胞的百分比仍增高。

(2)痰直接涂片作革兰染色及荚膜染色镜检:发现典型的革兰染色阳性、带荚膜的双球菌或链球菌,即可初步作出病原诊断。

(3)痰培养:24~48小时可以确定病原体。痰标本送检应注意器皿洁净无菌,在抗菌药物应用之前漱口后采集,取深部咳出的脓性或铁锈色痰。

(4)聚合酶链反应(PCR)检测及荧光标记抗体检测:可提高病原学诊断率。

(5)血培养:10%~20%患者合并菌血症,故重症肺炎应做血培养。

(6)细菌培养:如合并胸腔积液,应积极抽取积液进行细菌培养。

(7)X线检查:早期仅见肺纹理增粗,或受累的肺段、肺叶稍模糊。随着病情进展,肺泡内充满炎性渗出物,表现为大片炎症浸润阴影或实变影,在实变阴影中可见支气管充气征,肋膈角可有少量胸腔积液。在消散期,X线显示炎性浸润逐渐吸收,可有片状区域吸收较快,呈现"假空洞"征,多数病例在起病3~4周后才完全消散。老年患者肺炎病灶消散较慢,容易出现吸收不完全而成为机化性肺炎。

4.心理-社会评估

肺炎起病多急骤,短期内病情严重,加之高热和全身中毒症状明显,患者及家属常深感不安。当出现严重并发症时,患者会表现出忧虑和恐惧。

(二)主要护理诊断及医护合作性问题

1.体温过高

体温过高与肺部感染有关。

2.气体交换受损

气体交换受损与肺部炎症、痰液黏稠等引起呼吸面积减少有关。

3.清理呼吸道无效

清理呼吸道无效与胸痛、气管、支气管分泌物增多、黏稠及疲乏有关。

4.疼痛

胸痛与肺部炎症累及胸膜有关。

5.潜在并发症

感染性休克。

(三)护理目标

体温恢复正常范围;患者呼吸平稳,发绀消失;症状减轻呼吸道通畅;疼痛减轻,感染控制未发生休克。

(四)护理措施

1.一般护理

(1)休息与环境:保持室内空气清新,病室保持适宜的温、湿度,环境安静、清洁、舒适。限制患者活动,限制探视,避免因谈话过多影响体力。要集中安排治疗和护理活动,保证足够的休息,减少氧耗量,缓解头痛、肌肉酸痛、胸痛等症状。

(2)体位:协助或指导患者采取合适的体位。对有意识障碍患者,如病情允许可取半卧位,增加肺通气量;或侧卧位,以预防或减少分泌物吸入肺内。为促进肺扩张,每2小时变换体位1次,减少分泌物淤积在肺部而引起并发症。

(3)饮食与补充水分:给予高热量、高蛋白质、高维生素、易消化的流质或半流质饮食,以补充高热引起的营养物质消耗。宜少食多餐,避免压迫膈肌。若有明显麻痹性肠梗阻或胃扩张,应暂时禁食,遵医嘱给予胃肠减压,直至肠蠕动恢复。鼓励患者多饮水(每天1~2 L),来补充发热、出汗和呼吸急促所丢失的水分,并利于痰液排出。轻症者无须静脉补液,脱水严重者可遵医嘱补液,补液有利于加快毒素排泄和热量散发,尤其是食欲差或不能进食者。心脏病或老年人应注意补液速度,过快过多易导致急性肺水肿。

2.病情观察

监测患者神志、体温、呼吸、脉搏、血压和尿量,并做好记录。尤其应注意密切观察体温的变化。观察有无呼吸困难及发绀,及时适宜给氧。重点观察儿童、老年人、久病体弱者的病情变化,注意是否伴有感染性休克的表现。观察痰液颜色、性状和量,如肺炎球菌肺炎呈铁锈色,葡萄球菌肺炎呈粉红色乳状,厌氧菌感染者痰液多有恶臭等。

3.对症护理

(1)高热护理:寒战时注意保暖,及时添加被褥,给予热水袋时防止烫伤。高热时采用温水擦浴、冰袋、冰帽等物理降温措施,以逐渐降温为宜,防止虚脱。患者大汗时,及时协助擦汗和更换衣物,避免受凉,遵医嘱使用退烧药,必要时遵医嘱静脉补液,补充因发热丢失的水分和盐,加快毒素排泄的热量散发。心脏病患者或老年人应注意补液速度,避免过快导致急性肺水肿。

(2)咳嗽、咳痰的护理:协助和鼓励患者有效咳嗽、排痰,及时清除口腔和呼吸道内痰液、呕吐物。痰液黏稠不易咳出时,在病情允许情况下可扶患者坐起,给予拍背,协助咳嗽,遵医嘱应用祛痰药及超声雾化吸入,稀释痰液,促进痰的排出。必要时吸痰,预防窒息。吸痰前,注意告知病情。

(3)气急发绀的护理:监测动脉血气分析值,给予吸氧,提高血氧饱和度,改善发绀,增加患者的舒适度。氧流量一般为每分钟4~6 L,若为COPD患者,应给予低流量低浓度持续吸氧。注意观察患者呼吸频率、节律、深度等变化,皮肤色泽和意识状态有无改变,如果病情恶化,准备气管插管和呼吸机辅助通气。

(4)胸痛的护理:维持患者舒适的体位。患者胸痛时,常随呼吸、咳嗽加重,可采取患侧卧位,在咳嗽时可用枕头等物夹紧胸部,必要时用宽胶布固定胸廓,以降低胸廓活动度,减轻疼痛。疼痛剧烈者,遵医嘱应用镇痛、止咳药,缓解疼痛和改善肺通气,如口服可待因。此外可用物理止痛和中药止痛擦剂。物理止痛,如按摩、针灸、经皮肤电刺激止痛穴位或局部冷敷等,可降低疼痛的敏感性。中药经皮肤吸收,无创伤,且发挥药效快,对轻度疼痛效果好。中药止痛擦剂具有操作简便、安全,毒副作用小,无药物依赖现象等优点。

(5)其他:鼓励患者经常漱口,做好口腔护理。口唇疱疹者局部涂液状石蜡或抗病毒软膏,防止继发感染。烦躁不安、谵妄、失眠者酌情使用地西泮或水合氯醛,禁用抑制呼吸的镇静药。

4.感染性休克的护理

(1)观察休克的征象:密切观察生命体征、实验室检查和病情的变化。发现患者神志模糊、烦躁、发绀、四肢湿冷、脉搏细数、脉压变小、呼吸浅快、面色苍白、尿量减少(每小时少于 30 mL)等休克早期症状时,及时报告医师,采取救治措施。

(2)环境与体位:应将感染性休克的患者安置在重症监护室,注意保暖和安全。取仰卧中凹位,抬高头胸部 20°,抬高下肢约 30°,有利于呼吸和静脉回流,增加心排血量。尽量减少搬动。

(3)吸氧:应给高流量吸氧,维持动脉氧分压在 8.0 kPa(60 mmHg)以上,改善缺氧状况。

(4)补充血容量:快速建立两条静脉通路,遵医嘱给予右旋糖酐或平衡液以维持有效血容量,降低血液的黏稠度,防止弥散性血管内凝血。随时监测患者一般情况、血压、尿量、尿比重、血细胞比容等;监测中心静脉压,作为调整补液速度的指标,中心静脉压<0.5 kPa(5 cmH$_2$O)可放心输液,达到 1.0 kPa(10 cmH$_2$O)应慎重。以中心静脉压不超过 1.0 kPa(10 cmH$_2$O)、尿量每小时在 30 mL 以上为宜。补液不宜过多过快,以免引起心力衰竭和肺水肿。若血容量已补足而 24 小时尿量仍<400 mL、尿比重<1.018 时,应及时报告医师,注意是否合并急性肾衰竭。

(5)纠正酸中毒:有明显酸中毒可静脉滴注 5%的碳酸氢钠,因其配伍禁忌较多,宜单独输入。随时监测和纠正电解质和酸碱失衡等。

(6)应用血管活性药物的护理:遵医嘱在应用血管活性药物,如多巴胺、间羟胺时,滴注过程中应注意防止液体溢出血管外,引起局部组织坏死和影响疗效。可应用输液泵单独静脉输入血管活性药物,根据血压随时调整滴速,维持收缩压在 12.0~13.3 kPa(90~100 mmHg),保证重要器官的血液供应,改善微循环。

(7)对因治疗:应联合、足量应用强有力的广谱抗生素控制感染。

(8)病情转归观察:随时监测和评估患者意识、血压、脉搏、呼吸、体温、皮肤、黏膜、尿量的变化,判断病情转归。如患者神志逐渐清醒、皮肤及肢体变暖、脉搏有力、呼吸平稳规则、血压回升、尿量增多,预示病情已好转。

5.用药护理

遵医嘱及时使用有效抗感染药物,注意观察药物疗效及不良反应。

(1)抗菌药物治疗:一经诊断即应给予抗菌药物治疗,不必等待细菌培养结果。首选青霉素 G,用药途径及剂量视病情轻重及有无并症而定:对于成年轻症患者,可用 240×10^4 U/d,分 3 次肌内注射,或用普鲁卡因青霉素每 12 小时肌内注射 60 万单位。病情稍重者,宜用青霉素 G $(240\sim480)\times10^4$ U/d,分次静脉滴注,每 6~8 小时 1 次;重症及并发脑膜炎者,可增至 $(1\sim3)\times$

10^4 U/d,分 4 次静脉滴注。对青霉素过敏者或耐青霉素或多重耐药菌株感染者,可用呼吸氟喹诺酮类、头孢噻肟或头孢曲松等药物,多重耐药菌株感染者可用万古霉素、替考拉宁等。药物治疗 48~72 小时后应对病情进行评价,治疗有效表现为体温下降、症状改善、白细胞计数逐渐降低或恢复正常等。如用药 72 小时后病情仍无改善,需及时报告医师并作相应处理。

(2)支持疗法:患者应卧床休息,注意补充足够蛋白质、热量及维生素。密切监测病情变化,注意防止休克。剧烈胸痛者,可酌情用少量镇痛药,如可待因 15 mg。不用阿司匹林或其他解热药,以免过度出汗、脱水及干扰真实热型,导致临床判断错误。鼓励饮水每天 1~2 L,轻症患者不需常规静脉输液,确有失水者可输液,保持尿比重在 1.020 以下,血清钠保持在 145 mmol/L以下。中等或重症患者[PaO_2<8.0 kPa(60 mmHg)或有发绀]应给氧。若有明显麻痹性肠梗阻或胃扩张,应暂时禁食、禁饮和胃肠减压,直至肠蠕动恢复。烦躁不安、谵妄、失眠者酌用地西泮 5 mg 或水合氯醛 1~1.5 g,禁用抑制呼吸的镇静药。

(3)并发症的处理:经抗菌药物治疗后,高热常在 24 小时内消退,或数天内逐渐下降。若体温降而复升或 3 天后仍不降者,应考虑肺炎链球菌的肺外感染,如脓胸、心包炎或关节炎等。持续发热的其他原因尚有耐青霉素的肺炎链球菌(PRSP)或混合细菌感染、药物热或并存其他疾病。肿瘤或异物阻塞支气管时,经治疗后肺炎虽可消散,但阻塞因素未除,肺炎可再次出现。10%~20%肺炎链球菌肺炎伴发胸腔积液者,应酌情取胸液检查及培养以确定其性质。若治疗不当,约 5%并发脓胸,应积极排脓引流。

6.心理护理

患病前健康状态良好的患者会因突然患病而焦虑不安,病情严重或患有慢性基础疾病的患者则可能出现消极、悲观和恐慌的心理反应。要耐心给患者讲解疾病的有关知识,解释各种症状和不适的原因,讲解各项诊疗、护理操作目的、操作程序和配合要点,使患者清楚大部分肺炎治疗、预后良好。询问和关心患者的需要,鼓励患者说出内心感受,与患者进行有效的沟通。帮助患者祛除不良心理反应,树立治愈疾病的信心。

7.健康指导

(1)疾病知识指导:让患者及家属了解肺炎的病因和诱因,有皮肤疖、痈、伤口感染、毛囊炎、蜂窝织炎时应及时治疗。避免受凉、淋雨、酗酒和过度疲劳,特别是年老体弱和免疫功能低下者,如糖尿病、慢性肺病、慢性肝病、血液病、营养不良、艾滋病等。天气变化时随时增减衣服,预防上呼吸道感染。可注射流感或肺炎免疫疫苗,使之产生免疫力。

(2)生活指导:劝导患者要注意休息,劳逸结合,生活有规律。保证摄取足够的营养物质,适当参加体育锻炼,增强机体抗病能力。对有意识障碍、慢性病、长期卧床者,应教会家属注意帮助患者经常改变体位、翻身、拍背,协助并鼓励患者咳出痰液,有感染征象时及时就诊。

(3)出院指导:出院后需继续用药者,应指导患者遵医嘱按时服药,向患者介绍所服药物的疗效、用法、疗程、不良反应,不能自行停药或减量。教会患者观察疾病复发症状,如出现发热、咳嗽、呼吸困难等不适表现时,应及时就诊。告知患者随诊的时间及需要准备的有关资料,如 X 线胸片等。

(五)护理评价

患者体温恢复正常;能进行有效咳嗽,痰容易咳出,显示咳嗽次数减少或消失,痰量减少;休克发生时及时发现并给予及时的处理。

三、其他类型肺炎

(一)葡萄球菌肺炎评估

葡萄球菌肺炎是由葡萄球菌引起的急性肺部化脓性炎症。葡萄球菌的致病物质主要是毒素与酶,具有溶血、坏死、杀白细胞和致血管痉挛等作用。其致病力可用血浆凝固酶来测定,阳性者致病力较强,是化脓性感染的主要原因。但其他凝固酶阴性的葡萄球菌亦可引起感染。随着医院内感染的增多,由凝固酶阴性葡萄球菌引起的肺炎也不断增多。

医院获得性肺炎中,葡萄球菌感染占11%~25%。常发生于有糖尿病、血液病、艾滋病、肝病或慢性阻塞性肺疾病等原有基础疾病者。若治疗不及时或不当,病死率甚高。

1. 临床表现

起病多急骤,寒战、高热,体温高达39~40℃,胸痛,咳大量脓性痰,带血丝或呈脓血状。全身肌肉和关节酸痛,精神萎靡,病情严重者可出现周围循环衰竭。院内感染者常起病隐袭,体温逐渐上升,咳少量脓痰。老年人症状可不明显。

早期可无体征,晚期可有双肺散在湿啰音。病变较大或融合时可出现肺实变体征。但体征与严重的中毒症状和呼吸道症状不平行。

2. 实验室及其他检查

(1)血常规:白细胞计数及中性粒细胞显著增加,核左移,有中毒颗粒。

(2)细菌学检查:痰涂片可见大量葡萄球菌和脓细胞,血、痰培养多为阳性。

(3)X线检查:胸部X线显示短期内迅速多变的特征,肺段或肺叶实变,可形成空洞,或呈小叶状浸润,可有单个或多个液气囊腔,2~4周后完全消失,偶可遗留少许条索状阴影或肺纹理增多等。

3. 治疗要点

为早期清除原发病灶,强有力的抗感染治疗,加强支持疗法,预防并发症。通常首选耐青霉素酶的半合成青霉素或头孢菌素,如苯唑西林、头孢呋辛等。对甲氧西林耐药株(MRSA)可用万古霉素、替考拉宁等治疗。疗程2~3周,有并发症者需4~6周。

(二)肺炎支原体肺炎评估

肺炎支原体肺炎是由肺炎支原体引起的呼吸道和肺部的急性炎症。常同时有咽炎、支气管炎和肺炎。肺炎支原体是介于细菌和病毒之间,兼性厌氧、能独立生活的最小微生物。健康人吸入患者咳嗽、打喷嚏时喷出的口鼻分泌物可感染,即通过呼吸道传播。病原体通常吸附宿主呼吸道纤毛上皮细胞表面,不侵入肺实质,抑制纤毛活动和破坏上皮细胞。其致病性可能与患者对病原体及其代谢产物的变态反应有关。

支原体肺炎约占非细菌性肺炎的1/3以上,或各种原因引起的肺炎的10%。以秋冬季发病较多,可散发或小流行,患者以儿童和青年人居多,婴儿间质性肺炎亦应考虑本病的可能。

1. 临床表现

通常起病缓慢,潜伏期2~3周,症状主要为乏力、咽痛、头痛、咳嗽、发热、食欲缺乏、肌肉酸痛等。多为刺激性咳嗽,咳少量黏液痰,发热可持续2~3周,体温恢复正常后仍有咳嗽。偶伴有胸骨后疼痛。可见咽部充血、颈部淋巴结肿大等体征。肺部可无明显体征,与肺部病变的严重程度不相称。

2. 实验室及其他检查

(1)血常规:血白细胞计数正常或略增高,以中性粒细胞为主。

(2)免疫学检查:起病 2 周后,约 2/3 的患者冷凝集试验阳性,滴度效价大于 1:32,尤以滴度逐渐升高更有价值。约半数患者对链球菌 MG 凝集试验阳性。还可评估肺炎支原体直接检测、支原体 IgM 抗体、免疫印迹法和聚合酶链反应(PCR)等检查结果。

(3)X 线检查:肺部可呈多种形态的浸润影,呈节段性分布,以肺下野为多见,有的从肺门附近向外伸展。3~4 周后病变可自行消失。

3.治疗要点

肺炎支原体肺炎首选大环内酯类抗生素,如红霉素。疗程一般为 2~3 周。

(三)病毒性肺炎评估

病毒性肺炎评估是由上呼吸道病毒感染,向下蔓延所致的肺部炎症。常见病毒为甲、乙型流感病毒、腺病毒、副流感病毒、呼吸道合胞病毒和冠状病毒等。患者可同时受一种以上病毒感染,气道防御功能降低,常继发细菌感染。病毒性肺炎为吸入性感染,常有气管-支气管炎。呼吸道病毒通过飞沫与直接接触而迅速传播,可暴发或散发流行。

病毒性肺炎约占需住院的社区获得性肺炎的 8%,大多发生于冬春季节。密切接触的人群或有心肺疾病者、老年人等易受感染。

1.临床表现

一般临床症状较轻,与支原体肺炎症状相似。起病较急,发热、头痛、全身酸痛、乏力等较突出。有咳嗽、少痰或白色黏液痰、咽痛等症状。老年人或免疫功能受损的重症患者,可表现为呼吸困难、发绀、嗜睡、精神萎靡,甚至并发休克、心力衰竭和呼吸衰竭,严重者可发生急性呼吸窘迫综合征。本病常无显著的胸部体征,病情严重者有呼吸浅速、心率增快、发绀、肺部干湿性啰音。

2.实验室及其他检查

(1)血常规:白细胞计数正常、略增高或偏低。

(2)病原体检查:呼吸道分泌物中细胞核内的包涵体可提示病毒感染,但并非一定来自肺部。需进一步评估下呼吸道分泌物或肺活检标本培养是否分离出病毒。

(3)X 线检查:可见肺纹理增多,小片状或广泛浸润。病情严重者,显示双肺呈弥漫性结节浸润,而大叶实变及胸腔积液者不多见。

3.治疗要点

病毒性肺炎以对症治疗为主,板蓝根、黄芪、金银花、连翘等中药有一定的抗病毒作用。对某些重症病毒性肺炎应采用抗病毒药物,如选用利巴韦林、阿昔洛韦等。

(四)真菌性肺炎评估

肺部真菌感染是最常见的深部真菌病。真菌感染的发生是机体与真菌相互作用的结果,最终取决于真菌的致病性、机体的免疫状态及环境条件对机体与真菌之间关系的影响。广谱抗生素、糖皮质激素、细胞毒性药物及免疫抑制剂的广泛使用,人免疫缺陷病毒(HIV)感染和艾滋病增多使肺部真菌感染的机会增加。

真菌多在土壤中生长,孢子飞扬于空气中,极易被人体吸入而引起肺真菌感染(外源性),或使机体致敏。引起表现为支气管哮喘的过敏性肺泡炎。有些真菌为寄生菌,如念珠菌和放线菌,当机体免疫力降低时可引起感染。静脉营养疗法的中心静脉插管如留置时间过长。白念珠菌能在高浓度葡萄糖中生长,引起念珠菌感染中毒症。空气中到处有曲霉属孢子,在秋冬及阴雨季节。储藏的谷草发热霉变时更多。若大量吸入可能引起急性气管—支气管炎或肺炎。

1.临床表现

真菌性肺炎多继发于长期应用抗生素、糖皮质激素、免疫抑制剂、细胞毒性药物或因长期留置导管、插管等诱发,其症状和体征无特征性变化。

2.实验室及其他检查

(1)真菌培养:其形态学辨认有助于早期诊断。

(2)X线检查:可表现为支气管肺炎、大叶性肺炎、弥漫性小结节及肿块状阴影和空洞。

3.治疗要点

真菌性肺炎目前尚无理想的药物,两性霉素 B 对多数肺部真菌仍为有效药物,但由于其不良反应较多,使其应用受到限制。其他药物尚有氟胞嘧啶、米康唑、酮康唑、制霉菌素等也可选用。

(五)重症肺炎评估

目前重症肺炎还没有普遍认同的标准,各国诊断标准不一,但都注重肺部病变的范围、器官灌注和氧合状态。我国制定的重症肺炎标准:①意识障碍。②呼吸频率>30 次/分。③PaO_2<8.0 kPa(60 mmHg),PO_2/FiO_2<300,需行机械通气治疗。④血压<12.0/8.0 kPa(90/60 mmHg)。⑤胸片显示双侧或多肺叶受累,或入院 48 小时内病变扩大≥50%。⑥少尿:尿量每小时<20 mL,或每 4 小时<80 mL,或急性肾衰竭需要透析治疗。

(朱园园)

第三节 肺 脓 肿

肺脓肿是由多种病原菌引起肺实质坏死的肺部化脓性感染。早期为肺组织的化脓性炎症,继而坏死、液化,由肉芽组织包绕形成脓肿。高热、咳嗽和咳大量脓臭痰为其临床特征。本病可见于任何年龄,青壮年男性及年老体弱有基础疾病者多见。自抗生素广泛应用以来,发病率有明显降低。

一、护理评估

(一)病因及发病机制

急性肺脓肿的主要病原体是细菌,常为上呼吸道、口腔的定植菌,包括需氧、厌氧和兼性厌氧菌。厌氧菌感染占主要地位,较重要的厌氧菌有核粒梭形杆菌、消化球菌等。常见的需氧和兼性厌氧菌为金黄色葡萄球菌、化脓链球菌(A 组溶血性链球菌)、肺炎克雷伯杆菌和铜绿假单胞菌等。免疫力低下者,如接受化学治疗、白血病或艾滋病患者其病原菌也可为真菌。根据不同病因和感染途径,肺脓肿可分为以下 3 种类型。

1.吸入性肺脓肿

吸入性肺脓肿是临床上最多见的类型,病原体经口、鼻、咽吸入致病,误吸为最主要的发病原因。正常情况下,吸入物可由呼吸道迅速清除,但当由于受凉、劳累等诱因导致全身或局部免疫力下降时;在有意识障碍,如全身麻醉或气管插管、醉酒、脑血管意外时,吸入的病原菌即可致病。此外,也可由上呼吸道的慢性化脓性病灶,如扁桃体炎、鼻窦炎、牙槽脓肿等脓性分泌物经气管被吸入肺内致病。吸入性肺脓肿发病部位与解剖结构有关,常为单发性,由于右主支气管较陡直,且管径较粗大,因而右侧多发。病原体多为厌氧菌。

2.继发性肺脓肿

(1)某些肺部疾病如细菌性肺炎、支气管扩张、空洞型肺结核、支气管肺癌、支气管囊肿等感染。

(2)支气管异物堵塞也是肺脓肿尤其是小儿肺脓肿发生的重要因素。

(3)邻近器官的化脓性病变蔓延至肺,如食管穿孔感染、膈下脓肿、肾周围脓肿及脊柱脓肿等波及肺组织引起肺脓肿。阿米巴肝脓肿可穿破膈肌至右肺下叶,形成阿米巴肺脓肿。

3.血源性肺脓肿

因皮肤外伤感染、痈、疖、骨髓炎、静脉吸毒、感染性心内膜炎等肺外感染病灶的细菌或脓毒性栓子经血行播散至肺部引起小血管栓塞,产生化脓性炎症、组织坏死导致肺脓肿。金黄色葡萄球菌、表皮葡萄球菌及链球菌为常见致病菌。

(二)病理

肺脓肿早期为含致病菌的污染物阻塞细支气管,继而形成小血管炎性栓塞,进而致病菌繁殖引起肺组织化脓性炎症、坏死,形成肺脓肿,继而肺坏死组织液化破溃经支气管部分排出,形成有气液平的脓腔。另因病变累及部位不同,可并发支气管扩张、局限性纤维蛋白性胸膜炎、脓胸、脓气胸、支气管胸膜瘘等。急性肺脓肿经积极治疗或充分引流,脓腔缩小甚至消失,或仅剩少量纤维瘢痕。如治疗不彻底或支气管引流不畅,炎症持续存在,超过3个月称为慢性肺脓肿。

(三)健康史

多数吸入性肺脓肿患者有齿、口咽部的感染灶,故要了解患者是否有口腔、上呼吸道慢性感染病灶如龋齿、化脓性扁桃体炎、鼻窦炎、牙周溢脓等,或手术、劳累、受凉等,是否应用了大量抗生素。

(四)身体状况

1.症状

急性肺脓肿患者,起病急,寒战、高热,体温高达39～40℃,伴有咳嗽、咳少量黏液痰或黏液脓性痰,典型痰液呈黄绿色、脓性,有时带血。炎症累及胸膜可引起胸痛。伴精神不振、全身乏力、食欲减退等全身毒性症状。如感染未能及时控制,于发病后10～14天可突然咳出大量脓臭痰及坏死组织,痰量可达300～500 mL/d,痰静置后分三层。厌氧菌感染时痰带腥臭味。一般在咳出大量脓痰后,体温明显下降,全身毒性症状随之减轻。约1/3的患者有不同程度的咯血,偶有中、大量咯血而突然窒息死亡者。部分患者发病缓慢,仅有一般的呼吸道感染症状。血源性肺脓肿多先有原发病灶引起的畏寒、高热等全身脓毒血症的表现。经数天或数周后出现咳嗽、咳痰,痰量不多,极少咯血。慢性肺脓肿患者除咳嗽、咳脓痰、不规则发热、咯血外,还有贫血、消瘦等慢性消耗症状。

2.体征

肺部体征与肺脓肿的大小、部位有关。早期病变较小或位于肺深部,多无阳性体征;病变发展较大时可出现肺实变体征,有时可闻及异常支气管呼吸音;病变累及胸膜时,可闻及胸膜摩擦音或胸腔积液体征。慢性肺脓肿常有杵状指(趾)、消瘦、贫血等。血源性肺脓肿多无阳性体征。

(五)实验室及其他检查

1.实验室检查

急性肺脓肿患者血常规白细胞计数明显增高,中性粒细胞在90%以上,多有核左移和中毒颗粒。慢性肺脓肿血白细胞数可稍升高或正常，红细胞和血红蛋白减少。血源性肺脓肿患者的血培养可发现致病菌。并发脓胸时，可做胸腔脓液培养及药物敏感试验。

2.痰细菌学检查

气道深部痰标本细菌培养可有厌氧菌和/或需氧菌存在。血培养有助于确定病原体和选择有效的抗菌药物。

3.影像学检查

X线胸片早期可见肺部炎性阴影，肺脓肿形成后，脓液排出，脓腔出现圆形透亮区和气液平面，四周有浓密炎症浸润。炎症吸收后遗留有纤维条索状阴影。慢性肺脓肿呈厚壁空洞，周围有纤维组织增生及邻近胸膜增厚。CT能更准确定位及发现体积较小的脓肿。

4.纤维支气管镜检查

纤维支气管镜检查有助于明确病因、病原学诊断及治疗。

(六)心理、社会评估

部分肺脓肿患者起病多急骤，畏寒、高热伴全身中毒症状明显，厌氧菌感染时痰有腥臭味等，使患者及家属常深感不安。患者会表现出忧虑、悲观、抑郁和恐惧。

二、主要护理诊断及医护合作性问题

(一)体温过高

体温过高与肺组织炎症性坏死有关。

(二)清理呼吸道无效

清理呼吸道无效与脓痰聚积有关。

(三)营养失调，低于机体需要量

营养失调，低于机体需要量与肺部感染导致机体消耗增加有关。

(四)气体交换受损

气体交换受损与气道内痰液积聚、肺部感染有关。

(五)潜在并发症

咯血、窒息、脓气胸、支气管胸膜瘘。

三、护理目标

体温降至正常，营养改善，呼吸系统症状减轻或消失，未发生并发症。

四、护理措施

(一)一般护理

保持室内空气流通、适宜温湿度、阳光充足。晨起、饭后、体位引流后及睡前协助患者漱口，做好口腔护理。鼓励患者多饮水，进食高热量、高蛋白、高维生素等营养丰富的食物。

(二)病情观察

观察痰的颜色、性状、气味和静置后是否分层。准确记录24小时排痰量。当大量痰液排出时，要注意观察患者咳痰是否顺畅、咳嗽是否有力，避免脓痰引起窒息；当痰液减少时，要观察患者中毒症状是否好转，若中毒症状严重，提示痰液引流不畅，做好脓液引流的护理，以保持呼吸道通畅。若发现血痰，应及时报告医师，咯血量较多时，应严密观察体温、脉搏、呼吸、血压及神志的变化,准备好抢救药品和用品,嘱患者患侧卧位,头偏向一侧,警惕大咯血或窒息的突然发生。

(三)用药及体位引流护理

肺脓肿治疗原则是抗生素治疗和痰液引流。

1.抗生素治疗

吸入性肺脓肿一般选用青霉素,对青霉素过敏或不敏感者可用林可霉素、克林霉素或甲硝唑等药物。开始给药采用静脉滴注,体温通常在治疗后 3~10 天降至正常,然后改为肌内注射或口服。若抗生素有效,宜持续 8~12 周,直至胸片上空洞和炎症完全消失,或仅有少量稳定的残留纤维化。若疗效不佳,要注意根据细菌培养和药物敏感试验结果选用有效抗菌药物。遵医嘱使用抗生素、祛痰药、支气管扩张剂等药物,注意观察疗效及不良反应。

2.痰液引流

痰液引流可缩短病程,提高疗效。无大咯血、中毒症状轻者可进行体位引流排痰,每天 2~3 次,每次 10~15 分钟。痰黏稠者可用祛痰药、支气管舒张药或生理盐水雾化吸入以利脓液引流。有条件应尽早应用纤维支气管镜冲洗及吸引治疗,脓腔内还可注入抗生素,加强局部治疗。

3.手术治疗

内科积极治疗 3 个月以上效果不好,或有并发症可考虑手术治疗。

(四)心理护理

向患者及家属及时介绍病情,解释各种症状和不适的原因,说明各项诊疗、护理操作目的、操作程序和配合要点。由于疾病带来口腔脓臭气味使患者害怕与人接近,在帮助患者口腔护理的同时消除患者的紧张心理。主动关心并询问患者的需要,使患者增加治疗的依从性和信心,指导患者正确对待本病,使其勇于说出内心感受,并积极进行疏导。教育患者家属配合医护人员做好患者的心理指导,使患者树立治愈疾病的信心,以促进疾病早日康复。

五、护理评价

患者体温平稳,呼吸系统症状消失,营养改善,无并发症发生或发生后及时得到处理。

(朱园园)

第五章 内分泌科护理

第一节 糖尿病

糖尿病(diabetes mellitus,DM)是一组由多病因引起的以慢性高血糖为特征的代谢性疾病,是由胰岛素分泌和/或作用缺陷所引起。糖尿病是常见病、多发病。据国际糖尿病联盟统计,2011年全球有糖尿病患者3.66亿,比2010年的2.85亿增加近30%。我国成年人糖尿病患病率达9.7%,而糖尿病前期的比例更高达15.5%。因此,糖尿病是严重威胁人类健康的世界性公共卫生问题。

一、分型

(一)1型糖尿病
胰岛β细胞破坏,常导致胰岛素绝对缺乏。

(二)2型糖尿病
从以胰岛素抵抗为主伴胰岛素分泌不足到以胰岛素分泌不足为主伴胰岛素抵抗。

(三)其他特殊类型糖尿病
其他特殊类型糖尿病指病因相对比较明确,如胰腺炎、库欣综合征等引起的一些高血糖状态。

(四)妊娠期糖尿病
妊娠期糖尿病指妊娠期间发生的不同程度的糖代谢异常。

二、病因与发病机制

糖尿病的病因和发病机制至今未完全阐明。总的来说,遗传因素及环境因素共同参与其发病过程。胰岛素由胰岛β细胞合成和分泌,经血液循环到达体内各组织器官的靶细胞,与特异受体结合并引发细胞内物质代谢效应。该过程中任何一个环节发生异常,均可导致糖尿病。

(一)1型糖尿病
1.遗传因素
遗传因素在1型糖尿病发病中起重要作用。

2.环境因素

糖尿病可能与病毒感染、化学毒物和饮食因素有关。

3.自身免疫

有证据支持1型糖尿病为自身免疫性疾病。

4.1型糖尿病的自然史

1型糖尿病的发生发展经历以下阶段。

(1)个体具有遗传易感性,临床无任何异常。

(2)某些触发事件,如病毒感染引起少量β细胞破坏并启动自身免疫过程。

(3)出现免疫异常,可检测出各种胰岛细胞抗体。

(4)β细胞数目开始减少,仍能维持糖耐量正常。

(5)β细胞持续损伤达到一定程度时(通常只残存10%～20%的β细胞),胰岛素分泌不足,出现糖耐量降低或临床糖尿病,需用外源胰岛素治疗。

(6)β细胞几乎完全消失,需依赖外源胰岛素维持生命。

(二)2型糖尿病

1.遗传因素与环境因素

有资料显示遗传因素主要影响β细胞功能。环境因素包括年龄增加、现代生活方式改变、营养过剩、体力活动不足、子宫内环境及应激、化学毒物等。

2.胰岛素抵抗和β细胞功能缺陷

胰岛素抵抗是指胰岛素作用的靶器官对胰岛素作用的敏感性降低。β细胞功能缺陷主要表现为胰岛素分泌异常。

3.糖耐量减低和空腹血糖调节受损

糖耐量减低是葡萄糖不耐受的一种类型。空腹血糖调节受损是指一类非糖尿病性空腹血糖异常,其血糖浓度高于正常,但低于糖尿病的诊断值。目前认为两者均为糖尿病的危险因素,是发生心血管病的危险标志。

4.临床糖尿病

达到糖尿病的诊断标准(表5-1)。

表5-1 糖尿病诊断标准(WHO,1999)

诊断标准	静脉血浆葡萄糖水平
(1)糖尿病症状+随机血糖或	≥11.1 mmol/L
(2)空腹血浆血糖(FPG)或	≥7.0 mmol/L
(3)葡萄糖负荷后两小时血糖(2小时PG)	≥11.1 mmol/L
无糖尿病症状者,需改天重复检查,但不做第3次OGTT	

注:空腹的定义是至少8小时没有热量的摄入;随机是指一天当中的任意时间而不管上次进餐的时间及食物摄入量。

三、临床表现

(一)代谢紊乱综合征

1.三多一少

多饮、多食、多尿和体重减轻。

2.皮肤瘙痒

患者常有皮肤瘙痒,女性患者可出现外阴瘙痒。

3.其他症状

四肢酸痛、麻木、腰痛、性欲减退、月经失调、便秘和视物模糊等。

(二)并发症

1.糖尿病急性并发症

(1)糖尿病酮症酸中毒(diabetic ketoacidosis,DKA):为最常见的糖尿病急症,以高血糖、酮症和酸中毒为主要表现。DKA 最常见的诱因是感染,其他诱因有胰岛素治疗中断或不适当减量、饮食不当、各种应激及酗酒等。临床表现为早期三多一少,症状加重;随后出现食欲缺乏、恶心、呕吐、多尿、口干、头痛、嗜睡、呼吸深快,呼气中有烂苹果味(丙酮);后期严重失水,尿量减少、眼球下陷、皮肤黏膜干燥,血压下降、心率加快、四肢厥冷;晚期出现不同程度意识障碍。

(2)高渗高血糖综合征:是糖尿病急性代谢紊乱的另一临床类型,以严重高血糖、高血浆渗透压、脱水为特点,无明显酮症酸中毒,患者常有不同程度的意识障碍或昏迷。本病起病缓慢,最初表现为多尿、多饮,但多食不明显或反而食欲缺乏;随病情进展出现严重脱水和神经精神症状,患者反应迟钝、烦躁或淡漠、嗜睡,逐渐陷入昏迷、出现抽搐,晚期尿少甚至尿闭,但无酸中毒样深大呼吸。与 DKA 相比,失水更为严重,神经精神症状更为突出。

(3)感染性疾病:糖尿病容易并发各种感染,血糖控制差者更易发生,病情也更严重。

(4)低血糖:一般将血糖≤2.8 mmol/L 作为低血糖的诊断标准,而糖尿病患者血糖值≤3.9 mmol/L就属于低血糖范畴。低血糖有两种临床类型,即空腹低血糖和餐后(反应性)低血糖。低血糖的临床表现呈发作性,具体分为两类:①自主(交感)神经过度兴奋表现为多有出汗、颤抖、心悸、紧张、焦虑、饥饿、流涎、软弱无力、面色苍白、心率加快、四肢冰凉和收缩压轻度升高等。②脑功能障碍表现为初期表现为精神不集中、思维和语言迟钝、头晕、嗜睡、视物不清、步态不稳,后可有幻觉、躁动、易怒、性格改变、认知障碍,严重时发生抽搐和昏迷。

2.糖尿病慢性并发症

(1)微血管病变:这是糖尿病的特异性并发症。微血管病变主要发生在视网膜、肾、神经和心肌组织,尤其以肾脏和视网膜病变最为显著。

(2)大血管病变:这是糖尿病最严重、突出的并发症,主要表现为动脉粥样硬化。动脉粥样硬化主要侵犯主动脉、冠状动脉、脑动脉、肾动脉和肢体外周动脉等。

(3)神经系统并发症:以周围神经病变最常见,通常为对称性,下肢较上肢严重,病情进展缓慢。患者常先出现肢端感觉异常,如呈袜子或手套状分布,伴麻木、烧灼、针刺感或如踏棉垫感,可伴痛觉过敏、疼痛;后期可有运动神经受累,出现肌力减弱甚至肌萎缩和瘫痪。

(4)糖尿病足:指与下肢远端神经异常和不同程度周围血管病变相关的足部溃疡、感染和/或深层组织破坏,主要表现为足部溃疡、坏疽。糖尿病足是糖尿病最严重且需治疗费用最多的慢性并发症之一,是糖尿病非外伤性截肢的最主要原因。

(5)其他:糖尿病还可引起黄斑病、白内障、青光眼、屈光改变和虹膜睫状体病变等。牙周病是最常见的糖尿病口腔并发症。

在我国,糖尿病是导致成人失明、非创伤性截肢的主要原因;心血管疾病是使糖尿病患者致残、致死的主要原因。

四、辅助检查

(一)尿糖测定

尿糖受肾糖阈的影响。尿糖呈阳性只提示血糖值超过肾糖阈(大约10 mmol/L),尿糖呈阴性不能排除糖尿病可能。

(二)血糖测定

血糖测定的方法有静脉血葡萄糖测定、毛细血管血葡萄糖测定和24小时动态血糖测定3种。前者用于诊断糖尿病,后两种仅用于糖尿病的监测。

(三)口服葡萄糖耐量试验

当血糖高于正常范围而又未达到诊断糖尿病标准时,须进行口服葡萄糖耐量试验(OGTT)。OGTT应在无摄入任何热量8小时后,清晨空腹进行,75 g无水葡萄糖,溶于250~300 mL水中,5~10分钟内饮完,空腹及开始饮葡萄糖水后2小时测静脉血浆葡萄糖。儿童服糖量按1.75 g/kg计算,总量不超过75 g。

(四)糖化血红蛋白A_1测定

糖化血红蛋白A_1测定:其测定值者取血前8~12周血糖的总水平,是糖尿病病情控制的监测指标之一,正常值是3%~6%。

(五)血浆胰岛素和C肽测定

主要用于胰岛β细胞功能的评价。

(六)其他

根据病情需要选用血脂、肝肾功能等常规检查,急性严重代谢紊乱时的酮体、电解质、酸碱平衡检查,心、肝、肾、脑、眼科及神经系统的各项辅助检查等。

五、治疗要点

糖尿病管理须遵循早期和长期、积极而理性、综合治疗和全面达标、治疗措施个体化等原则。国际糖尿病联盟(IDF)提出糖尿病综合管理5个要点:糖尿病健康教育、医学营养治疗、运动治疗、血糖监测和药物治疗。

(一)健康教育

健康教育是重要的基础管理措施,是决定糖尿病管理成败的关键。每位糖尿病患者均应接受全面的糖尿病教育,充分认识糖尿病并掌握自我管理技能。

(二)医学营养治疗

医学营养治疗是糖尿病基础管理措施,是综合管理的重要组成部分。详见饮食护理。

(三)运动疗法

在糖尿病的管理中占重要地位,尤其对肥胖的2型糖尿病患者,运动可增加胰岛素敏感性,有助于控制血糖和体重。运动的原则是适量、经常性和个体化。详见运动护理。

(四)药物治疗

1.口服药物治疗

(1)促胰岛素分泌剂。①磺脲类药物:其作用不依赖于血糖浓度。常用的有格列苯脲、格列吡嗪、格列齐特、格列喹酮和格列美脲等。②非磺脲类药物:降血糖作用快而短,主要用于控制餐后高血糖。如瑞格列奈和那格列奈。

(2)增加胰岛素敏感性药物。①双胍类：常用的药物有二甲双胍。二甲双胍通常每天剂量500～1 500 mg,分2～3次口服,最大剂量不超过每天2 g。②噻唑烷二酮类：也称格列酮类,有罗格列酮和吡格列酮两种制剂。

(3)α-葡萄糖苷酶抑制剂：作为2型糖尿病第一线药物,尤其适用于空腹血糖正常（或偏高）而餐后血糖明显升高者。常用药物有阿卡波糖和伏格列波糖。

2.胰岛素治疗

胰岛素治疗是控制高血糖的重要和有效手段。

(1)适应证：①1型糖尿病。②合并各种严重的糖尿病急性或慢性并发症。③处于应激状态,如手术、妊娠和分娩等。④2型糖尿病血糖控制不满意,β细胞功能明显减退者。⑤某些特殊类型糖尿病。

(2)制剂类型：按作用快慢和维持作用时间长短,可分为速效、短效、中效、长效和预混胰岛素5类。根据胰岛素的来源不同,可分为动物胰岛素、人胰岛素和胰岛素类似物。

(3)使用原则：①胰岛素治疗应在综合治疗基础上进行。②胰岛素治疗方案应力求模拟生理性胰岛素分泌模式。③从小剂量开始,根据血糖水平逐渐调整。

(五)人工胰

人工胰由血糖感受器、微型电子计算机和胰岛素泵组成。目前尚未广泛应用。

(六)胰腺和胰岛细胞移植

治疗对象主要为1型糖尿病患者,目前尚局限于伴终末期肾病的患者。

(七)手术治疗

部分国家已将减重手术（代谢手术）推荐为肥胖2型糖尿病患者的可选择的治疗方法之一,我国也已开展这方面的治疗。

(八)糖尿病急性并发症的治疗

1.糖尿病酮症酸中毒

对于早期酮症患者,仅需给予足量短效胰岛素和口服液体,严密观察病情,严密监测血糖、血酮变化,调节胰岛素剂量。对于出现昏迷的患者应立即抢救,具体方法如下。

(1)补液：是治疗的关键环节。基本原则是先快后慢,先盐后糖。在1～2小时输入0.9%氯化钠溶液1 000～2 000 mL,前4小时输入所计算失水量的1/3。24小时输液量应包括已失水量和部分继续失水量,一般为4 000～6 000 mL,严重失水者可达6 000～8 000 mL。

(2)小剂量胰岛素治疗：每小时0.1 U/kg的短效胰岛素加入生理盐水中持续静脉滴注或静脉泵入。根据血糖值调节胰岛素的泵入速度,血糖下降速度一般以每小时3.9～6.1 mmol/L(70～110 mg/dL)为宜,每1～2小时复查血糖；病情稳定后过渡到胰岛素常规皮下注射。

(3)纠正电解质及酸碱平衡失调：①轻度酸中毒一般不必补碱。补碱指征为血 pH<7.1,HCO_3^-<5 mmol/L。应采用等渗碳酸氢钠(1.25%～1.4%)溶液。补碱不宜过多、过快,以避免诱发或加重脑水肿。②根据血钾和尿量补钾。

(4)防治诱因和处理并发症：如休克、严重感染、心力衰竭、心律失常、肾衰竭、脑水肿和急性胃扩张等。

2.高渗高血糖综合征

治疗原则同DKA。严重失水时,24小时补液量可达6 000～10 000 mL。

3.低血糖

对轻至中度的低血糖,口服糖水或含糖饮料,进食面包、饼干、水果等即可缓解。重者和疑似低血糖昏迷的患者,应及时测定毛细血管血糖,甚至无须血糖结果,及时给予50%葡萄糖60～100 mL静脉注射,继以5%～10%葡萄糖液静脉滴注。另外,应积极寻找病因,对因治疗。

(九)糖尿病慢性并发症的治疗

1.糖尿病足

控制高血糖、血脂异常和高血压,改善全身营养状况和纠正水肿等;神经性足溃疡给予规范的伤口处理;给予扩血管和改善循环治疗;有感染出现时给予抗感染治疗;必要时行手术治疗。

2.糖尿病高血压

血脂紊乱和大血管病变,要控制糖尿病患者血压<17.3/10.7 kPa(130/80 mmHg);如尿蛋白排泄量达到1 g/24 h,血压应控制低于16.7/10.0 kPa(125/75 mmHg)。低密度脂蛋白胆固醇(LDL-C)的目标值为<2.6 mmol/L。

3.糖尿病肾病

早期筛查微量蛋白尿及评估GFR。早期应用ACEI或ARB,除可降低血压外,还可减轻微量清蛋白尿和使GFR下降缓慢。

4.糖尿病视网膜病变

定期检查眼底,必要时尽早使用激光进行光凝治疗。

5.糖尿病周围神经病变

早期严格控制血糖并保持血糖稳定是糖尿病神经病变最重要和有效的防治方法。在综合治疗的基础上,采用多种维生素及对症治疗可改善症状。

六、护理措施

(一)一般护理

1.饮食护理

应帮助患者制订合理、个性化的饮食计划,并鼓励和督促患者坚持执行。

(1)制订总热量。①计算理想体重(简易公式法):理想体重(kg)=身高(cm)-105。②计算总热量:成年人休息状态下每天每千克理想体重给予热量105～126 kJ,轻体力劳动126～147 kJ,中度体力劳动147～167 kJ,重体力劳动>167 kJ。儿童、孕妇、乳母、营养不良和消瘦及伴有消耗性疾病者应酌情增加,肥胖者酌减,使体重逐渐恢复至理想体重的±5%左右。

(2)食物的组成和分配。①食物组成:总的原则是高碳水化合物、低脂肪、适量蛋白质和高纤维的膳食。碳水化合物所提供的热量占饮食总热量的50%～60%,蛋白质的摄入量占供能比的10%～15%,脂肪所提供的热量不超过总热量的30%,饱和脂肪酸不应超过总热量的7%,每天胆固醇摄入量宜<300 mg。②确定每天饮食总热量和碳水化合物、脂肪、蛋白质的组成后,按每克碳水化合物、蛋白质产热16.7 kJ,每克脂肪产热37.7 kJ,将热量换算为食品后制订食谱,可按每天三餐分配为1/5、2/5、2/5或1/3、1/3、1/3。

(3)注意事项:①超重者,禁食油炸、油煎食物,炒菜宜用植物油,少食动物内脏、蟹黄、蛋黄、鱼子、虾子等含胆固醇高的食物。②每天食盐摄入量应<6 g,限制摄入含盐高的食物,如加工食品、调味酱等。③严格限制各种甜食:包括各种糖果、饼干、含糖饮料、水果等。为满足患者口味,可使用甜味剂。对于血糖控制较好者,可在两餐之间或睡前加水果,如苹果、梨、橙子等。④限制

饮酒量,尽量不饮白酒,不宜空腹饮酒。每天饮酒量≤1份标准量(1份标准量:啤酒350 mL或红酒150 mL或低度白酒45 mL,各约含乙醇15 g)。

2.运动护理

(1)糖尿病患者运动锻炼的原则:有氧运动、持之以恒和量力而行。

(2)运动方式的选择:有氧运动为主,如散步、慢跑、快走、骑自行车、做广播体操、打太极拳和球类活动等。

(3)运动量的选择:合适的运动强度为活动时患者的心率达到个体60%的最大氧耗量,简易计算方法:心率＝170－年龄。

(4)运动时间的选择:最佳运动时间是餐后1小时(以进食开始计时)。每天安排一定量的运动,至少每周3次。每次运动时间30～40分钟,包括运动前作准备活动和运动结束时的整理运动时间。

(5)运动的注意事项:①不宜空腹时进行,运动过程应补充水分,携带糖果,出现低血糖症状时,立即食用。②运动过程中出现胸闷、胸痛、视物模糊等应立即停止运动,并及时处理。③血糖＞14 mmol/L,应减少活动,增加休息。④随身携带糖尿病卡以备急需。⑤运动时,穿宽松的衣服,棉质的袜子和舒适的鞋子,可以有效排汗和保护双脚。

(二)用药护理

1.口服用药的护理

指导患者正确服用口服降糖药,了解各类降糖药的作用、剂量、用法、不良反应和注意事项。

(1)口服磺脲类药物的护理:①协助患者于早餐前30分钟服用,每天多次服用的磺脲类药物应在餐前30分钟服用。②严密观察药物的不良反应。最主要的不良反应是低血糖,护士应教会患者正确识别低血糖的症状及如何及时应对和选择医疗支持。③注意药物之间的协同与拮抗。水杨酸类、磺胺类、保泰松、利血平、β受体阻滞剂等药物与磺脲类药物合用时会产生协同作用,增强后者的降糖作用;噻嗪类利尿剂、呋塞米、依他尼酸、糖皮质激素等药物与磺脲类药物合用时会产生拮抗作用,降低后者的降糖作用。

(2)口服双胍类药物的护理:①指导患者餐中或餐后服药。②如出现轻微胃肠道反应,给予患者讲解和指导,以减轻患者的紧张或恐惧心理。③用药期间限制饮酒。

(3)口服α-葡萄糖苷酶抑制剂类药物的护理:①应与第一口饭同时服用。②本药的不良反应有腹部胀气、排气增多或腹泻等症状,在继续使用或减量后消失。③服用该药时,如果饮食中淀粉类比例太低,而单糖或啤酒过多则疗效不佳。④出现低血糖时,应直接给予葡萄糖口服或静脉注射,进食淀粉类食物无效。

(4)口服噻唑烷二酮类药物的护理:①每天服用1次,可在餐前、餐中、餐后任何时间服用,但服药时间应尽可能固定。②密切观察有无水肿、体重增加等不良反应,缺血性心血管疾病的风险增加,一旦出现应立即停药。③如果发现食欲缺乏等情况,警惕肝功能损害。

2.使用胰岛素的护理

(1)胰岛素的保存:①未开封的胰岛素放于冰箱4～8 ℃冷藏保存,勿放在冰箱门上,以免震荡受损。②正在使用的胰岛素在常温下(≤28 ℃)可使用28天,无须放入冰箱。③运输过程尽量保持低温,避免过热、光照和剧烈晃动等,否则可因蛋白质凝固变性而失效。

(2)胰岛素的注射途径:静脉注射和皮下注射。注射工具有胰岛素专用注射器、胰岛素笔和胰岛素泵。

(3)胰岛素的注射部位:皮下注射胰岛素时,宜选择皮肤疏松部位,如上臂三角肌、臀大肌、大腿前侧、腹部等。进行运动锻炼时,不要选择大腿、臂部等要活动的部位注射。注射部位要经常更换,如在同一区域注射,必须与上次注射部位相距1 cm以上,选择无硬结的部位。

(4)胰岛素不良反应的观察与处理:①低血糖反应。②变态反应表现为注射部位瘙痒,继而出现荨麻疹样皮疹,全身性荨麻疹少见。处理措施包括更换高纯胰岛素,使用抗组胺药及脱敏疗法,严重反应者中断胰岛素治疗。③注射部位皮下脂肪萎缩或增生时,采用多点、多部位皮下注射和及时更换针头可预防其发生。若发生则停止注射该部位后可缓慢自然恢复。④胰岛素治疗初期可发生轻度水肿,以颜面和四肢多见,可自行缓解。⑤部分患者出现视物模糊,多为晶状体屈光改变,常于数周内自然恢复。⑥体重增加以老年2型糖尿病患者多见,多引起腹部肥胖。护士应指导患者配合饮食、运动治疗控制体重。

(5)使用胰岛素的注意事项:①准确执行医嘱,按时注射。对40 U/mL和100 U/mL两种规格的胰岛素,使用时应注意注射器与胰岛素浓度的匹配。②长、短效或中、短效胰岛素混合使用时,应先抽吸短效胰岛素,再抽吸长效胰岛素,然后混匀,禁忌反向操作。③注射胰岛素时应严格无菌操作,防止发生感染。④胰岛素治疗的患者,应每天监测血糖2～4次,出现血糖波动过大或过高,及时通知医师。⑤使用胰岛素笔时要注意笔与笔芯是否匹配,每次注射前确认笔内是否有足够的剂量,药液是否变质。每次注射前安置新针头,使用后丢弃。⑥用药期间定期检查血糖、尿常规、肝肾功能、视力、眼底视网膜血管、血压及心电图等,了解病情及糖尿病并发症的情况。⑦指导患者配合糖尿病饮食和运动治疗。

(三)并发症的护理

1.低血糖的护理

(1)加强预防:①指导患者应用胰岛素和胰岛素促分泌剂,从小剂量开始,逐渐增加剂量,谨慎调整剂量。②指导患者定时定量进餐,如果进餐量较少,应相应减少药物剂量。③指导患者运动量增加时,运动前应增加额外的碳水化合物的摄入。④乙醇能直接导致低血糖,应指导患者避免酗酒和空腹饮酒。⑤容易在后半夜及清晨发生低血糖的患者,晚餐适当增加主食或含蛋白质较高的食物。

(2)症状观察和血糖监测:观察患者有无低血糖的临床表现,尤其是服用胰岛素促分泌剂和注射胰岛素的患者。对老年患者的血糖不宜控制过严,一般空腹血糖≤7.8 mmol/L,餐后血糖≤11.1 mmol/L即可。

(3)急救护理:一旦确定患者发生低血糖,应尽快给予糖分补充,解除脑细胞缺糖状态,并帮助患者寻找诱因,给予健康指导,避免再次发生。

2.高渗高血糖综合征的护理

(1)预防措施:定期监测血糖,应激状况时每天监测血糖。合理用药,不要随意减量或停药。保证充足的水分摄入。

(2)病情监测:严密观察患者的生命体征、意识和瞳孔的变化,记录24小时液体出入量等。遵医嘱定时监测血糖、血钠和渗透压的变化。

(3)急救配合与护理:①立即开放两条静脉通路,准确执行医嘱,输入胰岛素,按照正确的顺序和速度输入液体。②绝对卧床休息,注意保暖,给予患者持续低流量吸氧。③加强生活护理,尤其是口腔护理、皮肤护理。④昏迷者按昏迷常规护理。

3.糖尿病足的预防与护理

(1)足部观察与检查:①每天检查双足1次,视力不佳者,亲友可代为检查。②了解足部有无感觉减退、麻木、刺痛感;观察足部的皮肤温度、颜色及足背动脉搏动情况。③注意检查趾甲、趾间、足底皮肤有无红肿、破溃、坏死等损伤。④定期做足部保护性感觉的测试,常用尼龙单丝测试。

(2)日常保护措施:保持足部清洁,避免感染,每天清洗足部1次,10分钟左右;水温适宜,不能烫脚;洗完后用柔软的浅色毛巾擦干,尤其是脚趾间;皮肤干燥者可涂护肤软膏,但不要太油,不能常用。

(3)预防外伤:①指导患者不能赤足走路,外出时不能穿拖鞋和凉鞋,不能光脚穿鞋,禁忌穿高跟鞋和尖头鞋,防止脚受伤。②应帮助视力不好的患者修剪趾甲,趾甲修剪与脚趾平齐,并锉圆边缘尖锐部分。③冬天不要使用热水袋、电热毯或烤灯保暖,防止烫伤,同时应注意预防冻伤。夏天注意避免蚊虫叮咬。④避免足部针灸、修脚等,防止意外感染。

(4)选择合适的鞋袜:①指导患者选择厚底、圆头、宽松、系鞋带的鞋子;鞋子的面料以软皮、帆布或布面等透气性好的面料为佳;购鞋时间最好是下午,需穿袜子试穿,新鞋第1次穿20~30分钟,之后再延长穿鞋时间。②袜子选择以浅色、弹性好、吸汗、透气及散热好的棉质袜子为佳,大小适中、无破洞和不粗糙。

(5)促进肢体血液循环:①指导患者步行和进行腿部运动(如提脚尖,即脚尖提起、放下,重复20次,试着以单脚承受全身力量来做)。②避免盘腿坐或跷二郎腿。

(6)积极控制血糖,说服患者戒烟:足溃疡的教育应从早期指导患者控制和监测血糖开始。同时告知患者戒烟,因吸烟会导致局部血管收缩而促进足溃疡的发生。

(7)及时就诊:如果伤口出现感染或久治不愈,应及时就医,进行专业处理。

(四)心理护理

糖尿病患者常见的心理特征有否定、怀疑、恐惧紧张、焦虑烦躁、悲观抑郁、轻视麻痹、愤怒拒绝和内疚混乱等。针对以上特征,护理人员应对患者进行有针对性的心理护理。糖尿病患者的心理护理因人而异,但对每一个患者,护士都要做到以和蔼可亲的态度进行耐心细致、科学专业的讲解。

(1)当患者拒绝承认患病事实时,护士应耐心主动地向患者讲解糖尿病相关的知识,使患者消除否定、怀疑、拒绝的心理,并积极主动地配合治疗。

(2)有轻视、麻痹心理的患者,应耐心地向患者讲解不重视治疗的后果及各种并发症的严重危害,使患者积极地配合治疗。

(3)指导患者学习糖尿病自我管理的知识,帮助患者树立战胜疾病的信心,使患者逐渐消除上述心理。

(4)寻求社会支持,动员糖尿病患者的亲友学习糖尿病相关知识,理解糖尿病患者的困境,全面支持患者。

(张 璐)

第二节 甲状腺功能亢进症

甲状腺功能亢进症(简称甲亢)指由多种病因导致的甲状腺激素(TH)分泌过多,引起各系统兴奋性增高和代谢亢进为主要表现的一组临床综合征。其中以毒性弥漫性甲状腺肿(Graves

病)最多见。

一、病因

(一)遗传因素
弥漫性毒性甲状腺肿是器官特异性自身免疫病之一,有显著的遗传倾向。

(二)免疫因素
弥漫性毒性甲状腺肿的体液免疫研究较为深入。最明显的体液免疫特征为血清中存在甲状腺细胞促甲状腺激素(TSH)受体抗体。即甲状腺细胞增生,TH合成及分泌增加。

(三)环境因素
环境因素对本病的发生、发展有重要影响,如细菌感染、性激素、应激等,可能是该病发生和恶化的重要诱因。

二、临床表现

(一)一般临床表现
1.甲状腺激素分泌过多综合征

(1)高代谢综合征:多汗怕热、疲乏无力、体重锐减、低热和皮肤温暖潮湿。

(2)精神神经系统:焦躁易怒、神经过敏、紧张忧虑、多言好动、失眠不安、思想不集中和记忆力减退等。

(3)心血管系统:心悸、胸闷、气短,严重者可发生甲亢性心脏病。

(4)消化系统:常表现为食欲亢进,多食消瘦。重者可有肝功能异常,偶有黄疸。

(5)肌肉骨骼系统:部分患者有甲亢性肌病、肌无力和周期性瘫痪。

(6)生殖系统:女性月经常有减少或闭经。男性有勃起功能障碍,偶有乳腺发育。

(7)内分泌系统:早期血促肾上腺皮质激素(ACTH)及24小时尿17-羟皮质类固醇升高,继而受过高 T_3、T_4 抑制而下降。

(8)造血系统:血淋巴细胞数升高,白细胞计数偏低,血容量增加,可伴紫癜或贫血,血小板寿命缩短。

2.甲状腺肿

(1)弥漫性、对称性甲状腺肿大。

(2)质地不等、无压痛。

(3)肿大程度与甲亢轻重无明显关系。

(4)甲状腺上下可触及震颤,闻及血管杂音,为诊断本病的重要体征。

3.眼征

(1)单纯性突眼:眼球轻度突出,瞬目减少,眼裂增宽。

(2)浸润性突眼:眼球突出明显,眼睑肿胀,眼球活动受限,结膜充血水肿,严重者眼睑闭合不全、眼球固定、角膜外露而形成角膜溃疡、全眼炎,甚至失明。

(二)特殊临床表现
(1)甲亢危象:①高热(40 ℃以上);②心率快(>140次/分);③烦躁不安、呼吸急促、大汗、恶心、呕吐和腹泻等,严重者可出现心力衰竭、休克及昏迷。

(2)甲状腺毒症性心脏病主要表现为心排血量增加、心动过速、心房颤动和心力衰竭。

(3)淡漠型甲状腺功能亢进症：①多见于老年患者，起病隐袭；②明显消瘦、乏力、头晕、淡漠、昏厥等；③厌食、腹泻等消化系统症状。

(4)T_3型甲状腺毒症多见于碘缺乏地区和老年人，实验室检查：血清总三碘甲腺原氨酸(TT_3)与游离三碘甲腺原氨酸(FT_3)均增高，而血清总甲状腺素(TT_4)、血清游离甲状腺素(FT_4)正常。

(5)亚临床型甲状腺功能亢进症血清FT_3、FT_4正常，促甲状腺激素(TSH)降低。

(6)妊娠期甲状腺功能亢进症：①妊娠期甲状腺激素结合球蛋白增高，引起TT_4和TT_3增高。②一过性甲状腺毒症。③新生儿甲状腺功能亢进症。④产后由于免疫抑制的解除，弥漫性毒性甲状腺肿易于发生，称为产后弥漫性毒性甲状腺肿。

(7)胫前黏液性水肿多发生在胫骨前下1/3的部位，也见于足背、踝关节、肩部、手背或手术瘢痕处，偶见于面部，皮损大多为对称性。

(8)Graves眼病(甲状腺相关性眼病)。

三、辅助检查

(一)实验室检查
检测血清游离甲状腺素(FT_4)、游离三碘甲腺原氨酸(FT_3)和促甲状腺激素(TSH)。

(二)影像学及其他检查
放射性核素扫描、CT检查、B超检查、MRI检查等有助于甲状腺、异位甲状腺肿和球后病变性质的诊断，可根据需要选用。

四、处理原则和治疗要点

(一)抗甲状腺药物
口服抗甲状腺药物是治疗甲亢的基础措施，也是手术和^{131}I治疗前的准备阶段。常用的抗甲状腺药物包括硫脲类(丙硫氧嘧啶、甲硫氧嘧啶等)和咪唑类(甲巯咪唑、卡比马唑等)。

(二)^{131}I治疗甲亢
目的是破坏甲状腺组织，减少甲状腺激素产生。该方法简单、经济，治愈率高，尚无致畸、致癌、不良反应增加的报道。

(三)手术治疗
通常采取甲状腺次全切术，两侧各留下2~3g甲状腺组织。

五、护理评估

(一)病史
详细询问过去健康情况，有无甲亢家族史，有无病毒感染，应激因素，诱发因素，生活方式，饮食习惯，排便情况；查询上次住院的情况，药物使用情况，以及出院后病情控制情况；询问最近有无疲乏无力、怕热多汗、大量进食却容易饥饿、甲状腺肿大、眼部不适、高热的症状。

(二)身体状况
评估生命体征的变化，包括体温是否升高，脉搏是否加快，脉压是否增大等；情绪是否发生变化；有无体重下降，是否贫血。观察和测量突眼度；观察甲状腺肿大的程度，是否对称，有无血管杂音等。

(三)心理-社会评估

询问对甲状腺疾病知识的了解情况,患病后对日常生活的影响,是否有情绪上的变化,如急躁易怒,易与身边的人发生冲突或矛盾;了解所在社区的医疗保健服务情况。

六、护理措施

(一)饮食护理

(1)给予高蛋白、高维生素、矿物质丰富、高热量饮食。

(2)适量增加奶类、蛋类、瘦肉类等优质蛋白以纠正体内的负氮平衡,多摄取新鲜蔬菜和水果。

(3)多饮水,保证每天 2 000～3 000 mL,以补充腹泻、出汗等所丢失的水分。若患者并发心脏疾病应避免大量饮水,以预防水肿和心力衰竭的发生。

(4)为避免引起患者精神兴奋,不宜摄入刺激性的食物及饮料,如浓茶、咖啡等。

(5)为减少排便次数,不宜摄入过多的粗纤维食物。

(6)限制含碘丰富的食物,不宜食海带、紫菜等海产品,慎食卷心菜、甘蓝等易致甲状腺肿的食物。

(二)用药护理

(1)指导患者正确用药,不可自行减量或停药。

(2)观察药物不良反应:①粒细胞缺乏症多发生在用药后 2～3 个月。定期复查血常规,如血白细胞计数<$3×10^9$/L 或中性粒细胞计数<$1.5×10^9$/L,应考虑停药,并给予升白药物。②如伴咽痛、发热、皮疹等症状须立即停药。③药疹较常见,可用抗组胺药控制,不必停药,发生严重皮疹时应立即停药,以免发生剥脱性皮炎。④发生肝坏死、中毒性肝炎、精神病、狼疮样综合征、胆汁淤滞综合征、味觉丧失等应立即停药进行治疗。

(三)休息与活动

评估患者目前的活动情况,与患者共同制订日常活动计划。不宜剧烈活动,活动时以不感疲劳为好,适当休息,保证充足睡眠,防止病情加重。如有心力衰竭或严重感染者应严格卧床休息。

(四)环境

保持病室安静,避免嘈杂,限制探视时间,告知家属不宜提供兴奋、刺激的信息,以减少患者激动、易怒的精神症状。甲亢患者因怕热多汗,应安排通风良好的环境,夏天使用空调,保持室温凉爽而恒定。

(五)生活护理

协助患者完成日常的生活护理,如洗漱、进餐、如厕等。对大量出汗的患者,加强皮肤护理,应随时更换浸湿的衣服及床单,防止受凉。

(六)心理护理

耐心细致地解释病情,提高患者对疾病的认知水平,让患者及其家属了解其情绪、性格改变是暂时的,可因治疗而得到改善,鼓励患者表达内心感受,理解和同情患者,建立互信关系。与患者共同探讨控制情绪和减轻压力的方法,指导和帮助患者正确处理生活中的突发事件。

(七)病情观察

观察患者精神状态和手指震颤情况,注意有无焦虑、烦躁、心悸等甲亢加重的表现,必要时使用镇静剂。

(八)眼部护理

采取保护措施,预防眼睛受到刺激和伤害。外出戴深色眼镜,减少光线、灰尘和异物的侵害。经常用眼药水湿润眼睛,避免过度干燥;睡前涂抗生素眼膏,眼睑不能闭合者用无菌纱布或眼罩覆盖双眼。指导患者当眼睛有异物感、刺痛或流泪时,勿用手直接揉眼睛。睡眠或休息时,抬高头部,使眶内液回流减少,减轻球后水肿。

七、健康指导

(一)疾病知识指导

为患者讲解有关甲亢的疾病知识,指导患者注意加强自我保护,上衣领宜宽松,避免压迫甲状腺,严禁用手挤压甲状腺以免 TH 分泌过多,加重病情。对有生育需要的女性患者,应告知其妊娠可加重甲亢,宜治愈后再妊娠。育龄女性在 ^{131}I 治疗后的 6 个月内应当避孕。妊娠期间监测胎儿发育。鼓励患者保持身心愉快,避免精神刺激或过度劳累,建立和谐的人际关系和良好的社会支持系统。

(二)患者用药指导

坚持遵医嘱按剂量、按疗程服药,不可随意减量或停药。对妊娠期甲亢患者,应指导其避免各种对母亲及胎儿造成影响的因素,宜选用抗甲状腺药物治疗,禁用 ^{131}I 治疗,慎用普萘洛尔。产后如需继续服药,则不宜哺乳。

(三)定期监测及复查

指导患者服用抗甲状腺药物,开始的第 1~3 个月,每周检查血常规 1 次,每隔 1~2 个月做甲状腺功能测定,每天清晨卧床时自测脉搏,定期测量体重。脉搏减慢、体重增加是治疗有效的标志。若出现高热、恶心、呕吐、不明原因腹泻、突眼加重等症状,警惕甲状腺危象可能,应及时就诊。指导患者出院后定期复查甲状腺功能、甲状腺彩超等。

(张 璐)

第三节 甲状腺功能减退症

甲状腺功能减退症(简称甲减)是由各种原因导致的甲状腺激素合成和分泌减少(低甲状腺激素血症),或组织利用不足(甲状腺激素抵抗)而引起的全身性低代谢并伴各系统功能减退的综合征。其病理征表现为黏液性水肿。起病于胎儿或新生儿的甲减称为呆小病,常伴有智力障碍和发育迟缓。起病于成人者称成年型甲减。本节主要介绍成年型甲减。

一、病因

(一)自身免疫损伤

常见于自身免疫性甲状腺炎引起 TH 合成和分泌减少。

(二)甲状腺破坏

甲状腺切除术后、^{131}I 治疗后导致的甲状腺功能减退。

(三)中枢性甲减

由垂体外照射、垂体大腺瘤、颅咽管瘤及产后大出血引起的促甲状腺激素释放激素(TRH)和促甲状腺激素(TSH)产生和分泌减少所致。

(四)碘过量

可引起具有潜在性甲状腺疾病者发生甲减,也可诱发和加重自身免疫性甲状腺炎。

(五)抗甲状腺药物使用

硫脲类药物、锂盐等可抑制TH合成。

二、临床表现

甲减多病程较长、病情轻或早期可无症状,其临床表现与甲状腺激素缺乏的程度有关。

(一)一般表现

1.基础代谢率降低

体温偏低、怕冷、易疲倦、无力、水肿、体重增加、反应迟钝、健忘、嗜睡等。

2.黏液性水肿面容

面部虚肿、面色苍白或呈姜黄色,部分患者鼻唇增厚、表情淡漠、声音低哑、说话慢且发音不清。

3.皮肤及附属结构

皮肤苍白、干燥、粗糙少光泽,肢体凉。少数病例出现胫前黏液性水肿。指甲生长缓慢、厚脆,表面常有裂纹、毛发稀疏干燥、眉毛外1/3脱落。

(二)各系统表现

1.心血管系统

主要表现为心肌收缩力减弱、心动过缓、心排血量降低。久病者由于胆固醇增高,易并发冠心病,10%的患者伴发高血压。

2.消化系统

主要表现为便秘、腹胀、畏食等,严重者可出现麻痹性肠梗阻或黏液水肿性巨结肠。

3.内分泌生殖系统

主要表现为性欲减退,女性常有月经过多或闭经情况。

4.肌肉与关节

主要表现为肌肉乏力,暂时性肌强直、痉挛和疼痛等。

5.血液系统

主要表现为贫血。

6.黏液水肿性昏迷

主要表现为低体温(<35 ℃)、嗜睡、呼吸减慢、心动过缓、血压下降、四肢肌肉松弛、腱反射减弱或消失、血压明显降低,甚至发生昏迷、休克而危及生命。

三、辅助检查

(一)实验室检查

血常规检查、血生化检查、尿常规检查、甲状腺功能检查。

（二）影像学及其他检查

颈部 B 超检查、心电图检查、胸部 X 线检查、头 MRI 检查、头 CT 检查。

四、处理原则及治疗要点

（一）替代治疗

首选左甲状腺素钠片口服。替代治疗时，需从最小剂量开始用药，之后根据 TSH 目标调整剂量，逐渐纠正甲减而不产生明显不良反应，使血 TSH 和 TH 水平恒定在正常范围内。

（二）对症治疗

有贫血者补充铁剂、维生素 B_{12}、叶酸等。胃酸分泌过少者补充稀盐酸，与 TH 合用疗效好。

（三）亚临床甲减的处理

亚临床甲减引起的血脂异常可导致动脉粥样硬化，部分亚临床甲减也可发展为临床甲减。目前认为只要患者有高胆固醇血症、血清 TSH＞10 mU/L，就需要给予左甲状腺素钠片进行替代治疗。

（四）黏液性水肿昏迷的治疗

（1）立即静脉补充 TH，清醒后改口服维持治疗。
（2）保持呼吸道通畅，吸氧，同时给予保暖。
（3）糖皮质激素持续静脉滴注，待患者清醒后逐渐减量、停药。根据需要补液。
（4）祛除诱因，治疗原发病。

五、护理评估

（一）病史

（1）详细了解患者患病的起始时间，有无诱因，发病的缓急，主要症状及其特点。
（2）评估患者有无进食异常或营养异常，有无排泄功能异常和体力减退等。
（3）评估患者有无失眠、瞌睡、记忆力下降、注意力不集中、畏寒、手足搐搦、四肢感觉异常或麻痹等症状。
（4）评估患者既往检查情况，是否遵从医嘱治疗，用药及治疗效果。
（5）询问患者家族有无类似疾病发生。

（二）身体状况

（1）观察有无体温降低、脉搏减慢等体征。
（2）观察患者有无记忆力减退、反应迟钝和表情淡漠等表现。
（3）观察患者皮肤有无干燥发凉、粗糙脱屑、毛发脱落和黏液性水肿等表现。
（4）有无畏食、腹胀和便秘等。
（5）有无肌肉乏力、暂时性肌强直、痉挛、疼痛等表现，有无关节病变。
（6）有无心肌收缩力减弱、心动过缓、心排血量下降等表现。

（三）心理-社会状况

（1）评估患者患病后的精神、心理变化。
（2）评估疾病对患者日常生活、学习或工作、家庭的影响，是否适应角色的转变。
（3）评估患者对疾病的认知程度。
（4）评估社会支持系统，如家庭成员、经济状况等能否满足患者的医疗护理需求。

六、护理措施

(一)心理护理

多与患者接触交流,鼓励患者表达其感受,交谈时语言温和,耐心倾听,消除患者的陌生感和紧张感。耐心向患者解释病情,消除紧张和顾虑,保持一个健康的心态,积极面对疾病,使其积极配合治疗,树立信心。

(二)饮食护理

给予高维生素、高蛋白、低钠、低脂饮食。宜进食粗纤维食物,促进排便。桥本甲状腺炎所致的甲减应避免摄取含碘食物和药物,以免诱发严重的黏液性水肿。

(三)低体温护理

(1)保持室内空气新鲜,每天通风,调节室温在22~24℃,注意保暖。可通过添加衣服,包裹毛毯,睡眠时加盖棉被,冬季外出时戴手套、穿棉鞋,以避免着凉。

(2)注意监测生命体征变化,观察有无体温过低、心律失常等表现,并给予及时处理。

(四)便秘护理

指导患者每天定时排便,养成规律的排便习惯。适当地按摩腹部,多进食富含粗纤维的蔬菜、水果、全麦制品。根据患者病情、年龄进行适度的运动,如慢走、慢跑,促进胃肠蠕动。

(五)用药护理

通常需要终身服药,从小剂量开始,逐渐加量至达到完全替代剂量。空腹或餐前30分钟口服,一般与其他药物分开服用。如用泻剂,观察排便的次数、量,有无腹痛、腹胀等麻痹性肠梗阻的表现。

(六)黏液水肿昏迷的护理

(1)应立即建立静脉通路,给予急救药物。

(2)保持呼吸道通畅,给予吸氧,必要时配合气管插管术或气管切开术。

(3)监测生命体征和动脉血气分析的变化,记录24小时液体出入量。

(4)给予保暖,避免局部热敷,以免烫伤和加重循环不良。

七、健康指导

(一)疾病知识指导

讲解疾病发生原因及注意事项,如地方性缺碘者可采用碘化盐。药物引起者应调整剂量或停药。注意个人卫生,注意保暖,避免在人群集中的地方停留时间过长,预防感染和创伤。慎用催眠、镇静、止痛等药物。

(二)饮食原则

遵循高蛋白、高维生素、低钠、低脂肪的饮食原则。

(三)药物指导

向其解释终身坚持服药的必要性。不可随意停药或更改剂量,否则可能导致心血管疾病,如心肌缺血、心肌梗死或充血性心力衰竭。替代治疗效果最佳的指标为血TSH恒定在正常范围内,长期行替代治疗者宜每6~12个月检测1次。对有心脏病、高血压、肾炎的患者,注意剂量的调整。服用利尿剂时,指导患者记录24小时液体出入量。

（四）病情观察

观察患者的症状和体征改善情况，如出现明显的药物不良反应或并发症，应及时给予处置。讲解黏液性水肿昏迷发生的原因及表现，若出现低血压、心动过缓、体温<35 ℃等，应及时就医。指导患者自我监测甲状腺激素服用过量的症状，如出现多食消瘦、脉搏>100次/分、心律失常、体重减轻、发热、大汗、情绪激动等情况，及时报告医师。指导患者定期复查肝肾功能、甲状腺功能、血常规、心电图等。

（五）定期复查甲状腺功能

药物治疗开始后4～8周或剂量调整后检测TSH，TSH恢复正常后每6～12个月检查1次甲状腺功能。监测体重，以了解病情控制情况，及时调整用药剂量。

（张　璐）

第四节　腺垂体功能减退症

腺垂体功能减退症是由多种病因引起一种或多种腺垂体激素减少或缺乏所致的一系列临床综合征。腺垂体功能减退症可原发于垂体病变，或继发于下丘脑病变，表现为甲状腺、肾上腺、性腺等功能减退症和/或蝶鞍区占位性病变。由于病因多，涉及的激素种类和数量多，故临床症状变化大，但补充所缺乏激素治疗后症状可快速缓解。

一、病因与发病机制

（一）垂体瘤

成人最常见的原因，大都属于良性肿瘤。肿瘤可分为功能性和无功能性。腺瘤增大可压迫正常垂体组织，引起垂体功能减退或功能亢进，并与腺垂体功能减退症同时存在。

（二）下丘脑病变

如肿瘤、炎症、浸润性病变（如淋巴瘤、白血病等）、肉芽肿（如结节病）等，可直接破坏下丘脑神经内分泌细胞，使释放激素分泌减少。

（三）垂体缺血性坏死

妊娠期垂体呈生理性肥大，血供丰富，若围生期前置胎盘、胎盘早期剥离、胎盘滞留、子宫收缩无力等引起大出血、休克、血栓形成，可使腺垂体大部分缺血坏死和纤维化，致腺垂体功能低下，临床称为希恩综合征。糖尿病血管病变使垂体供血障碍也可导致垂体缺血性坏死。

（四）蝶鞍区手术、放射治疗（简称放疗）和创伤

垂体瘤切除、术后放射治疗及乳腺癌做垂体切除治疗等，均可导致垂体损伤。颅底骨折可损毁垂体柄和垂体门静脉血液供应。鼻咽癌放射治疗也可损坏下丘脑和垂体，引起腺垂体功能减退。

（五）感染和炎症

细菌、病毒、真菌等感染引起的脑炎、脑膜炎、流行性出血热、梅毒或疟疾等均可损伤下丘脑和垂体。

(六)糖皮质激素长期治疗

可抑制下丘脑-垂体-肾上腺皮质轴,突然停用糖皮质激素后可出现医源性腺垂体功能减退,表现为肾上腺皮质功能减退。

(七)先天遗传性

腺垂体激素合成障碍可有基因遗传缺陷,转录因子突变可见于特发性垂体单一或多激素缺乏症患者。

(八)垂体卒中

垂体瘤内突然出血,瘤体骤然增大,压迫正常垂体组织和邻近视神经束,可出现急症危象。

(九)其他

自身免疫性垂体炎、空泡蝶鞍、颞动脉炎、海绵窦处颈内动脉瘤均可引起腺垂体功能减退。

二、临床表现

垂体组织破坏达95%者临床表现为重度,破坏75%者临床表现为中度,破坏60%者为轻度,破坏50%以下者不出现功能减退症状。促性腺激素、生长激素(GH)和催乳素(PRL)缺乏为最早表现,促甲状腺激素(TSH)缺乏次之,然后可伴有促皮质素(ACTH)缺乏。希恩综合征患者往往因围生期大出血休克而有全垂体功能减退症,即垂体激素均缺乏,但无占位性病变发现。腺垂体功能减退主要表现为相应靶腺(性腺、甲状腺、肾上腺)功能减退。

(一)靶腺功能减退表现

1.性腺(卵巢、睾丸)功能减退

常最早出现。女性多数有产后大出血、休克、昏迷病史,表现为产后无乳、绝经、乳房萎缩、性欲减退、不育、性交痛、阴道炎等。查体见阴道分泌物减少,外阴、子宫和阴道萎缩,毛发脱落,尤以阴毛、腋毛为甚。成年男子表现为性欲减退、阳痿、无男性气质等,查体见肌力减弱、皮脂分泌减少、睾丸松软缩小、胡须稀少、骨质疏松等。

2.甲状腺功能减退

表现与原发性甲状腺功能减退症相似,但通常无甲状腺肿。

3.肾上腺功能减退

表现与原发性慢性肾上腺皮质功能减退症相似,所不同的是本病由于缺乏黑色素细胞刺激素,故皮肤色素减退,表现为面色苍白、乳晕色素浅淡,而原发性慢性肾上腺功能减退症则表现为皮肤色素加深。

4.生长激素不足

成人一般无特殊症状,儿童出现生长障碍,表现为侏儒症。

(二)垂体内或其附近肿瘤压迫症状

最常见的为头痛及视神经交叉受损引起的偏盲甚至失明。

(三)垂体功能减退性危象

在全垂体功能减退症基础上,各种应激如感染、败血症、腹泻、呕吐、失水、饥饿、寒冷、急性心肌梗死、脑血管意外、手术、外伤、麻醉及使用镇静药、安眠药、降糖药等均可诱发垂体功能减退性危象(简称垂体危象)。临床表现:①高热型(体温>40 ℃);②低温型(体温<30 ℃);③低血糖型;④低血压、循环虚脱型;⑤水中毒型;⑥混合型。各种类型可伴有相应的症状,突出表现为消化系统、循环系统和神经精神方面的症状,如高热、循环衰竭、休克、恶心、呕吐、头痛、神志不清、

谵妄、抽搐、昏迷等严重垂体危象状态。

三、辅助检查

(一)性腺功能测定

女性有血雌二醇水平降低,没有排卵及基础体温改变,阴道涂片未见雌激素作用的周期性改变;男性见血睾酮水平降低或正常低值,精液检查精子数量减少,形态改变,活动度差,精液量少。

(二)甲状腺功能测定

游离 T_4、血清总 T_4 均降低,而游离 T_3、总 T_3 可正常或降低。

(三)肾上腺皮质功能测定

24 小时尿 17-羟皮质类固醇及游离皮质醇排出量减少;血浆皮质醇浓度降低,但节律正常;葡萄糖耐量试验显示血糖曲线低平。

(四)腺垂体分泌激素测定

如 FSH、LH、TSH、ACTH、GH、PRL 均减少。

(五)腺垂体内分泌细胞的储备功能测定

可采用 TRH、PRL 和 LRH 兴奋试验。胰岛素低血糖激发试验忌用于老年人、冠心病、惊厥和黏液性水肿的患者。

(六)其他检查

通过 X 线、CT、MRI 无创检查来了解、辨别病变部位、大小、性质及其对邻近组织的侵犯程度。肝、骨髓和淋巴结等活检,可用于判断原发性疾病的原因。

四、诊断要点

本病诊断须根据病史、症状、体征,结合实验室检查和影像学发现进行全面分析,排除其他影响因素和疾病后才能明确。

五、治疗

(一)病因治疗

肿瘤患者可通过手术、放射治疗或化学治疗等措施缓解症状,对于鞍区占位性病变,首先必须解除压迫及破坏作用,减轻和缓解颅内高压症状;出血、休克而引起的缺血性垂体坏死,预防是关键,应加强产妇围生期的监护。

(二)靶腺激素替代治疗

需长期甚至终身维持治疗。

(1)糖皮质激素:为预防肾上腺危象发生,应先补糖皮质激素。常用氢化可的松,20~30 mg/d,服用方法按照生理分泌节律为宜,剂量根据病情变化做相应调整。

(2)甲状腺激素:常用左甲状腺素 50~150 μg/d,或甲状腺干粉片 40~120 mg/d。对于冠心病、老年人、骨密度低的患者,用药从最小剂量开始缓慢递增剂量,防止诱发危象。

(3)性激素:育龄女性病情较轻者可采用人工月经周期治疗,维持第二性征和性功能;男性患者可用丙酸睾酮治疗,以改善性功能与性生活。

(三)垂体危象抢救

抢救过程见图 5-1。抢救过程中,禁用或慎用麻醉剂、镇静药、催眠药或降糖药等。

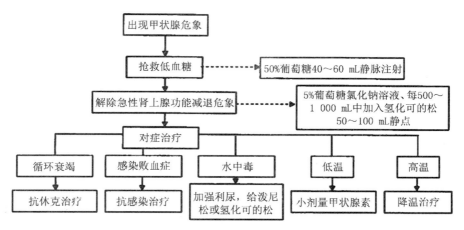

图 5-1 垂体危象抢救

六、护理诊断/问题

(一)性功能障碍
与促性腺激素分泌不足有关。

(二)自我形象紊乱
与身体外观改变有关。

(三)体温过低
与继发性甲状腺功能减退有关。

(四)潜在并发症
垂体危象。

七、护理措施

(一)安全与舒适管理
根据自身体力情况安排适当的活动量,保持情绪稳定,注意生活规律,避免感染、饥饿、寒冷、手术、外伤、过劳等诱因。更换体位时注意动作易缓慢,以免发生晕厥。

(二)疾病监测

1.常规监测

观察有无视力障碍,脑神经压迫症状及颅内压增高征象。

2.并发症监测

严密观察患者生命体征、意识、瞳孔变化,一旦出现低血糖、低血压、高热或体温过低、谵妄、恶心、呕吐、抽搐甚至昏迷等垂体危象的表现,立即通知医师并配合抢救。

(三)对症护理
对于性功能障碍的患者,应安排恰当的时间与患者沟通,了解患者目前的性功能、性活动与性生活情况。向患者解释疾病及药物对性功能的影响,为患者提供信息咨询服务的途径,如专业医师、心理咨询师、性咨询门诊等。鼓励患者与配偶交流感受,共同参加性健康教育及阅读有关性健康教育的材料。女性患者若存在性交痛,推荐使用润滑剂。

(四)用药护理

向患者介绍口服药物的名称、剂量、用法、剂量不足和过量的表现;服甲状腺激素应观察心率、心律、体温及体重的变化;嘱患者避免服用镇静剂、麻醉剂等药物。应用激素替代疗法的患者,应使其认识到长期坚持按量服药的重要性和随意停药的危险性。严重水中毒水肿明显者,应用利尿剂应注意观察药物治疗效果,加强皮肤护理,防止擦伤,皮肤干燥者涂以油剂。

(五)垂体危象护理

立即建立静脉通路,维持输液通畅,保证药物、液体输入;保持呼吸道通畅,氧气吸入;做好对症护理,低温者可用热水袋或电热毯保暖,但要注意防止烫伤;高热者应进行降温处理,如酒精擦浴、冰敷或遵医嘱用药。加强基础护理,如口腔护理、皮肤护理,防止感染。

八、健康指导

(一)预防疾病

保持皮肤清洁,注意个人卫生,督促患者勤换衣、勤洗澡。保持口腔清洁,避免到人多拥挤的公共场所。鼓励患者活动,减少皮肤感染和皮肤完整性受损的机会;告知患者要注意休息,保持心情愉快,避免精神刺激和情绪激动。

(二)管理疾病

指导患者定期复查,发现病情加重或有变化时及时就诊。嘱患者外出时随身携带识别卡,以便发生意外时能及时救治。

(三)康复指导

遵医嘱定时、定量服用激素,勿随意停药。若需要生育者,可在医师指导下使用性激素替代疗法,以期精子(卵细胞)生成。

(张 璐)

第五节 尿 崩 症

尿崩症(DI)是指精氨酸加压素(AVP)[又称抗利尿激素(ADH)]严重缺乏或部分缺乏(称中枢性尿崩症),以及肾脏对 AVP 不敏感,致肾远曲小管和集合管对水的重吸收减少(称肾性尿崩症),从而引起多尿、烦渴、多饮与低密度尿为特征的一组综合征。正常人每天尿量 1.5 L 左右。任何情况使 ADH 分泌不足或不能释放,或肾脏对 ADH 不反应都可使尿液无法浓缩而有多尿,随之有多饮。尿崩症可发生于任何年龄,但以青少年为多见。男性多于女性,男女之比为 2∶1。

一、病因分类

(一)中枢性尿崩症

任何导致 AVP 合成、分泌与释放受损的情况都可引起本症的发生,中枢性尿崩症的病因有原发性、继发性与遗传性三种。

1.原发性

病因不明者占 1/3~1/2。此型患者的下丘脑视上核与室旁核内神经元数目减少,Nissil 颗粒耗尽。AVP合成酶缺陷,神经垂体缩小。

2.继发性

中枢性尿崩症可继发于下列原因导致的下丘脑-神经垂体损害,如颅脑外伤或手术后、肿瘤等;感染性疾病,如结核、梅毒、脑炎等;浸润性疾病,如结节病、肉芽肿病;脑血管病变,如血管瘤;自身免疫性疾病,有人发现患者血中存在针对下丘脑AVP细胞的自身抗体;Sheehan综合征等。

3.遗传性

一般症状轻,可无明显多饮多尿。临床症状包括尿崩症、糖尿病、视神经萎缩和耳聋,是一种常染色体隐性遗传疾病,常为家族性,患者从小多尿,本症可能因为渗透压感受器缺陷所致。

(二)肾性尿崩症

肾脏对AVP产生反应的各个环节受到损害导致肾性尿崩症,病因有遗传性与继发性两种。

1.遗传性

呈X连锁隐性遗传方式,由女性遗传,男性发病,多为家族性。近年已把肾性尿崩症基因即G蛋白耦联的AVP-V2R基因精确定位于X染色体长臂端粒Xq28带上。

2.继发性

肾性尿崩症可继发于多种疾病导致的肾小管损害,如慢性肾盂肾炎、阻塞性尿路疾病、肾小管性酸中毒、肾小管坏死、淀粉样变、骨髓瘤、肾脏移植与氮质血症。代谢紊乱如低钾血症、高钙血症也可导致肾性尿崩症。多种药物可致肾性尿崩症,如庆大霉素、头孢唑林、诺氟沙星、阿米卡星、链霉素、大剂量地塞米松、过期四环素、碳酸锂等。应用碳酸锂的患者中20%~40%可致肾性尿崩症,其机制可能是锂盐导致了细胞cAMP生成障碍,干扰肾脏对水的重吸收。

二、诊断要点

(一)临床特征

(1)大量低密度尿,尿量超过3 L/d。

(2)因鞍区肿瘤过大或向外扩展者,常有蝶鞍周围神经组织受压表现,如视力减退、视野缺失。

(3)有渴觉障碍者,可出现脱水、高钠血症、高渗状态、发热、抽搐等,甚至脑血管意外。

(二)实验室检查

(1)尿渗透压:为50~200 mOsm/L,明显低于血浆渗透压,血浆渗透压可高于300 mOsm/L(正常参考值为280~295 mOsm/L)。

(2)血浆抗利尿激素值:降低(正常基础值为1~1.5 pg/mL),尤其是禁水和滴注高渗盐水时仍不能升高,提示垂体抗利尿激素储备能力降低。

(3)禁水试验:是最常用的诊断垂体性尿崩症的功能试验。

方法:试验前测体重、血压、尿量、尿密度、尿渗透压。以后每2小时排尿,测尿量、尿密度、尿渗透压、体重、血压等,至尿量无变化、尿密度及尿渗透压持续两次不再上升为止。抽血测定血浆渗透压,并皮下注射抗利尿激素(水剂)5 U,每小时再收集尿量,测尿密度、尿渗透压1~2次。一般需禁水8~12小时。如有血压下降、体重减轻3 kg以上时,应终止试验。

三、鉴别要点

(一)精神性多饮性多尿

有精神刺激史,主要表现为烦渴、多饮、多尿、低密度尿,与尿崩症极相似,但AVP并不缺乏,禁水试验后尿量减少,尿密度增高,尿渗透压上升,注射升压素后尿渗透压和尿密度变化不明显。

(二)糖尿病多饮多尿
糖尿病为高渗性利尿,尿糖阳性,尿密度高,血糖高。

(三)高钙血症
甲旁亢危象时血钙增高。尿钙增高,肾小管对抗利尿激素反应下降,产生多饮多尿,亦是高渗利尿,尿密度增高。

(四)其他
如慢性肾功能不全、肾上腺皮质功能减退。

四、规范化治疗

(一)中枢性尿崩症

1.病因治疗

针对各种不同的病因积极治疗有关疾病,以改善继发于此类疾病的尿崩症病情。

2.药物治疗

轻度尿崩症患者仅需多饮水,如长期多尿,每天尿量＞4 000 mL时因可能造成肾脏损害而致肾性尿崩症,需要药物治疗。

(1)抗利尿激素制剂。①1-脱氨-8-右旋精氨酸血管升压素(DDAVP):为目前治疗尿崩症的首选药物,可由鼻黏膜吸入,每天2次,每次10～20 μg(儿童患者为每次5 μg,每天1次),肌内注射制剂每mL含4 μg,每天1～2次,每次1～4 μg(儿童患者每次0.2～1 μg)。②长效尿崩停针(鞣酸加压素油剂注射液):每mL油剂注射液含5 U,从0.1 mL开始肌内注射,必要时可加至0.2～0.5 mL。疗效持续5～7天。长期应用2年左右可因产生抗体而减效,过量则可引起水潴留,导致水中毒。故因视病情从小剂量开始,逐渐调整用药剂量与间隔时间。③粉剂尿崩停:每次吸入20～50 mg,每4～6小时1次。长期应用可致萎缩性鼻炎,影响吸收或过敏而引起支气管痉挛,疗效亦减弱。④赖氨酸血管升压素粉剂(尿崩灵):为人工合成粉剂,由鼻黏膜吸入,疗效持续3～5小时,每天吸入2～3次。长期应用亦可发生萎缩性鼻炎。⑤神经垂体素水剂:每次5～10 μg,每天2～3次,皮下注射。作用时间短,适用于一般尿崩症,注射后有头痛、恶心、呕吐及腹痛不适等症状,故多数患者不能坚持用药。⑥抗利尿素纸片:每片含AVP 10 μg,可于白天或睡前舌下含化,使用方便,有一定的疗效。⑦神经垂体素喷雾剂:赖氨酸血管升压素与精氨酸血管升压素均有此制剂,疗效与粉剂相当,久用亦可致萎缩性鼻炎。

(2)口服治疗尿崩症药物。①氢氯噻嗪:小儿每天2 mg/kg,成人每次25 mg,每天3次,或50 mg,每天2次,服药过程中应限制钠盐摄入,同时应补充钾(每天60 mg氯化钾)。②氯磺丙脲:每次0.125～0.25 g,每天1～2次,一般每天剂量不超过0.5 g。服药24小时后开始起作用,4天后出现最大作用,单次服药72小时后恢复疗前情况。③氯贝丁酯:用量为每次0.5～0.75 g,每天3次,24～48小时迅速起效,可使尿量下降,尿渗透压上升。④卡马西平:为抗癫痫药物,其抗尿崩作用机制大致同氯磺丙脲,用量每次0.2 g,每天2～3次,作用迅速,尿量可减至2 000～3 000 mL,不良反应为头痛、恶心、疲乏、眩晕、肝损害与白细胞数减低等。⑤吲达帕胺:为利尿、降压药物,其抗尿崩作用机制可能类似于氢氯噻嗪。用量为每次2.5～5 mg,每天1～2次。用药期间应监测血钾变化。

(二)肾性尿崩症

由药物引起的或代谢紊乱所致的肾性尿崩症,只要停用药物,纠正代谢紊乱,就可以恢复正常。如果为家族性的,治疗相对困难,可限制钠盐摄入,应用噻嗪类利尿剂、前列腺素合成酶抑制剂(如吲哚美辛),上述治疗可将尿量减少80%。

五、护理措施

按内科及本系统疾病的一般护理常规。

(一)病情观察

(1)准确记录患者尿量、尿比重、饮水量,观察液体出入量是否平衡,以及体重变化。
(2)观察饮食情况,如食欲缺乏及便秘、发热、皮肤干燥、倦怠、睡眠不佳等症状。
(3)观察脱水症状,如头痛、恶心、呕吐、胸闷、虚脱、昏迷。

(二)对症护理

(1)对于多尿、多饮者应给予扶助与预防脱水,根据患者的需要供应水。
(2)测尿量、饮水量、体重,从而监测液体出入量,正确记录,并观察尿色、尿比重等及电解质、血渗透压情况。
(3)患者因夜间多尿而失眠、疲劳及精神焦虑等,应给予护理照料。
(4)注意患者出现的脱水症状,一旦发现要尽早补液。
(5)保持皮肤、黏膜的清洁。
(6)有便秘倾向者及早预防。
(7)药物治疗及检查时,应注意观察疗效及不良反应,嘱患者准确用药。

(三)一般护理

(1)患者夜间多尿,白天容易疲倦,要注意保持安静舒适的环境。
(2)在患者身边经常备足温开水。
(3)定时测血压、体温、脉搏、呼吸及体重,以了解病情变化。

(四)健康指导

(1)患者由于多尿、多饮,要嘱患者在身边备足温开水。
(2)注意预防感染,尽量休息,适当活动。
(3)指导患者记录尿量及体重变化。
(4)准确遵医嘱给药,不得自行停药。
(5)门诊定期随访。

(张　璐)

第六节　肥　胖　症

肥胖症是由包括遗传和环境因素在内的多种因素相互作用而引起的体内脂肪堆积过多、分布异常、体重增加的一组慢性代谢性疾病。根据肥胖的病因,可分为单纯性肥胖与继发性肥胖两大类。单纯性肥胖症是指无明显的内分泌和代谢性疾病病因引起的肥胖,它属于非病理性肥胖。单纯性肥胖是各类肥胖中最常见的一种,占肥胖人群的95%左右。许多城市的流行病学调查显示单纯性肥胖的患病率随着年龄的增长而增加,不同年龄段的患病率是不同的。本节主要讲述单纯性肥胖患者的护理。

一、病因与发病机制

单纯性肥胖的病因和发病机制尚未完全阐明,其主要原因是遗传因素和环境因素共同作用的结果。总的来说,热量摄入多于热量消耗使脂肪合成增加是肥胖的物质基础。正常脂肪组织主要由脂肪细胞、少数成纤维细胞和少量细胞间胶原物质组成。脂肪组织平均含脂肪约为80%,含水约为18%,含蛋白质约为2%。深部脂肪组织比皮下脂肪组织含水略多,肥胖者脂肪组织含水量增多。当肥胖发生时,一般仅见脂肪细胞的明显肥大,但是当缓慢长期持续肥胖时,脂肪细胞既肥大,同时数量也增多。

二、临床表现

任何年龄都可以发生肥胖,但是女性单纯性肥胖者发病多在分娩后和绝经期后,男性多在35岁以后。喜欢进食肥肉、甜食、油腻食物或啤酒者容易发胖。睡前进食和多吃少动为单纯性肥胖的常见原因。一般轻度肥胖症无自觉症状。中重度肥胖症可以引起气急、关节痛、肌肉酸痛、体力活动减少、焦虑及忧郁等。肥胖症常有高胰岛素血症、血脂异常症、高尿酸血症、糖尿病、脂肪肝、胆囊疾病、高血压、冠心病、睡眠呼吸暂停综合征、静脉血栓等疾病伴发。

三、辅助检查

(一)体重指数(BMI)

BMI=体重(kg)/身高(m)^2,是较常用的指标,可以更好反映肥胖的情况。我国正常人的BMI在24以下,≥24即为超重,≥28为肥胖。

(二)理想体重(IBW)

可衡量身体肥胖程度,主要用于计算饮食中热量。40岁以下,IBW(kg)=身高(cm)−105;40岁以上 IBW(kg)=身高(cm)−100,但通常认为合理体重范围为理想体重±10%。

(三)腰围(WC)

WHO建议男性 WC>94 cm,女性 WC>80 cm诊断为肥胖。中国肥胖问题工作组建议,我国成年男性 WC≥85 cm,女性 WC≥80 cm 为腹型肥胖的诊断界限。

(四)腰/臀比(WHR)

以肋骨下缘至髂前上棘之间的中点的径线为腹围长度与以骨盆最突出点的径线为臀部围长(以 cm 为单位)之比所得的比值。正常成人 WHR 男性<0.90、女性<0.85,超过此值为内脏型肥胖。

(五)血液生化

单纯性肥胖者可有口服糖耐量异常,故应检查空腹及餐后2小时血糖;可合并有高脂血症,严重者有乳糜血,应定期检查血脂;血尿酸可有升高,但机制尚未清楚。

(六)腹部B超

检查肝脏和胆囊,有无脂肪肝、胆结石、慢性胆囊炎。

四、治疗要点

防治的两个关键环节是减少热能摄取及增加热能消耗。治疗方法强调以行为、饮食、运动为主的综合疗法,必要时辅以药物或手术治疗。继发性肥胖症应针对病因进行治疗,各种并发症与伴随病应给予相应处理。结合患者实际情况制订合理减肥目标极为重要,体重短期内迅速下降而不能维持往往使患者失去信心。

五、护理措施

(一)教育与行为护理

(1)评估患者:评估患者发病的原因,体重增加的情况,饮食习惯、进餐量及次数,排便习惯。有无行动困难、腰痛、便秘、怕热、多汗、头晕、心悸等伴随症状及其程度。观察是否存在影响摄食行为的精神心理因素。

(2)制订个体化饮食计划和目标,对患者进行行为教育,包括食物的选择与烹饪,摄食行为等,护士应检查计划执行情况。

(3)教导患者改变不良饮食行为技巧,如增加咀嚼次数,减慢进食速度;进餐时集中注意力,避免边看电视、边听广播或边阅读边吃饭。避免在社交场合因为非饥饿原因进食。

(4)克服疲乏、厌烦、抑郁期间的进食冲动。

(二)饮食护理

(1)合理分配营养比例:碳水化合物、蛋白质、脂肪所提供能量的比例,分别占总热量的60%~65%、15%~20%和25%左右。

(2)合理搭配饮食:适量优质蛋白质、复合碳水化合物(例如谷类)、足够的新鲜蔬菜(400~500 g/d)和水果(100~200 g/d)、适量维生素及微量营养素。

(3)避免进食油煎食品、方便面、快餐、巧克力等,少食甜食,可进食胡萝卜、芹菜、黄瓜、西红柿、苹果等低热量食物来满足饱腹感。

(4)提倡少食多餐,可每天4~5餐,每餐7~8分饱,因为有资料表明若每天2餐,可增加皮脂厚度和血清胆固醇水平。限制饮酒,鼓励患者多饮水。

(三)运动护理

制订个体化运动方案,提倡有氧运动,循序渐进并持之以恒。建议每次运动30~60分钟,包括前后10分钟的热身及整理运功,持续运动20分钟左右。运动形式包括散步、快走、慢跑、游泳、跳舞、做广播体操、打太极拳、各种球类活动等。运动方式及运动量根据患者的年龄、性别、病情及有无并发症等情况确定。避免运动过度或过猛,避免单独运动。

(四)用药护理

应指导患者正确服药,并观察和及时处理药物的不良反应。如西布曲明的不良反应有头痛、畏食、口干、失眠、心率加快等,一些受试者服药后血压轻度升高,因此禁用于患有冠心病、充血性心力衰竭、心律失常和脑卒中的患者。奥利司他主要的不良反应是胃肠积气、大便次数增多和脂肪泻、恶臭,肛门的周围常有脂滴溢出而容易污染内裤,应指导患者及时更换,并注意肛门周围皮肤护理。

(五)精神心理调适

对因焦虑、抑郁等不良情绪导致进食量增加的患者,应针对其精神心理状态给予相应的辅导;对于有严重心理问题的患者建议转入心理专科治疗。

(六)病情观察

观察患者的体重变化,并评估其营养状况,是否对日常生活产生影响或引起并发症。注意热量摄入过低是否引起衰弱、脱发、抑郁,甚至心律失常,因此必须严密观察并及时按医嘱处理。

(七)健康指导

对患者进行健康教育,说明肥胖对健康的危害性,使他们了解肥胖症与心血管疾病、高血压、糖尿病、血脂异常等患病率密切相关。宣讲基本的营养、饮食知识,培养患者养成健康的饮食习惯。

(张 璐)

第七节 血脂异常

血脂异常指血浆中脂质量和质的异常,通常指血浆中胆固醇和/或三酰甘油(TG)升高,也包括高密度脂蛋白胆固醇降低。由于脂质不溶或微溶于水,必须与蛋白质结合形成脂蛋白才能在血液循环中运转,因此,血脂异常实际上表现为脂蛋白异常血症。据报道,我国成人血脂异常患病率为18.6%,估计患病人数为1.6亿。

一、病因与发病机制

脂蛋白代谢过程极为复杂,不论何种病因,若引起脂质来源、脂蛋白合成、代谢过程关键酶异常或降解过程受体通路障碍等,均可能导致血脂异常。

(一)原发性血脂异常

大多数原发性血脂异常认为是由多个基因与环境因素综合作用的结果。有关的环境因素包括不良的饮食习惯、体力活动不足、肥胖、年龄增加及吸烟、酗酒等。

(二)继发性血脂异常

1. 全身系统性疾病

如糖尿病、甲状腺功能减退症、库欣综合征、肝肾疾病、系统性红斑狼疮、骨髓瘤等可引起继发性血脂异常。

2. 药物

如噻嗪类利尿剂、β受体阻滞剂等。长期大量使用糖皮质激素可促进脂肪分解、血浆总胆固醇(TC)和三酰甘油(TG)水平升高。

二、临床表现

多数血脂异常患者无任何症状和异常体征,只是在常规血液生化检查时被发现。血脂异常的临床表现主要包括以下方面。

(一)黄色瘤、早发性角膜环和脂血症眼底改变

由于脂质局部沉积所引起,其中以黄色瘤较为常见。黄色瘤是一种异常的局限性皮肤隆起,颜色可为黄色、橘黄色或棕红色,多呈结节、斑块或丘疹形状,质地一般柔软,最常见的是眼睑周围扁平黄色瘤。早发性角膜环出现于40岁以下,多伴有血脂异常。严重的高三酰甘油血症可产生脂血症眼底改变。

(二)动脉粥样硬化

脂质在血管内皮沉积引起动脉粥样硬化、早发性和进展迅速的心脑血管和周围血管病变。

三、辅助检查

(一)生化检查

测定空腹状态下(禁食 12~14 小时,抽血前的最后一餐应忌食高脂食物和禁酒)血浆或血清 TC、TG、LDL-C 和 HDL-C 是最常用的实验室检查方法。LDL-C 和 HDL-C 分别指低密度脂蛋白(LDL)和高密度脂蛋白(HDL)中的胆固醇含量。

(二)超速离心技术

超速离心技术是脂蛋白异常血症分型的金标准。

四、治疗要点

治疗原则:继发性血脂异常应以治疗原发病为主,治疗措施应是综合性的,生活方式干预是首要的基本的治疗措施。治疗血脂异常最主要的目的在于防治缺血性心血管疾病。

(一)治疗性生活方式改变(medical nutritional therapy,TLC)

1.医学营养治疗(medical nutritional therapy,MNT)

MNT 为治疗血脂异常的基础,需长期坚持。根据患者血脂异常的程度、分型,以及性别、年龄和劳动强度等制订食谱。饮食中减少饱和脂肪酸和胆固醇摄入,增加植物固醇和可溶性纤维。

2.控制体重

增加有规律的体力活动,保持合适的体重指数(BMI)。

3.其他

戒烟;限盐;限制饮酒,禁烈性酒。

(二)药物治疗

1.羟甲基戊二酸单酰辅酶 A(HMG-CoA)还原酶抑制剂

该药又称他汀类,适用于高胆固醇血症和以胆固醇升高为主的混合性高脂血症。常用药物有辛伐他汀、阿托伐他汀等。

2.苯氧芳酸类

该药又称贝特类,适用于高三酰甘油血症和以三酰甘油升高为主的混合型高脂血症。常用药物有非诺贝特、苯扎贝特等。

3.烟酸类

烟酸属 B 族维生素,其用量超过作为维生素作用的剂量时,有调脂作用。常用药物有烟酸、阿昔莫司。

4.胆酸螯合剂

该药又称树脂类,适用于高胆固醇血症和以胆固醇升高为主的混合性高脂血症。常用药物有考来烯胺等。

5.依折麦布

肠道胆固醇吸收抑制剂,适用于高胆固醇血症和以胆固醇升高为主的混合性高脂血症。

6.普罗布考

适用于高胆固醇血症,尤其是纯合子型家族性高胆固醇血症。

7. n-3 脂肪酸制剂

n-3（ω-3）长链多不饱和脂肪酸是海鱼油的主要成分。适用于高三酰甘油血症和以三酰甘油升高为主的混合性高脂血症。

（三）血浆净化治疗

仅用于极个别对他汀类药物过敏或不能耐受的严重难治性高胆固醇血症者。

（四）手术治疗

对于非常严重的高胆固醇血症，可考虑手术治疗，包括部分回肠末段切除术、门静脉分流术和肝脏移植术等。

（五）基因治疗

可能成为未来根治基因缺陷所致血脂异常的方法。

五、护理措施

（一）一般护理

1. 饮食护理

给予患者低脂、低热量、高纤维素饮食。

（1）低脂饮食：避免高脂、高胆固醇饮食，如少食脂肪含量高的肉类，尤其是肥肉，进食禽肉应去除皮脂；少食油炸食品；少食用动物油脂、棕榈油等富含饱和脂肪酸食物，以及蛋黄、动物内脏、鱼子、鱿鱼、墨鱼等高胆固醇食物。

（2）低热量饮食：如淀粉、玉米、鱼类、豆类、奶类、蔬菜、瓜果等，可减少总热量摄入，减少胆固醇合成，促使超体重患者增加脂肪消耗，有利于降低血脂。控制碳水化合物的摄入量，防止多余的糖分转化为血脂。

（3）高纤维素饮食：多吃粗粮、杂粮、米糠、麦麸、干豆类、蔬菜、海带、水果等，增加食物纤维含量，满足患者饱腹感，有利于减少热能的摄入，并提高食物纤维与胆汁酸的结合，增加胆盐在粪便的排泄，降低血清胆固醇浓度。

（4）戒烟限酒：禁用烈性酒，以减少引起动脉粥样硬化的危险因素。

2. 运动护理

根据患者生活方式、体重的不同，制订科学的运动计划。提倡中、低强度的有氧运动方式，如快步行走、慢跑、游泳、做体操、打太极拳、骑自行车等，每天坚持30分钟，每周5次以上，活动时心率以不超过（170－年龄）为宜，运动后以微汗、不疲劳、无不适反应为宜。做到持之以恒，根据个体情况循序渐进。

（二）用药护理

指导患者正确服用调节血脂药物，观察和处理药物不良反应。

1. 他汀类药物

少数病例服用大剂量时可引起转氨酶升高、肌肉疼痛，严重者可引起横纹肌溶解、急性肾衰竭等，用药期间定期监测肝功能。除阿托伐他汀和瑞舒伐他汀可在任何时间服药外，其余制剂均为每晚顿服。此类药物不宜用于儿童、孕妇及哺乳期女性。

2. 贝特类药物

不良反应一般较轻微，主要有恶心、腹胀、腹泻等胃肠道反应，有时有一过性血清转氨酶升高，宜在饭后服用。

3.烟酸类药物

不良反应为面部潮红、瘙痒、胃肠道症状,严重不良反应是使消化性溃疡恶化,偶见肝功能损害,可指导患者饭后服用。

4.树脂类药物

主要不良反应为恶心、呕吐、腹胀、腹痛、便秘。也可干扰其他药物的吸收,如叶酸、地高辛、贝特类、他汀类、抗生素、甲状腺素、脂溶性维生素等,可在服用本类药物前1～4小时或4小时后服用其他药物。

(张　璐)

第八节　皮质醇增多症

皮质醇增多症又称库欣综合征,是由于多种原因使肾上腺皮质分泌过盛的糖皮质激素所引起的综合征,主要表现为向心性肥胖、多血质貌、皮肤紫纹、高血压等。女性多于男性,成人多于儿童。

一、病因

肾上腺皮质通常是在促肾上腺皮质激素(ACTH)作用下分泌皮质醇,当皮质醇超过生理水平时,就反馈抑制 ACTH 的释放。本病的发生表明皮质醇或 ACTH 分泌调节失衡;或肾上腺无须 ACTH 作用就能自行分泌皮质醇;或是皮质醇对 ACTH 分泌不能发挥正常的抑制作用。

(一)原发性肾上腺皮质病变——原发于肾上腺的肿瘤

其中皮质腺瘤约占20%,皮质腺癌约占5%,其生长与分泌不受 ACTH 控制。

(二)垂体瘤或下丘脑-垂体功能紊乱

继发于下丘脑-垂体病者可引起肾上腺皮质增生型皮质醇增多症或库欣病(约占70%)。

(三)异源 ACTH 综合征

由垂体以外的癌瘤产生类 ACTH 活性物质,少数可能产生类促肾上腺皮质激素释放因子(CRF)样物质,刺激肾上腺皮质增生,分泌过多的皮质类固醇。多见于肺燕麦细胞癌(约占50%),其次是胸腺癌与胰腺癌(约占10%)。

(四)医源性糖皮质激素增多症

由于长期大量应用糖皮质激素治疗所致。

二、临床表现

(一)体型改变

因脂肪代谢障碍造成头、颈、躯干肥胖,即水牛背;尤其是面部,由于两侧颊部脂肪堆积,造成脸部轮廓呈圆形,即满月脸;嘴唇前突微开,前齿外露,多血质面容,四肢消瘦为临床诊断提供线索。

(二)蛋白质分解过多

蛋白质分解过多表现为皮肤变薄,真皮弹力纤维断裂出现紫纹、肌肉消瘦、乏力、骨质疏松,容易发生骨折。

(三)水钠潴留
患者表现为高血压、足踝部水肿。

(四)性腺功能障碍
性腺功能障碍表现为多毛、痤疮、女性月经减少或停经或出现胡须、喉结增大等,男性可出现性欲减退、阴茎缩小、睾丸变软等。

(五)抵抗力降低
患者易发生霉菌及细菌感染,甚至出现菌血症、败血症。

(六)精神障碍
患者常有不同程度的情绪变化,如烦躁、失眠、个别患者可发生偏狂。

三、检查

(一)生化检查
(1)尿 17-羟皮质类固醇(17-OHCS)>20 mg/24 h。
(2)小剂量地塞米松抑制试验不能被抑制。
(3)尿游离皮质醇>110 μg/24 h。
(4)血浆皮质醇增高,节律消失。
(5)低血钾性碱中毒。

(二)肾上腺病变部位检查
腹膜后充气造影、肾上腺同位素扫描、B超或CT扫描等。

(三)蝶鞍部位检查
X线蝶鞍正侧位片或断层,CT扫描,如发现蝶鞍扩大,骨质破坏,说明垂体有占位性病变。

四、护理

(一)观察要点
(1)病情判断:皮质醇增多的临床表现如前所述,但由于病因不同,可有不同表现,应仔细观察,以提供临床诊断依据。肾上腺肿瘤所致的库欣氏综合征没有色素沉着,而垂体性库欣病和异源ACTH综合征由于血浆ACTH高,皮肤色素加深,且以异源ACTH综合征更为明显。肾上腺恶性肿瘤多见于儿童,并且多有性征改变。异源ACTH综合征由恶性肿瘤所致,消瘦、水肿明显,并且有严重低血钾性碱中毒。
(2)观察体型异常状态的改变。
(3)观察心率、有无高血压及心脑缺血表现。
(4)观察有无发热等各种感染症状。
(5)观察皮肤、肌肉、骨骼状态:皮肤干燥、皮下出血、痤疮、创伤化脓、四肢发绀、水肿、多毛、肌力低下、乏力、疲劳感,骨质疏松与病理性骨折等。
(6)观察尿量、尿液性状改变:有无血尿、蛋白尿、尿糖。
(7)观察有无失眠、烦躁不安、抑郁、兴奋、精神异常等表现。
(8)有无电解质紊乱和糖尿病等症状。
(9)有无月经异常、性功能改变等。

(二)检查的护理

皮质醇增多症的确诊、病理分类及定位诊断依赖于实验室检查。有没有皮质醇增多症存在,是什么原因引起,在做治疗之前,都需要检查清楚。

1.筛选试验

检查有无肾上腺皮质分泌的异常,方法:①24小时尿17-OHCS、17-KS、游离皮质醇测定。②血浆皮质醇测定。③皮质醇分泌节律检查:正常皮质醇分泌呈昼夜节律性改变。清晨高,午夜低。检查时可分别于8时、16时、24时抽血测皮质醇。皮质醇增多症患者不但分泌量改变,而且节律消失,下午血皮质醇浓度等于或高于清晨血皮质醇浓度。皮质醇节律消失是该病的早期表现。④小剂量地塞米松抑制试验:服地塞米松0.5 mg,6小时1次,共48小时,皮质醇增多症者不受小剂量地塞米松抑制。

2.定性试验

为了进一步鉴别肾上腺皮质为增生或肿瘤、可行大剂量地塞米松抑制试验。将地塞米松增加至2 mg,方法同小剂量法。对肾上腺皮质增生者至少可抑制50%以上,而肾上腺肿瘤或异源ACTH综合征呈阴性结果。

3.其他

头颅、胸、肾的X线检查,CT,MRI检查,血生化指标等。

在这些检查中,除了保证方法和收集标本正确外,试验药物的服用时间、剂量的准确是试验成败的关键,护士一定要按量、按时投送药物并看患者服下全部药物,如有呕吐,要补足剂量。

(三)预防感染

(1)患者由于全身抵抗力下降,易引起细菌或真菌感染,但感染症状不明显。因此,对患者的日常生活要进行卫生指导。

(2)早期发现感染症状,如出现咽痛、发热及尿路感染等症状,及时报告医师,及时处理。

(四)观察精神症状、防止发生意外

(1)患者多表现为精神不安、抑郁状态、失眠或兴奋状态。失眠往往是精神症状的早期表现,应予重视。护理人员需特别注意抑郁状态之后企图自杀者,患者身边不宜放置危险物品。

(2)患者情绪不稳定时,避免讲刺激性的言语,要耐心倾听其谈话。

(3)要理解患者由于肥胖等原因引起容貌、体态的变化而产生的苦闷,多给予解释、安慰。

(五)饮食护理

(1)给予高蛋白、高维生素、低钠、高钾饮食。

(2)患者每餐进食不宜过多或过少,宜均匀进餐,指导患者采用正确摄取营养平衡的饮食。

(3)并发糖尿病者,应按糖尿病饮食要求限制主食摄入量。

(六)防止外伤、骨折

(1)患者容易发生肋骨、脊柱自发性骨折,如有骨质疏松、肌力低下,容易挫伤、骨折,应关心患者日常生活活动的安全,防止受伤。

(2)本病患者皮肤菲薄,易发生皮下瘀斑,注射、抽血后按压针眼时间宜长,嘱患者要穿着柔软的睡衣,不要系紧腰带;勿用力搓澡,防止碰伤。

(3)嘱患者在疲劳、倦怠时,不要勉强参加劳动,活动范围与运动量也应有所限制。指导患者遵守日常生活制度。

(七)治疗护理

1.病因治疗

对已查明的垂体或肾上腺腺瘤或腺癌给予手术和/或放射治疗,去除病因。异位分泌ACTH的肿瘤亦争取定位,行手术和/或放射治疗。

2.抑制糖皮质激素合成的药物

适用于:①存在严重代谢紊乱(低血钾、高血糖、骨质疏松)患者做术前准备。②对不能手术治疗的异位分泌ACTH肿瘤患者行姑息性治疗。服药剂量宜由小至大,注意药物不良反应,多于饭后服用,以减少胃肠道反应。

3.并发症的预防与护理

皮质醇增多症如果不予治疗,患者可于数年内死于感染、高血压或自杀,所以对于本病应争取早期诊断、早期治疗,防止并发症、预防感染和外伤,控制高血压及糖尿病;更应注意精神护理,防止自杀。

(八)心理护理

(1)绝大多数患者呈向心性肥胖、满月脸、水牛背等特殊状态改变,心理上不愿承受这一现实,医护人员切勿当面议论其外表。

(2)手术是治疗本病的重要手段,患者往往对手术有顾虑而焦躁不安、情绪低落、不思饮食,有的患者因手术费用高,担心预后等也可引起情绪的改变,针对以上心理状态,医护人员应向其讲解手术治疗的效果、手术成功事例及术前注意事项,以消除其顾虑,树立战胜疾病的信心。

(张 璐)

第九节 骨质疏松症

骨质疏松症(osteoporosis,OP)是一种以骨量降低和骨组织微结构破坏为特征,导致骨脆性增加和易于骨折的代谢性疾病。本病各年龄段均可发病,但常见于老年人,尤其是绝经后女性,其发病居所有代谢性骨病的首位。

一、病因与发病机制

正常成熟骨的代谢主要以骨重建形式进行。凡使骨吸收增加和/或骨形成减少的因素都会导致骨丢失和骨质量下降,脆性增加,直至发生骨折。

(一)骨吸收及其影响因素

1.妊娠和哺乳

妊娠和哺乳期间,饮食含钙量不足,易导致母体骨质疏松。

2.性激素缺乏

雌激素缺乏使破骨细胞功能增强,骨丢失加速,这是绝经后骨质疏松症的主要病因。而雄激素缺乏在老年性OP的发病率中起重要作用。

3.活性维生素D缺乏和甲状旁腺激素(PTH)升高

由于高龄和肾功能减退等原因致肠钙吸收和1,25$(OH)_2D_3$生成减少,PTH呈代偿性分泌增多,加强了破骨细胞介导的骨吸收过程。

4.细胞因子表达紊乱

骨组织的 IL-1、IL-6 和 TNF 升高,导致破骨细胞活性增强和骨吸收增加。

(二)骨形成及其影响因素

1.遗传因素

青春发育期是人体骨量增加最快的时期,约在 30 岁达到峰值骨量(PBM)。遗传因素决定了 70%～80% 的 PBM。

2.钙摄入量

钙是骨质中最基本的矿物质成分,当钙摄入量不足时,可造成峰值骨量下降。

3.生活方式和生活环境

活动过少或过度运动均容易发生骨质疏松症。高龄、吸烟、酗酒、长期卧床、长期服用糖皮质激素、光照减少、钙和维生素 D 摄入不足等均为骨质疏松症的易发因素。

4.骨重建功能衰退

可能是老年性 OP 的重要发病原因,成骨细胞的功能与活性缺陷导致骨形成不足和骨丢失量增多。

二、临床表现

(一)骨痛和肌无力

轻者无症状,较重者常诉腰背部疼痛、乏力或全身骨痛。骨痛通常为弥漫性,无固定部位,检查不能发现压痛区(点)。常于劳累或活动后加重,负重能力下降或不能负重。

(二)骨折

骨折是骨质疏松症最常见和最严重的并发症,常因轻微活动、创伤、弯腰、负重、挤压或跌倒后发生骨折。多发部位为脊柱、髋部和前臂。椎体骨折多见于绝经后骨质疏松,可引起驼背和身高变矮。

(三)并发症

驼背和胸廓畸形者常伴胸闷、气短、呼吸困难,甚至发绀等表现。髋部骨折者常因感染、心血管病或慢性衰竭而死亡;幸存者生活自理能力下降或丧失,需长期卧床,从而加重骨丢失,使骨折极难愈合。

三、辅助检查

(一)骨量的测定

骨量的测定包括单光子吸收测定法、双能 X 线吸收测定法、定量 CT 和超声检查。

(二)骨转换的生化测定

1.与骨吸收有关的生化指标

空腹尿钙或 24 小时尿钙排量测定是反映骨吸收状态最简易的方法。

2.与骨形成有关的生化指标

包括血清碱性磷酸酶、血清Ⅰ型前胶原羧基前肽和血骨钙素。

(三)骨形态计算和微损伤分析

主要用于探讨 OP 的早期形态与功能变化。

(四)X线检查

操作简单,较易普及。

四、治疗要点

(一)一般治疗

1.适当运动

适当的运动对预防跌倒、减少骨折的发生有好处,运动的类型、方式和量应根据患者的具体情况而定。

2.合理膳食

补给足够的蛋白质有助于OP的治疗,多进富含异黄酮类食物,如大豆等。少饮酒、咖啡和浓茶,不吸烟。

3.补充钙剂和维生素D

不论何种OP均应补充适量钙剂,使每天元素钙的总摄入量达800～1 200 mg。除增加饮食钙含量外,可补充碳酸钙、葡萄糖酸钙、枸橼酸钙等制剂,同时补充维生素D 400～600 IU/d。

(二)特殊治疗

1.性激素补充疗法

雌激素是女性绝经后骨质疏松症的首选用药。雄激素则可用于男性老年患者。

2.应用抑制骨吸收药物

双膦酸盐能抑制破骨细胞生成和骨吸收,增加骨密度,缓解骨痛。常用制剂有依替膦酸二钠、帕米膦酸钠和阿伦膦酸钠。

3.介入治疗

介入治疗又称椎体成形术,是一种脊柱微创手术。适用于有疼痛症状的新鲜或陈旧性骨质疏松性椎体压缩性骨折。

(三)对症治疗

有疼痛者可给予适量非甾体镇痛药,如阿司匹林或吲哚美辛;发生骨折或遇顽固性疼痛时,可应用降钙素制剂。骨畸形者应局部固定或采用其他矫形措施以防止畸形加剧。骨折者应给予牵引、固定、复位或手术治疗,同时应尽早辅以物理康复治疗。

五、护理措施

(一)饮食护理

(1)指导患者摄入充足的富含钙食物,如牛奶、小鱼和海带。蛋白质的摄入也应保证,但动物蛋白不宜过多,可多摄入植物蛋白,如豆制品。

(2)应增加富含维生素D、维生素A、维生素C及含铁的食物,以利于钙的吸收。

(3)戒烟酒,少饮碳酸饮料,少吃糖及食盐。

(二)疼痛的护理

1.休息

使用硬板床,卧床休息数天到1周,可缓解疼痛。

2.对症护理

(1)使用骨科辅助物,必要时使用背架、紧身衣等,以限制脊柱的活动度和给予脊柱支持,从而减轻疼痛。

(2)物理疗法:对疼痛部位给予湿热敷,可促进血液循环,减轻肌肉痉挛,缓解疼痛。给予局部肌肉按摩,以减少因肌肉僵直所引发的疼痛。也可用各种物理治疗仪达到消炎和镇痛效果。

3.用药护理

正确评估疼痛程度,遵医嘱用药,并观察药物的效果和不良反应。

(三)用药护理

(1)服用钙剂时要增加饮水量,以增加尿量,减少泌尿系统结石形成的机会。空腹服用效果最好,服用维生素D时,不可同时进食绿叶蔬菜,以免形成钙螯合物而减少钙的吸收。

(2)性激素必须在医师的指导下使用,剂量要准确,并要与钙剂、维生素D同时服用。服用雌激素应定期进行妇科检查和乳腺检查,反复阴道出血应减少用量,甚至停药。服用雄激素应定期监测肝功能。

(3)服用双膦酸盐时,应晨起空腹服用,同时饮清水200~300 mL,服药后至少半小时内不能进食或喝饮料,也不能平卧,应采取立位或坐位,以减轻对食管的刺激。同时,应嘱患者不要咀嚼或吮吸药片,以防发生口咽部溃疡。如果出现咽下困难、吞咽痛或胸骨后疼痛,警惕可能发生了食管炎、食管溃疡和食管糜烂情况,应立即停止用药。

(4)服用降钙素应注意观察不良反应,如食欲缺乏、恶心、颜面潮红等。

(5)镇痛药物如吲哚美辛、阿司匹林等应餐后服用,以减轻胃肠道反应。

(四)预防跌倒的护理

(1)保证住院环境安全:如走廊、厕所有扶手,病房和浴室地面干燥,灯光明暗适宜,过道避免有障碍物等。

(2)生活护理:指导患者维持良好姿势,且在改变体位时动作应缓慢,必要时建议患者使用手杖或助行器,以增加其活动时的稳定性;将日常用物放于患者随手可及处;鞋子大小适中,衣服穿着合适,有利于活动。

(3)加强巡视,防止意外发生。

(4)对使用利尿剂和镇静药的患者,应密切观察,防止其因频繁如厕或精神恍惚而发生意外。

(五)心理护理

骨质疏松患者由于疼痛及害怕骨折,常不敢运动而影响日常生活;当发生骨折时,需限制活动,不仅患者本身需要角色适应,其家属亦要面对此情境。因此,护士要协助患者及家属适应其角色,尽量避免对患者康复治疗不利的心理因素。

(六)健康指导

1.用药指导

嘱患者按时服用各种药物,学会自我监测药物不良反应。

2.预防跌倒

加强预防跌倒的宣传教育和保护措施,如家庭、公共场所防滑、防绊、防碰撞措施。

3.疾病预防

指导青少年合理的生活方式和饮食习惯,其中运动、充足的钙摄入较为可行有效。成年后的预防主要是尽量延缓骨丢失的速度和程度,除一般运动、生活指导外,绝经后骨质疏松患者应早期补充雌激素或雄、孕激素合剂。

4.适当运动

运动要循序渐进、持之以恒、因人而异。指导患者进行步行、游泳、慢跑、骑自行车等运动,应避免剧烈、有危险的运动。老年人规律的户外活动有助于全身肌肉和关节运动的协调性和平衡性,对预防跌倒、减少骨折的发生很有好处。

(张　璐)

第十节　嗜铬细胞瘤

嗜铬细胞瘤起源于肾上腺髓质、交感神经节或其他部位的嗜铬组织,这种瘤持续或间断地释放大量儿茶酚胺,引起持续性或阵发性高血压和多个器官功能及代谢紊乱。本病以20~50岁最多见,男女发病率无明显差异。嗜铬细胞瘤大多为良性,如及早诊治,手术切除可根治。恶性肿瘤约占10%,治疗困难,已发生转移者预后不一,重者在数月内死亡,少数可存活10年以上,5年生存率为45%。

一、病因与发病机制

发病原因尚不明确。肿瘤位于肾上腺者占80%~90%,大多为一侧性,少数为双侧性或一侧肾上腺瘤与另一侧肾上腺外瘤并存,多见于儿童和家族性患者。

肾上腺髓质的嗜铬细胞瘤可产生去甲肾上腺素和肾上腺素,以前者为主,极少数只分泌肾上腺素,家族性者以肾上腺素为主,尤其在早期、肿瘤较小时;肾上腺外的嗜铬细胞瘤,除主动脉旁嗜铬体所致者外,只产生去甲肾上腺素,不能合成肾上腺素。

嗜铬细胞瘤可产生多种肽类激素,并可引起一些不典型的症状,如面部潮红、便秘、腹泻、面色苍白、血管收缩及低血压或休克等。

二、临床表现

以心血管症状为主,兼有其他系统的表现。

(一)心血管系统表现

1.高血压

高血压为最主要症状,有阵发性和持续性两型,持续性者亦可有阵发性加剧。

2.低血压、休克

本病可发生低血压,甚至休克;或出现高血压和低血压相交替的表现。这种患者还可发生急性腹痛、心前区痛、高热等。

3.心脏表现

大量儿茶酚胺可引起儿茶酚胺性心肌病,伴心律失常,如期前收缩、阵发性心动过速,甚至心室颤动。部分患者可发生心肌退行性变、坏死、炎性改变。

(二)代谢紊乱

1.基础代谢增高

肾上腺素可作用于中枢神经及交感神经系统控制下的代谢过程,使患者耗氧量增加。代谢亢进可引起发热、消瘦。

2.糖代谢紊乱

肝糖原分解加速及胰岛素分泌受抑制而致糖异生加强,可引起血糖过高,糖耐量减低。

3.脂代谢紊乱

脂肪分解加速、血游离脂肪酸增高。

4.电解质紊乱

少数患者可出现低钾血症、高钙血症。

(三)其他临床表现

1.消化系统

肠坏死、出血、穿孔、便秘,甚至肠扩张,且胆石症发生率较高。

2.腹部肿块

少数患者在左或右侧中上腹部可触及肿块,个别肿块可很大,扪及时应注意有可能诱发高血压。恶性嗜铬细胞瘤可转移到肝,引起肝大。

3.泌尿系统

肾功能减退、高血压发作、膀胱扩张,无痛性肉眼血尿。

4.血液系统

血容量减少,血细胞重新分布,周围血中白细胞增多,有时红细胞也可增多。

5.伴发其他疾病

嗜铬细胞瘤可伴发于一些因基因种系突变而致的遗传性疾病,如2型多发性内分泌腺瘤病、多发性神经纤维瘤等疾病。

三、辅助检查

(一)血、尿儿茶酚胺及其代谢物测定

持续性高血压型患者尿儿茶酚胺及其代谢物香草基杏仁酸(VMA)及甲氧基肾上腺素(MN)和甲氧基去甲肾上腺素(NMN)皆升高,常在正常高限的两倍以上。阵发性者平时儿茶酚胺可不明显升高,而在发作后才高于正常,故需测定发作后血或尿儿茶酚胺。摄入可乐、咖啡类饮料及左旋多巴、拉贝洛尔、普萘洛尔、四环素等药物可导致假阳性结果;休克、低血糖、高颅内压可使内源性儿茶酚胺增高。

(二)胰升糖素激发试验

对于阵发性,且一直等不到发作者可做该试验。

(三)影像学检查

(1)B超作肾上腺及肾上腺外肿瘤定位检查,对直径1 cm以上者,阳性率较高。

(2)CT扫描,90%以上的肿瘤可准确定位。

(3)MRI有助于鉴别嗜铬细胞瘤和肾上腺皮质肿瘤,可用于孕妇。

(4)放射性核素标记定位。

(5)静脉导管术。

四、诊断要点

本病的早期诊断尤为重要,诊断的重要依据必须建立在24小时尿儿茶酚胺或其他代谢产物增加的基础上。对于高血压呈阵发性或持续性发作的患者,尤其是儿童和年轻人,要考虑本病的可能性。并根据家族史、临床表现、实验室检查等确定诊断。并要与其他继发性高血压及原发性高血压相鉴别。

五、治疗

(一)药物治疗

嗜铬细胞瘤手术切除前可采用α受体阻滞剂使血压下降,减轻心脏负担,使原来减小的血管容量扩大。常用口服的α受体阻滞剂有酚苄明、哌唑嗪。

(二)手术治疗

手术治疗可根治良性的嗜铬细胞瘤,但手术切除时有一定危险性。在麻醉诱导期,手术过程中,尤其在接触肿瘤时,可出现血压急骤升高、心律失常和休克。瘤被切除后,血压一般降至12.0/8.0 kPa(90/60 mmHg)。如血压低,表示血容量不足,应补充适量全血或血浆,必要时可静脉滴注适量去甲肾上腺素,但不可用缩血管药来代替补充血容量。

(三)并发症的治疗

当患者发生高血压危象时,应立即予以抢救(图5-2)。

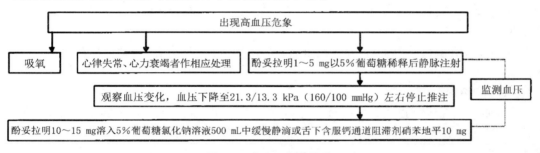

图 5-2 高血压危象抢救

(四)恶性嗜铬细胞瘤的治疗

较困难,一般对放射治疗和化学治疗不敏感,可用抗肾上腺素药行对症治疗。

六、护理诊断/问题

(一)组织灌注无效

与去甲肾上腺素分泌过量致持续性高血压有关。

(二)疼痛

头痛与血压升高有关。

(三)潜在并发症

高血压危象。

七、护理措施

(一)安全与舒适管理

急性发作时应绝对卧床休息,保持环境安静,光线宜偏暗,避免刺激。护理人员操作应集中进行以免过多打扰患者。高血压发作间歇期患者可适量活动,但不能剧烈活动。

(二)饮食营养

给予高热量、高蛋白质、高维生素、易消化饮食,避免饮含咖啡因的饮料。

(三)疾病监测

1. 常规监测

密切观察血压变化,注意阵发性或持续性高血压,或高血压和低血压交替出现,或阵发性低血压、休克等病情变化,定时、定血压计、定体位、定人进行血压测量;观察有无头痛及头痛程度、持续时间,是否有其他伴随症状;观察患者的发病是否存在诱发因素;记录液体出入量,监测患者水、电解质变化。

2. 并发症监测

如患者出现剧烈头痛、面色苍白、大汗淋漓、恶心、呕吐、视物模糊、复视等高血压危象表现,或心力衰竭、肾衰竭、高血压脑病的症状和体征。应立即通知医师,并配合抢救。

(四)高血压危象急救配合

(1)卧床休息,吸氧,抬高床头以减轻脑水肿,加用床栏以防患者因躁动而坠床。

(2)按医嘱给予酚妥拉明等急救药。

(3)持续心电图、血压监测,每15分钟记录1次测量结果。

(4)因情绪激动、焦虑不安可加剧血压升高,应专人护理,及时解释病情变化,安抚患者,使其保持平静。

(5)若有心律失常、心力衰竭、高血压脑病、脑卒中和肺部感染者,协助医师处理并给予相应的护理。

(五)用药护理

α受体阻滞剂在降低血压的同时易引起直立性低血压,因此要严密观察血压变化及药物不良反应,指导患者服药后平卧30分钟,缓慢更换体位,防止意外发生。此外,患者还可能出现鼻黏膜充血、心动过速、低钠倾向等,要及时发现、及时处理;头痛剧烈者按医嘱给予镇静剂。

(六)心理护理

因本病发作突然,症状严重,患者常有恐惧感,渴望早诊早治。护士要主动关心患者,向其介绍有关疾病知识、治疗方法及注意事项。患者发作时,护士要守护在患者身边,使其具有安全感,消除恐惧心理和紧张情绪。

八、健康指导

(一)预防疾病

患者充分休息,生活有规律,避免劳累,保持情绪稳定、心情舒畅。

(二)管理疾病

告知患者当双侧肾上腺切除后,需终身应用激素替代治疗,并使患者知晓药物的作用、服药时间、剂量、过量或不足的征象、常见的不良反应。

(三)康复指导

嘱患者随身携带识别卡,以便发生紧急情况时能得到及时处理。并定期返院复诊,以便及时调整药物剂量。

(张 璐)

第六章 风湿免疫科护理

第一节 系统性红斑狼疮

一、概述

系统性红斑狼疮(systemic lupus erythematosus,SLE)是自身免疫介导的,以免疫性炎症为突出表现的弥漫性结缔组织病。血清中出现以抗核抗体为代表的多种自身抗体和多系统受累是SLE的两个主要临床特征。多数为慢性起病,病程迁延反复。死亡原因主要是感染、肾衰竭和中枢神经系统病变。SLE好发于生育年龄的女性,多见于15~45岁的人群,女性与男性的比例为7/1~9/1,患病率为0.7‰。

二、病因与病理生理

遗传、感染、环境、性激素、药物等综合因素所致的免疫紊乱导致了SLE的发生。其基本病理改变是免疫复合物介导的血管炎。

三、临床表现

SLE的临床表现复杂多样。多数呈隐匿起病,开始时仅累及1~2个系统,表现为轻度的关节炎、皮疹、隐匿性肾炎、血小板减少性紫癜等,部分患者长期稳定在亚临床状态或轻型狼疮,部分患者可由轻型突然变为重症狼疮,更多的则由轻型逐渐转变为多系统损害,也有一些患者一起病就累及多个系统,甚至表现为狼疮危象。SLE的自然病程多表现为病情加重与缓解的交替。

(一)全身表现

患者常常出现发热,可能是SLE活动的表现,但应除外感染因素,尤其需要警惕在免疫抑制治疗中出现的发热。疲乏是SLE常见但容易被忽视的症状,常是狼疮活动的先兆。

(二)皮肤与黏膜

在鼻梁和双颧颊部呈蝶形分布的红斑是SLE特征性的改变,其他皮肤损害还有光敏感、脱发、手足掌面红斑、甲周红斑、盘状红斑、结节性红斑、脂膜炎、网状青斑、雷诺现象等。

(三)关节和肌肉

常出现对称性多关节疼痛、肿胀,通常不引起骨质破坏。SLE 可出现肌痛和肌无力,少数可有肌酶谱的增高。激素治疗中的 SLE 患者出现髋关节区域隐痛不适,需排除无菌性股骨头坏死。

(四)肾脏损害

肾脏损害又称狼疮性肾炎(lupus nephritis,LN),表现为蛋白尿、血尿、管型尿,乃至肾衰竭。50%~70%的 SLE 病程中会出现临床肾脏受累,肾活检显示,几乎所有 SLE 均有肾脏病理学改变。LN 对 SLE 预后影响甚大,肾衰竭是 SLE 的主要死亡原因之一。病理分型对于评估预后和指导治疗有积极的意义,通常Ⅰ型和Ⅱ型的预后较好,Ⅳ型和Ⅵ型预后较差。

(五)神经系统损害

神经系统损害又称神经精神狼疮。轻者仅有偏头痛、性格改变、记忆力减退或轻度认知障碍;重者可表现为脑血管意外、昏迷、癫痫持续等。中枢神经系统表现包括无菌性脑膜炎、脑血管病、脱髓鞘综合征、头痛、运动障碍、脊髓病、癫痫发作、急性精神错乱、焦虑、认知障碍、情绪失调、精神障碍,周围神经系统表现包括吉兰-巴雷综合征、自主神经系统功能紊乱、单神经病变、重症肌无力、脑神经病变、神经丛病变、多发性神经病变等。存在一种或一种以上上述表现,并除外感染、药物等继发因素,结合影像学、脑脊液、脑电图等检查可诊断神经精神狼疮。

(六)血液系统表现

常见贫血、白细胞减少和/或血小板减少。贫血可能为慢性病贫血或肾性贫血。短期内出现的重度贫血常是自身免疫性溶血所致,多有网织红细胞升高,抗人球蛋白试验(Coomb's)试验阳性。本病所致的白细胞减少,一般发生在治疗前或疾病复发时,多数对激素治疗敏感;而细胞毒药物所致的白细胞减少,其发生与用药有关,恢复也有一定规律。血小板减少与血清中存在抗血小板抗体、抗磷脂抗体及骨髓巨核细胞成熟障碍有关。部分患者在起病初期或疾病活动期伴有淋巴结肿大和/或脾大。

(七)肺部表现

SLE 常出现胸膜炎,如合并胸腔积液,其性质为渗出液。SLE 所引起的肺脏间质性病变主要是急性和亚急性期的磨玻璃样改变和慢性期的纤维化,表现为活动后气促、干咳、低氧血症,肺功能检查常显示弥散功能下降。少数病情危重、伴有肺动脉高压或血管炎累及支气管黏膜者可出现咯血。SLE 合并弥漫性出血性肺泡炎病死率极高。SLE 还可出现肺动脉高压、肺梗死、肺萎缩综合征。后者表现为肺容积的缩小,横膈上抬,盘状肺不张,呼吸肌功能障碍,而无肺实质、肺血管的受累,也无全身性肌无力、肌炎、血管炎的表现。

(八)心脏表现

患者常出现心包炎,表现为心包积液,但少见心包填塞。可有心肌炎、心律失常,多数情况下SLE 的心肌损害不太严重,但重症者可伴有心功能不全,为预后不良指征。

(九)消化系统表现

消化系统症状表现为恶心、呕吐、腹痛、腹泻或便秘,其中以腹泻较常见,可伴有蛋白丢失性肠炎,并引起低蛋白血症。活动期 SLE 可出现肠系膜血管炎,其表现类似急腹症,甚至被误诊为胃穿孔、肠梗阻而行手术探查。当 SLE 有明显的全身病情活动,有胃肠道症状和腹部阳性体征(反跳痛、压痛),在排除感染、电解质紊乱、药物、合并其他急腹症等继发性因素后,应考虑本病。

(十)其他

眼部受累包括结膜炎、葡萄膜炎、眼底改变、视神经病变等。眼底改变包括出血、视盘水肿、视网膜渗出等,视神经病变可以导致突然失明。SLE 常伴有继发性干燥综合征,有外分泌腺受累,表现为口干、眼干,常有血清抗 SSB、抗 SSA 抗体阳性。

四、辅助检查

(一)免疫学异常

(1)抗核抗体谱(ANAs)免疫荧光抗核抗体(IFANA)是 SLE 的筛选检查。对 SLE 诊断的敏感性为 95%,特异性相对较低,为 65%。除 SLE 之外,其他结缔组织病的血清中也常存在 ANA,一些慢性感染也可出现低滴度的 ANA。ANAs 包括一系列针对细胞核中抗原成分的自身抗体。其中,抗双链脱氧核糖核酸(ds-DNA)抗体对 SLE 的特异性为 95%,敏感性为 70%,它与疾病活动性及预后有关。抗 Sm 抗体的特异性高达 99%,但敏感性仅为 25%,该抗体的存在与疾病活动性无明显关系。抗核糖体 P 蛋白抗体与 SLE 的精神症状有关;抗单链 DNA、抗组蛋白、抗 u1 核糖核蛋白(u1RNP)、抗 SSA 抗体和抗 SSB 抗体等也可出现于 SLE 的血清中,但其诊断特异性低,因为这些抗体也见于其他自身免疫性疾病。抗 SSB 与继发干燥综合征有关。

(2)与抗磷脂抗体综合征有关的抗磷脂抗体(包括抗心磷脂抗体和狼疮抗凝物);与溶血性贫血有关的抗红细胞抗体;与血小板减少有关的抗血小板抗体;与神经精神性狼疮有关的抗神经元抗体。

(3)血清类风湿因子阳性,高 γ 球蛋白血症和低补体血症。

(二)肾活检

LN 的肾脏免疫荧光多呈现多种免疫球蛋白和补体成分沉积,被称为"满堂亮"。

(三)腰穿

中枢神经受累时常有脑脊液压力增高、蛋白和白细胞增多。

(四)X 线表现

(1)胸膜增厚或胸腔积液。
(2)斑点或片状浸润性阴影,阴影呈游走性。
(3)双中下肺网状结节状阴影,晚期出现蜂窝状。
(4)肺水肿。
(5)心影增大。

(五)CT 表现

肺纹理增粗,肺门周围的片状阴影,表现为间质性或肺泡性肺水肿、肺出血等。

(六)超声心动

超声心动用于诊断心脏瓣膜病变、心包积液、肺动脉高压等。

(七)SLE 的免疫病理学检查

皮肤狼疮带试验表现为皮肤的表真皮交界处有免疫球蛋白(IgG、IgM、IgA 等)和补体(C_{3c}、C_{1q} 等)沉积,对 SLE 具有一定的特异性。

五、治疗原则

SLE 是一种高度异质性的疾病,临床医师应根据病情的轻重程度,掌握好治疗的风险与效益之比。既要清楚药物的毒副反应,又要明白药物给患者带来的生机。SLE活动性和病情轻重程度的评估是治疗方案拟订的先决条件。常需要有经验的专科医师参与和多学科的通力协作。

(一)轻型SLE的药物治疗

患者虽有疾病活动,但症状轻微,仅表现光过敏、皮疹、关节炎或轻度浆膜炎,而无明显内脏损害。药物治疗方法如下。

1.非甾体抗炎药(NSAIDs)

NSAIDs可用于控制关节炎。用药过程中应注意消化道溃疡、出血,肾、肝功能等方面的不良反应。

2.抗疟药

抗疟药可控制皮疹和减轻光敏感,常用氯喹0.25 g,每天一次,或羟氯喹200 mg,每天1~2次。主要不良反应是眼底病变,用药超过6个月者,可停药一个月,有视力明显下降者,应检查眼底,明确原因。有心脏病史者,特别是心动过缓或有传导阻滞者禁用抗疟药。

3.激素治疗

可短期局部应用激素治疗皮疹,但脸部应尽量避免使用强效激素类外用药,一旦使用,不应超过1周。小剂量激素(强的松≤10 mg,每天一次)可减轻症状。

注意事项:权衡利弊,必要时可用硫唑嘌呤、甲氨蝶呤或环磷酰胺等免疫抑制剂,应注意轻型SLE可因过敏、感染、妊娠生育、环境变化等因素而加重,甚至发生狼疮危象。

(二)重型SLE的治疗

治疗主要分两个阶段,即诱导缓解和巩固治疗。诱导缓解的目的在于迅速控制病情,阻止或逆转内脏损害,力求疾病完全缓解(包括血清学指标、症状和受损器官的功能恢复),但应注意过分免疫抑制诱发的并发症,尤其是感染、性腺抑制等。目前,多数患者的诱导缓解期需要半年至1年以上才能达到缓解,不可急于求成。

1.糖皮质激素

糖皮质激素具有强大的抗炎作用和免疫抑制作用,是治疗SLE的基础药。糖皮质激素对免疫细胞的许多功能及免疫反应的多个环节均有抑制作用,尤以对细胞免疫的抑制作用为突出,在大剂量时还能够明显抑制体液免疫,使抗体生成减少,超大剂量则可有直接的淋巴细胞溶解作用。重型SLE的激素标准剂量是强的松1 mg/(kg·d),通常晨起服用1次,高热者可分次服用,病情稳定后2周或疗程8周内,开始以每1~2周减10%的速度缓慢减量,减至强的松0.5 mg/(kg·d)后,减药速度按病情适当调慢。如果病情允许,维持治疗的激素剂量应尽量小于每天10 mg。在减药过程中,如果病情不稳定,可暂时维持原剂量不变或酌情增加剂量,抑或是加用免疫抑制剂联合治疗。可选用的免疫抑制剂如环磷酰胺、硫唑嘌呤、甲氨蝶呤等,可联合应用以便更快地诱导病情缓解和巩固疗效,并避免长期使用较大剂量激素导致的严重不良反应。对有重要脏器受累,乃至出现狼疮危象的患者,可以使用较大剂量[强的松≥2 mg/(kg·d)]甚至甲泼尼龙(MP)冲击治疗,甲泼尼龙可用至500~1 000 mg,每天1次,加入5%葡萄糖250 mL,缓慢静脉滴注1~2小时,连续3天为1个疗程,疗程间隔期为5~30天,间隔期和冲击后需口服强的松0.5~1 mg/(kg·d),疗程和间隔期长短视具体病情而定。甲泼尼龙冲击疗法对狼疮危象常具有立竿见影的效果,疗程多少和间隔期长短应视病情而异。MP冲击疗法只能解决急性期的症状,疗效不能持久,必须与环磷酰胺冲击疗法配合使用,否则病情容易反复。需强调的是,在大剂量冲击治疗前或治疗中,应密切观察有无感染发生,如有感染,应及时给予相应的抗感染治疗。

激素的不良反应除感染外,还包括高血压、高血糖、高血脂、低钾血症、骨质疏松、无菌性骨坏死、白内障、体重增加、水钠潴留等。治疗开始时,应记录血压、血糖、血钾、血脂、骨密度、胸片等作为评估基线,并定期随访。应指出对重症SLE患者,尤其是在危及生命的情况下,股骨头无菌性坏死并非使用大剂量激素的绝对禁忌。大剂量MP冲击疗法常见的不良反应包括脸红、失眠、头痛、乏力、血压升高、短暂的血糖升高;严重不良反应包括感染、上消化道大出血、水钠潴留、诱发高血压危象、诱发癫痫大发作、精神症状、心律失常,有因注射速度过快导致突然死亡的报道,所以MP冲击治疗应强调缓慢静脉滴注60分钟以上,用药前需注意水-电解质和酸碱平衡。

2.环磷酰胺(CTX)

CTX是主要作用于S期的细胞周期特异性烷化剂,通过影响DNA合成发挥细胞毒作用。其对体液免疫的抑制作用较强,能抑制B细胞增殖和抗体生成,且抑制作用较持久,是治疗重症SLE的有效的药物之一,尤其是在狼疮性肾炎和血管炎的患者中,环磷酰胺与激素联合治疗能有效地诱导疾病缓解,阻止和逆转病变的发展,改善远期预后。目前普遍采用的标准环磷酰胺冲击疗法是 $0.5\sim 1.0\ g/m^2$ 体表面积,加入生理盐水250 mL,静脉滴注,每3~4周一次,个别难治、危重患者可缩短冲击间期。白细胞计数对指导环磷酰胺治疗有重要意义,治疗中应注意避免白细胞过低,一般要求白细胞低谷不小于 $3.0\times 10^9/L$。环磷酰胺冲击治疗对白细胞影响有一定规律,一次大剂量环磷酰胺进入体内,第3天左右白细胞开始下降,7~14天至低谷,之后白细胞逐渐上升,至21天左右恢复正常。对于间隔期少于3周者,应更密切注意血象监测。大剂量冲击前需查血常规。

除白细胞减少和诱发感染外,环磷酰胺冲击治疗的不良反应还包括性腺抑制(尤其是女性的卵巢功能衰竭)、胃肠道反应、脱发、肝功能损害,少见远期致癌作用(主要是淋巴瘤等血液系统肿瘤)、出血性膀胱炎、膀胱纤维化和长期口服而导致的膀胱癌。

3.硫唑嘌呤

硫唑嘌呤为嘌呤类似物,可通过抑制DNA合成发挥淋巴细胞的细胞毒作用。疗效不及环磷酰胺冲击疗法,控制肾脏和神经系统病变效果较差,而对浆膜炎、血液系统、皮疹等的治疗效果较好。硫唑嘌呤的用法为 $1\sim 2.5\ mg/(kg\cdot d)$,常用剂量为50~100 mg,每天一次。不良反应包括骨髓抑制、胃肠道反应、肝功能损害等。少数对硫唑嘌呤极敏感者,用药短期就可出现严重脱发和造血危象,引起严重粒细胞和血小板缺乏症,轻者血象多在停药后2~3周内恢复正常,重者则需按粒细胞缺乏或急性再障处理,以后不宜再用。

4.甲氨蝶呤(MTX)

MTX为二氢叶酸还原酶拮抗剂,通过抑制核酸的合成发挥细胞毒作用。疗效不及环磷酰胺冲击疗法,但长期用药耐受性较佳。剂量为10~15 mg,每周1次,或依据病情适当加大剂量。主要用于关节炎、肌炎、浆膜炎和皮肤损害为主的SLE。其不良反应有胃肠道反应、口腔黏膜糜烂、肝功能损害、骨髓抑制,偶见甲氨蝶呤导致的肺炎和肺纤维化。

5.环孢素

环孢素可特异性抑制T淋巴细胞IL-2的产生,发挥选择性的细胞免疫抑制作用,是一种非细胞毒性的免疫抑制剂。对狼疮性肾炎(特别是V型)有效,环孢素剂量为 $3\sim 5\ mg/(kg\cdot d)$,分两次口服。用药期间注意肝、肾功能及高血压、高尿酸血症、高血钾等,有条件者应测血药浓度,调整剂量,血肌酐较用药前升高30%时需要减药或停药。环孢素对LN的总体疗效不如环磷酰胺冲击疗法,且价格昂贵,毒副作用较大,停药后病情容易反跳。

6.霉酚酸酯

霉酚酸酯为次黄嘌呤单核苷酸脱氢酶抑制剂,可抑制嘌呤从头合成途径,从而抑制淋巴细胞活化。治疗狼疮性肾炎有效,能够有效地控制Ⅳ型LN。剂量为10～30 mg/(kg·d),分两次口服。

(三)狼疮危象的治疗

治疗目的在于挽救生命、保护受累脏器、防止后遗症。通常需要大剂量甲泼尼龙冲击治疗,针对受累脏器的对症治疗和支持治疗,以帮助患者度过危象。后继的治疗可按照重型SLE的治疗原则,继续诱导缓解和维持巩固治疗。

1.急进性肾小球肾炎

急进性肾小球肾炎表现为急性进行性少尿、水肿、蛋白尿/血尿、低蛋白血症、贫血、肾功能进行性下降、血压增高、高血钾、代谢性酸中毒等。B超常可见肾脏体积增大,肾脏病理往往呈新月体肾炎,多符合WHO的Ⅳ型LN。治疗包括纠正水电解质酸碱平衡紊乱、纠正低蛋白血症、防治感染、纠正高血压、纠正心衰等,为保护重要脏器,必要时需要行透析支持治疗。为判断肾损害的急慢性指标,明确肾损病理类型,制定治疗方案和判断预后,应抓住时机肾穿刺。对明显活动、非纤维化/硬化等不可逆病变为主的患者,应积极使用激素[强的松≥2 mg/(kg·d)],或使用大剂量MP冲击疗法,同时每2周用环磷酰胺0.4～0.8 g行静脉冲击治疗。

2.神经精神狼疮

神经精神狼疮必须排除化脓性脑膜炎、结核性脑膜炎、隐球菌性脑膜炎、病毒性脑膜脑炎等中枢神经系统感染。弥漫性神经精神狼疮在基础药物的选择上强调对症治疗,包括抗精神病药物(与精神科医师配合),癫痫大发作或癫痫持续状态时需积极行抗癫痫治疗,注意加强护理。抗心磷脂抗体(ACL)相关神经精神狼疮,应加用抗凝、抗血小板聚集药物。有全身血管炎表现的明显活动证据,应用大剂量MP冲击治疗。中枢狼疮,包括横贯性脊髓炎,在排除中枢神经系统感染的情况下,可试用地塞米松10 mg,或地塞米松10 mg加MTX 10 mg,鞘内注射,每周1次,共2～3次。

3.重症血小板减少性紫癜

血小板低于$20\times10^9/L$,有自发出血倾向,常规激素治疗无效[1 mg/(kg·d)],应加大激素用量至2 mg/(kg·d)以上。还可静脉滴注长春新碱(VCR),每周1次,每次1～2 mg,共注射3～6次。静脉输注大剂量静脉注射用人免疫球蛋白(IVIG)对重症血小板减少性紫癜有效,可按0.4 g/(kg·d),静脉滴注,连续注射3～5天为1个疗程。IVIG一方面对SLE本身具有免疫治疗作用,另一方面具有非特异性的抗感染作用,可以对大剂量甲泼尼龙和环磷酰胺的联合冲击治疗所致的免疫力挫伤起到一定的保护作用,能够明显提高各种狼疮危象治疗的成功率。无骨髓增生低下的重症血小板减少性紫癜还可试用其他免疫抑制剂,如环磷酰胺、环孢素等。其他药物包括达那唑、三苯氧胺、维生素C等。内科保守治疗无效,可考虑脾切除。

4.弥漫性出血性肺泡炎和急性重症肺间质病变

部分弥漫性出血性肺泡炎的患者起病可无咯血,支气管镜有助于明确诊断。本病极易合并感染,常同时有大量蛋白尿,预后很差,迄今无治疗良策。SLE累及肺脏时应提高警惕,结合SLE病情系统评估、影像学、血气分析和纤维支气管镜等手段,以求早期发现、及时诊断。治疗包括氧疗(必要时机械通气),控制感染和支持治疗。可试用大剂量MP冲击治疗,IVIG和血浆置换。

5.严重的肠系膜血管炎

严重的肠系膜血管炎常需 2 mg/(kg·d)以上的激素剂量方能控制病情。应注意水电解质酸碱平衡,加强肠外营养支持,防治合并感染,避免不必要的手术探查。一旦并发肠坏死、穿孔、中毒性肠麻痹,应及时行手术治疗。

(四)特殊治疗

血浆置换等治疗不宜列入常规治疗,应视患者具体情况来选择应用。

六、护理问题

(一)体温过高

体温过高与原发病有关。

(二)皮肤黏膜受损

皮肤黏膜受损与狼疮导致的皮疹与血管炎有关。

(三)体液过多

体液过多与无菌性炎症引起的多浆膜腔积液有关。

(四)潜在并发症

(1)感染:与长期应用激素及白细胞减少有关。

(2)出血:与血小板低下有关。

(3)狼疮脑病:与原发病有关。

(4)排便异常:腹泻或肠梗阻。

(5)血栓:与原发病有关。

七、护理措施

(一)一般护理

保持病室温湿度,急性期嘱患者卧床休息,嘱患者进食高热量、高维生素、低盐、低蛋白的食物,准确记录 24 小时液体出入量,如肾脏受损时要注意低盐饮食,同时注意补钙。活动时注意勿发生碰撞,以防发生骨折。

(二)专科护理

1.全面护理

监测体温,并及时通知医师,必要时遵医嘱给予物理或药物降温,使体温下降,勤换被服,增加舒适感,多饮水,必要时补液,保证出入量平衡,满足生理需求。

2.注意休息

活动期患者应卧床休息,卧床期间要注意保持关节功能位,慢性期或病情稳定的患者可以适当活动或工作,并注意劳逸结合。对关节疼痛者,遵医嘱给予镇痛药及外涂药,给予心理安慰,协助患者摆放关节功能位,指导患者进行关节、肌肉的功能锻炼,协助患者做好生活护理。

3.皮肤受累的护理

(1)嘱患者避免日光照射,指导患者避免将皮肤暴露于阳光的方法,如避免在上午 10 点至下午 3 点阳光较强的时间外出,禁止日光浴,夏日外出需穿长袖长裤,打伞、戴遮阳镜和遮阳帽等,以免引起光过敏,使皮疹加重。不烫发,不使用碱性或其他有刺激性的物品洗脸,禁用碱性强的肥皂清洁皮肤,宜用偏酸或中性的肥皂,最好用温水洗脸。勿用各类化妆品。

(2)剪指甲不要过短,防止损伤指甲周围皮肤。

(3)注意个人卫生,特别是口腔、女性会阴部的清洁。因服用大量激素及免疫抑制剂,造成全身抵抗力下降,应注意预防各种感染。预防感冒,一旦发现感染灶,如疖肿,应立即积极治疗。保证顽固腹泻患者肛周皮肤的干燥清洁。

4.狼疮脑病的护理

评估狼疮脑病的程度,观察病情变化,遵医嘱给予脱水降颅内压治疗,观察用药效果,对于躁动、抽搐患者,应注意安全防护,必要时给予约束,防止自伤、伤人行为,稳定患者及家属情绪,配合治疗及护理。

5.血液系统受累的护理

(1)白细胞下降的护理。监测血常规变化,注意个人饮食卫生,保证"六洁",防止感染,必要时行保护性隔离,限制探视,以减少感染来源。

(2)血小板下降的护理。评估血小板降低的程度,遵医嘱给予卧床/绝对卧床,指导患者进行口腔、牙齿护理,观察有无出血倾向,避免外伤,遵医嘱给予成分输血。血小板低的患者易发生出血,应避免外伤,刷牙时用软毛牙刷,勿用手挖鼻腔。

(3)贫血的护理。评估贫血的程度,必要时遵医嘱给予吸氧,指导患者活动,防止因头晕出现跌倒等不良情况。遵医嘱给予成分输血,同时指导患者饮食,协助患者纠正贫血。

6.肺受累的护理

倾听患者主诉,给予氧气吸入,协助患者排痰,必要时给予雾化吸入,加强翻身拍背咳痰,预防肺部感染。遵医嘱给予抗感染治疗,协助医师对有胸腔积液的患者进行胸腔穿刺,指导并协助肺栓塞/肺动脉高压患者活动,警惕猝死。注重抗凝治疗的护理及观察,观察用药疗效。

7.心脏受累的护理

评估心脏病变程度,倾听患者主诉,注意控制高血压,给予吸氧,指导患者活动与休息,控制出入量,预防心衰的发生。

8.消化系统受累的护理

饮食以高蛋白,富含维生素,营养丰富,易消化为原则,避免刺激性食物。伴发肾功能损害者,宜采用低盐饮食,适当限水;尿毒症患者应限制蛋白质的摄入;心脏明显受累者,应采用低盐饮食;吞咽困难者采用鼻饲;消化功能障碍者应选用无渣饮食。必要时给予肠内或肠外营养以满足机体需要量。

9.肾脏受累的护理

评估患者水肿程度、部位、范围,以及皮肤状况。每天测量患者体重、腹围、肢围。严格记录24小时出入量,尿量少时应及时通知医师。对于使用利尿剂的患者,护士应监测患者血清电解质浓度。有腹水、肺水肿、胸腔积液、心包积液的患者应行半坐位或半卧位,以保证呼吸通畅。对于有下肢水肿的患者,应抬高下肢,以利于静脉回流。因肾脏损害而致水肿时,应限制盐及水的摄入,对于尿毒症患者,应限制其蛋白的摄入。护士应协助卧床的水肿患者及时更换体位,防止发生压疮。

(三)心理护理

目前还没有根治的办法,但恰当的治疗可以使大多数患者实现病情的完全缓解。强调早期诊断和早期治疗,以避免或延缓组织脏器的病理损害。多与患者交流,使患者了解本病的治疗原则、告知患者此病为慢性病,可迁延多年,在治疗护理下可控制病情发展,使其趋于痊愈。通过交流,消除其焦虑心理,其配合治疗。

(四)健康教育

(1)向患者宣教,使其正确认识疾病,消除其恐惧心理。嘱患者保持心情舒畅及乐观情绪,对疾病的治疗树立信心,积极配合,避免情绪波动及各种精神刺激。

(2)学会自我认识疾病活动的征象,同时注意药物的不良反应。长期服用大量激素及免疫抑制剂可造成血压高、糖尿病、骨质疏松、骨坏死、血常规结果下降、结核复发、消化道出血、兴奋、失眠、库兴综合征等,必要时随诊治疗。定期监测血常规、肝肾功能。

(3)避免过度疲劳,应劳逸结合,坚持身体锻炼。

(4)遵医嘱服药,不可擅自停药、减量、加量,明白规律用药的意义。

(5)避免过多的紫外线暴露,外出使用防紫外线用品(防晒霜等)。

(6)定期复查,随时了解自己的疾病情况。配合治疗、遵从医嘱、定期随诊,懂得长期随访的必要性。

(7)女性患者要在医师指导下妊娠。

(张韩影)

第二节 系统性硬化症

一、概述

系统性硬化症是一种原因不明的,临床上以局限性或弥漫性皮肤增厚和纤维化为特征的结缔组织病。除皮肤受累外,它也可影响内脏(心、肺和消化道等器官)。本病的严重程度和发展情况变化较大,有多种亚型,它们的临床表现和预后各不相同。一般以皮肤受累范围为主要指标,将系统性硬化分为多种亚型。本文主要讨论弥漫性硬皮病。

二、病因与发病机制

本病病因不明,女性多见,发病率大约为男性的4倍,儿童相对少见。

三、临床表现

(一)早期症状

系统性硬化症最多见的初期表现是雷诺现象与隐袭性肢端和面部肿胀,并伴有手指皮肤逐渐增厚。多关节病同样也是突出的早期症状。胃肠道功能紊乱(胃烧灼感和吞咽困难)或呼吸系统症状等,偶尔也是本病的首发表现。患者起病前可有不规则发热、胃纳减退、体重下降等。

(二)皮肤

皮肤病变可局限在手指(趾)和面部,也可呈向心性扩展,累及上臂、肩、前胸、背、腹和腿。有的可在几个月内累及全身皮肤,有的在数年内逐渐进展,有些呈间歇性进展,通常皮肤的受累范围和严重程度在三年内达高峰。临床上皮肤病变的分期及表现如下。

(三)骨和关节

多关节痛和肌肉疼痛常为早期症状,也可出现明显的关节炎。约29%可有侵蚀性关节病。

(1)由于皮肤增厚且与其下关节紧贴,致使关节挛缩和功能受限。

(2)由于腱鞘纤维化,当受累关节主动或被动运动时,特别在腕、踝、膝处,可觉察到皮革样摩擦感。

(3)长期慢性指(趾)缺血可导致指端骨溶解。

(4)X线表现关节间隙狭窄和关节面骨硬化。

(5)由于肠道吸收不良、废用及血流灌注减少,常有骨质疏松。

(四)消化系统

消化道受累为硬皮病的常见表现,仅次于皮肤受累和雷诺现象。消化道的任何部位均可受累,其中食管受累最为常见,肛门、直肠次之,小肠和结肠较少。

1.口腔

张口受限,舌系带变短,牙周间隙增宽,齿龈退缩,牙齿脱落,牙槽突骨萎缩。

2.食管

食管下部括约肌功能受损可导致胸骨后灼热,反酸。长期受损可引起糜烂性食管炎、出血、下食管狭窄等并发症。

3.小肠

常可引起轻度腹痛、腹泻、体重下降和营养不良。

4.大肠

10%~50%的患者有大肠受累,但临床症状往往较轻。累及后可发生便秘,下腹胀满,偶有腹泻。

5.CREST综合征

它的名字来源于疾病的典型表现:钙质沉着(C)、雷诺现象(R)、食道动动功能障碍(E)、指端硬化(S)、毛细血管扩张(T)。患者可发生胆汁性肝硬化。

(五)肺部

在硬皮病中普遍存在肺脏受累。病初最常见的症状为运动时气短,活动耐受量减低;后期出现干咳。随病程增长,肺部受累机会增多,且一旦被累及,即呈进行性发展,对治疗反应不佳。肺间质纤维化和肺动脉血管病变常同时存在。在弥漫性硬皮病伴抗Scl-70阳性的患者中,肺间质纤维化常常较重,在CREST综合征中,肺动脉高压常较为明显。肺动脉高压常为棘手问题,它是肺间质与支气管周围长期纤维化或肺间小动脉内膜增生的结果。

(六)心脏

80%的患者有片状心肌纤维化,临床表现为气短、胸闷、心悸、水肿。

(七)肾脏

硬皮病的肾病变临床表现不一,部分患者有多年皮肤及其他内脏受累而无肾损害的临床现象,有些患者在病程中出现肾危象,即突然发生严重高血压、急进性肾衰竭,如不及时处理,常于数周内死于心力衰竭及尿毒症。虽然肾危象初期可无症状,但大部分患者感疲乏加重、出现气促、严重头痛、视物模糊、抽搐、神志不清等症状。

四、辅助检查

(一)一般化验
一般化验无特殊异常,血沉可正常或轻度增快。

(二)免疫学检测
(1)血清 ANA 阳性率达 90％以上。
(2)抗着丝点抗体(ACA):80％的 CREST 综合征患者为阳性。
(3)20％～40％系统性硬化症患者,血清抗 Scl-70 抗体阳性。
(4)约 30％病例 RF 阳性。
(5)约 50％病例有低滴度的冷球蛋白血症。

(三)病理及甲皱检查
硬变皮肤活检见表皮变薄,表皮突消失,皮肤附属器萎缩。甲褶毛细血管显微镜检查显示毛细血管襻扩张与正常血管消失。

(四)食管组织病理
食管组织病理示平滑肌萎缩,黏膜下层和固有层纤维化,黏膜呈不同程度变薄和糜烂。

(五)食管功能
食管功能可用食管测压、卧位稀钡钡餐造影、食管镜等方法检查。

(六)高分辨率 CT
高分辨率 CT 可显示肺部呈磨玻璃样改变,肺间质纤维化常以嗜酸性肺泡炎为先导。

(七)支气管肺泡灌洗
支气管肺泡灌洗可发现灌洗液中细胞增多。

(八)X 线胸片
X 线胸片示肺间质纹理增粗,严重时呈网状结节样改变,在基底部最为显著。

(九)肺功能检查
肺功能检查示限制性通气障碍,肺活量减低,肺顺应性降低,气体弥散量减低。

(十)心导管检查
心导管检查可发现肺动脉高压。

(十一)超声心动检查
超声心动检查可发现肺动脉高压,心包肥厚或积液。

(十二)肾活检
硬皮病的肾病变以叶间动脉、弓形动脉及小动脉为最著,其中最主要的是小叶间动脉。血管平滑肌细胞发生透明变性。血管外膜及周围间质均有纤维化。

五、治疗原则

本病尚无特效药物。皮肤受累范围和病变程度为诊断和评估预后的重要依据,而重要脏器被累及的广泛性和严重程度决定了本病的预后。早期治疗的目的在于阻止新的皮肤和脏器受累,而晚期治疗的目的在于改善已有的症状。

(1)糖皮质激素对病效果不显著,通常对炎性肌病、间质性肺部疾病的炎症期有一定疗效,在早期水肿期,对关节痛、肌痛亦有疗效。免疫抑制剂疗效不肯定。常用的有环孢素、环磷酰胺、硫唑嘌呤、甲氨蝶呤等,有报道免疫抑制剂对皮肤、关节和肾脏病变有一定疗效,与糖皮质激素合并应用,常可提高疗效和减少糖皮质激素用量。

(2)青霉胺能抑制新胶原成熟,并激活胶原酶,使已形成的胶原纤维降解。

(3)钙通道拮抗剂、丹参注射液、双嘧达莫(潘生丁)、小剂量阿司匹林、血管紧张素受体拮抗剂可缓解雷诺现象,治疗指端溃疡,阻止红细胞及血小板的聚集,降低血液黏滞性,改善微循环。

(4)组胺受体阻断剂(西咪替丁或雷尼替丁等)或质子泵抑制剂(奥美拉唑)等可减少胃酸,缓解反流性食管炎的症状。

(5)血管紧张素转换酶抑制剂,如卡托普利、依那普利、贝那普利等药物,可抑制血压增高,预防肾危象出现。

(6)近年来国外采用口服内皮素受体拮抗剂和抗转化生长因子 $\beta1$(TGF-$\beta1$)抗体治疗硬皮病所致的肺动脉高压的疗法已取得了一定疗效。

六、护理问题

(一)皮肤黏膜完整性受损
皮肤黏膜完整性受损与皮肤黏膜失去弹性有关。

(二)感染
感染与长期服用激素有关。

(三)焦虑
焦虑与患慢性疾病有关。

(四)知识缺乏
不了解疾病相关知识。

七、护理措施

(一)一般护理
(1)密切监测患者生命体征,听取患者主诉,嘱其保持情绪稳定,尽量减少活动,进食高纤维、易消化的食物,保持大便通畅,必要时给予通便处理。
(2)巡视患者,及时满足其生活需要。
(3)与患者多交流,多安慰患者,使其接受现实,勇敢面对,积极配合治疗。
(4)监测体温,监测血常规。对已发生的感染,遵医嘱给予口服或静脉抗菌药治疗。

(二)专科护理

1.皮肤自我护理
(1)皮肤硬化失去弹性,应在患处涂油预防干裂。避免接触刺激性较强的洗涤剂。口唇、鼻腔干裂可涂油。注意保暖,冷天外出多加衣服,戴棉手套,穿厚袜,衣着宽松。
(2)患者皮肤调节体温的功能减退,夏季应多饮水,多吃一些利尿解暑的蔬菜水果,如西瓜、冬瓜、黄瓜、丝瓜、苦瓜等,通过尿液带走体内热量而起到降温的作用。此外应避免高温时外出,避免阳光曝晒,外出应戴遮阳帽或打伞,避免中暑。室内温度过高时,可装空调或电扇。
(3)经常摩擦肢端、关节或骨骼隆起处,避免磕碰、外伤而导致营养性溃疡。

2.饮食自我护理
饮食上注意多吃蛋白质含量丰富的食物,如蛋类、肉等。多吃新鲜的蔬菜水果以保证维生素和食物纤维的供给,并可减少便秘的发生。注意少食多餐、细嚼慢咽。避免辛辣过冷的食物,以细软易消化为好,并食用含钙多的食物,如牛奶等。若进食后有胸骨后不适等症状,应注意不能一次大量进食,少食多餐,进食后稍走动后再躺下,再取头高足低位以减少食物反流。戒烟戒酒。

3.环境及健康

避免感冒而引起继发性肺部感染,加重肺脏负担。保持居室内一定的温度和湿度,定时通风换气,保持空气新鲜。不去人多、拥挤的公共场所,在感冒流行季节减少外出。

4.做好防御

经常监测血压,发现血压升高应及时处理。当患者出现气短、胸闷、心悸、水肿等症状时,积极协助医师处理,密切观察病情变化,准备好抢救物品。

(三)心理护理

多与患者交流,告知患者此病为慢性病,主要是采取措施改善症状,控制病情使其稳定,减缓病情进展,因此要遵医嘱规律治疗。通过交流消除其焦虑心理,配合治疗。

(四)健康教育

(1)正确认识疾病,消除恐惧心理。保持乐观的精神、稳定的情绪,避免过度激动、紧张、焦虑等不良情绪。

(2)适当锻炼身体,增加机体抗病能力。劳逸结合,但要避免过度劳累,加重病情。

(3)了解皮肤保护的方法,特别是手足避冷保暖。

(4)有心脏受累应长期服药,并随身携带硝酸甘油等药物。

(5)了解药物的作用和不良反应。明白规律用药的意义,配合治疗、遵从医嘱。定期监测血常规、肝肾功。

(6)严格遵医嘱服药,不可随意加量、减量、停药和改药。禁用血管收缩剂,如新麻液、麻黄素、肾上腺素等。

(7)学会自我认识疾病活动的征象,定期复查。懂得长期随访的必要性。

(8)告知患者要少食多餐,餐后取立位或半卧位,戒烟、酒、咖啡等刺激性食物。

(张韩影)

第三节 强直性脊柱炎

一、概述

强直性脊柱炎(AS)是一种慢性进行性疾病,主要侵犯骶髂关节、脊柱骨突、脊柱旁软组织及外周关节,并可伴发关节外表现。严重者可发生脊柱畸形和关节强直。发病年龄通常在13～31岁,30岁以后及8岁以前发病者少见。

二、病因与发病机制

AS的病因未明。从流行病学调查发现,基因和环境因素在本病的发病中发挥作用。已证实,AS的发病和HLA-B27密切相关,并有明显家族发病倾向。

三、临床表现

本病的全身表现较轻微,少数重症者有发热、疲倦、消瘦、贫血或其他器官受累。

(一)疼痛

本病发病隐袭,患者逐渐出现腰背部或骶髂部疼痛和/或发僵,半夜痛醒,翻身困难,晨起或久坐后起立时腰部发僵明显,但活动后减轻。有的患者感臀部钝痛或骶髂部剧痛,偶尔向周边放射。咳嗽、打喷嚏、突然扭动腰部时,疼痛可加重。疾病早期疼痛多在一侧呈间断性,数月后疼痛多在双侧呈持续性。随病情由腰椎向胸颈部脊椎发展,则出现相应部位疼痛、活动受限或脊柱畸形。

(二)关节病变

24%~75%的 AS 患者在病初或病程中出现外周关节病变,以膝、髋、踝和肩关节居多,肘及手和足小关节偶有受累。非对称性、少数关节或单关节,及下肢大关节的关节炎为本病外周关节炎的特征。

(三)关节受累

髋关节受累占 38%~66%,表现为局部疼痛,活动受限,屈曲挛缩及关节强直,其中大多数为双侧,而且 94%的髋部症状起于发病后头 5 年内。发病年龄小,以外周关节起病者易发生髋关节病变。

(四)肌腱末端病

跖底筋膜炎、跟腱炎和其他部位的肌腱末端病在本病常见。肌腱末端病为本病的特征之一。

(五)视力障碍

1/4 的患者在病程中发生眼色素膜炎,单侧或双侧交替,一般可自行缓解,反复发作可致视力障碍。

(六)神经系统

神经系统症状来自压迫性脊神经炎、坐骨神经痛、椎骨骨折或不全脱位以及马尾综合征,后者可引起阳痿、夜间尿失禁、膀胱和直肠感觉迟钝、踝反射消失。

(七)呼吸系统

极少数患者出现肺上叶纤维化。有时伴有空洞形成,而被认为是结核,也可因并发真菌感染而使病情加剧。

(八)心血管系统

主动脉根部局灶性中层坏死可引起主动脉环状扩张和主动脉瓣膜尖缩短变厚,从而导致主动脉瓣关闭不全。主动脉瓣闭锁不全及传导障碍见于 3.5%~10%的患者。

(九)其他

AS 可并发 IgA 肾病和淀粉样变性。

四、辅助检查

(一)体格检查

骶髂关节和椎旁肌肉压痛为本病早期的阳性体征。随病情进展可见腰椎前凸变平,脊柱各个方向活动受限,胸廓扩展范围缩小及颈椎后突。以下几种方法可用于检查骶髂关节压痛或脊柱病变进展情况。

1. 枕壁试验

正常人在立正姿势双足跟紧贴墙根时,后枕部应贴近墙壁而无间隙。而颈僵直和/或胸椎段畸形后凸者,该间隙增大至几厘米以上,致使枕部不能贴壁。

2. 胸廓扩展

在第4肋间隙水平测量深吸气和深呼气时胸廓扩展范围,两者之差的正常值不小于2.5 cm,而有肋骨和脊椎广泛受累者,则胸廓扩张减少。

3. 肖伯(Schober)试验

于双髂后上棘连线中点上方垂直距离10 cm及下方5 cm处分别作出标记,然后嘱患者弯腰(保持双膝直立位)测量脊柱最大前屈度,正常移动增加距离在5 cm以上,脊柱受累者则增加距离少于4 cm。

4. 骨盆按压

患者侧卧,从另一侧按压骨盆可引起骶髂关节疼痛。

5. 帕特里克(Patrick)试验(下肢4字试验)

患者仰卧,一侧膝屈曲并将足跟放置到对侧伸直的膝上。检查者用一只手下压屈曲的膝(此时髋关节在屈曲、外展和外旋位),并用另一只手压对侧骨盆,可引出对侧骶髂关节疼痛则视为阳性。有膝或髋关节病变者也不能完成4字试验。

(二)影像学检查

(1) X线表现具有诊断意义。AS最早的变化发生在骶髂关节。该处的X线片显示软骨下骨缘模糊,骨质糜烂,关节间隙模糊,骨密度增高及关节融合。脊柱的X线片表现有椎体骨质疏松和方形变,椎小关节模糊,椎旁韧带钙化以及骨桥形成。晚期广泛而严重的骨化性骨桥表现称为竹节样脊柱。

(2) 对于临床可疑而X线片尚未显示明确或Ⅱ级以上的双侧骶髂关节炎改变者,应该采用计算机断层(CT)检查。该技术的优点还在于假阳性少。但是,由于骶髂关节解剖学的上部为韧带,因其附着引起影像学上的关节间隙不规则和增宽,给判断带来困难。另外,类似于关节间隙狭窄和糜烂的骶髂关节髂骨部分的软骨下老化是一自然现象,不应该视为异常。

(3) 磁共振成像技术(MRI)对了解软骨病变优于CT,但在判断骶髂关节炎时易出现假阳性结果,又因价格昂贵,目前不宜作为常规检查项目。

(三)实验室检查

(1) 活动期患者可见血沉增快,C反应蛋白增高及轻度贫血,类风湿因子阴性,免疫球蛋白轻度升高。

(2) 虽然AS患者HLA-B27阳性率达90%左右,但无诊断特异性,因为正常人也有HLA-B27阳性。HLA-B27阴性患者只要临床表现和影像学检查符合诊断标准,也不能排除AS可能。

五、治疗原则

(一)非甾体抗炎药(简称抗炎药)

这一类药物可迅速改善患者腰背部疼痛和发僵,减轻关节肿胀和疼痛及增加活动范围,无论早期还是晚期,AS患者治疗的首选药物都是非甾体抗炎药。

(二)柳氮磺吡啶

本品可改善AS的关节疼痛、肿胀和发僵,并可降低血清IgA水平及其他实验室活动性指标,特别适用于改善 AS 患者的外周关节炎,并对本病并发的前色素膜炎有预防复发和减轻病变的作用。磺胺过敏者禁用。

(三)甲氨蝶呤

活动性 AS 患者经柳氮磺吡啶和非甾体抗炎药治疗无效时,可采用甲氨蝶呤。

(四)糖皮质激素

少数病例即使应用大剂量抗炎药也不能控制症状,此时可应用甲泼尼龙 15mg/(kg·d)冲击治疗,连续 3 天,可暂时缓解疼痛。对其他治疗不能控制的下背痛,在 CT 指导下行皮质类固醇骶髂关节注射,部分患者可改善症状,疗效可持续 3 个月左右。

(五)其他药物及治疗

(1)一些男性难治性 AS 患者应用沙利度胺后,临床症状、血沉及 C 反应蛋白含量均明显改善。

(2)外科治疗。髋关节受累引起的关节间隙狭窄、强直和畸形,是本病致残的主要原因。为了改善患者的关节功能和生活质量,人工全髋关节置换术是最佳选择。置换术后绝大多数患者的关节痛得到控制,部分患者的功能恢复正常或接近正常,90% 置入关节的寿命达 10 年以上。

六、护理问题

(一)疼痛

疼痛与疾病引起关节活动受限及畸形有关。

(二)有受伤的危险

受伤与疾病导致关节疼痛及活动受限有关。

(三)活动受限

活动受限与疾病导致关节强直,影响关节正常活动有关。

(四)知识缺乏

不了解疾病相关知识。

(五)焦虑

焦虑与疾病影响生活和工作有关。

七、护理措施

(一)一般护理

(1)遵医嘱给予非药物、药物或手术等综合治疗,缓解疼痛和发僵,控制或减轻炎症。

(2)巡视患者,及时满足其生活需要。

(3)与患者多交流,多安慰患者,使其接受现实,勇敢面对,积极配合治疗。通过非药物、药物和手术等综合治疗,缓解疼痛和发僵,控制或减轻炎症,保持良好的姿势,防止脊柱或关节变形,以及必要时矫正畸形关节,以达到改善和提高患者生活质量的目的。

(二)专科护理

(1)对患者及其家属进行疾病知识的教育是整个治疗计划中不可缺少的一部分,有助于患者主动参与治疗并与医师合作。长期计划还应包括患者的社会心理和康复的需要。

(2)劝导患者要谨慎而不间断地进行体育锻炼,以取得和维持脊柱关节的最好位置,增强椎旁肌肉和增加肺活量,其重要性不亚于药物治疗。

(3)站立时应尽量保持挺胸、收腹和双眼平视前方的姿势。坐位也应保持胸部直立。应睡硬板床,多取仰卧位,避免促进屈曲畸形的体位。枕头要矮,一旦出现上胸或颈椎受累应停用枕头。

(4)减少或避免引起持续性疼痛的体力活动。定期测量身高,保持身高记录是及时发现早期脊柱弯曲的一个好措施。

(5)对炎性关节疼痛或其他软组织疼痛选择必要的物理治疗。

(6)注意患者眼部卫生,及时清除异常分泌物,遵医嘱行滴眼液滴眼并给予局部和全身性的积极抗感染治疗。观察患者视力及视野有无损害。安全护理措施到位,防止患者跌倒。

(7)对行关节置换的患者做好术前术后护理。

(三)心理护理

多与患者交流,告知患者 AS 尚无根治方法,但是如能及时诊断及合理治疗,可以控制症状并改善预后,提高生活质量,因此要遵医嘱规律治疗。通过交流消除其焦虑心理,使其配合治疗。

(四)健康教育

(1)正确认识疾病,消除恐惧心理,保持乐观态度,配合治疗。

(2)若卧床不起,只能使病情进展加快,导致关节肢体废用和肌肉萎缩。因此要采取积极主动的锻炼态度,减轻脊柱及关节的畸形程度。

(3)活动原则:按计划逐渐增加活动量。服药后行屈膝、屈髋、转头和转体运动。以运动后疲劳疼痛在 2 小时后恢复为标准。疼痛时要卧床休息,行热敷,热水浴后可以减轻。在锻炼前先行按摩缓解椎旁肌肉,避免肌肉拉伤。锻炼同时可配合理疗和水疗。

(4)卧硬板床,低枕。避免长期弯腰活动,减少对脊柱的负重和创伤。体重过重者要减肥。

(5)加强营养,增加抵抗力。

(6)明白规律用药的意义,遵医嘱按时服药,不可擅自停药、减药、加药、改药。在医师和护士的指导下了解药物不良反应。定期监测血常规、肝肾功。

(7)学会自我认识疾病活动的征象,配合治疗。遵从医嘱,懂得长期随访的必要性。定期门诊复查。

(8)合并有色素膜炎患者,可局部使用肾上腺糖皮质激素。要经常冲洗眼中滞留的分泌物,保持结膜囊的清洁,避免遮盖,以免结膜囊内发生感染。

(9)预防肺部感染,由于胸廓扩展有限,故应每天行深呼吸及扩胸运动。卧床患者需加强翻身拍背,教会患者正确的咳嗽、咯痰方法。禁烟,保证室内通风,尽量少到公共场所。如发生感染,应积极治疗。

(张韩影)

第四节 类风湿关节炎

一、概述

类风湿关节炎(RA)是以对称性、慢性、进行性多关节炎关为主要临床表现的自身免疫性疾病,多见于中年女性。

二、病因与发病机制

病因不清,可能与遗传因素、激素水平、环境因素(如潮湿及寒冷等)、EB病毒感染有关,因而发病机制各不相同,骨关节的滑膜在病程中异常增生形成血管翳,对骨关节造成侵蚀性破坏,导致关节强直、畸形、功能丧失,从而导致残疾。

三、临床表现

(一)全身症状

低热,全身不适,乏力,偶有全身肌肉酸痛。体重下降和食欲减退也是常见症状。伴有贫血情况。

(二)关节表现

RA以周围关节的对称性多关节炎为主要特征,双手近端指间关节、掌指关节、腕、膝、肘、踝、肩、趾等关节受累最为多见,颞颌关节亦可受累,张口、咀嚼食物时感觉疼痛。第一、二颈椎受累时可致颈前区疼痛,影响吞咽及呼吸。手腕屈肌腱鞘炎压迫手的正中神经时可造成患者拇、食、中指的一般感觉减退,患者感到麻木刺痛,临床上称之为"腕管综合征"。关节炎表现为对称性、持续性肿胀、压痛,可伴有晨僵,20%~30%的患者有类风湿结节。最常见的关节畸形是掌指关节的半脱位,手指向尺侧偏斜和呈"天鹅颈"样及"纽扣花"样表现。重症患者关节呈纤维性或骨性强直,关节活动受限、畸形甚至完全丧失功能,生活不能自理,影响生活质量。

(三)关节外表现

除关节症状外,还可出现多脏器受累的全身症状。

1.血液学改变

小细胞低色素性贫血、缺铁性贫血、溶血性贫血等。

2.类风湿结节

浅表结节的好发部位在肘部、关节鹰嘴突、骶部,可发生一个或多个。深部结节也称为内脏结节,易发生在胸膜和心包膜的表面,以及肺或心脏的实质组织。

3.心脏

20%的患者伴发有心包炎,还可有心肌炎、心内膜炎。患者可有胸闷、心悸的症状。

4.肺脏

多见肺间质病变,肺功能检查发现异常,晚期胸片提示肺间质纤维化,胸膜受累出现胸腔积液。

5.肾脏

多在使用NSAIDs、金制剂后出现肾小球肾炎、肾病综合征的表现。

6.神经系统

神经系统受损可累及中枢神经、周围神经、自主神经和肌肉。神经受压迫引起神经痛,知觉异常。正中、尺、后胫骨,桡神经后骨间肌支常受累,可出现腕管综合征症状。四肢的触觉、温觉、痛觉等感觉,以及四肢各关节的活动度发生改变。

四、辅助检查

(一)实验室检查

行血常规、尿常规、血清免疫球蛋白、正色素性正细胞性贫血检查,多数活动期患者有轻至中度正色素性正细胞性贫血。血沉增快,C反应蛋白增高,类风湿因子阳性对诊断具有一定价值,但没有特异性。类风湿因子阴性也不能说明就不是类风湿关节炎。血清免疫球蛋白 IgG、IgM、IgA 可升高,血清补体水平多数保持正常或轻度升高,其他如抗角质蛋白抗体(AKA)、抗核周因子(APF)和抗环瓜氨酸多肽(CCP)等自身抗体对类风湿关节炎有较高的诊断特异性,敏感性在 30%～40%。

(二)关节液检查

目的为检查关节腔内积液的性质或用于抽液后进行关节腔内给药。RA 滑液检查呈半透明或不透明的黄色或黄绿色液体。内含白细胞和中性粒细胞,细菌培养阴性。

(三)X 线检查

为明确本病的诊断、病期和发展情况,在病初应摄双腕关节、手和/或双足的 X 线片,以及其他受累关节的 X 线片。RA 的 X 线片早期表现为关节周围软组织肿胀,关节附近轻度骨质疏松,关节间隙狭窄,关节破坏,关节脱位或融合。根据 X 线的改变将关节破坏程度分为四期。

(四)关节镜检查

关节镜检查可直接观察到关节内部的结构,滑膜、软骨的变化,既可明确诊断,也可进行治疗。

(五)病理检查

通过活检组织病理检查进行诊断及检查。

(六)CT 检查和磁共振成像检查

以求早期诊断。

五、治疗原则

(一)药物治疗方案

1. 非甾体抗炎药(NSAIDs)

缓解疼痛,减轻症状。

2. 糖皮质激素

控制炎症。

3. 抗风湿药(DMARDs)

改善和延缓病情。

(二)物理治疗

常用的理疗和康复治疗,如红外线治疗、热水疗、石蜡疗法、冷热敷及关节按摩等。

(三)外科治疗

1. 滑膜切除术

剥离血管翳,减轻肿痛,防止软骨破坏。

2. 人工关节成形术或人工关节置换

矫正畸形,改善关节功能。

(四)其他治疗

生物制剂,如肿瘤坏死因子 α(TNF-α)抑制剂的疗效肯定,可阻止骨侵蚀进展。

六、护理问题

(一)疼痛

疼痛与疾病引起的炎性反应有关。

(二)生活自理能力缺陷

生活自理能力缺陷与关节活动受限,僵直畸形有关。

(三)有废用综合征的危险

废用综合征与关节骨质破坏有关。

(四)有感染的危险

感染与肺间质病变有关。

(五)有受伤的危险

受伤与骨质疏松有关。

(六)焦虑

焦虑与疾病有关。

(七)知识缺乏

缺乏疾病及保健知识。

七、护理措施

(一)一般护理

(1)对于关节活动受限,生活不能完全自理者,护士应经常巡视,做好生活护理,增加其舒适感,满足其生理需要。急性期关节肿痛明显且全身症状较重的患者应卧床休息。不宜睡软床垫,枕头不宜过高,应避免突然的移动和负重,肢体勿突然或过度用力,防止发生骨折。

(2)RA患者关节及其周围血管、神经受侵犯,血管收缩缓慢且不充分,使皮温升降迟缓,应注意关节的保暖,避免潮湿寒冷加重关节症状。

(3)饮食上需注意营养丰富,以纠正贫血。以富含优质蛋白质(牛奶、鸡蛋、瘦肉等)、维生素和矿物质的食物为主,多吃蔬菜、水果等富含纤维素的食物,防止便秘,避免食用辛、辣、酸、硬、刺激性强的食物,以避免诱发或加重消化道症状。饮用药酒可起到活血化瘀、祛风散寒、疏通经络的作用。

(二)专科护理

(1)对于急性期关节肿痛明显的患者,嘱其卧床休息。不宜睡软床,卧硬板床,床垫薄厚适宜,加强翻身,预防压疮的发生。枕头不宜过高,急性期患者卧床可短期内(2～3周)使用夹板制动,保持关节功能位。手掌心向上,可用甲板或辅助物支持和固定关节,减轻疼痛,双手掌可握小卷轴,维持指关节伸展。肩关节不能处于外旋位,双肩置枕头维持肩关节外展位,维持功能位。髋关节两侧放置靠垫,预防髋关节外旋。不要长期在膝下放置枕头。防止膝关节固定于屈曲位。平躺者小腿处垫枕头,以防止足下垂。

(2)缓解期鼓励患者进行功能锻炼,加强活动,主动或被动地进行肢体活动,如伸展运动等,但已有关节强直的情况下应禁止剧烈运动。培养患者的自理意识,逐步锻炼其生活自理能力,嘱患者参加更多的日常活动。在病情许可的情况下应注意关节的活动,如手指的抓捏练习,还应注意活动关节的方法,如织毛衣、下棋、玩魔方、摸高、伸腰、踢腿等。作业疗法包括职业技能训练、工艺品制作、日常生活活动训练。

(3)为减轻疼痛的症状,可给予肿痛关节按摩、热水疗。向理疗科和康复科的医师咨询,进行针对性的选择,如红外治疗仪、频仪等。另外可以进行泉水浴、石蜡疗法。评估患者关节疼痛的时间、部位、程度。在指导患者服药的同时,可进行冷热敷,进行关节周围皮肤和肌肉的按摩,增进血液循环,防止肌肉萎缩。加强保暖,分散对疼痛的注意力等以减轻疼痛。

(4)肺部护理。预防肺部感染,房间定时通风,适时增减衣服,少去公共场所,避免感冒。适当运动,如扩胸运动,增加肺活量。扩胸运动,拍背咯痰,防止感冒。

(5)关节处皮损及溃疡护理。加强换药,预防感染。平时涂润肤霜保护皮肤。

(6)外科手术治疗时,护士应做好术前和术后的护理,滑膜切除术剥离血管翳,可减轻疼痛、肿胀、防止软骨破坏,晚期病例行关节成形术或人工关节置换术,以减少疼痛,矫正畸形,改善关节功能。但术后仍需内科正规治疗。

(7)注意药物的不良反应,如胃肠道反应、肝肾功能的异常、白细胞及血小板的减少、药物变态反应。非甾体抗炎药可缓解关节症状,要控制病情发展应尽早应用改变病情的药物。中医中药也有效果,如服用雷公藤苷片。必要时可联合应用。

(8)可用外用药控制局部症状,涂扶他林乳剂和优迈霜。

(9)个体化方案治疗:糖皮质激素及免疫抑制剂,对于长时间使用激素的患者,应注意补钙。

(10)应用生物制剂可改善关节症状,注意有无变态反应发生,如皮肤瘙痒、皮疹、寒战、发冷甚至呼吸困难等严重变态反应。

(三)心理护理

关节疼痛、害怕残废或已经面对残废、生活不能自理、经济损失、社会关系改变、社交娱乐活动的停止等诸多因素不可避免地给类风湿关节炎患者带来了精神压力,他们渴望治疗,却又担心药物不良反应或对药物实际作用效果信心不足,这又加重了患者的心理负担。抑郁是类风湿关节炎患者中最常见的精神症状,严重的抑郁有碍疾病的恢复。因此,早诊断、早治疗对疗效及转归有重要影响。在积极合理的药物治疗的同时,还应注重类风湿关节炎患者的心理护理,使患者树立信心,积极配合治疗。对于急性期关节剧烈疼痛和伴有全身症状者,应嘱其卧床休息,并注意休息时的体位,尽量避免关节受压,保持关节处于功能位,防止关节畸形。在病情允许的情况下,进行被动和主动的关节活动度训练,防止肌萎缩。对缓解期患者,在不使患者感到疲劳的前提下,多进行肢体的运动锻炼,恢复体力,培养患者自理意识,并在物理康复科医师指导下进行治疗。通过护理活动与患者建立良好的护患关系,直到患者认同进行功能锻炼具有重要意义。总之,医患的相互配合、宣教、休息及物理治疗都很重要。加强功能锻炼,预防畸形发生,提高患者的工作能力和生活质量。

(四)健康教育

类风湿关节炎是一种慢性、对称性,多发性的自身免疫性疾病。早期关节肿痛,晚期强直、畸形和功能障碍。目前此病病因不清,尚不能完全治愈,有缓解与发作的特点。现在已有一些有效的治疗方法,约50%的患者可以自我照顾及从事工作。

(1)在护士指导下了解本疾病的内容、治疗、服药的注意事项、预防保健知识等。避免关于奇迹疗法的想法,坚定信心,坚持治疗。

(2)此病病程长,反复发作,加之关节疼痛、畸形、功能障碍,会给患者身心带来极大痛苦。此时患者更要有信心,与家人、医师护士、社会配合治疗,达到最佳疗效。

(3)鼓励自强,消除自卑依赖感,在允许的体能范围内,可以继续工作。

(4)要积极预防和治疗感染。

(5)避免各种诱因,如寒冷、潮湿、过度劳累及精神刺激。要适度做到"饮食有节,起居有常"。选择衣服的标准应该是舒适、轻巧和容易穿脱,用拉链和尼龙带,冬季衣服要暖、轻,鞋要轻便、柔软、硬底、软帮,鞋带宜用松紧带代替。关节疼痛时除服药外,可行热敷,局部按摩。但在热敷时避免与皮肤直接接触而造成损伤。

(6) 坚持服药,不可擅自停药、改药、加减药。同时应了解药物不良反应。

(7) 定期复查。

(8) 活动与休息。运动和锻炼的目的在于掌握姿势,减轻疼痛,减少畸形的发生。原则为活动后2小时体力可以恢复。要循序渐进,计划可行。在急性期,炎症比较明显的时候卧床休息,轻度、适当的关节活动可以防止关节僵硬。炎症消退后,应进行积极的锻炼,以不产生疲劳为度,可以避免关节强直和肌肉的萎缩,对大多数患者而言,游泳、散步、拳操等是比较适合的运动方式。鼓励患者生活自理,适当做家务和锻炼身体,劳逸结合。睡硬板床。对少数患者应鼓励其拄棍行走,需要轮椅时鼓励患者自己推动轮椅。若患者工作和居住的地方潮湿,应积极创造条件加以改善,夏季用电扇和空调要适度适时。在工作中,应嘱患者向领导和同事讲清疾病,以求理解,鼓励患者自立自理。

(9) 饮食与食疗,以富含优质蛋白质(牛奶、鸡蛋、瘦肉等)、维生素和矿物质的食物为主,常出现便秘的患者应多吃蔬菜、水果等富含纤维素的食物。避免食用辛、辣、酸、硬等刺激性强的食物,以避免诱发或加重消化道症状。饮用药酒可起到活血化瘀、祛风散寒、疏通经络的作用。

(张韩影)

第五节 银屑病关节炎

一、概述

银屑病关节炎(PSA)是一种与银屑病相关的炎性关节病,病程迁延、易复发,晚期可关节强直,导致残疾。我国患病率约为1.23‰,可发生于任何年龄,高峰年龄为30~50岁,无性别差异。

二、病因与发病机制

本病病因尚不清楚。

三、临床表现

(一)不对称性少关节炎型

不对称性少关节炎型占70%,以手、足远端或近端指(趾)间关节为主,膝、踝、髋、腕关节亦可受累,分布不对称,因伴发远端和近端指(趾)间关节滑膜炎和腱鞘炎,受损指(趾)可呈现典型的腊肠指(趾)的形态,常伴有指(趾)甲病变。

(二)对称性多关节炎型

对称性多关节炎型占15%,病变以近端指(趾)间关节为主,可累及远端指(趾)间关节及大关节,如腕、肘、膝和踝关节等。

(三)残毁性关节型

残毁性关节型约占5%,是银屑病关节炎的严重类型。受累指、掌、跖骨可有骨溶解,关节可强直、畸形,常伴发热和骶髂关节炎。此型的皮肤银屑病常广泛而严重,为脓疱型或红皮病型。

(四)远端指间关节型

远端指间关节型占5%~10%,病变累及远端指间关节,为典型的银屑病关节炎,通常与银屑病指甲病变相关。

(五)脊柱关节病型

脊柱关节病型约5%为年龄大的男性,以脊柱和骶髂关节病变为主(常为单侧或节段性)。

(六)皮肤银屑病变

皮肤银屑病变好发于头皮及四肢伸侧,尤其好发于肘、膝部位,呈散在或泛发分布。表现为丘疹或斑块、圆形或不规则形。表面有丰富的银白色鳞屑,去除鳞屑后为发亮的薄膜,除去薄膜可见点状出血。该特征对银屑病具有诊断意义,存在银屑病是与其他炎性关节病的重要区别。

(七)指甲病变

指甲病变呈顶针样凹陷,或白甲。

(八)全身症状

少数有发热、体重减轻和贫血等。

(九)系统性损害

(1)眼部病变,如结膜炎、葡萄膜炎、虹膜炎和干燥性角膜炎等。
(2)主动脉瓣关闭不全,常见于疾病晚期。
(3)心脏肥大和传导阻滞等。
(4)肺部可见上肺纤维化。
(5)胃肠道可有炎性肠病。

四、辅助检查

(一)实验室检查

非特异性炎症性指标升高:血沉增快、γ和$α_2$球蛋白升高,血清IgG、IgA升高,IgM降低,可伴有慢性贫血,血尿酸升高,常与皮损严重程度相关。类风湿因子(RF)多为阴性,约半数患者HLA-B27阳性,且与骶髂关节和脊柱受累显著相关。

(二)影像学检查

手和足的小关节呈骨性强直,指间关节破坏伴关节间隙增宽,末节指骨茎突有骨性增生及末节指骨吸收,兼有近端指骨破坏变尖和远端指骨骨性增生的改变,造成"带帽铅笔"样畸形。

五、治疗原则

(一)非甾体抗炎药

非甾体抗炎药可控制炎症,适用于轻、中度活动性关节炎者,具有抗炎、止痛、退热和消肿作用,但对皮损和关节破坏无效。

(二)抗风湿药物(DMARDs)

(1)甲氨蝶呤对皮损和关节炎均有效,可作为首选药。
(2)柳氮磺吡啶对外周关节炎有效。
(3)青霉胺口服适宜量,口服见效后可逐渐减至维持量。
(4)硫唑嘌呤对皮损也有效,按每天常用剂量服用,见效后给予维持量。

(5)环孢素对皮肤和关节型银屑病有效,美国食品药品监督管理局(FDA)已将其用于重症银屑病治疗。

(6)来氟米特用于中、重度患者。

(三)抗TNF-α制剂

抗TNF-α制剂适用于中重度PSA,对中轴关节炎、指或趾炎和附着点炎疗效确切。

(四)糖皮质激素

糖皮质激素用于病情严重和一般药物治疗不能控制者。为避免全身应用,少关节型PSA可行关节局部注射。

(五)手术治疗

手术治疗可以恢复关节功能。

六、护理问题

(一)疼痛

疼痛与疾病引起的关节肌肉炎性反应有关。

(二)皮肤黏膜受损

皮肤黏膜受损与疾病导致的皮疹有关。

(三)有废用综合征的危险

废用综合征与关节滑膜炎、腱鞘炎及骨溶解有关。

(四)有受伤的危险

受伤与疾病导致眼部病变有关。

(五)焦虑

焦虑与疾病影响生活和工作有关。

七、护理措施

(一)一般护理

(1)去除各种可能的诱发因素,如避免外伤和精神创伤、刺激、过度紧张等精神因素,保持良好的饮食习惯,忌食刺激性食物。

(2)加强身体锻炼,提高机体免疫力。

(3)生活规律,保持舒畅的心情。

(4)注意皮肤清洁卫生,防止银屑病复发感染。

(二)专科护理

(1)关节肌肉疼痛的护理:详见本章第四节类风湿关节炎患者的护理。

(2)皮肤及指甲护理:保证皮肤清洁,可涂抹凡士林,减少鳞屑脱落,防止皮肤破溃感染,保证甲剥离患者甲周局部清洁干燥,预防感染,勿磕碰,注意保暖。

(3)眼葡萄膜炎护理:眼部保持清洁,遵医嘱予诺氟沙星等眼药水滴眼,睡前可在眼睑外涂红霉素眼膏。

(张韩影)

第六节 成人斯蒂尔病

一、概述

斯蒂尔病本是指系统性起病的幼年型慢性关节炎,但相似的疾病也可发生于成年人,称为成人斯蒂尔病(AOSD)。男女患病率相近,好发年龄为16~35岁,高龄发病亦可见到。

二、病因与发病机制

本病病因尚不清楚。

三、临床表现

(一)发热

发热是本病最常见、最早出现的症状。80%以上的患者呈典型的弛张热,通常于傍晚体温骤然升高,达39℃以上,伴或不伴寒战,但无需经退热处理,次日清晨体温可自行降至正常。通常体温高峰每天出现1次,少见每天2次者。

(二)皮疹

皮疹是本病的另一主要表现,见于85%以上患者,典型皮疹为橘红色斑疹或斑丘疹,有时皮疹形态多变,可呈荨麻疹样皮疹。皮疹主要分布于躯干、四肢,也可见于面部。本病皮疹的特征是常与发热伴行,常在傍晚开始发热时出现,次日晨热退后皮疹亦消失。另一皮肤异常是由于衣服、被褥皱褶、搓抓等机械刺激或热水浴,使得相应部位皮肤呈弥漫红斑并伴有轻度瘙痒,这一现象即寇勃纳氏现象(Koebner),约见于1/3的患者。

(三)关节及肌肉

几乎100%患者有关节疼痛,关节炎在90%以上。最常累及膝、腕关节,其次为踝、肩、肘关节,近端指间关节、掌指关节及远端指间关节亦可受累。发病早期受累关节少,以后可增多呈多关节炎。肌肉疼痛常见,约占80%以上。多数患者发热时出现不同程度肌肉酸痛,部分患者出现肌无力及肌酶轻度增高。

(四)咽痛

多数患者在疾病早期有咽痛,有时存在于整个病程中,发热时咽痛出现或加重,退热后缓解。可有咽部充血,咽后壁淋巴滤泡增生及扁桃体肿大,咽拭子培养阴性,抗菌药治疗无效。

(五)其他临床表现

患者可出现周围淋巴结肿大、肝脾大、腹痛(少数似急腹症)、胸膜炎、心包积液、心肌炎、肺炎。较少见的有肾、中枢神经异常、周围神经损害。少数患者可出现急性呼吸衰竭、充血性心衰、心脏压塞、缩窄性心包炎、弥散性血管内凝血(DIC)、严重贫血及坏死性淋巴结病。

四、辅助检查

(一)一般检查

(1)血常规:在疾病活动期,90%以上的患者中性粒细胞增高,80%左右的患者血白细胞计数大于等于 15×10^9/L。约50%的患者血小板计数升高,嗜酸性粒细胞无改变。可合并正色素性正细胞性贫血。

(2)几乎100%的患者血沉增快,部分患者转氨酶轻度增高。

(3)血液细菌培养阴性。

(二)类风湿因子与抗体检查

类风湿因子和抗核抗体阴性,仅少数人可呈低滴度阳性。血补体水平正常或偏高。

(三)血清铁蛋白(serum ferritin,SF)检查

本病 SF 水平增高,且其水平与病情活动呈正相关。因此 SF 不仅有助于本病诊断,而且对判断病情及评价治疗效果有一定意义。

(四)积液检查

滑液和浆膜腔积液白细胞增高,呈炎性改变,其中以中性粒细胞增高为主。

(五)放射检查

关节炎患者可有关节周围软组织肿胀和关节骨端骨质疏松。随病情发展,可出现关节软骨破坏,关节间隙狭窄,这种改变最易在腕关节出现。软骨下骨也可破坏,最终可致关节僵直、畸形。

五、治疗原则

(一)非甾体抗炎药

控制发热及关节症状,大部分患者可达到长期缓解。

(二)糖皮质激素

糖皮质激素适用于使用非甾体抗炎药效果不佳者。

(三)抗风湿药物(DMARDs)

适用于激素不能控制发热或激素减量即复发者或关节炎表现明显者。

(四)植物制剂

部分植物制剂,如雷公藤苷、青藤碱、白芍总苷已在多种风湿性疾病治疗中应用。本病慢性期,以关节炎为主要表现时亦可使用。

(五)生物制剂

难治性患者可考虑使用生物制剂,如抗 TNF-α 阻断剂,白细胞介素 1(IL-1)拮抗剂。

六、护理问题

(一)体温过高

体温过高与原发病有关。

(二)疼痛

疼痛与疾病引起的炎性反应有关。

(三)皮肤完整性受损
皮肤完整性受损与疾病导致的皮疹有关。
(四)部分自理能力受限
部分自理能力受限与肌肉关节疼痛有关。

七、护理措施

(一)一般护理
(1)保持病区空气流通,经常通风换气,室温保持在18～20℃,湿度保持在60%,室内床铺进行湿扫,防止尘土飞扬,室内每天用消毒剂擦拭地面、门窗、床旁桌、跨床桌、床架等设施,拖把、抹布固定专用,防止交叉感染。

(2)加强营养支持,给予高热量、高蛋白、高维生素、富有营养且易消化吸收的饮食。

(3)安慰患者,使用分散注意力的各种方式来缓解其疼痛。

(4)巡视患者,及时满足其生活需要。

(二)专科护理
(1)发热的护理:①监测高热患者体温,遵医嘱给予退热处理。对于给予物理降温、温水擦浴或使用药物降温者,应观察用药后的体温变化,注意有无大汗、虚脱发生。②宜大量饮水,以散热、利尿,并给予易消化的流质、半流质饮食。出汗多需要输液者,应做好有关护理。③持续高热并伴有全身中毒症状者,应给予口腔护理,预防口腔感染。应给予患者清洁皮肤,保持皮肤清洁干燥。

(2)疼痛的护理:①评估疼痛的部位、性质、强度、诱因、加重及缓解的因素。②减少引起疼痛的原因。③分散患者注意力。④促进患者舒适。⑤物理或药物止痛。⑥对患者进行健康教育,教会患者自我放松法。

(3)皮肤的护理:嘱患者切勿抓挠皮疹处,穿柔软棉制衣服,勤更换。

(4)用药过程中,应密切观察所用药物的不良反应,如定期观察血常规、血沉、肝功能、肾功能。

(三)心理护理
与患者多交流,向其介绍关于疾病的各种知识。此病为慢性病,可迁延多年,急性发作与缓解交替出现,此种疾病目前大部分结局良好,仅有少部分遗留关节畸形,在治疗护理下可控制病情发展,使其趋于稳定。通过交流消除患者焦虑情绪,使其积极配合治疗,树立战胜疾病的信心。

(四)健康教育
(1)保持心情舒畅及乐观情绪,对慢性疾病的治疗树立信心,积极配合,坚持各种治疗,避免情绪波动及各种精神刺激。

(2)保持规律的生活方式,患者要有充分的休息和睡眠时间,注意劳逸结合,休息时维持正常关节功能位置,以防发生关节的变形。热水浴、热敷可减轻关节疼痛。活动要以患者能承受为限度。坚持日常生活尽可能自理,经常进行关节功能锻炼,以保持关节原有的活动度及恢复体力,防止肌肉萎缩。

(3)应注意非甾体抗炎药物、激素类、免疫抑制剂类的不良反应。

(4)须强调指出的是,成人斯蒂尔病是一种排除性疾病,至今仍无特定的统一诊断标准,即使在确诊后,仍要在治疗、随访过程中随时调整药物,以改善预后。向患者讲解规律服药的重要性,遵医嘱服药,不要擅自减量、停药、加药,提高其依从性。要注意观察药物的不良反应,定期监测血常规、肝功能、肾功能。

(5)预防感冒及各种感染。

(6)本病为慢性疾病,饮食上应注意补充高蛋白、高维生素及营养丰富的食物。

(7)在确诊后,仍要在治疗、随访过程中随时调整治疗方案,并经常注意排除感染、肿瘤和其他疾病,从而修订诊断,改变治疗方案。向患者讲解出院后应定期门诊复查,随时了解病情变化情况。

(张韩影)

第七节 赖特综合征

一、概述

赖特综合征(RS)是以关节炎、尿道炎和结膜炎三联征为临床特征的一种特殊临床类型的反应性关节炎,常表现为突发性急性关节炎,并伴有独特的关节外皮肤黏膜症状。目前认为本病有两种形式:性传播和痢疾型。

二、病因与发病机制

性传播型患者主要见于20～40岁年轻男性,大多数情况下是生殖器被沙眼衣原体感染。痢疾型通常在肠道细菌感染后获得,其中主要是志贺菌属、沙门菌属、耶尔森菌属及弯曲杆菌属。赖特综合征的发病与感染、遗传标记(HLA-B27)、免疫失调有关。

三、临床表现

典型表现有关节炎、尿道炎、结膜炎三联征。患者大多急性发病,关节炎呈多发性、不对称性、轻重不等,以下肢居多,最常见的是膝、踝、跖趾关节,指、趾小关节也可受累,呈红、肿、热、痛。反复发作和严重的关节炎,可出现关节变形。

四、辅助检查

(一)实验室检查

(1)病原体培养:可行尿道拭子培养、大便培养,对确定诱发疾病的微生物感染有帮助,能为可疑的反应性关节炎提供诊断依据。

(2)炎症指标:急性期可有白细胞增高,血沉增快,C反应蛋白升高;慢性患者可出现轻度正细胞性贫血,补体水平可以增高。

(3)滑液与滑膜检查:滑液有轻至重度炎性改变,滑液黏度降低,白细胞轻度至中度升高,滑膜活检显示为非特异性炎症改变。

(4)HLA-B27检测:HLA-B27阳性率为60%～80%。

(5)类风湿因子多为阴性,抗核抗体阴性。

(二)影像学检查

特征性 X 线表现:肌腱端病、骶髂关节炎、脊柱形成韧带骨赘。

五、治疗原则

(一)非甾体抗炎药(NSAIDs)

NSAIDs 可缓解急性期关节症状。

(二)糖皮质激素

糖皮质激素应用于全身炎症症状严重,NSAIDs 治疗控制不佳的患者,可关节腔内局部注射。虹膜炎应及时行局部治疗。

(三)抗风湿药(DMARDs)

DMARDs 可用于应用 NSAIDs 和关节内注射激素效果不佳的严重病例,首选柳氮磺吡啶。

(四)抗菌药

抗菌药可用于生殖系统衣原体感染的患者及配偶。

六、护理问题

(一)疼痛

疼痛与疾病引起的关节炎性反应及尿道炎有关。

(二)有废用综合征的危险

废用综合征与关节炎引起的关节变形有关。

(三)有受伤的危险

受伤与疾病导致关节疼痛及变形有关。

(四)焦虑

焦虑与疾病影响生活和工作有关。

七、护理措施

(一)一般护理

(1)生活规律、注意营养、锻炼身体,以增强自身免疫功能。

(2)注意环境和个人卫生,经常洗澡,更换衣服。

(3)预防尿道炎、子宫颈炎、前列腺炎等疾病的发生。

(二)专科护理

(1)观察患者尿道是否有红斑、水肿、溃疡及异常分泌物等的情况及严重程度。

(2)保证患者外阴及尿道口清洁,协助女患者每天会阴冲洗,男患者每天消毒尿道口。每天早晚用浓度为 0.02% 的高锰酸钾温水坐浴。

(3)给患者穿柔软棉质的内衣,每天更换。应避免男患者早期尿道口出现的小水泡破裂感染。保持患者溃疡面的清洁干燥,大小便如若污染溃疡面,应及时清洁并消毒。

(张韩影)

第八节　多发性肌炎和皮肌炎

一、概述

多发性肌炎(Polymyositis,PM)和皮肌炎(Dermatomyositis,DM)是横纹肌非化脓性炎性肌病。其临床特点是肢带肌、颈肌及咽肌等肌组织出现炎症和变性改变,导致对称性肌无力和一定程度的肌萎缩,并可累及多个系统和器官,亦可伴发肿瘤。PM指无皮肤损害的肌炎,伴皮疹的肌炎称DM。

二、病因与发病机制

该病属自身免疫性疾病,发病与病毒感染、免疫异常、遗传及肿瘤等因素有关。女性多见,男女比为1：2。

三、临床表现

本病在成人发病隐匿,儿童发病较急。急性感染可为其前驱表现或发病的病因。早期症状为近端肌无力或皮疹、全身不适、发热、乏力、体重下降等。

(一)肌肉

本病累及横纹肌,以肢体近端肌群无力为其临床特点,常呈对称性损害,早期可有肌肉肿胀、压痛,晚期出现肌萎缩。多数患者无远端肌受累。

1.肌无力

几乎所有患者均出现不同程度的肌无力,肌无力可突然发生,并持续进展数周至数月以上,因受累肌肉的部位不同而出现不同的临床表现。

2.肌痛

在疾病早期可有肌肉肿胀,约25%的患者出现近端肌肉疼痛或压痛。

(二)皮肤

DM除有肌肉症状外还有皮肤损害,多为微暗的红斑,皮损稍高于皮面,表面光滑或有鳞屑。皮损常可完全消退,但亦可残留带褐色的色素沉着、萎缩、瘢痕或白斑。皮肤病变往往是皮肌炎患者首先注意到的症状。

1.向阳性紫红斑

眶周水肿伴暗紫红皮疹,见于60%~80%的DM患者,它是DM的特异性体征。

2.戈特隆征

此征由Gottron首先描述,被认为是DM的特异性皮疹。皮疹位于关节伸面,多见于肘、掌指、近端指间关节处,也可出现在膝与内踝皮肤,表现为伴有鳞屑的红斑、皮肤萎缩、色素减退。

3.暴露部位皮疹

在颈前、上胸部(V形区)、颈后背上部(披肩状)、前额、颊部、耳前、上臂伸面和背部等可出现弥漫性红疹,久后局部皮肤萎缩,毛细血管扩张,色素沉着或减退。

4.技工手

部分患者双手外侧掌面皮肤出现角化、裂纹,皮肤粗糙脱屑,同技术工人的手相似,故称技工手。尤其在抗 Jo-1 抗体阳性的 PM/DM 患者中多见。

5.其他病变

其他一些皮肤病变虽非特有,但亦时而出现,包括指甲两侧呈暗紫色充血皮疹,指端溃疡、坏死,甲缘梗死灶,雷诺现象,网状青斑,多形性红斑等。慢性患者有时出现多发角化性小丘疹,斑点状色素沉着,毛细血管扩张、轻度皮肤萎缩和色素脱失,称为血管萎缩性异色病性 DM。

皮损程度与肌肉病变程度可不平行,少数患者皮疹出现在肌无力之前。约 7% 的患者有典型皮疹,但始终没有肌无力、肌病,肌酶谱正常,称为无肌病的皮肌炎。

(三)关节

关节痛和关节炎见于约 15% 的患者,为非对称性,常波及手指关节,由于手的肌肉萎缩可引起手指屈曲畸形,但 X 线像提示无骨关节破坏。

(四)消化道

10%~30% 的患者出现吞咽困难、食物反流,为食管上部及咽部肌肉受累所致,造成胃反流性食管炎。X 线检查吞钡造影可见食管梨状窝钡剂潴留,甚至胃的蠕动减慢,胃排空时间延长。

(五)肺

约 30% 的患者有肺间质改变。急性间质性肺炎、急性肺间质纤维化的临床表现有发热、干咳、呼吸困难、发绀、可闻及肺部细湿啰音,X 线检查在急性期可见磨玻璃状、颗粒状、结节状及网状阴影。在晚期 X 线检查可见蜂窝状或轮状阴影,表现为弥漫性肺纤维化。肺纤维化发展迅速是本病死亡的重要原因之一。

(六)心脏

仅 1/3 的患者病程中有心肌受累,心肌内有炎性细胞浸润、间质水肿和变性、局灶性坏死、心室肥厚,出现心律失常、充血性心力衰竭,亦可出现心包炎。

(七)肾脏

肾脏病变很少见。极少数暴发性起病者,因横纹肌溶解,可出现肌红蛋白尿、急性肾衰竭。少数 PM/DM 患者可有局灶性增殖性肾小球肾炎,但大多数患者肾功能正常。

(八)钙质沉着

钙质沉着多见于慢性皮肌炎患者,尤其是患有慢性皮肌炎的儿童。多见沿深筋膜钙化,钙化使局部软组织出现发木或发硬的浸润感,严重者影响该肢体的活动。钙质在软组织内沉积,X 线示钙化点或钙化块。若钙质沉积在皮下,则沉着处溃烂可有石灰样物流出,并可继发感染。

四、辅助检查

(一)血清肌酶

绝大多数患者在病程某一阶段可出现肌酶活性增高,是诊断本病的重要血清指标之一。其中以肌酸肌酶(CK)最敏感。肌酶的升高常早于临床表现数周,晚期肌萎缩肌酶不再释放,肌酶可正常。部分慢性肌炎和广泛肌肉萎缩的患者,即使处于活动期,其肌酶水平也可正常。

(二)肌红蛋白测定

肌红蛋白仅存于心肌与横纹肌,当肌肉出现损伤、炎症、剧烈运动时,肌红蛋白均可升高。多数肌炎患者的血清中肌红蛋白水平增高,且与病情呈平行关系,有时先于 CK 升高。

(三)自身抗体

1.抗核抗体(ANA)

PM、DM 中 ANA 阳性率为 20%～30%,对肌炎诊断不具特异性。

2.抗 Jo-1 抗体

抗 Jo-1 抗体是诊断 PM、DM 的标记性抗体。抗 Jo-1 阳性的 PM/DM 患者,临床上常表现为抗合成酶抗体综合征:肌无力、发热、间质性肺炎、关节炎、雷诺征和技工手。

(四)肌电图

几乎所有患者都出现肌电图异常,表现为肌源性损害,即在肌肉松弛时出现纤颤波、正锐波、插入激惹及高频放电;在肌肉轻微收缩时出现短时限低电压多相运动电位;肌肉最大收缩时出现干扰相。

(五)肌活检

取受损肢体近端肌肉,如三角肌、股四头肌及有压痛和中等无力的肌肉送检为好,应避免在肌电图插入处取材。因肌炎常呈灶性分布,必要时需多部位取材,提高阳性率。

肌肉病理改变:①肌纤维间质、血管周围有炎性细胞(以淋巴细胞为主,其他有组织细胞、浆细胞、嗜酸性细胞、多形核白细胞)浸润;②肌纤维破坏变性、坏死、萎缩,肌横纹不清;③肌束间有纤维化,肌细胞可有再生,再生肌纤维嗜碱性,核大呈空泡,核仁明显;④血管内膜增生,皮肤病理改变无特异性。

五、治疗原则

(1)糖皮质激素是本病的首选药物。待肌力明显恢复,肌酶趋于正常时开始减量,减量应缓慢(一般1年左右),在减量过程中如病情反复应及时加用免疫抑制剂,对病情发展迅速或有呼吸肌无力、呼吸困难、吞咽困难者,可用甲泼尼龙 0.5～1 g,每天一次静脉冲击治疗,连用 3 天,之后再根据症状及肌酶水平逐渐减量。

(2)病情反复者及重症患者应及时加用免疫抑制剂。激素与免疫抑制剂联合应用可提高疗效、减少激素用量、及时避免不良反应。常用免疫抑制剂有甲氨蝶呤(MTX)、硫唑嘌呤(AZA)、环磷酰胺(CYC)。

(3)合并恶性肿瘤的患者,在切除肿瘤后,肌炎症状可自然缓解。

六、护理问题

(一)肌痛肌无力

肌痛肌无力与原发病有关。

(二)自理能力缺陷

自理能力缺陷与肌无力有关。

(三)皮肤完整性受损

皮肤完整性受损与皮疹有关。

(四)营养失调

营养失调与消化道受累有关。

(五)有感染的危险

感染与吸入性肺炎及激素等用药有关。

（六）废用综合征
废用综合征与肌无力有关。

（七）限制性通气功能障碍
限制性通气功能障碍与呼吸肌受累有关。

（八）低氧血症
低氧血症与呼吸肌受累有关。

七、护理措施

（一）一般护理
急性期卧床休息，并适当进行肢体被动运动，以防肌肉萎缩，症状控制后适当锻炼。行高热量、高蛋白饮食，保持大便通畅，避免感染。

（二）专科护理
（1）患者肌痛明显时安慰患者，认真听取患者主诉，分散患者注意力，必要时遵医嘱给予止痛药物，缓解患者疼痛。

（2）加强巡视，及时满足患者生活需要。

（3）肌炎患者会出现皮疹，伴有发红瘙痒疼痛等症状。对于合并皮损的患者，后期会有脱屑，应保持皮肤清洁，用粉剂处理好局部，保持干燥，表面尽量暴露，可以涂中性护肤品，如果出现皮损，切勿抓挠，以免造成感染。用清水清洁皮肤，不涂化妆品，必要时外涂凡士林油，防止破损加重。勤换内衣，注意保暖，避免日光晒。

（4）肌活检术后护理：观察伤口渗血感染情况，保持敷料清洁，协助医师定时予消毒换药，两周后拆线，可根据伤口情况延长拆线时间，拆线后观察伤口愈合状况。

（5）对于进食咳呛的患者，嘱其进餐时尽量采取坐位或半卧位，进餐后的30～60分钟内应尽量避免卧位，细嚼慢咽。对于进食咳呛严重或吞咽困难的患者，必要时遵医嘱给予肠内或肠外营养，以满足机体需要，防止吸入性肺炎。

（6）保持病室清洁，温湿度适宜，并嘱患者做好个人卫生。对生活不能自理的患者，应加强基础护理，给予口腔护理和会阴冲洗，监测体温变化，监测血常规变化，预防交叉感染。

（7）对于肺部受累患者，保持病室温湿度适宜，遵医嘱给予吸氧和雾化稀释痰液，同时加强雾化后的拍背咳痰，预防及治疗肺部感染。

（8）严密观察生命体征变化，特别是监测血氧及心律变化，及时发现病情变化，准备好抢救物品。

（三）心理护理
多与患者交流，使患者了解本病的治疗原则，告知患者此病为慢性病，可迁延多年，若早期诊断，合理治疗，在治疗护理下可控制病情发展，使病情趋于稳定，患者可同正常人一样从事正常的工作学习。因此要向患者宣教正确认识疾病，消除恐惧心理，了解规律用药的意义，嘱患者遵医嘱规律治疗。同时，患者应学会自我认识疾病活动的征象，配合治疗，遵从医嘱，定期复诊。护士需懂得长期随访的必要性，通过与患者交流消除其焦虑心理。

（四）健康教育
1.树立信心
以一种乐观的情绪、良好的精神状态去面对此疾病，配合长期治疗。

2.劳逸结合

在疾病的缓解期可做适当的活动,但应注意休息,避免过度劳累,活动2小时后体力恢复为最佳。在生活上尽量自理,消除依赖感。锻炼肌力防止肌肉萎缩。功能锻炼应在服药30分钟后开始,运动之前应做充分的准备活动,如肌肉的按摩、热敷等。

3.合理膳食

此病可累及消化道肌肉,会出现吞咽困难,食管蠕动减慢,易引起反流性食管炎。肠蠕动减弱,肛门、膀胱括约肌松弛导致大小便失禁,所以应选用高蛋白(优质蛋白)、高维生素、易消化的饮食(软食),少食干硬油炸食品。餐前可用一些增加胃动力的药物,进餐时尽量采取坐位或半卧位,进餐后的30~60分钟内尽量避免卧位。

4.按时服药

不可随意增减药物,不可擅自停药或改药。用药期间应定期复查血常规和肝肾功能。

5.了解药物不良反应

了解激素、免疫抑制剂等药物的不良反应。

6.自我监测

要自我监测心、肺的病变,如出现呼吸困难、发绀、心慌或心前区疼痛等症状要立即就诊。注意定期复查。

7.保持皮肤清洁

肌炎患者会出现皮疹,伴有发红、瘙痒、疼痛等症状,后期会有脱屑,应保持皮肤清洁,局部用粉剂处理好,保持干燥,表面不要包裹,尽量暴露,可以涂中性护肤品,如果出现皮损,切勿抓挠,以免造成感染。勤换内衣,注意保暖,避免日光晒。

(张韩影)

第九节 干燥综合征

一、概述

干燥综合征(Sjogren's syndrome,SS)是一个主要累及外分泌腺体的慢性炎症性自身免疫病。临床除有因唾液腺和泪腺受损功能下降而出现的口干、眼干外,尚有其他外分泌腺及腺体外其他器官的受累导致的多系统损害的症状。本病分为原发性和继发性两类,前者指不具明确诊断的结缔组织病(CTD)的干燥综合征,后者是指发生于明确诊断的CTD,如系统性红斑狼疮(SLE)、类风湿关节炎等的干燥综合征。本节主要叙述原发性干燥综合征。

二、病因与发病机制

本病的确切病因和发病机制尚不明确,一般认为与遗传、免疫、病毒感染有关。原发性干燥综合征属全球性疾病,在我国人群的患病率为0.3%~0.7%,在老年人群中患病率为3%~4%。本病多见于女性,男女比为1/9~1/20。发病年龄多在40~50岁,也偶见于儿童。

三、临床表现

(一)局部表现

1. 口干燥症

因唾液腺病变,使唾液黏蛋白缺少而引起下述常见症状。

(1)有70%~80%的患者诉有口干,但不一定都是首症或主诉,严重者因口腔黏膜、牙齿和舌发黏,以致在讲话时需频频饮水,进固体食物时必须伴水或流食送下,有时夜间需起床饮水等。

(2)猖獗性龋齿是本病的特征之一,表现为牙齿逐渐变黑,继而小片脱落,最终只留残根。

(3)成人腮腺炎,50%的患者表现有间歇性交替性腮腺肿痛,累及单侧或双侧。大部分在10天左右可以自行消退。

(4)舌部表现为舌痛、舌面干裂、舌乳头萎缩而光滑。

(5)口腔黏膜出现溃疡或继发感染。

2. 干燥性角结膜炎

因泪腺分泌的黏蛋白减少而出现眼干涩、异物感、泪少等症状,严重者痛哭无泪。部分患者有眼睑缘反复化脓性感染、结膜炎、角膜炎等。

3. 其他表现

其他浅表部位如鼻、硬腭、气管及其分支、消化道黏膜、阴道黏膜的外分泌腺体均可受累,使其分泌较少而出现相应症状。

(二)系统表现

除口眼干燥表现外,患者还可出现全身症状,如乏力、低热等。约有2/3的患者出现系统损害。

1. 皮肤

皮肤病变的病理基础为局部血管炎,有下列表现。

(1)过敏性紫癜样皮疹:多见于下肢,为米粒大小、边界清楚的红丘疹,压之不褪色,分批出现,每批持续时间约为10天,可自行消退而遗有褐色色素沉着。

(2)结节红斑:较为少见。

(3)雷诺现象:多不严重,不引起指端溃疡或相应组织萎缩。

2. 骨骼肌肉

关节痛较为常见。仅小部分患者表现有关节肿胀但多不严重,且呈一过性。关节结构的破坏非本病的特点。约5%的患者伴有肌炎。

3. 肾

主要累及远端肾小管,表现为因Ⅰ型肾小管酸中毒而引起的低血钾性肌肉麻痹,严重者出现肾钙化、肾结石及软骨病。

4. 肺

大部分患者无呼吸道症状。轻度受累者出现干咳,重者出现气短。肺部的主要病理为间质性病变,部分出现弥漫性肺间质纤维化,少数人因此出现呼吸功能衰竭而死亡。

5. 消化系统

因黏膜层外分泌腺体病变,胃肠道可出现萎缩性胃炎、胃酸减少、消化不良等非特异性症状。约20%的患者有肝脏损害,临床谱从黄疸至无临床症状而有肝功能损害不等。

6.神经

以周围神经受累为多见,不论是中枢还是周围神经损害均与血管炎有关。

7.血液系统

本病可出现白细胞减少和/或血小板减少,血小板低下严重者可出现出血现象。

四、辅助检查

(一)眼部检查

施墨试验(＋);角膜染色(＋);泪膜破碎时间(＋)。

(二)口腔检查

唾液流率(＋);腮腺造影(＋);唾液腺核素检查(＋);唇腺活检组织学检查(＋)。

(三)尿液检查

多次尿 pH 大于 6 时有必要进一步检查肾小管酸中毒相关指标。

(四)周围血检测

周围血检测可以发现血小板低下,或偶有的溶血性贫血。

(五)血清免疫学检查

(1)抗 SSA 抗体是本病中最常见的自身抗体,见于 70％的患者。

(2)抗 SSB 抗体有称是本病的标记抗体,见于 45％的患者。

(3)高免疫球蛋白血症,均为多克隆性,见于 90％患者。

(六)肺影像学检查

肺影像学检查可以发现有相应系统损害的患者。

五、治疗原则

本病目前尚无根治方法,主要是采取措施改善症状,控制和延缓因免疫反应而引起的组织器官损害的进展以及继发性感染。

(1)口干可适当饮水,或用人工唾液,减少对口腔的物理刺激。嘱患者保持口腔清洁,勤漱口,减少龋齿和口腔继发感染的可能。防止口腔细菌增殖,应早晚刷牙,选用软毛牙刷,继发口腔感染者可用复方硼砂溶液漱口,真菌感染者可用制霉菌素涂口腔,口干严重者可用麦冬、枸杞子、甘草等泡水喝。

(2)保护眼睛,干燥性角结膜炎可给以人工泪液滴眼以减轻眼干症状并预防角膜损伤。

(3)肌肉、关节痛者可用非甾体抗炎药及羟氯喹。

(4)系统损害者应以受损器官及其严重度而进行相应治疗。给予肾上腺糖皮质激素,剂量与其他结缔组织病治疗用法相同。对于病情进展迅速者可合用免疫抑制剂,如环磷酰胺、硫唑嘌呤等。出现恶性淋巴瘤者宜积极、及时地进行联合化学治疗。

(5)合并肾小球肾炎,纠正低钾血症的麻痹发作可采用静脉补钾(氯化钾),待病情平稳后改口服钾盐液或片,有的患者需终身服用,以防低血钾再次发生。

(6)合并肺间质性病变、呼吸道黏膜干燥明显者,可给予雾化吸入。鼻黏膜干燥者可给予复薄油滴鼻。

六、护理问题

(一)皮肤黏膜改变
皮肤黏膜改变与唾液减少有关。

(二)潜在的感染
感染与服用激素及免疫抑制剂有关。

(三)电解质紊乱
电解质紊乱与肾小管酸中毒有关。

(四)舒适度的改变
不适与口干、眼干有关。

(五)部分自理能力受限
自理能力受限与电解质紊乱有关。

(六)有出血的危险
出血与血小板含量降低有关。

七、护理措施

(一)一般护理
(1)减轻口干较为困难,嘱患者应停止吸烟、饮酒及避免服用引起口干的药物,如阿托品等。保持口腔清洁,勤漱口,减少龋齿和口腔继发感染的可能,对生活不能自理的患者给予口腔护理。干燥性角结膜炎可给予人工泪液滴眼,以减轻眼干症状并预防角膜损伤,有些眼膏也可用于保护角膜。

(2)巡视患者,及时满足其生活需要。

(3)嘱患者床旁活动,必要时需绝对卧床,避免磕碰,用软毛牙刷刷牙,定期监测血常规。

(二)专科护理
(1)减少对口腔的物理刺激,防止口腔细菌增殖,应早晚刷牙,选用软毛牙刷,饭后漱口,戒烟酒。

(2)保护眼睛,睡前涂眼膏保护角膜,避光避风,外出时戴防护镜。

(3)皮肤油性水分减少的患者应预防皮肤干裂,给予润肤剂外涂。冬季嘱患者减少洗澡次数。

(4)注意观察激素及免疫抑制剂的不良反应,定期监测血常规、肝肾功,并告知患者用药注意事项。

(5)合并有神经系统受累者,大部分为周围神经病变,肢体麻木,感觉减退,护士应注意其安全防护。

(6)在低钾血症的患者的补钾过程中,应注意观察患者尿量的变化、尿pH,准确记录出入量及分记日夜尿量。

(7)合并肺间质性病变、呼吸道黏膜干燥明显者,应注意补充水分,预防感冒及肺部感染,加强拍背咳痰。

(8)若合并肝脏损害、胰腺外分泌功能受影响会引起消化液减少,导致营养不良,故应为此类患者提供清淡易消化的食物。

(9)合并血细胞低下的患者应注意安全防护,避免磕碰,观察患者出血倾向。

(三)心理护理

多与患者交流,使患者了解本病的治疗原则,告知患者此病为慢性病,主要是采取措施改善症状,控制和延缓因免疫反应而引起的组织器官损害的进展以及继发性感染。本病预后良好,经恰当治疗后大多数可以控制病情,使症状得到缓解,因此要遵医嘱规律治疗。通过交流消除其焦虑心理,配合治疗。

(四)健康教育

(1)正确认识疾病,消除恐惧心理,保持舒畅心情及乐观情绪,对疾病治疗树立信心。

(2)注意口腔卫生,每天早晚至少刷牙两次,选用软毛牙刷,饭后漱口,并用牙签将食物的碎屑从牙缝中清除。忌烟酒,忌刺激性食物,这可预防继发口腔感染和减少龋齿,可用朵贝尔漱口液、2%碳酸氢钠($NaHCO_3$)漱口液。有龋齿要及时修补。

(3)保护眼睛。眼泪的减少可引起角膜干涩、损伤,易引发细菌感染。日间可用人工泪液4～5次,睡前可抹眼膏。多风天气外出时可戴防风眼镜。

(4)保护皮肤,减少沐浴次数,使用中性沐浴品。沐浴后可适当用中性护肤液涂抹全身皮肤,以防止瘙痒。

(5)干燥综合征可引起肾小管损害,出现低血钾(腹胀、乏力、肠蠕动减慢、诱发肠麻痹、心动过速等症状)。故需定期监测血钾,并服用含钾高的食物,如橘子、香蕉、肉、蛋、谷类。有时药物补钾需终身服用,以防发生低血钾。饮食中注意多食含水量多、易消化、高蛋白、高维生素的食物。

(6)观察日夜尿量并记录,观察排尿时有无尿频、尿急、尿痛。应每天清洗会阴部,防止泌尿系统感染。

(7)病变累及鼻、气管、肺等,可引起咽干、慢性咳嗽、肺纤维化,可用雾化吸入,加强扩胸运动,学会正确咳痰方法,预防肺部感染。

(8)预防感冒,流行期应尽量少到公共场所,避免感冒。室内应定时开窗通风,时间15～30分钟,保证房间的湿度适宜。

(9)了解激素及免疫抑制剂的不良反应。遵医嘱服药,不可擅自停药、减量、加量,明白规律用药的意义。

(10)应定期复查,随时了解自己疾病的情况,学会自我认识疾病活动的征象,配合治疗,遵从医嘱,定期随诊,懂得长期随访的必要性。

(张韩影)

第十节 大动脉炎

一、概述

大动脉炎(TA)是指主动脉及其主要分支的慢性进行性、非特异性闭塞性动脉炎。病变多见于主动脉弓及其分支,其次为降主动脉、腹主动脉和肾动脉。主动脉的二级分支,如肺动脉、冠状动脉也可受累。受累的血管可为全层动脉炎。由于血管内膜增厚,导致管腔狭窄或闭塞,少数患者因炎症破坏动脉壁中层,弹力纤维及平滑肌纤维坏死,而致动脉扩张、假性动脉瘤或夹层动脉瘤。导致临床表现各异。

二、病因与发病机制

病因迄今尚不明确,一般认为可能由感染引起的免疫损伤所致。本病多发于年轻女性,30岁以前发病者约占90%,40岁以后较少发病。可急性发作,也可隐匿起病。

三、临床表现

(一)全身症状

在局部症状或体征出现前数周,少数患者可有全身不适、易疲劳、发热、食欲缺乏、恶心、出汗、体重下降、肌痛、关节炎和结节红斑等症状,当局部症状或体征出现后,全身症状可逐渐减轻或消失,部分患者则无上述症状。

(二)局部症状体征

按受累血管不同,有不同器官缺血的症状与体征,如头痛、头晕、晕厥、卒中、视力减退、四肢间歇性活动疲劳,肱动脉或股动脉搏动减弱或消失,颈部、锁骨上下区、上腹部、肾区出现血管杂音,两上肢收缩压差大于1.3 kPa(10 mmHg)。

(三)临床分型

根据病变部位可分为头臂动脉型(主动脉弓综合征)、胸腹主动脉型、广泛型和肺动脉型四种类型。

四、辅助检查

(一)实验室检查

无特异性血化验项目,主要包括以下几个方面。

1.红细胞沉降率

红细胞沉降率是反映本病病变活动的一项重要指标。疾病活动时血沉增快,病情稳定时血沉恢复正常。

2.C反应蛋白

其临床意义与血沉相同,为本病病变活动的指标之一。

3.抗链球菌溶血素"O"抗体

抗链球菌溶血素"O"抗体的增加仅说明患者近期曾有溶血性链球菌感染,本病仅少数患者出现阳性反应。

4.抗结核菌素试验

我国现有的资料提示,约40%的患者有活动性结核,如发现活动性结核灶应行抗结核治疗。

5.其他

少数患者在疾病活动期白细胞增高或血小板增高,慢性轻度贫血。

(二)影像学检查

1.彩色多普勒超声检查

彩色多普勒超声检查可探查主动脉及其主要分支(颈动脉、锁骨下动脉、肾动脉等)狭窄或闭塞,但对其远端分支探查较困难。

2.血管造影检查

(1)数字减影血管造影(DSA):对头颅部动脉、颈动脉、胸腹主动脉、肾动脉、四肢动脉、肺动脉及心腔等均可进行此项检查。

(2)动脉造影:可直接显示受累血管管腔变化、管径的大小、管壁是否光滑、受累血管的范围和长度。

3.电子计算机断层扫描(CT)与磁共振成像(MRI)

增强 CT 可显示部分受累血管的病变,特别是磁共振成像能显示出受累血管壁的水肿情况,以助判断疾病是否活动。

五、治疗原则

(一)糖皮质激素

激素仍是本病的主要治疗药物,及时用药可有效改善症状,缓解病情。

(二)免疫抑制剂

免疫抑制剂与糖皮质激素合用,能增强疗效。最常用的免疫抑制剂为环磷酰胺、硫唑嘌呤和甲氨蝶呤等。

(三)扩血管抗凝改善血循环

使用扩血管、抗凝药物治疗,能改善部分因血管狭窄较明显所致的一些临床症状,如地巴唑、妥拉唑林、阿司匹林、双嘧达莫(潘生丁)。

(四)经皮腔内血管成形术

经皮腔内血管成形术为大动脉炎的治疗开辟了一条新的途径,目前已被应用于治疗肾动脉狭窄及腹主动脉、锁骨下动脉狭窄等,获得了较好的疗效。

(五)外科手术治疗

手术目的主要是解决肾血管性高血压及脑缺血。

六、护理问题

(一)发热

发热与原发病有关。

(二)受伤的危险

受伤与脑缺血有关。

(三)高血压

高血压与血管狭窄和闭塞有关。

(四)意识障碍

意识障碍与脑缺血有关。

(五)自理能力缺陷

自理能力缺陷与脑缺血有关。

(六)猝死

猝死与动脉瘤破裂有关。

七、护理措施

(一)一般护理

保持病室内温湿度适宜,环境舒适安静,提供合理饮食,保证患者休息与睡眠,减少活动,避免直立性低血压。嘱患者保持大便通畅。监测其各项生命体征,特别是血压变化,倾听患者主诉,及时给予对症处理。注意患者的安全防护。

(二)专科护理

(1)密切监测血压,做到"四定",即定时、定部位、定体位、定血压计。应积极控制高血压患者的血压。

(2)视力明显障碍者注意安全防护,嘱家属陪伴,远离危险物品,满足其基本生活需要。

(3)嘱患者注意体位突然变化,预防直立性低血压。

(4)间歇性跛行患者注意安全防护,嘱家属陪伴,远离危险物品,满足其基本生活需要。

(5)密切观察生命体征变化,特别是神志变化,如晕厥、抽搐或昏迷。及时采取抢救措施。

(6)做好造影术前后护理。

(三)心理护理

本病约20%是自限性的,在发现时疾病已稳定,对这类患者,如无并发症可随访观察。若发病早期有上呼吸道、肺部或其他脏器感染因素存在,应有效地控制感染,告知患者对防止病情的发展可能有一定的意义。高度怀疑有结核菌感染者,应同时行抗结核治疗。在使用积极合理的药物治疗患者的同时,还应注重患者的心理护理,使患者树立信心,积极配合治疗。

(四)健康教育

(1)本病为慢性进行性血管病变,由于受累后的动脉侧支循环形成丰富,大多数患者预后好,可参加轻工作。预后主要取决于高血压的程度及脑供血情况,糖皮质激素联合免疫抑制剂积极治疗可改善预后。

(2)其并发症有脑出血、脑血栓、心力衰竭、肾衰竭、心肌梗死、主动脉瓣关闭不全、失明等。死因主要为脑出血、肾衰竭。使患者了解发生并发症的症状,及时就诊。嘱患者定期复查。

(3)了解药物的作用和不良反应,长期服用激素应注意补钙,在使用免疫抑制剂的过程中应注意复查血象及肝功能。

(张韩影)

第十一节 原发性痛风

一、概述

痛风是由于嘌呤代谢紊乱和/或尿酸排泄减少致血尿酸增高引起的一组疾病。临床特点为高尿酸血症,尿酸盐结晶沉积所致的特征性急性关节炎、反复发作发展至慢性痛风性关节炎及痛风石,常累及肾脏,严重者可出现关节致残、肾功能不全。痛风常与肥胖、高脂血症、糖尿病、高血压以及心脑血管病伴发。本节主要介绍原发性痛风患者的护理。

二、病因与发病机制

原发性痛风多有遗传性,其原因主要是嘌呤代谢酶缺陷。原发性肾脏尿酸排泄减少约占原发性高尿酸血症的90%,具体发病机制不清,可能为多基因遗传性疾病。继发性痛风指继发于其他疾病过程中的一种临床表现,也可因某些药物导致。骨髓增生性疾病、肾脏疾病、药物作用等均可引起高尿酸血症。另外,肾移植患者长期服用免疫抑制剂也可发生高尿酸血症,可能与免疫抑制剂抑制肾小管排泄尿酸有关。

三、临床表现

(一)急性痛风性关节炎

典型发作:常于深夜因关节痛而惊醒,疼痛进行性加剧,受累关节及周围组织红、肿、热、痛和功能受限,在12小时左右达高峰,多于数天或2周内自行缓解,常侵犯第一跖趾关节,部分患者可有发热、寒战、头痛、心悸和恶心等全身症状。

(二)间歇发作期

痛风发作持续数天至数周后可自行缓解,一般无明显后遗症,或遗留局部皮肤色素沉着、脱屑及刺痒等,以后进入无症状的间歇期,多数患者1年内复发,受累关节逐渐增多,症状持续时间逐渐延长。受累关节一般从下肢向上肢、从远端小关节向大关节发展,出现指、腕和肘等关节受累,少数患者可影响到肩、髋、骶髂、胸锁或脊柱关节,也可累及关节周围滑囊、肌腱和腱鞘等部位。

(三)慢性痛风石病变期

皮下痛风石发生的典型部位是耳郭。外观为皮下隆起的大小不一的黄白色赘生物,皮肤表面薄,破溃后排出白色粉状或糊状物。关节内大量沉积的痛风石可造成关节骨质破坏、关节周围组织纤维化和继发退行性改变等。临床表现为持续关节肿痛、压痛、畸形及功能障碍。

(四)肾脏病变

临床表现为蛋白尿、血尿、泌尿系统结石、肾衰竭等。

四、辅助检查

(一)血尿酸测定

血尿酸浓度$\geqslant 416\ \mu mol/L$,为高尿酸血症。

(二)尿尿酸测定

低嘌呤饮食5天后,24小时尿尿酸排泄量>3.6 mmol为尿酸生成过多型(约占10%);<3.6 mmol为尿酸排泄减少型(约占90%)。

(三)关节腔穿刺尿酸盐检查

显微镜下表现为负性双折光的针状或杆状的单钠尿酸盐晶体。

(四)影像学检查

急性发作期仅见受累关节周围非对称性软组织肿胀;慢性痛风石病变期可见单钠尿酸盐晶体沉积,造成关节软骨下骨质破坏,出现虫噬样、穿凿样缺损。

(五)超声检查

受累关节的超声检查可发现关节积液、滑膜增生、关节软骨及骨质破坏、关节内或周围软组织的痛风石及钙质沉积等。超声下出现肾髓质特别是锥体乳头部散在强回声光点,则提示有尿酸盐肾病,也可发现 X 线下不显影的尿酸性尿路结石。

五、治疗原则

痛风治疗原则:迅速控制急性发作;预防复发;纠正高尿酸血症,预防尿酸盐沉积造成的关节破坏及肾脏损害;手术剔除痛风石,对毁损关节进行矫形手术,提高生活质量。

(一)饮食

低嘌呤、低热量饮食,保持合理体重,戒酒,多饮水,每天饮水 2 000 mL 以上。避免暴食、酗酒、受凉受潮、过度疲劳和精神紧张,穿舒适鞋,防止关节损伤。

(二)药物治疗

(1)非甾体抗炎药(NSAIDs)可有效缓解急性痛风症状,为一线用药。

(2)秋水仙碱为治疗急性发作的传统药物。

(3)糖皮质激素治疗急性痛风有明显疗效,通常用于不能耐受非甾体抗炎药和秋水仙碱或肾功能不全者。

(4)抑制尿酸生成药,如别嘌醇,广泛用于原发性及继发性高尿酸血症,尤其是尿酸产生过多型或不宜使用促尿酸排泄药者。

(5)促尿酸排泄药,如苯溴马隆,主要通过抑制肾小管对尿酸的重吸收来降低血尿酸。

(6)新型降尿酸药,如非布司他。

(三)泌尿系结石的治疗

对于尿酸性尿路结石,体积大且固定者可行体外冲击碎石、内镜取石或开放手术取石。

(四)手术治疗

手术剔除痛风石,对毁损关节进行矫形手术,以提高生活质量。

六、护理问题

(一)疼痛

疼痛与痛风性关节炎有关。

(二)自理能力受限

自理能力受限与疾病导致关节疼痛有关。

(三)知识缺乏

不了解疾病相关知识。

(四)焦虑

焦虑与疾病影响生活和工作有关。

七、护理措施

(一)一般护理

行低嘌呤、低热量饮食,保持合理体重,戒酒,多饮水,每天饮水 2 000 mL 以上。避免暴食、酗酒、受凉受潮、过度疲劳和精神紧张,穿舒适鞋,防止关节损伤。保证患者休息与睡眠,关节炎急性期减少活动。监测各项生命体征,倾听患者主诉,及时给予对症处理。

(二)专科护理

1.疼痛的护理

发作时卧床休息,避免关节负重,抬高患肢,可局部冷敷。遵医嘱服用药物,减轻关节炎症状。疼痛缓解后开始恢复活动。护士应认真听取患者的主诉,评估疼痛的性质、程度,配合医师完善各项相关检查。

2.饮食护理

(1)在急性发作时,应选用无嘌呤或低嘌呤的精细食物,如脱脂奶、鸡蛋、植物油、面包、饼干、米饭、蔬菜、水果等,限制脂肪及动物蛋白的摄入,以食用植物蛋白为主。

(2)慢性期或缓解期应选用低嘌呤饮食,每周应有2天无嘌呤饮食,注意补充维生素及铁质,多食水果、绿叶蔬菜及偏碱性食物。禁食高嘌呤食物,如动物内脏、酒类、海鲜类。忌暴饮、暴食及酗酒,每天饮水量大于2 000 mL,并服用碱性药物,以利于尿酸溶解与排泄。

(3)根据病情为患者进行饮食宣教,共同制订饮食计划,与患者达成共识,并嘱患者严格遵守,因饮食控制对于疾病的缓解是非常必要的。

(4)控制体重,避免过胖。

3.药物注意

患者需了解药物的作用和不良反应,密切观察有无胃肠道反应,定期复查肝肾功能,避免不良反应。

4.关节腔穿刺护理

穿刺前向患者做好宣教,备齐用物,协助医师做好穿刺术中配合,严格无菌操作,以防感染。术后定时观察穿刺处情况,警惕局部出血。

(三)心理护理

痛风的预防和治疗有效,因此预后相对良好。如果及早诊断并进行规范治疗,大多数痛风患者可正常工作生活。慢性期病变经过治疗有一定的可逆性,皮下痛风石可缩小或消失,关节症状和功能可改善,相关的肾脏病变也可减轻、好转。多给予关心及支持,增加患者配合治疗的信心。指导患者养成良好的生活习惯,劳逸结合,控制饮食。指导患者正确服药,宣教药物的注意事项,并观察药物的不良反应。

(四)健康教育

(1)急性发作期应卧床休息,抬高患肢,避免关节负重,可局部冷敷。疼痛缓解后方可恢复活动,可行理疗、注意保暖。

(2)慢性期患者经过治疗,痛风石可能缩小或溶解,关节功能可以改善,肾功能障碍也可以改善。

(3)低嘌呤饮食,多食偏碱性的食物,禁食高嘌呤食物,如动物内脏、酒类及海鲜类,忌暴饮暴食应控制体重。

(4)发生尿酸性或混合性尿路结石者易并发尿路梗阻和感染,会出现下腹部绞痛、排尿不畅、尿频、尿急、尿疼等症状,应及时就诊。

(5)保持情绪的稳定,避免寒冷、饥饿、感染、创伤、情绪紧张等因素诱导疾病复发。

(6)向患者讲解药物的作用和不良反应,嘱其密切观察有无胃肠道反应,定期复查血尿酸、肝肾功能,避免不良反应。

(张韩影)

第七章 骨科护理

第一节 肩袖损伤

一、概述

肩袖为包绕于肩关节周围的冈上肌、冈下肌、小圆肌和肩胛下肌4块肌肉的总称,肩袖损伤指此4块肌肉损伤。肩袖的作用主要为参与肩关节外展、内收、上举等活动。肩袖损伤后,患者出现肩关节功能障碍,外展上举困难,出现疼痛弧。肩部疼痛或酸困不适,夜间疼痛尤甚,姿势不对时疼痛加重不能入睡,常放射至三角肌止点、大结节处及上臂中段外侧,肱二头肌肌间沟压痛。多发生于创伤后,并发有骨折或脱位。

二、治疗原则

(一)非手术治疗

肩袖不完全损伤,采用保守治疗,外展架或石膏固定于外展位,采用理疗,口服非甾体抗炎药、活血药等,1个月后进行肩关节功能锻炼;关节镜治疗,关节镜治疗只对一些小撕裂、不全层撕裂有效。

(二)手术治疗

肩袖撕裂较重、肩袖全层断裂或陈旧性肩袖损伤患者,采用手术切开肩袖修补术。

三、护理措施

(一)入院评估

患者入院后,认真观察患者疼痛性质、部位,以及肢体感觉、运动情况。

(二)心理护理

加强心理护理,了解心理所需,解除心理障碍。

(三)半卧位训练

入院后即给予患肢外展架固定,床头抬高半卧位训练,每天2次,每次30~120分钟,以适应术后体位。

(四)中药熏洗

术前 4～7 天给予中药熏洗,将中药加水 2 000 mL 煮沸,煎 30 分钟后,取药汁放入中药熏洗机中,打开电源继续加热保持温度在 70 ℃左右。让患者仰卧在熏洗床上并充分暴露患肩,肩部用双层治疗巾覆盖,保持药液的蒸汽能充分蒸到患者的肩部。每次熏蒸 30 分钟,每天 2 次。熏蒸 30 分钟后关闭电源停止加热,待药液温度在 40～45 ℃时,给患者洗患肩,在熏洗的过程中配合关节功能锻炼,活动肩关节,主动询问患者的适应程度,熏蒸时注意保持药液温度,不可过热防止烫伤皮肤,也不可过凉影响治疗效果。

(五)饮食护理

手术前尊重患者的生活习惯,建议进食高蛋白、高维生素、高纤维等易消化饮食,每天饮鲜牛奶 250～500 mL,手术当天根据麻醉方式选择进食时间,术前 4～6 小时禁食,术后第 2 天根据患者饮食习惯,宜食高维生素、清淡可口易消化食物,如新鲜蔬菜、香蕉、米粥、面条等;忌食生冷、辛辣、油腻、煎炸、腥发之食物,如辣椒、鱼、牛羊肉等。以后根据患者食欲及习惯进食高蛋白、高营养的饮食,如牛奶、鸡蛋、水果、新鲜蔬菜等,中后期多食滋补肝肾之品,如动物肝脏、排骨汤、鸡汤等,注意饮食节制。

(六)体位护理

手术前 3 天指导患者进行抬肩练习,每天 2 次,每次 10～15 分钟,且可在患者平卧时于患肢下垫棉垫或软枕。手术后患者取半卧位,患肢置于外展 60°,前屈 30°,保持床铺清洁、平整,防止压伤(石膏固定者按石膏固定的护理措施)术后第 2 天下床时(石膏干后),先坐起 30 分钟,站立 2 分钟,再活动,防止因手术后体质虚弱或直立性低血压而致晕倒。

(七)病情观察

手术及石膏、外展架固定后,如发现指端严重肿胀、发绀、麻木、剧痛、发凉、桡动脉搏动异常,及时报告医师处理。观察手术部位有无渗血情况,对于术后采用管型肩胸石膏固定的患者,观察石膏上血迹的范围是否扩大或渗血是否从石膏的边缘流出。

四、功能锻炼

手术当天麻醉消失后,做伸屈手指、握拳及腕关节功能锻炼。术后第 2 天可做易筋功,主动收缩肱二头肌及前臂肌肉,做握拳、伸指、伸掌等活动。术后第 3 天开始,做掌屈背伸、上翘下钩、五指增力、左右摆掌等,活动要循序渐进,每天 2～3 次,每次 5～10 分钟。6～8 周石膏及外展架固定拆除后,进行肩、肘关节全方位功能锻炼,加大活动强度,如屈肘耸肩,托手屈肘,肘关节的屈伸活动,也可做弯腰划圈、后伸探肩等,逐渐做提重物等活动。活动要循序渐进,逐渐增加次数,以不疲劳为度。必要时做后伸探背,手指爬墙,肩关节的外展、内收、上举。

五、出院指导

(1)嘱患者加强营养,增强机体抵抗力,多食胡桃、瘦肉、骨头汤、山芋肉、黑芝麻等补肝肾强筋骨之食品。

(2)肩袖损伤保守治疗外展架固定最少 4 周,术后固定最少 6 周,固定期间勿随意调节松紧、高度,勿随意拆除。

(3)继续进行手、腕、肘部功能锻炼,持之以恒,忌盲目粗暴活动。

(4)慎起居,避风寒,保持心情愉快,生活有规律,按时用药。
(5)出院1周后门诊复查,不适时来诊。
(6)3个月可恢复正常活动,并逐渐恢复工作。

(张宝香)

第二节　肱骨干骨折

一、疾病概述

(一)概念

肱骨干骨折是发生在肱骨外髁颈下1～2 cm至肱骨髁上2 cm段内的骨折。在肱骨干中下1/3段后外侧有桡神经沟,此处骨折最容易发生桡神经损伤。

(二)相关病理生理

骨折的愈合过程如下。①血肿炎症极化期:在伤后48～72小时,血肿在骨折部位形成。由于创伤后,骨骼的血液供应减少,可引起骨坏死。死亡细胞促进成纤维细胞和成骨细胞向骨折部位移行,迅速形成纤维软骨,形成骨的纤维愈合。②原始骨痂形成期:由于血管和细胞的增殖,骨折后的2～3周骨折断端的周围形成骨痂。随着愈合的继续,骨痂被塑造成疏松的纤维组织,伸向骨内。常发生在骨折后3周至6个月。③骨板形成塑形期:在骨愈合的最后阶段,过多的骨痂被吸收,骨连接完成。随着肢体的负重,骨痂不断得到加强,损伤的骨组织逐渐恢复到损伤前的结构强度和形状。这个过程最早发生在骨折后6周,可持续一年。

影响愈合的因素如下。①全身因素:如年龄、营养和代谢因素、健康状况;②局部因素:如骨折的类型和数量、骨折部位的血液供应、软组织损伤程度、软组织嵌入及感染等;③治疗方法:如反复多次的手法复位、骨折固定不牢固、过早和不恰当的功能锻炼、治疗操作不当等。

(三)病因与诱因

肱骨干骨折可由直接暴力或间接暴力引起。直接暴力常由外侧打击肱骨干中部,致横形或粉碎性骨折。间接暴力常由于手部或肘部着地,外力向上传导,加上身体倾斜所产生的剪式应力,多导致中下1/3骨折。

(四)临床表现

1.症状

患侧上臂出现疼痛、肿胀、皮下瘀斑,上肢活动障碍。

2.体征

患侧上臂可见畸形、反常活动、骨摩擦感、骨擦音。若合并桡神经损伤,可出现患侧垂腕畸形、各手指关节不能背伸、拇指不能伸直、前臂旋后障碍、手背桡侧皮肤感觉减退或消失。

(五)辅助检查

X线检查可确定骨折类型、移位方向。

(六)治疗原则

1.手法复位外固定

在止痛、持续牵引和肌肉放松的情况下复位,复位后可选择石膏或小夹板固定。复位后比较稳定的骨折,可用U形石膏固定。中、下段长斜形或长螺旋形骨折因手法复位后不稳定,可采用上肢悬垂石膏固定,宜采用轻质石膏,以免因重量太大导致骨折端分离。选择小夹板固定者可屈肘90°,用三角巾悬吊,成人固定6~8周,儿童固定4~6周。

2.切开复位内固定

在切开直视下复位后用加压钢板螺钉内固定或带锁髓内针固定。内固定可在半年以后取出,若无不适也可不取。

二、护理评估

(一)一般评估

1.健康史

(1)一般情况:了解患者的年龄、职业特点、运动爱好、日常饮食结构、有无酗酒等。

(2)受伤情况:了解患者受伤的原因、部位和时间,受伤时的体位和环境,外力作用的方式、方向与性质,骨折轻重程度及有无合并桡神经损伤,急救处理的过程等。

(3)既往史:重点了解与骨折愈合有关的因素,如患者有无骨折史,有无药物滥用、服用特殊药物及药物过敏史,有无手术史等。

2.生命体征(T、P、R、BP)

按护理常规监测生命体征。

3.患者主诉

受伤的原因、时间、外力方式与性质、骨折轻重程度及有无合并桡神经损伤、受伤时的体位和环境、急救处理的过程等。

4.相关记录

外伤情况及既往史,X线检查及实验室检查等结果记录。

(二)身体评估

1.术前评估

(1)视诊:患侧上臂出现疼痛、肿胀、皮下瘀斑,可见畸形,若合并桡神经损伤,可出现患侧垂腕畸形。

(2)触诊:患侧有触痛,骨摩擦感或骨擦音,若合并桡神经损伤,手背桡侧皮肤感觉减退或消失。

(3)动诊:可见反常活动,若合并桡神经损伤,各手指关节不能背伸,拇指不能伸直,前臂旋后障碍。

(4)量诊:患肢有无短缩、双侧上肢周径大小、关节活动度。

2.术后评估

(1)视诊:患侧上臂出现肿胀、皮下瘀斑减轻或消退;外固定清洁、干燥,保持有效固定。

(2)触诊:患侧触痛减轻或消退;若合并桡神经损伤者,手背桡侧皮肤感觉改善或恢复正常。

(3)动诊:反常活动消失;若合并桡神经损伤者,各手指关节能背伸,拇指能伸直,前臂旋后正常。

(4)量诊:患肢无短缩、双侧上肢周径大小相等、关节活动度无差异。

(三)心理-社会评估

患者突然受伤骨折,患侧肢体活动障碍,生活自理能力下降,疼痛刺激及外固定的使用,易产生焦虑、紧张及自身形象紊乱等心理变化。

(四)辅助检查阳性结果评估

X线检查结果确定骨折类型、移位方向。

(五)治疗效果的评估

(1)局部无压痛及纵向叩击痛。
(2)局部无反常活动。
(3)X线检查显示骨折处有连续骨痂通过,骨折线已模糊。
(4)拆除外固定后,成人上肢能胸前平举1 kg重物持续达1分钟。
(5)连续观察2周骨折处不变形。

三、主要护理诊断(问题)

(一)疼痛

疼痛与骨折、软组织损伤、肌痉挛和水肿有关。

(二)潜在并发症

肌萎缩、关节僵硬。

四、主要护理措施

(一)病情观察与体位护理

1.疼痛护理

及时评估患者疼痛程度,遵医嘱给予止痛药物。

2.体位

用吊带或三角巾将患肢托起,以促进静脉回流,减轻肢体肿胀、疼痛。

(二)饮食护理

指导患者进食高蛋白、高维生素、高热量、高钙和高铁的食物。

(三)生活护理

指导患者进行力所能及的活动,必要时为其帮助。

(四)心理护理

向患者和家属解释骨折的愈合是一个循序渐进的过程,充分固定能为骨折断端连接提供良好的条件。正确的功能锻炼可以促进断端生长愈合和患肢功能恢复。

(五)健康教育

1.指导功能锻炼

复位固定后尽早开始手指屈伸活动,并进行上臂肌肉的主动舒缩运动,但禁止做上臂旋转运动。2~3周后,开始主动的腕、肘关节屈伸活动和肩关节的外展、内收活动,逐渐增加活动量和活动频率。6~8周后加大活动量,并作肩关节旋转活动,以防肩关节僵硬或萎缩。

2.复查

告知患者若骨折远端肢体肿胀或疼痛明显加重,肢体感觉麻木、肢端发凉,夹板或外固定松动,应立即到医院复查并评估功能恢复情况。

3.安全指导

指导患者及家属评估家庭环境的安全性,妥善放置可能影响患者活动的障碍物。

五、护理效果评估

(1)患者是否主诉骨折部位疼痛减轻或消失,感觉舒适。
(2)患侧肢端能否维持正常的组织灌注,皮肤温度和颜色正常,外周动脉搏动有力。
(3)能否避免出现肌萎缩、关节僵硬等并发症发生。一旦发生,能否及时发现和处理。
(4)患者在指导下能否按计划进行有效的功能锻炼,患肢功能恢复情况及有无活动障碍。

(张宝香)

第三节 肱骨髁上骨折

一、疾病概述

(一)概念

肱骨髁上骨折是指肱骨干与肱骨髁交接处发生的骨折。在肱骨干中下1/3段后外侧有桡神经沟,此处骨折最容易发生桡神经损伤。肱骨髁上骨折多发生于10岁以下儿童,占小儿肘部骨折的30%~40%。

(二)相关病理生理

在肱骨髁内、前方有肱动脉和正中神经,肱骨髁的内侧和外侧分别有尺神经和桡神经,骨折断端向前移位或侧方移位可损伤相应神经血管。在儿童期,肱骨下端有骨骺,若骨折线穿过骺板,有可能影响骨骺发育,导致肘内翻或外翻畸形。

骨筋膜室综合征:骨筋膜室是由骨、骨间膜、肌间膜和深筋膜形成的密闭腔隙。骨折时,骨折部位骨筋膜室内的压力增高,导致肌肉和神经因急性缺血而产生一系列早期综合征,主要表现为"5P"征:疼痛(pain)、苍白(pallor)、感觉异常(paresthesia)、麻痹(paralysis)及脉搏消失(pulseless)。

(三)病因和诱因

肱骨髁上骨折多为间接暴力引起。根据暴力类型和骨折移位方向,可分为屈曲型和伸直型。

(四)临床表现

1.症状

受伤后肘部出现疼痛、肿胀和功能障碍,肘后凸起,患肢处于半屈曲位,可有皮下瘀斑。

2.体征

局部明显压痛和肿胀,有骨擦音及反常活动,肘部可扪到骨折断端,肘后三角关系正常。

(五)辅助检查

肘部正、侧位 X 线检查能够确定骨折的存在及骨折移位情况。

(六)治疗原则

1.手法复位外固定

对受伤时间短,局部肿胀轻,没有血液循环障碍者,可进行手法复位外固定。复位后用后侧石膏托在屈肘位固定4～5周,屈肘角度以能清晰地扪到桡动脉搏动,无感觉运动障碍为宜。伤后时间较长,局部组织损伤严重,出现骨折部严重肿胀时,应卧床休息,抬高患肢,或用尺骨鹰嘴悬吊牵引,牵引重量1～2 kg,同时加强手指活动,待3～5天肿胀消退后进行手法复位。

2.切开复位内固定

手法复位失败或有神经血管损伤者,在切开直视下复位后内固定。

二、护理评估

(一)一般评估

1.健康史

(1)一般情况:了解患者的年龄、运动爱好、日常饮食结构等。

(2)受伤情况:了解患者受伤的原因、部位和时间,受伤时的体位和环境,外力作用的方式、方向与性质,骨折轻重程度及有无合并神经血管损伤,急救处理的过程等。

(3)既往史:重点了解与骨折愈合有关的因素,如患者有无骨折史,有无药物过敏史,有无手术史等。

2.生命体征(T、P、R、BP)

按护理常规监测生命体征。

3.患者主诉

受伤的原因、时间、外力方式与性质,骨折轻重程度及有无合并桡神经损伤、受伤时的体位和环境、急救处理的过程等。

4.相关记录

外伤情况及既往史,X线检查及实验室检查等结果记录。

(二)身体评估

1.术前评估

(1)视诊:受伤后肘部出现肿胀和功能障碍,患肢处于半屈曲位,可有皮下瘀斑。若肱动脉挫伤或受压,可因前臂缺血而表现为局部肿胀、剧痛、皮肤苍白、发凉、麻木。

(2)触诊:患肢有触痛、骨摩擦音,肘部可扪到骨折断端,肘后关系正常。若合并正中神经、尺神经或桡神经损伤,可有手臂感觉异常。

(3)动诊:可见反常活动,若合并正中神经、尺神经或桡神经损伤,可有运动障碍。

(4)量诊:患肢有无短缩、双侧上肢周径大小、关节活动度。

2.术后评估

(1)视诊:受伤后肘部肿胀、皮下瘀斑减轻或消退;外固定清洁、干燥,保持有效固定。若肱动脉挫伤或受压者,前臂缺血改善,局部肿胀减轻或消退、皮肤的颜色、温度、感觉正常。

(2)触诊:患侧触痛减轻或消退;骨摩擦音消失;肘部可不能扪到骨折断端。若合并正中神经、尺神经或桡神经损伤者,手臂感觉恢复正常。

(3)动诊:反常活动消失。若合并正中神经、尺神经或桡神经损伤者,运动正常。

(4)量诊:患肢无短缩,双侧上肢周径大小相等、关节活动度无差异。

(三)心理-社会评估

患者突然受伤骨折,患侧肢体活动障碍,生活自理能力下降,疼痛刺激及外固定的使用,易产生焦虑、紧张及自身形象紊乱等心理变化。

(四)辅助检查阳性结果评估
肘部正、侧位 X 线检查结果确定骨折类型、移位方向。

(五)治疗效果的评估
(1)局部无压痛及纵向叩击痛。
(2)局部无反常活动。
(3)X 线检查显示骨折处有连续骨痂通过,骨折线已模糊。
(4)拆除外固定后,成人上肢能胸前平举 1 kg 重物持续达 1 分钟。
(5)连续观察 2 周骨折处不变形。

三、主要护理诊断(问题)

(一)疼痛
疼痛与骨折、软组织损伤、肌痉挛和水肿有关。

(二)外周神经血管功能障碍的危险
外周神经血管功能障碍的危险与骨和软组织损伤、外固定不当有关。

(三)不依从行为
不依从行为与患儿年龄小、缺乏对健康的正确认识有关。

四、主要护理措施

(一)病情观察与体位护理
1.疼痛护理
及时评估患者疼痛程度,遵医嘱给予止痛药物。
2.体位
用吊带或三角巾将患肢托起,以促进静脉回流,减轻肢体肿胀疼痛。
3.患肢缺血护理
观察石膏绷带或夹板固定的松紧度,必要时及时调整,以免神经、血管受压,影响有效组织灌注。观察前臂肿胀程度及手的感觉运动功能,如出现高张力肿胀、手指发凉、感觉异常、手指主动活动障碍、被动伸直剧痛、桡动脉搏动减弱或消失,即可确定骨筋膜室高压存在,须立即通知医师,并做好手术准备。如已出现"5P"征,及时手术也难以避免缺血性肌挛缩,从而遗留爪形手畸形。

(二)饮食护理
指导患者进食高蛋白、高维生素、高热量、高钙和高铁的食物。

(三)生活护理
指导患者进行力所能及的活动,必要时为其帮助。

(四)心理护理
向患者和家属解释骨折的愈合是一个循序渐进的过程,充分固定能为骨折断端连接提供良好的条件。正确的功能锻炼可以促进断端生长愈合和患肢功能恢复。

(五)健康教育
1.指导功能锻炼
复位固定后尽早开始手指及腕关节屈伸活动,并进行上臂肌肉的主动舒缩运动,有利于减轻水肿。4～6周后外固定解除,开始肘关节屈伸活动。手术切开复位且内固定稳定的患者,术后2周即可开始肘关节活动。若患者为小儿,应耐心向患儿及家属解释功能锻炼的重要性,指导锻炼的方法,使家属能协助进行功能锻炼。

2.复查

告知患者及家属若骨折远端肢体肿胀或疼痛明显加重,肢体感觉麻木、肢端发凉,夹板或外固定松动,应立即到医院复查并评估功能恢复情况。

3.安全指导

指导患者及家属评估家庭环境的安全性,妥善放置可能影响患者活动的障碍物。

五、护理效果评估

(1)患者是否主诉骨折部位疼痛减轻或消失,感觉舒适。

(2)患侧肢端能否维持正常的组织灌注,皮肤温度和颜色正常,外周动脉搏动有力。

(3)能否避免因缺血性肌挛缩导致爪形手畸形的发生。一旦发生骨筋膜室综合征,能否及时发现和处理。

(4)患者在指导下能否按计划进行有效的功能锻炼,患肢功能恢复情况及有无活动障碍。

(张宝香)

第四节　尺桡骨干双骨折

一、疾病概述

(一)概念

尺桡骨干双骨折较多见,占各类骨折的6%左右,以青少年多见。因骨折后常导致复杂的移位,使复位十分困难,易发生骨筋膜室综合征。

(二)相关病理生理

骨筋膜室综合征:骨筋膜室是由骨、骨间膜、肌间膜和深筋膜形成的密闭腔隙。骨折时,骨折部位骨筋膜室内的压力增高,导致肌肉和神经因急性缺血而产生一系列早期综合征,主要表现为"5P征":疼痛(pain)、苍白(pallor)、感觉异常(paresthesia)、麻痹(paralysis)及脉搏消失(pulseless)。

(三)病因与诱因

尺桡骨干双骨折多由于直接暴力、间接暴力和扭转暴力致伤。

1.直接暴力

多由于重物直接打击、挤压或刀伤引起。特点为两骨同一平面的横形或粉碎性骨折,多伴有不同程度的软组织损伤,包括肌肉、肌腱断裂、神经血管损伤等,整复对位不稳定。

2.间接暴力

常为跌倒时手掌着地,由于桡骨负重较多,暴力作用向上传到后首先使桡骨骨折,继而残余暴力通过骨间膜向内下方传导,引起低位尺骨斜形骨折。

3.扭转暴力

跌倒时手掌着地,同时前臂发生旋转,导致不同平面的尺桡骨螺旋形骨折或斜形骨折,尺骨的骨折线多高于桡骨的骨折线。

(四)临床表现

1.症状

受伤后,患侧前臂出现疼痛、肿胀、畸形及功能障碍。

2.体征

可发现畸形、反常活动、骨摩擦感。尺骨上1/3骨干骨折可合并桡骨小头脱位,称为孟氏骨折。桡骨干下1/3骨干骨折合并尺骨小头脱位,称为盖氏骨折。

(五)辅助检查

X线检查应包括肘关节或腕关节,可发现骨折部位、类型、移位方向及是否合并有桡骨头脱位或尺骨小头脱位。

(六)治疗原则

1.手法复位外固定

手法复位成功后采用石膏固定,即用上肢前、后石膏夹板固定,待肿胀消退后改为上肢管型石膏固定,一般8~12周可达到骨性愈合。也可以采用小夹板固定,即在前臂掌侧、背侧、尺侧和桡侧分别放置四块小夹板并捆扎,将前臂放在防旋板上固定,再用三角巾悬吊患肢。

2.切开复位内固定

在骨折部位选择切口,在直视下准确对位,用加压钢板螺钉固定或髓内针固定。

二、护理评估

(一)一般评估

1.健康史

(1)一般情况:了解患者的年龄、职业特点、运动爱好、日常饮食结构、有无酗酒等。

(2)受伤情况:了解患者受伤的原因、部位和时间,受伤时的体位和环境,外力作用的方式、方向与性质,骨折轻重程度,急救处理的过程等。

(3)既往史:重点了解与骨折愈合有关的因素,如患者有无骨折史,有无药物滥用、服用特殊药物及药物过敏史,有无手术史等。

2.生命体征(T、P、R、BP)

按护理常规监测生命体征。

3.患者主诉

受伤的原因、时间、外力方式与性质,骨折轻重程度及有无合并桡神经损伤、受伤时的体位和环境、急救处理的过程等。

4.相关记录

外伤情况及既往史,X线检查及实验室检查等结果记录。

(二)身体评估

1.术前评估

(1)视诊:患侧前臂出现肿胀、皮下瘀斑。

(2)触诊:患肢有触痛、骨摩擦音或骨擦感。

(3)动诊:可见反常活动。
(4)量诊:患肢有无短缩、双侧上肢周径大小、关节活动度。
2.术后评估
(1)视诊:患侧前臂出现肿胀、皮下瘀斑减轻或消退;外固定清洁、干燥,保持有效固定。
(2)触诊:患侧触痛减轻或消退;骨摩擦音或骨擦感消失。
(3)动诊:反常活动消失。
(4)量诊:患肢无短缩,双侧上肢周径大小相等、关节活动度无差异。

(三)心理-社会评估

患者突然受伤骨折,患侧肢体活动障碍,生活自理能力下降,疼痛刺激及外固定的使用,易产生焦虑、紧张及自身形象紊乱等心理变化。

(四)辅助检查阳性结果评估

肘关节或腕关节X线检查结果确定骨折类型、移位方向以及是否合并有桡骨头脱位或尺骨小头脱位。

(五)治疗效果的评估

(1)局部无压痛及纵向叩击痛。
(2)局部无反常活动。
(3)X线检查显示骨折处有连续骨痂通过,骨折线已模糊。
(4)拆除外固定后,成人上肢能平举1 kg重物持续达1分钟。
(5)连续观察2周骨折处不变形。

三、主要护理诊断(问题)

(一)疼痛

疼痛与骨折、软组织损伤、肌痉挛和水肿有关。

(二)外周神经血管功能障碍的危险

外周神经血管功能障碍的危险与骨和软组织损伤、外固定不当有关。

(三)潜在并发症

肌萎缩、关节僵硬。

四、主要护理措施

(一)病情观察与体位护理

1.疼痛护理

及时评估患者疼痛程度,遵医嘱给予止痛药物。

2.体位

用吊带或三角巾将患肢托起,以促进静脉回流,减轻肢体肿胀疼痛。

3.患肢缺血护理

观察石膏绷带或夹板固定的松紧度,必要时及时调整,以免神经、血管受压,影响有效组织灌注。观察前臂肿胀程度及手的感觉运动功能,如出现高张力肿胀、手指发凉、感觉异常、手指主动活动障碍、被动伸直剧痛、桡动脉搏动减弱或消失,即可确定骨筋膜室高压存在,须立即通知医师,并做好手术准备。如已出现"5P"征,及时手术也难以避免缺血性肌挛缩,从而遗留爪形手畸形。

4.局部制动

支持并保护患肢在复位后体位,防止腕关节旋前或旋后。

(二)饮食护理

指导患者进食高蛋白、高维生素、高热量、高钙和高铁的食物。

(三)生活护理

指导患者进行力所能及的活动,必要时提供帮助。

(四)心理护理

向患者和家属解释骨折的愈合是一个循序渐进的过程,充分固定能为骨折断端连接提供良好的条件。正确的功能锻炼可以促进断端生长愈合和患肢功能恢复。

(五)健康教育

1.指导功能锻炼

复位固定后尽早开始手指伸屈和用力握拳活动,并进行上臂和前臂肌肉的主动舒缩运动。2周后局部肿胀消退,开始练习腕关节活动。4周以后开始练习肘关节和肩关节活动。8～10周后拍片证实骨折已愈合,才可进行前臂旋转活动。

2.复查

告知患者及家属若骨折远端肢体肿胀或疼痛明显加重,肢体感觉麻木、肢端发凉,夹板或外固定松动,应立即到医院复查并评估功能恢复情况。

3.安全指导

指导患者及家属评估家庭环境的安全性,妥善放置可能影响患者活动的障碍物。

五、护理效果评估

(1)患者是否主诉骨折部位疼痛减轻或消失,感觉舒适。

(2)患侧肢端能否维持正常的组织灌注,皮肤温度和颜色正常,外周动脉搏动有力。

(3)能否避免因缺血性肌挛缩导致爪形手畸形的发生。一旦发生骨筋膜室综合征,能否及时发现和处理。

(4)患者在指导下能否按计划进行有效的功能锻炼,患肢功能恢复情况及有无活动障碍。

(张宝香)

第五节 桡骨远端骨折

一、疾病概述

(一)概念

桡骨远端骨折是指距桡骨远端关节面3 cm以内的骨折,常见于有骨质疏松的中老年女性。

(二)病因与分类

多为间接暴力引起。根据受伤的机制不同,可发生伸直型骨折和屈曲型骨折。

(三)临床表现

1.症状

伤后腕关节局部疼痛和皮下瘀斑、肿胀、功能障碍。

2.体征

患侧腕部压痛明显,腕关节活动受限。伸直型骨折由于远折端向背侧移位,从侧面看腕关节呈银叉畸形;又由于其远折端向桡侧移位,从正面看呈枪刺样畸形。屈曲型骨折者受伤后腕部出现下垂畸形。

(四)辅助检查

X线检查可见典型移位。

(五)治疗原则

1.手法复位外固定

对伸直型骨折者,手法复位后在旋前、屈腕、尺偏位用超腕关节石膏绷带固定或小夹板固定2周。水肿消退后,在腕关节中立位改用前臂管型石膏或继续用小夹板固定。屈曲型骨折处理原则基本相同,复位手法相反。

2.切开复位内固定

严重粉碎性骨折移位明显、手法复位失败或复位后外固定不能维持复位者,可行切开复位,用松质骨螺钉、T形钢板或钢针固定。

二、护理评估

(一)一般评估

1.健康史

(1)一般情况:了解患者的年龄、职业特点、运动爱好、日常饮食结构、有无酗酒等。

(2)受伤情况:了解患者受伤的原因、部位和时间,受伤时的体位和环境,外力作用的方式、方向与性质,骨折轻重程度,急救处理的过程等。

(3)既往史:重点了解与骨折愈合有关的因素,如患者有无骨折史,有无药物滥用、服用特殊药物及药物过敏史,有无手术史等。

2.生命体征(T、P、R、BP)

按护理常规监测生命体征。

3.患者主诉

受伤的原因、时间、外力方式与性质、骨折轻重程度及有无合并桡神经损伤、受伤时的体位和环境、急救处理的过程等。

4.相关记录

外伤情况及既往史,X线检查及实验室检查等结果记录。

(二)身体评估

1.术前评估

(1)视诊:患侧腕关节出现肿胀、皮下瘀斑;伸直型骨折从侧面看腕关节呈银叉畸形,从正面看呈枪刺样畸形;屈曲型骨折者受伤后腕部出现下垂畸形。

(2)触诊:患侧腕关节压痛明显。

(3)动诊:患侧腕关节活动受限。

(4)量诊:患肢有无短缩、双侧上肢周径大小、关节活动度。

2.术后评估

(1)视诊:患侧腕关节出现肿胀、皮下瘀斑减轻或消退,外固定清洁、干燥,保持有效固定。

(2)触诊:患侧腕关节压痛减轻或消退。

(3)动诊:患侧腕关节活动改善或恢复正常。

(4)量诊:患肢无短缩,双侧上肢周径大小相等、关节活动度无差异。

(三)心理-社会评估

患者突然受伤骨折,患侧肢体活动障碍,生活自理能力下降,疼痛刺激及外固定的使用,易产生焦虑、紧张及自身形象紊乱等心理变化。

(四)辅助检查阳性结果评估

肘腕关节 X 线检查结果确定骨折类型、移位方向。

(五)治疗效果的评估

(1)局部无压痛。

(2)局部无反常活动。

(3)X 线检查显示骨折处有连续骨痂通过,骨折线已模糊。

(4)拆除外固定后,成人上肢能胸前平举 1 kg 重物持续达 1 分钟。

(5)连续观察 2 周骨折处不变形。

三、主要护理诊断(问题)

(一)疼痛

疼痛与骨折、软组织损伤、肌痉挛和水肿有关。

(二)外周神经血管功能障碍的危险

外周神经血管功能障碍的危险与骨和软组织损伤、外固定不当有关。

四、主要护理措施

(一)病情观察与体位护理

1.疼痛护理

及时评估患者疼痛程度,遵医嘱给予止痛药物。

2.体位

用吊带或三角巾将患肢托起,以促进静脉回流,减轻肢体肿胀疼痛。

3.患肢缺血护理

观察石膏绷带或夹板固定的松紧度,必要时及时调整,以免神经、血管受压,影响有效组织灌注。观察前臂肿胀程度及手的感觉运动功能,如出现高张力肿胀、手指发凉、感觉异常、手指主动活动障碍、被动伸直剧痛、桡动脉搏动减弱或消失,即可确定骨筋膜室高压存在,须立即通知医师,并做好手术准备。

4.局部制动

支持并保护患肢在复位后体位,防止腕关节旋前或旋后。

(二)饮食护理

指导患者进食高蛋白、高维生素、高热量、高钙和高铁的食物。

（三）生活护理

指导患者进行力所能及的活动，必要时提供帮助。

（四）心理护理

向患者和家属解释骨折的愈合是一个循序渐进的过程，充分固定能为骨折断端连接提供良好的条件。正确的功能锻炼可以促进断端生长愈合和患肢功能恢复。

（五）健康教育

1. 指导功能锻炼

复位固定后尽早开始手指伸屈和用力握拳活动，并进行前臂肌肉的主动舒缩运动。4～6周后可去除外固定，逐渐开始关节活动。

2. 复查

告知患者及家属若骨折远端肢体肿胀或疼痛明显加重，肢体感觉麻木、肢端发凉，夹板或外固定松动，应立即到医院复查并评估功能恢复情况。

3. 安全指导

指导患者及家属评估家庭环境的安全性，妥善放置可能影响患者活动的障碍物。

五、护理效果评估

（1）患者是否主诉骨折部位疼痛减轻或消失，感觉舒适。

（2）患侧肢端能否维持正常的组织灌注，皮肤温度和颜色正常，外周动脉搏动有力。

（3）能否避免因缺血性肌挛缩的发生。一旦发生，能否及时发现和处理。

（4）患者在指导下能否按计划进行有效的功能锻炼，患肢功能恢复情况及有无活动障碍。

（张宝香）

第六节　脊柱骨折

一、疾病概述

（一）概念

脊柱骨折又称脊椎骨折，占全身各类骨折的5％～6％。脊柱骨折可以并发脊髓或马尾神经损伤，特别是颈椎骨折-脱位合并有脊髓损伤时能严重致残甚至丧失生命。

（二）相关病理生理

脊柱分为前、中、后3柱。中柱和后柱包裹了脊髓和马尾神经，该区的损伤可以累及神经系统，特别是中柱损伤，碎骨片和髓核组织可以突入椎管的前半部而损伤脊髓。胸腰段脊柱第10胸椎至第2腰椎处于2个生理弧度的交汇处，是应力集中之处，也是常见骨折之处。

（三）病因与诱因

主要原因是暴力，多数由间接暴力引起，少数因直接暴力所致。当从高处坠落时，头、肩、臀部或足部着地，地面对身体的阻挡，使身体猛烈屈曲，所产生的垂直分力可导致椎体压缩性骨折，水平分力较大时则可同时发生脊椎脱位。直接暴力所致的脊椎骨折，多见于战伤、爆炸伤、直接撞伤等。

1.病理和分类

暴力的方向可以通过 X、Y、Z 轴,牵拉和旋转;在 X 轴上有屈、伸和侧方移动;在 Z 轴上则有侧屈和前后方向移动。因此,胸腰椎骨折和颈椎骨折分别可以有 6 种类型损伤。

2.胸、腰椎骨折的分类

(1)单纯性楔形压缩性骨折:脊柱前柱损伤,椎体成楔形,脊柱仍保持稳定。

(2)稳定性爆破型:前柱、中柱损伤。通常是高处坠落时,脊柱保持正直,胸腰段脊柱的椎体因受力、挤压而破碎;后柱不损伤,脊柱稳定。但破碎的椎体与椎间盘可突出于椎管前方,损伤脊髓而产生神经症状。

(3)不稳定性爆破型:前柱、中柱、后柱同时损伤。由于脊柱不稳定,可出现创作后脊柱后突和进行性神经症状。

(4)Chance 骨折:椎体水平状撕裂性损伤。如从高空仰面落下,背部被物体阻挡,脊柱过伸,椎体横形裂开;脊柱不稳定。

(5)屈曲-牵拉型:前柱部分因受压缩力而损伤,而中柱、后柱同时因牵拉的引力而损伤,造成后纵韧带断裂,脊椎关节囊破裂,关节突脱位,半脱位或骨折;是潜在性不稳定型骨折。

(6)脊柱骨折-脱位:又名移动性损伤。脊柱沿横面移位,脱位程度重于骨折。此类损伤较严重,伴脊髓损伤,预后差。

3.颈椎骨折的分类

(1)屈曲型损伤:前柱因受压缩力而损伤,而后柱因牵拉的张力而损伤。①前方半脱位(过屈型扭伤):后柱韧带完全或不完全性破裂。完全性者可有棘突上韧带、棘间韧带、脊椎关节囊破裂和横韧带撕裂。不完全性者仅有棘上韧带和部分棘间韧带撕裂。②双侧脊椎间关节脱位:因过度屈曲,中后柱韧带断裂,脱位的关节突超越至下一个节段小关节的前方与上方。大多数患者伴有脊髓损伤。③单纯椎体楔形(压缩性)骨折:较常见,除椎体压缩性骨折外,还不同程度的后方韧带结构破裂。

(2)垂直压缩损伤:多数发生在高空坠落或高台跳水者。①第一颈椎双侧前、后弓骨折:也称 Jefferson 骨折。②爆破型骨折:颈椎椎体粉碎骨折,多见于第 5、6 颈椎椎体。破碎的骨折片可凸向椎管内,瘫痪发生率高达 80%。

(3)过伸损伤。①过伸性脱位:前纵韧带破裂,椎体横行裂开,椎体向后脱位。②损伤性枢椎椎弓骨折:暴力来自颏部,使颈椎过度仰伸,枢椎椎弓垂直状骨折。

(4)齿状突骨折:机制不清,暴力可能来自水平方向,从前向后经颅骨至齿状突。

(四)临床表现

有严重的外伤史,如高空坠落、重物撞击腰背部、塌方事件被泥土、矿石掩埋等。

胸腰椎损伤后,主要症状为局部疼痛,站立及翻身困难。腹膜后血肿刺激了腹腔神经节,合并肠蠕动减慢,常出现腹痛、腹胀甚至肠麻痹症状。

检查时要详细询问病史、受伤方式、受伤时姿势、伤后有无感觉及运动障碍。

注意多发伤:多发伤患者往往合并有颅脑、胸、腹脏器的损伤。要先处理紧急情况,抢救生命。

检查脊柱时暴露面应足够,必须用手指从上至下逐个按压棘突,如发现位于中线部位局部肿胀和明显的局部压痛,提示后柱已有损伤;胸腰段脊柱骨折常可摸到后凸畸形。

(五)辅助检查

1.影像学检查

(1)X线检查:有助于明确脊椎骨折的部位、类型和移位情况。

(2)CT检查:用于检查椎体的骨折情况,椎管内有无出血及碎骨片。

(3)MRI检查:有助于观察及确定脊髓损伤的程度和范围。

2.肌电图

测量肌的电传导情况,鉴别脊髓完整性的水平。

3.实验室检查

除常规检查外,血气分析检查可判断有通气不足危险患者的呼吸状况。

(六)治疗原则

1.抢救生命

脊柱损伤患者伴有颅脑、胸、腹脏器损伤或并发休克时,首先处理紧急问题,抢救生命。

2.卧硬板床

胸腰椎骨折和脱位,单纯压缩骨折椎体压缩不超过1/3者,可仰卧于木板床,在骨折部加枕垫,使脊柱过伸。

3.复位固定

较轻的颈椎骨折和脱位者用枕颌带做卧位牵引复位;明显压缩移位者做持续颅骨牵引复位。牵引重量3~5 kg,复位后用头颈胸支具固定3个月。胸腰椎复位后用腰围支具固定。也可用两桌法或双踝悬吊法复位,复位后不稳定或关节交锁者,可手术治疗,做植骨和内固定。

4.腰背肌锻炼

胸腰椎单纯压缩骨折,椎体压缩不超过1/3者,在受伤后1~2天开始进行,利用背伸肌的肌力及背伸姿势,使脊柱过伸,借椎体前方的前纵韧带和椎间盘纤维环的张力,使压缩的椎体自行复位,恢复原形状。严重的胸、腰椎骨折和骨折脱位,可通过腰背肌功能锻炼,使骨折获一定程度的复位。

二、护理评估

(一)一般评估

1.健康史

(1)一般情况:了解患者的年龄、职业特点、运动爱好、日常饮食结构、有无酗酒等。

(2)受伤情况:了解患者受伤的原因、部位和时间,受伤时的体位、症状和体征,搬运方式、现场及急诊室急救情况,有无昏迷史和其他部位复合伤等。

(3)既往史与服药史:有无脊柱受伤或手术史。

2.生命体征(T、P、R、BP)与意识

评估患者的呼吸、血压、脉搏、体温及意识情况。其包括呼吸形态、节律、频率、深浅、呼吸道是否通畅、患者能否有效咳嗽和排除分泌物;有无心动过缓和低血压;有无出汗,患者皮肤的颜色、温度;有无体温调节障碍。对伴有颅脑损伤的患者,可用格拉斯昏迷量表评估患者的意识情况。排尿和排便情况:患者有无尿潴留或充盈性尿失禁;尿液颜色、量和比重;有无便秘或大便失禁。

3.患者主诉

受伤的时间、原因和部位,受伤时的体位、症状和体征、搬运方式,现场及急诊室急救的情况,有无昏迷史和其他部位的合并伤。患者既往健康情况,有无脊柱受伤或手术史,近期有无因其他疾病而服用药物,应用剂量、时间和疗程。

4.相关记录

疼痛评分、全身皮肤及其他外伤情况。

(二)身体评估

1.视诊

受伤部位有无皮肤组织破损,局部肤色和温度,有无活动性出血及其他复合性损伤的迹象。

2.触诊

评估感觉和运动情况:患者的痛、温、触及位置觉的丧失平面及程度。

3.叩诊

患肢神经反射是否正常。

4.动诊

肢体感觉,活动和肌力的变化,双侧有无差异,有无腹胀和麻痹性肠梗阻征象。

(三)心理-社会评估

评估患者有无恐惧、紧张心理;评估患者和亲属对疾病的心理承受能力和对相关康复知识的认知程度,家庭及社会支持情况。

(四)辅助检查阳性结果评估

评估患者的影像学检查和实验室检查结果有无异常,以帮助判断病情和预后。

(五)治疗效果的评估

手术治疗评估要点。

1.术前评估要点

(1)术前实验室检查结果评估:血常规及血生化、腰椎X线检查、心电图等。

(2)术前术区皮肤、饮食、肠道、用药准备情况。

(3)患者准备:评估患者对手术过程的了解程度,有无过度焦虑或者担忧;对预后的期望值等。

2.术后评估要点

(1)生命体征的评估:术后24小时内,密切观察生命体征的变化,进行床边心电监护,每30分钟至1小时记录1次,观察有无因术中出血、麻醉等引起血压下降。

(2)体位评估:是否采取正确的体位,以保持脊柱功能位及舒适为标准。

(3)术后感觉,运动和各项功能恢复情况。

(4)功能锻炼情况,如患者是否按计划进行功能锻炼及有无活动障碍引起的并发症出现。

三、护理诊断(问题)

(一)有皮肤完整性受损的危险

这与活动障碍和长期卧床有关。

(二)潜在并发症

脊髓损伤。

(三)有失用综合征的危险

这与脊柱骨折长期卧床有关。

四、主要护理措施

(一)病情观察与并发症预防

1.脊髓损伤的观察和预防

观察患者肢体感觉、运动、反射和括约肌功能是否随着病情发展而变化,及时发现脊髓损伤征象,报告医师并协助处理。尽量减少搬动患者,搬运时保持患者的脊柱中立位,以免造成或加重脊髓损伤。对已发生脊髓损伤者做好相应护理。

2.疼痛护理

及时评估患者疼痛程度,遵医嘱给予止痛药物。

3.预防压疮

(1)定时翻身:间歇性解除压迫是有效预防压疮的关键,故在卧床期间应每2～3小时翻身1次。翻身时采用轴线翻身法:胸腰段骨折者双臂交叉放于胸前,两护士分别托扶患者肩背部和腰腿部翻至侧卧位;颈段骨折者还需一人托扶头部,使其与肩同时翻动。患者自行翻身时,应先挺直腰背部再翻身,以利用绷紧的躯干肌肉形成天然内固定夹板。侧卧时,患者背后从肩到臀用枕头抵住以免腰胸部脊柱扭转,上腿屈髋屈膝而下腿伸直。两腿间垫枕以防髋内收。颈椎骨折患者不可随意低头、抬头或转动颈部,遵医嘱决定是否垫枕及枕头放置位置。避免在床上拖拽患者,以减少局部皮肤剪切力。

(2)合适的床铺:床单清洁干燥和舒适,有条件的可使用特制翻身床、明胶床垫、充气床垫、波纹气垫等。注意保护骨突出部位,使用气垫或棉圈等使骨突部位悬空,定时对受压的骨突部位进行按摩。保持个人清洁卫生和床单清洁干燥。

(3)增加营养:保证足够的营养素摄入,提高机体抵抗力。

4.牵引护理

(1)颅骨牵引时,每班检查牵引,并拧紧螺母,防止牵引弓脱落。

(2)牵引重锤保持悬空,不可随意增减或移去牵引重量,定期测量下肢的长度和力线,以免造成过度牵引和骨端旋转。

(3)注意牵引针是否有移位,若有移位应消毒后调整。

(4)保持对抗牵引力:颅骨牵引时,应抬高床头,若身体移位,抵住了床头,及时调整,以免失去反牵引作用。

(5)告知患者和家属牵引期间牵引方向与肢体方向应成直线,以达到有效牵引。

(二)饮食

给予患者高热量、高蛋白、高纤维素、高钙、富含维生素及果胶成分饮食,如牛奶、鸡蛋、海米、虾皮、鱼汤、骨头汤、新鲜蔬菜和水果等。

(三)用药护理

了解药物不良反应,对症处理用药时观察其用药后效果。根据疼痛程度使用止痛药,并评估不良反应。

(四)心理护理

向患者和家属解释骨折的愈合是一个循序渐进的过程,充分固定能为骨折断端连接提供良好的条件。正确的功能锻炼可以促进断端生长愈合和患肢功能恢复。鼓励患者表达自己的思想,减轻患者及其家属的心理负担。

(五)健康教育

1.指导功能锻炼

脊柱损伤后长期卧床可导致失用综合征,故应根据骨折部位、程度和康复治疗计划,指导和鼓励患者早期活动和功能锻炼。单纯压缩骨折患者卧床3天后开始腰背部肌肉锻炼,开始臀部左右活动,然后要求做背伸动作,使臀部离开床面,随着腰背肌力量的增加,臀部离开床面的高度也逐渐增高。2个月后骨折基本愈合,第3个月可以下地少量活动,但仍以卧床休息为主。3个月后逐渐增加下地活动时间。除了腰背肌锻炼,还应定时进行全身各个关节的全范围被动或主动活动,每天数次,以促进血液循环,预防关节僵硬和肌萎缩。鼓励患者适当进行日常活动能力的训练,以满足其生活需要。

2.复查

告知患者及家属局部疼痛明显加重,或不能活动,应立即到医院复查并评估功能恢复情况。

3.安全指导

指导患者及家属评估家庭环境的安全性,妥善放置可能影响患者活动的障碍物。

五、护理效果评估

(1)患者是否主诉骨折部位疼痛减轻或消失,感觉舒适。

(2)患者皮肤是否保持完整,能否避免压疮发生。

(3)能否避免脊髓损伤等并发症的发生,一旦发生,能否及时发现和处理。

(4)患者在指导下能否按计划进行有效的功能锻炼,能否避免失用综合征的发生。

(张宝香)

第七节 骨盆骨折

一、疾病概述

(一)概念

骨盆骨折多由直接暴力挤压骨盆所致,多伴有并发症和多发伤。

(二)相关病理生理

骨盆的血管及静脉丛丰富,内有重要脏器和血管,骨折常合并静脉丛、动脉出血及盆腔内脏器损伤并导致相应的病理生理变化。

(三)病因

常见原因有交通事故、意外摔倒或高处坠落等。年轻人骨盆骨折主要是由于交通事故和高处坠落引起。老年人骨盆骨折最常见的原因是摔倒。

(四)分类

目前国际上常用的骨盆骨折分类:Young&Burgess分类,共4种类型。

1.分离型(APC)

由前后挤压伤所致,常见耻骨联合分离,严重时造成骶髂前后韧带损伤;根据骨折严重程度不同又分为Ⅰ、Ⅱ、Ⅲ 3个亚型。

2.压缩型(LC)

由侧方挤压伤所致,常造成骶骨骨折(侧后方挤压)及半侧骨盆内旋(侧前方挤压);也根据骨折严重程度不同又分为Ⅰ、Ⅱ、Ⅲ 3个亚型。

3.垂直型(VS)

剪切外力损伤,由垂直或斜行外力所致,常导致垂直或旋转方向不稳定。

4.混合外力(CM)

侧方挤压伤及剪切外力损伤,导致骨盆前环及前后韧带的损伤占骨盆骨折的14%。

该分类的优点是有助于损伤程度的判断及对合并损伤的估计可以指导抢救判断预后,根据文献统计,分离型骨折合并损伤最严重,死亡率也最高,压缩型次之,垂直型较低;而在出血量上的排序依次是分离型、垂直型、混合型、压缩型。

Tile's/AO 分类如下。

A 型:稳定,轻度移位。

B 型:纵向稳定,旋转不稳定,后方及盆底结构完整。

B_1:前后挤压伤,外旋,耻骨联合>2.5 cm,骶髂前韧带和骶棘韧带损伤。

B_2:侧方挤压伤,内旋。

$B_{2.1}$:侧方挤压伤,同侧型。

$B_{2.2}$:侧方挤压伤,对侧型。

B_3:双侧 B 型损伤。

C 型:旋转及纵向均不稳定(纵向剪力伤)。

C_1:单侧骨盆。

$C_{1.1}$:髂骨骨折。

$C_{1.2}$:骶髂关节脱位。

$C_{1.3}$:骶骨骨折。

C_2:双侧骨盆。

C_3:合并髋臼骨折。

(五)临床表现

1.症状

患者髋部肿胀、疼痛,不敢坐起或站立。有畸形、疼痛、肿胀、瘀斑、活动障碍、休克、后腹膜后血肿、直肠肛管及女性生殖道损伤、尿道膀胱损伤、神经损伤、脏器损伤。

2.体征

(1)骨盆分离试验与挤压试验阳性:检查者双手交叉撑开患者的两髂嵴,使两骶髂关节的关节面更紧贴,而骨折的骨盆前环产生分离,如出现疼痛即为骨盆分离试验阳性。双手挤压患者的两髂嵴,伤处仍出现疼痛为骨盆挤压试验阳性。

(2)肢体长度不对称:用皮尺测量胸骨剑突与两髂前上棘之间的距离,骨盆骨折向上移位的一侧长度较短。也可测量脐孔与两侧内踝尖端的距离。

(3)会阴部瘀斑:是耻骨和坐骨骨折的特有体征。

(六)辅助检查

X线和CT检查能直接反映是否存在骨盆骨折及其类型。

1.X线检查

(1)骨盆正位片:常规、必需的基本检查,90%的骨盆骨折可经正位片检查发现。

(2)骨盆入口位片:拍摄时球管向头端倾斜40°,可以更好地观察骶骨翼骨折、骶髂关节脱位、骨盆前后及旋转移位、耻骨支骨折、耻骨联合分离等。

(3)骨盆出口位片:拍摄时球管向尾端倾斜40°,可以观察骶骨、骶孔是否有骨折,骨盆是否有垂直移位。

2.CT是对于骨盆骨折最准确的检查方法

一旦患者的病情平稳,应尽早行CT检查。对于骨盆后方的损伤尤其是骶骨骨折及骶髂关节损伤,CT检查更为准确,伴有髋臼骨折时也应行CT检查,CT三维重建可以更真实的显示骨盆的解剖结构及骨折之间的位置关系,形成清晰逼真的三维立体图像,对于判断骨盆骨折的类型和决定治疗方案均有较高价值。CT还可以同时显示腹膜后及腹腔内出血的情况。

(七)治疗原则

首先处理休克和各种危及生命的并发症,再处理骨折。

1.非手术治疗

(1)卧床休息:骨盆边缘性骨折、骶尾骨骨折应根据损伤程度卧硬板床休息3~4周,以保持骨盆的稳定。髂前上棘骨折患者置于屈髋位;坐骨结节骨折置于伸髋位。

(2)复位与固定:不稳定骨折可用骨盆兜带悬吊牵引、髋人字石膏、骨牵引等方法达到复位与固定的目的。

2.手术治疗

(1)骨外固定架固定术:适用于骨盆环双处骨折患者。

(2)切开复位钢板内固定术:适用于骨盆环两处以上骨折患者,以保持骨盆的稳定。

二、护理评估

(一)一般评估

1.健康史

(1)一般情况:了解患者的年龄、职业特点、运动爱好、日常饮食结构、有无酗酒等。

(2)受伤情况:了解患者受伤的原因、部位和时间,受伤时的体位和环境,外力作用的方式、方向与性质等。

(3)既往史:有无药物滥用、服用特殊药物及药物过敏史,有无手术史等。

2.生命体征(T、P、R、BP)

每1小时监测体温、脉搏、呼吸、血压1次,详细记录,特别是血压情况,以防发生低血容量休克,为抢救提供有力的依据。

3.患者主诉

有无疼痛、排尿、排便等情况。

4.相关记录

皮肤完整性、排尿及排便情况、双下肢感觉、运动、外周血运、肿胀、畸形等情况。

(二)身体评估

1.术前评估

(1)视诊:有无活动受限。会阴部、腹股沟、臀部有无瘀血、瘀斑。有无骨盆变形、肢体不等长等现象。

(2)触诊:有无按压痛,有无异常活动及骨擦音等。

(3)叩诊:有无叩击痛。

(4)动诊:骨盆分离试验与挤压试验。

(5)量诊:肢体长度是否对称。用皮尺测量胸骨剑突与两髂前上棘之间的距离,向上移位的一侧长度较短。也可测量脐孔与两侧内踝尖端之间的距离。

2.术后评估

(1)视诊:观察患者神志,局部伤口有无红肿热痛、有无渗血、渗液情况,引流液的颜色、量、性质。

(2)触诊:足背及股动脉搏动情况、肢端皮温、颜色、毛细血管充盈情况。

(3)动诊:进行相应的感觉运动检查,有无麻木异样感、部位、程度;观察踝关节及足趾的活动情况。

(4)量诊:肢体长度是否对称。

(三)心理-社会评估

患者在疾病治疗过程中的心理反应与需求,家庭及社会支持情况,引导患者正确配合疾病的治疗与护理。

(四)辅助检查阳性结果评估

(1)骨盆 X 线检查、CT 检查等可显示骨折的损伤机制。

(2)血常规检验提示有无血容量不足、肝肾功能、电解质等。

(五)治疗效果的评估

1.非手术治疗评估要点

复位固定好,疼痛减轻,骨折端愈合良好。

2.手术治疗评估要点

对旋转不稳定骨折提供足够的稳定,以促使骨折愈合,并为早期负重提供所需的稳定。

三、护理诊断(问题)

(一)组织灌注量不足

这与骨盆损伤、出血等有关。

(二)排尿和排便形态异常

这与膀胱、尿道、腹内脏器或直肠损伤有关。

(三)有皮肤完整性受损的危险

这与骨盆骨折和活动障碍有关。

(四)躯体活动障碍

这与骨盆骨折有关。

(五)疼痛

这与骨折、软组织创伤等有关。

(六)潜在并发症

(1)术后感染:与损伤机制及手术有关。
(2)深静脉血栓:与盆腔静脉的损伤及制动有关。
(3)神经损伤:与骶髂关节脱位时的骶神经受牵拉和骶骨骨折时嵌压损伤有关。
(4)肺部感染:与长期卧床、无法改变体位有关。
(5)泌尿系统感染:与长期卧床、泌尿系统损伤有关。

四、主要护理措施

(一)术前护理

1.急救护理

有危及生命时应先抢救生命,对休克患者进行抗休克治疗,然后处理骨折。

(1)观察生命体征:骨盆骨折常合并静脉丛及动脉出血,出现低血容量休克。应注意观察患者的意识、脉搏、血压和尿量,及时发现和处理血容量不足。
(2)建立静脉输液通路:及时按医嘱输血和补液,纠正血容量不足。
(3)及时止血和处理腹腔内脏器官损伤:若经抗休克治疗和护理仍不能维持血压,应及时通知医师,并协助做好手术准备。

2.维持排尿、排便通畅

(1)观察:患者有无排尿困难、尿量及色泽,有无腹胀和便秘。
(2)导尿护理:对于尿道损伤致排尿困难者,予以导尿或留置导尿,并加强尿道口和导尿管的护理;保持导尿管通畅。

3.饮食护理

术前加强饮食营养,宜高蛋白、高维生素、高钙、高铁、粗纤维食物,以补充失血过多导致的营养失调。食物应易消化,且根据受伤程度决定膳食种类,若合并直肠损伤或有腹胀腹痛,则应酌情禁食。必要时静脉高营养治疗。

4.卧位

不影响骨盆环完整的骨折,可取仰卧与侧卧交替,侧卧时健侧在下,严禁坐立,伤后应平卧硬板床,且应减少搬动。必须搬动时则由多人平托,以免引起疼痛,增加出血。

(二)术后护理

1.病情观察

(1)生命体征:术后严密观察生命体征及神志,与麻醉科医师交班,了解患者术中情况,心电监护;留置导尿管,准确记录尿量。
(2)切口护理:观察切口敷料情况及切口愈合情况,有无红肿热痛、渗液。若切口感染者,协助做好分泌物培养,加强换药。
(3)切口引流管护理:妥善固定,变换体位时注意牵拉,保持通畅;观察引流液的量、色、性质。及时记录。
(4)导尿管的护理:观察尿液的量、色、性状。如无膀胱尿道损伤应间歇夹尿管,训练膀胱功能,尽早停尿管。如有膀胱尿道损伤,术后需持续开放尿管,根据医嘱停尿管。留置导尿管者一天2次会阴护理,鼓励患者每天饮水1 500 mL以上。

2.皮肤护理

(1)保持个人卫生清洁:注意卧床患者的皮肤护理,保持皮肤清洁、健康和床单平整干燥;按时按摩受压部位;防止发生压疮。

(2)体位:协助患者更换体位,绝对卧床,根据医嘱决定是否可以抬高床头或下床。可适当翻身,骨折愈合后方可向患侧卧位。

3.协助指导患者合理活动

根据骨折的稳定性和治疗方案,与患者一起制订适宜的锻炼计划并指导其实施。部分患者在手术后几天内即可完全负重,行牵引的患者需12周以后才能负重。长时间卧床的患者须练习深呼吸、进行肢体肌的等长舒缩;每天多次,每次5～20分钟。允许下床后,可使用助行器或拐杖,以使上下肢共同分担体重。

4.疼痛护理

(1)有效控制疼痛,保证足够的睡眠。

(2)宣教疼痛的评分方法,疼痛引起的原因及减轻疼痛的方法,如正确翻身、放松疗法、转移注意力、药物控制,提高患者疼痛阈值,减轻心理负担。

(3)疼痛>5分,分析疼痛原因,针对疼痛引起的原因,给予相应的处理。如调整体位,解除局部皮肤卡压。

(4)疼痛原因明确按医嘱尽早给予止痛药,30分钟后观察止痛效果。

5.饮食护理

术后6小时可进食,多饮水、多吃水果、蔬菜;高蛋白饮食,保持大便通畅。

6.功能锻炼

(1)不影响骨盆环完整的骨折:①单纯一处骨折,无合并伤,又不需复位者,卧床休息,仰卧与侧卧交替(健侧在下)。早期在床上做上肢伸展运动、下肢肌肉收缩及足踝活动。②伤后1周后半卧及坐位练习,并作髋关节、膝关节的伸屈运动。③伤后2～3周,如全身情况尚好,可下床站立并缓慢行走,逐渐加大活动量。④伤后3～4周,不限制活动,练习正常行走及下蹲。

(2)影响骨盆环完整的骨折:①伤后无并发症者,卧硬板床休息,并进行上肢活动。②伤后第2周开始半坐位,进行下肢肌肉收缩锻炼,如股四头肌收缩、踝关节背伸和跖屈、足趾伸屈等活动。③伤后第3周在床上进行髋、膝关节的活动,先被动,后主动。④伤后第6～8周(即骨折临床愈合),拆除牵引固定,扶拐行走。⑤伤后第12周逐渐锻炼,并弃拐负重步行。

(三)术后并发症的观察及护理

1.神经损伤

了解有无神经损伤,并观察各神经支配的感觉运动的进展情况。骶骨管骨折脱位可损伤支配括约肌及会阴部的马尾神经。骶骨孔部骨折可损伤坐骨神经根,骶1侧翼骨折可损伤腰5神经,坐骨大切迹部或坐骨骨折可伤及坐骨神经,耻骨支骨折偶可损伤闭孔神经或股神经。髂前上棘撕脱骨折可伤及骨外皮神经。

2.感染

观察生命体征、血常规结果,观察创面有无红肿热痛、渗液,有局部引流时,观察引流液的量、色、性状,保持局部引流通畅。及早发现处理合并伤,合理适用抗生素。直肠肛管损伤常常是盆腔感染的主要来源,可形成化脓性骨髓炎、骨盆周围脓肿、包括髋关节在内的一侧骨盆、臀部、腹股沟的严重化脓感染;阴道破裂与骨折相同,可引起深部感染。

3.肺栓塞

观察神志、生命体征、氧饱和度、胸闷、胸痛情况。其典型表现为咳嗽、胸痛、呼吸困难、低氧血症、意识改变。但大部分患者缺乏典型症状或以一种症状为主或无症状,不注意时易被忽略。小心搬运,患肢抬高放置,预防感染和防治休克,纠正酸中毒,给氧。如有严重骨折创伤、明显低血氧,又不能用其他原因解释者,有明显的诊断次要指标(如贫血、血小板计数减少等)可以初步诊断,应及时通知医师,密切观察,立即展开治疗。

4.下肢深静脉血栓形成

观察下肢有无疼痛、肿胀、静脉扩张、腓肠肌压痛等。加强小腿肌肉静态收缩和踝关节的活动、理疗、预防性抗凝治疗。血栓形成后,避免患肢活动,忌做按摩、理疗等,按医嘱予抗凝溶栓治疗,注意观察抗凝药的不良反应。

5.肌肉萎缩、关节僵硬

早期进行肌肉收缩锻炼。根据患者的活动能力,尽早进行股四头肌收缩和踝关节伸屈等活动。

6.压疮

观察患者疼痛的部位,皮牵引或石膏支具对皮肤的卡压情况,注意牵引部位或边缘皮肤有无破损或出现水疱。注意尾骶部皮肤情况。卧床患者定时翻身、抬臀,及时调整皮牵引,皮牵引时可在足跟部预防性贴水胶体敷料。

7.便秘

评估患者的饮食结构、排便习惯、目前的排便情况、活动情况。很多患者不习惯床上排便,怕造成别人麻烦,应消除患者的心理顾虑,宣教便秘及便秘防治的相关知识,宣教保持大便通畅的重要性;多吃含粗纤维多的蔬菜、水果,多饮水;予手法按摩腹部;必要时给予药物治疗。

(四)心理护理

(1)术前了解患者家庭支持情况,心理、社会、精神状况;患者对疾病的认知程度;患者伤势较重,易产生恐惧心理。应以娴熟的抢救技术控制病情发展,减少患者的恐惧。病情稳定后,可让患者和家属与同种手术成功的患者交谈,从心理上认清接受手术治疗的必要性,对手术要达到的目的及可能发生的并发症与意外事项,有一定的心理准备。

(2)术后心理支持,鼓励患者保持良好的心态,正确对待疾病。

(五)健康教育

(1)体位与活动:卧床,按医嘱循序渐进功能锻炼。不同部位的骨折,愈合时间不同,须严格按医嘱,不能自行过早负重。

(2)饮食:鼓励进高热量、高蛋白、富含维生素易消化的饮食。

(3)心理支持:鼓励患者保持良好精神状态。

(4)劝导戒烟。

(5)介绍药物的名称、剂量、用法、作用和不良反应。

(6)出院后继续功能锻炼。

(7)指导患者定时门诊复查,并说明复查的重要性。如出现病情变化,及时来医院就诊。

五、护理效果评估

(1)生命体征平稳,疼痛缓解。

(2)牵引复位或手术固定有效。
(3)合并腹膜后血肿和腹内脏器损伤得到有效处理,无相关并发症出现。
(4)根据指导适当有效的功能锻炼。

(张宝香)

第八节　股骨颈骨折

一、疾病概述

(一)概念

股骨颈骨折多发生在中老年人,以女性多见。常出现骨折不愈合(占 15%)和股骨头缺血性坏死(占 20%～30%)。

(二)相关病理生理

股骨颈骨折的发生常与骨质疏松导致骨质量下降有关,使患者在遭受轻微扭转暴力时即发生骨折。

(三)病因与分类

患者多在走路时滑倒,身体发生扭转倒地,间接暴力传导致股骨颈发生骨折。青少年股骨颈骨折较少见,常需较大暴力才会引起,且多为不稳定型。

(1)按骨折线部位分类:股骨头下骨折、经股骨颈骨折和股骨颈基底骨折。
(2)按 X 线表现分类:内收骨折、外展骨折。
(3)按移位程度分类:常采用 Garden 分型,可分为不完全骨折、完全骨折但不移位、完全骨折部分移位且股骨头与股骨颈有接触、完全移位的骨折。

(四)临床表现

1.症状

中老年人有摔倒受伤史,伤后感髋部疼痛,下肢活动受限,不能站立和行走。嵌插骨折患者受伤后仍能行走,但是数天后髋部疼痛逐渐加强,活动后更痛,甚至完全不能行走,提示可能由受伤时的稳定骨折发展为不稳定骨折。

2.体征

患肢缩短,出现外旋畸形,一般在 45°～60°。患侧大转子突出,局部压痛和轴向叩击痛。患者较少出现髋部肿胀和瘀斑。

(五)辅助检查

髋部正侧位 X 线检查可见明确骨折的部位、类型、移位情况,是选择治疗方法的重要依据。

(六)治疗原则

1.非手术治疗

无明显移位的骨折、外展型或嵌插型等稳定性骨折者,年龄过大、全身情况差。或合并有严重心、肺、肾、肝等功能障碍者,可选择非手术治疗。患者可穿防旋鞋,下肢 30°外展中立位皮肤牵引,卧床 6～8 周。对全身情况很差的高龄患者应以挽救生命和治疗并发症为主,骨折可不进行特殊治疗。尽管可能发生骨折不愈合,但患者仍能扶拐行走。

2.手术治疗

对内收型骨折和有移位的骨折,65岁以上老年人的股骨头下型骨折、青少年股骨颈骨折、股骨陈旧性骨折不愈合及影响功能的畸形愈合等,应采用手术治疗。

(1)闭合复位内固定:对所有类型股骨颈骨折患者均可进行闭合复位内固定术。闭合复位成功后,在股骨外侧打入多根空心加压螺钉内固定或动力髋钉板固定。

(2)切开复位内固定:对闭合复位困难或复位失败者可行切开复位内固定术。经切口在直视下复位,用加压螺钉。

(3)人工关节置换术:对全身情况尚好的高龄患者股骨头下骨折,已合并骨关节炎或股骨头坏死者,可选择单纯人工股骨头置换术或全髋关节置换术。

二、护理评估

(一)一般评估

1.健康史

(1)一般情况:了解患者的年龄、职业特点、运动爱好、日常饮食结构、有无酗酒等。

(2)受伤史:有摔倒受伤后感髋部疼痛,下肢活动受限,不能站立和行走。

(3)既往史:重点了解与骨折愈合有关的因素,如患者有无骨折史,有无药物滥用、服用特殊药物及药物过敏史,有无手术史等。

2.生命体征(T、P、R、BP)

根据病情定时监测生命体征。

3.患者主诉

受伤的原因、时间、外力方式与性质,骨折轻重程度及有无合并桡神经损伤、受伤时的体位和环境、急救处理的过程等。

4.相关记录

外伤情况及既往史,X线检查及实验室检查等结果记录。

(二)身体评估

1.术前评估

(1)视诊:患肢出现外旋畸形,股骨大转子突出。

(2)触诊:患肢局部压痛。

(3)叩诊:患肢局部纵向压痛。

(4)动诊:患肢活动受限。

(5)量诊:患肢有无短缩、双侧下肢周径大小、关节活动度。

2.术后评估

(1)视诊:患肢保持外展中立位;外固定清洁、干燥,保持有效固定。

(2)触诊:患肢局部压痛减轻或消退。

(3)叩诊:患肢局部纵向压痛减轻或消退。

(4)动诊:患肢根据愈合情况进行相应活动。

(5)量诊:患肢无短缩,双侧下肢周径大小相等、关节活动度无差异。

(三) 心理-社会评估

患者受伤骨折,患侧肢体活动障碍,生活自理能力下降,疼痛刺激及外固定的使用,易产生焦虑、紧张及自身形象紊乱等心理变化。

(四) 辅助检查阳性结果评估

髋部正侧位 X 线检查结果确定骨折的部位、类型、移位方向。

(五) 治疗效果的评估

(1) 局部无压痛及叩击痛。
(2) 局部无反常活动。
(3) 内固定治疗者,X 线检查显示骨折处有连续骨痂通过,骨折线已模糊。
(4) X 线检查证实骨折愈合后可正常行走或负重行走。

三、主要护理诊断(问题)

(一) 躯体活动障碍

躯体活动障碍与骨折、牵引或石膏固定有关。

(二) 失用综合征的危险

失用综合征的危险与骨折、软组织损伤或长期卧床有关。

(三) 潜在并发症

下肢深静脉血栓、肺部感染、压疮、股骨头缺血坏死、骨折不愈合、关节脱位、关节感染等。

四、主要护理措施

(一) 病情观察与并发症预防

1. 搬运与移动

尽量避免搬运和移动患者。搬运时将髋关节与患肢整体托起,防止关节脱位或骨折断端移位造成新的损伤。在病情允许的情况下,指导患者借助吊架或床栏更换体位、坐起、转移到轮椅上及使用助行器、拐杖行走的方法。

2. 疼痛护理

及时评估患者疼痛程度,遵医嘱给予止痛药物。人工关节置换术后患者有中度至重度疼痛,术后用患者自控性止痛治疗、静脉或硬膜外止痛治疗可以控制疼痛。疼痛将逐渐减轻,到术后第 3 天,口服止痛药就可以充分缓解疼痛。口服止痛药在运动或体位改变前 1.5 小时服用为宜。

3. 下肢深静脉血栓的预防

指导患者卧床时多做踝关节运动,鼓励患者术后早期运动和行走。人工关节置换术后患者要穿抗血栓长袜或充气压力长袜,术后第 1 天鼓励患者下床取坐位。

4. 压疮的预防

保持床单的清洁、干燥,定时翻身并按摩受压的骨突部位,避免剪切力、摩擦力等损伤。

5. 肺部感染的预防

鼓励患者进行主动咳嗽,可指导患者使用刺激性肺活量测定器(一种显示一次呼吸气量多少的塑料装置)来逐步增加患者的呼吸深度,调节深呼吸和咳嗽过程,防止肺炎。

6. 关节感染的预防

保持关节腔内有效的负压吸引,引流管留置不应超过 72 小时,24 小时引流量少于 20 mL 后才可拔管。若手术后关节持续肿胀疼痛、伤口有异常体液溢出、皮肤发红、局部皮温较高,应警惕是否为关节感染。关节感染虽然少见,但是最严重的并发症。

(二)饮食护理

指导患者进食高蛋白、高维生素、高热量、高钙和高铁的食物。对于手术或进食困难者,予以静脉营养支持。

(三)生活护理

指导患者进行力所能及的活动,必要时为其帮助,如协助进食、进水、排便和翻身等。

(四)心理护理

向患者和家属解释骨折的愈合是一个循序渐进的过程,充分固定能为骨折断端连接提供良好的条件。正确的功能锻炼可以促进断端生长愈合和患肢功能恢复。对可能遗留残疾的患者,应鼓励其表达自己的思想,减轻患者及其家属的心理负担。

(五)健康教育

1.非手术治疗

卧床期间保持患肢外展中立位,即平卧时两腿分开30°,腿间放枕头,脚尖向上或穿丁字鞋。不可使患肢内收或外旋,坐起时不能交叉盘腿,以免发生骨折移位。翻身过程应由护士或家属协助,使患肢在上且始终保持外展中立位,然后在两大腿之间放1个枕头以防内收。指导患肢股四头肌等长收缩、踝关节和足趾屈伸旋转运动,在非睡眠状态下每小时练习1次,每次5~20分钟,以防止下肢深静脉血栓、肌萎缩和关节僵硬。在锻炼患肢的同时,指导患者进行双上肢及健侧下肢全范围关节活动和功能锻炼。

一般8周后复查X线检查,若无异常可去除牵引后在床上坐起;3个月后骨折基本愈合,可先双扶拐患肢不负重活动,后逐渐单拐部分负重活动;6个月后复查X线检查显示骨折愈合牢固后,可完全负重行走。

2.内固定治疗

卧床期间不可使患肢内收,坐起不能交叉盘腿。若骨折复位良好,术后早期即可扶双拐下床活动,逐渐增加负重重量,X线检查证实骨折愈合后可弃拐负重行走。

3.人工关节置换术

卧床期间两腿间垫枕,保持患肢外展中立位,同时进行患肢股四头肌等长收缩、踝关节和足趾屈伸旋转运动。骨水泥型假体置换术后第1天后,即可遵医嘱进行床旁坐、站及扶双拐行走练习。生物型假体置换者一般于术后1周开始逐步进行行走练习。根据患者个体情况不同,制订具体康复计划,如果活动后感觉到关节持续疼痛和肿胀,说明练习强度过大。

在术后3个月内,关节周围软组织没有充分愈合,为避免关节脱位,应尽量避免屈髋大于90°和下肢内收超过身体中线。因此,避免下蹲、坐矮凳、坐沙发、跪姿、盘腿、过度内收或外旋、交叉腿站立、跷二郎腿或过度弯腰拾物等动作;侧卧时应健侧在下,患肢在上,两腿间夹枕头;排便时使用坐便器。可以坐高椅、散步、骑车、跳舞和游泳等,上楼时健肢先上,下楼时患肢先下。另外,嘱患者尽量不做或少做有损人工关节的活动,如爬山、爬楼梯和跑步等;避免在负重状态下反复做髋关节屈伸运动,或做剧烈跳跃和急转急停运动。肥胖患者应控制体重,预防骨质疏松,避免过多负重。

警惕术后关节感染的发生。人工关节置换多年后关节松动或磨损,可在活动时出现关节疼痛、跛行、髋关节功能减退。患者摔倒或髋关节扭伤后髋部不能活动,伴有疼痛,双下肢不等长,可能出现了关节脱位。嘱患者出现以上情况应尽快就诊。

严格定期随诊,术后1个、2个、3个、6个、12个月及以后每年,以便指导锻炼和了解康复情况。

4.安全指导

指导患者及家属评估家庭环境的安全性,妥善放置可能影响患者活动的障碍物。指导患者安全使用步行辅助器械或轮椅。行走练习时需有人陪伴,以防摔倒。

五、护理效果评估

(1)患者是否主诉骨折部位疼痛减轻或消失,感觉舒适。

(2)患侧肢端能否维持正常的组织灌注,皮肤温度和颜色正常,外周动脉搏动有力。

(3)能否避免下肢深静脉血栓、肺部感染、压疮、股骨头缺血坏死、骨折不愈合、关节脱位、关节感染等并发症的发生。一旦发生,能否及时发现和处理。

(4)患者在指导下能否按计划进行有效的功能锻炼,患肢功能恢复情况及有无活动障碍。

(张宝香)

第九节　股骨干骨折

一、疾病概述

(一)概念

股骨干骨折是至股骨转子以下、股骨髁以上部位的骨折,包括粗隆下2~5 cm至股骨髁上2~5 cm的骨干。约占全身骨折6%。

(二)相关病理生理

股骨是人体最粗、最长、承受应力最大的管状骨,股骨干血运丰富,一旦骨折,常有大量失血。股骨干为3组肌肉所包围,其中伸肌群最大,由股神经支配;屈肌群次之,由坐骨神经支配;内收肌群最小,由闭孔神经支配,由于大腿的肌肉发达,骨折后多有错位及重叠。股骨干周围的外展肌群,与其他肌群相比其肌力稍弱,外展肌群位于臀部附着在大粗隆上,由于内收肌的作用,骨折远端常有向内收移位的倾向,已对位的骨折,常有向外弓的倾向,这种移位和成角倾向,在骨折治疗中应注意纠正和防止。

一般股骨上1/3骨折时,其移位方向比较规律,骨折近端因受外展、外旋肌群和髂腰肌的作用而出现外展、外旋和屈曲等向前、外成角突起移位,骨折远端则向内、向后、向上重叠移位。股骨中1/3骨折时,除原骨折端向上重叠外,移位多随暴力方向而异,一般远折端多向后向内移位。股骨下1/3骨折时,近折端因受内收肌的牵拉而向后倾斜成角突起移位,有损伤腘窝部动、静脉及神经的危险。

(三)病因与分类

多数骨折由强大的直接暴力所致,如撞击、挤压等;一部分骨折由间接暴力所致,如杠杆作用、扭转作用、由高处跌落等。正常股骨干在遭受强大外力才发生骨折。多数原因是车祸、行人相撞、摩托车车祸、坠落伤与枪弹伤等高能量损伤。

股骨干骨折由于部位不同可分为上1/3骨折,中1/3骨折和下1/3骨折,以中下1/3交界处骨折最为多见。

(四)临床表现

1.症状

受伤后患肢疼痛、肿胀,远端肢体异常扭曲,不能站立和行走。

2.体征

患肢明显畸形,可出现反常活动、骨擦音。单一股骨干骨折因失血较多者,可能出现休克前期表现;若合并多处骨折,或双侧股骨干骨折,发生休克的可能性很大,甚至可以出现休克表现。若骨折损伤腘动脉、腘静脉、胫神经或腓总神经,可出现远端肢体相应的血液循环、感觉和运动障碍。

(五)辅助检查

X线正、侧位拍片可明确骨折部位、类型和移位情况。

(六)治疗原则

1.非手术治疗

(1)牵引法。①皮牵引:适用于3岁以下儿童。②骨牵引:适于成人各类型股骨骨折。由于需长期卧床、住院时间长、并发症多,目前已逐渐少用。牵引现在更多的是作为常规的术前准备或其他治疗前使用。

(2)石膏支具:离床治疗和防止髋人字石膏引起膝关节、髋关节挛缩导致石膏支具的发展。石膏支具在理论上有许多特点,它允许逐渐负重,可以改善肌肉和关节的功能,增加骨骼的应力刺激,促进骨折愈合。

2.手术治疗

采用切开复位内固定。由于内固定器械的改进,手术技术的提高及人们对骨折治疗观念的改变,股骨干骨折多趋向于手术治疗。内固定的选择应考虑到患者的全身情况、软组织情况及骨折损伤类型。内固定材料包括钢板螺钉固定和髓内钉固定。

二、护理评估

(一)一般评估

1.健康史

(1)一般情况:了解患者的年龄、职业特点、运动爱好、日常饮食结构、有无酗酒等。

(2)受伤情况:了解患者受伤的原因、部位和时间,受伤时的体位和环境,外力作用的方式、方向与性质,骨折轻重程度,急救处理的过程等。

(3)既往史:重点了解与骨折愈合有关的因素,如患者有无骨折史,有无药物滥用、服用特殊药物及药物过敏史,有无手术史等。

2.生命体征(T、P、R、BP)

密切观察患者的生命体征及神志,警惕休克发生。

3.患者主诉

受伤的原因、时间、外力方式与性质,骨折轻重程度及有无合并血管神经损伤、受伤时的体位和环境、急救处理的过程等。

4.相关记录

外伤情况及既往史;X线检查及实验室检查等结果记录。

(二)身体评估

1.术前评估

(1)视诊:肢体肿胀,缩短,由于肌肉痉挛,常有明显的扭曲畸形。

(2)触诊:局部皮温可偏高,明显压痛。完全骨折有骨擦音。触诊患肢足背动脉、腘窝动脉搏动情况。

(3)动诊:可见反常活动,膝、髋关节活动受限,不能站立和行走。

(4)量诊:患肢有无短缩、双侧下肢周径大小、关节活动度。

2.术后评估

(1)视诊:牵引患者患肢保持外展中立位;外固定清洁、干燥,保持有效固定。

(2)触诊:患肢局部压痛减轻或消退。

(3)动诊:患肢根据愈合情况进行如活动足部、踝关节及小腿。

(4)量诊:患肢无短缩,双侧上肢周径大小相等、关节活动度无差异。

(三)心理-社会评估

评估心理状态,了解患者社会背景,致伤经过及家庭支持系统,对疾病的接受程度,是否承受心理负担,能否有效调节角色转换。

(四)辅助检查阳性结果评估

X线检查结果明确骨折具体部位、类型、稳定性及损伤程度。

(五)治疗效果的评估

1.非手术治疗评估要点

(1)消肿处理效果的评估:观察患肢肿胀变化;使用冷疗技术后效果;末梢感觉异常者避免冻伤。联合药物静脉使用时密切观察穿刺部位,谨防药物外渗引起局部组织损害。

(2)保持有效牵引效果评估:骨牵引穿刺的针眼有无出现感染征,注意观察患者有无足下垂情况,并注意膝关节外侧腓总神经有无受压。小儿悬吊牵引时无故哭闹时仔细查找原因,调整牵引带,经常检查双足的血液循环和感觉有无异常,皮肤有无破损、溃疡。

(3)观察石膏松紧情况,有无松脱、过紧、污染、断裂。长期固定有无出现关节僵硬、肌肉萎缩、肺炎、压疮、泌尿系统感染等并发症。

2.手术治疗评估要点

(1)评估术区伤口敷料有无渗血、渗液,评估早期功能锻炼的掌握情况。

(2)观察患肢血液循环、活动、感觉,及早发现术后并发症。

三、主要护理诊断(问题)

(一)疼痛

疼痛与骨折有关。

(二)躯体移动障碍

躯体移动障碍与骨折或牵引有关。

(三)潜在并发症

低血容量休克。

四、主要护理措施

(一)病情观察与并发症预防

1.病情观察

由于股骨干骨折失血量较大,观察患者有无脉搏增快、皮肤湿冷、血压下降等低血容量性休克表现。因骨折可损伤下肢重要神经或血管,观察患肢血液供应,如足背动脉搏动和毛细血管充盈情况,并与健肢比较,同时观察患肢是否出现感觉和运动障碍等。一旦发生异常,及时报告医师并协助处理。

2.疼痛护理

及时评估患者疼痛程度,遵医嘱给予止痛药物。

3.牵引护理

(1)保持有效牵引,定期测量下肢的长度和力线,以免造成过度牵引和骨端旋转。

(2)注意牵引针是否有移位,若有移位应消毒后调整。

(3)预防腓总神经损伤,在膝外侧腓骨头处垫纱布或棉垫,防止腓总神经受压,经常检查足部背伸运动,询问是否有感觉异常等情况。

(4)长期卧床者,骶尾处皮肤受压易发生压疮,给予睡气垫床,定时按摩受压处皮肤,足跟悬空。

(二)饮食

给予患者高热量、高蛋白、高纤维素、高钙、富含维生素及果胶成分饮食,如牛奶、鸡蛋、海米、虾皮、鱼汤、骨头汤、新鲜蔬菜和水果等。

(三)用药护理

了解药物不良反应,对症处理用药时观察其用药后效果。根据疼痛程度使用止痛药,并评估不良反应。

(四)心理护理

向患者和家属解释骨折的愈合是一个循序渐进的过程,充分固定能为骨折断端连接提供良好的条件。正确的功能锻炼可以促进断端生长愈合和患肢功能恢复。鼓励患者表达自己的思想,减轻患者及其家属的心理负担。

(五)健康教育

1.指导功能锻炼

患肢固定后,可在持续牵引下做股四头肌等长舒缩运动,并活动足部、踝关节和小腿。卧床期间鼓励患者利用牵引架拉手环或使用双肘、健侧下肢三点支撑抬起身体使局部减轻压力。在X线检查证实有牢固的骨折愈合后,才能取消牵引,进行较大范围的运动。有条件时,也可在8~10周后,有外固定架保护,早起不负重活动,以后逐渐增加负重。股骨中段以上骨折,下床活动时始终应注意保持患肢的外展体位,以免因负重和内收肌的作用而发生继发性向外成角突起畸形。

2.复查

告知患者及家属若骨折远端肢体肿胀或疼痛明显加重,肢体感觉麻木、肢端发凉,应立即到医院复查并评估功能恢复情况。

3.安全指导

指导患者及家属评估家庭环境的安全性,妥善放置可能影响患者活动的障碍物。

五、护理效果评估

(1)患者是否主诉骨折部位疼痛减轻或消失,感觉舒适。
(2)患侧肢端能否维持正常的组织灌注,皮肤温度和颜色正常,外周动脉搏动有力。
(3)能否避免低血容量休克等并发症的发生。一旦发生,能否及时发现和处理。
(4)患者在指导下能否按计划进行有效的功能锻炼,患肢功能恢复情况及有无活动障碍。

(张宝香)

第八章 妇产科护理

第一节 妇产科一般护理常规

一、产科入院护理常规

(1)入院孕产妇需持医师签署的住院证,按规定办理入院手续。入院时根据孕产妇不同情况选择轮椅、平车或步行将其送入病房。病房护士主动迎接并将孕产妇送至病房。

(2)病区接到入院通知后,应备好床单位及物品,对急诊、危重孕产妇根据情况做好相应的抢救和接产准备,保证母婴安全。

(3)根据孕产妇病情确定责任护士,责任护士热情接待入院孕产妇,主动向孕产妇做自我介绍,认真核查新入院者的住院信息,做好入院介绍,包括病房环境、设施、主管医师、住院规则和探视陪伴、安全管理、膳食管理等规章制度。

(4)责任护士及时收集有关资料,做好健康评估。

(5)责任护士根据评估情况为孕产妇提供医学照顾,给予心理支持等,护理措施落实到位。针对孕产妇的特殊情况与医师及时沟通,并予以相应处理。

(6)遵照医嘱及时完成标本采集、各项检查,并协助医师为入院孕产妇实施及时、有效的治疗性措施。

(7)针对合并精神疾病、智力低下、活动能力受限等孕产妇入院,应做好防止跌倒等预防措施。入院后,向家属讲解注意事项,如告知病房床挡及呼叫铃装置的使用,防止意外的发生。

(8)临产产妇入院时,由接诊人员做好产程观察和母婴评估。紧急情况下,如胎头已拨露要做好就地接产准备,呼叫有助产资质的人员迅速到场;如评估尚可转送产房,必须由产科医护人员陪同,做好途中意外分娩的应急准备。

二、产科一般护理常规

(1)保持环境清洁、整齐、舒适、安静、安全的休养环境,做好消毒隔离工作,预防医院感染发生。

(2)入院后根据护理级别定时监测体温、呼吸、脉搏、血压。一般孕妇1~2次/天,如发生病情变化应随时监测;发热孕妇体温监测 6 次/天(每 4 小时一次),连测 3 天,体温正常并平稳后,按照护理级别监测。

(3)及时了解孕妇检验、检查结果,评估母婴健康状况。

(4)监测胎儿宫内情况,定时听诊胎心音或进行胎心率监测。

(5)指导孕妇饮食、体位、活动及自我监测胎动的方法。

(6)根据孕妇子宫收缩及临床表现,正确识别先兆临产和临产。

(7)按分级护理要求加强巡视,严密观察病情变化,发现异常及时通知医师处理并及时、客观地记录。

(8)介绍分娩及母乳喂养相关知识,如自然分娩和母乳喂养的益处、减轻分娩疼痛的措施以及产程中的配合方法等。

(9)告知孕妇出现阴道排液、大量出血以及阴道不明脱出物时及时通知医务人员。

(10)对已临产准备转产房的孕妇,与助产士做好产前情况的交接。

三、妇科入院护理常规

(1)入院患者需持医师签署的住院证,按规定办理入院手续。入院时根据患者不同情况选择轮椅、平车或步行将其送入病房。病房护士主动迎接并将患者送至病房。

(2)病区接到入院通知后,应备好床单位及物品,对急诊、危重患者根据情况做好相应的抢救准备。

(3)根据患者病情确定责任护士,责任护士热情接待入院患者,主动向患者做自我介绍,认真检查新入院患者的住院信息,做好入院介绍,包括病房环境、设施、主管医师、住院规则和探视陪伴、安全管理、膳食管理等规章制度。

(4)责任护士及时收集有关资料,评估患者。

(5)保持环境清洁、整齐、舒适、安静、安全的治疗环境,做好消毒隔离工作,预防院内感染。

(6)根据患者的护理问题制定护理计划,提供医学照顾,给予心理支持,并对其实施整体护理措施及个性化的健康指导。

(7)根据医嘱及时完成标本采集、各项检查,并实施及时、有效的治疗措施。

(8)针对活动能力受限、精神病、智力低下患者做好相应高危评估,并落实跌倒/坠床、导管滑脱、压疮、意外伤害等预防措施。

(9)健康指导:根据病情对患者进行饮食、运动的相应指导。

四、妇科一般护理常规

(1)为患者提供洁净、安静且有助于保护隐私的诊疗环境。

(2)给予患者心理支持,解除其焦虑、恐惧情绪。

(3)患者住院期间按护理级别定时监测体温、呼吸、脉搏,一般 1~2 次/天,如发生病情变化应随时监测。高热患者体温监测 6 次/天(每 4 小时一次),连测 3 天,体温正常并平稳后,按照护理级别监测。合并高血压或血压异常患者应加强监测,至少 1 次/天。

(4)根据疾病种类、疾病发展阶段指导患者多休息,避免劳累;合理饮食、增加营养;保持舒适体位。对突发腹痛且病因不清者或拟行急症手术者先暂禁食。

(5)按分级护理要求加强巡视,严密观察病情变化,发现异常及时通知医师处理并及时、客观地记录。

(6)评估患者对诊疗方案的了解程度及执行能力,帮助患者接受诊疗措施,并观察治疗效果。

(7)对妇科急性腹痛及其他未明确诊断的患者,密切观察病情变化,如生命体征、腹痛、阴道流血等情况,随时做好手术及抢救的准备。阴道流血患者,禁止阴道灌洗及坐浴,指导患者保持会阴部清洁;异位妊娠、肿物扭转等急症手术患者术前准备不宜给予灌肠,按医嘱执行导泻剂等肠道准备。

(8)对未婚或否认有性生活史的患者,要避免常规经阴道的检查和治疗措施,以免对处女膜造成损伤。

(9)协助患者完成化验及检查,了解各项异常报告结果。

(10)对合并贫血、内科疾病的患者加强并发症的观察和护理。

(11)做好患者住院各阶段的健康宣教及评估。

五、妇科手术护理常规

手术治疗在妇科疾病的治疗中占有相当重要的地位,尤其是妇科肿瘤患者的主要治疗手段之一。妇科患者常见的手术方式有传统的经腹手术、会阴部(含经阴道)手术,以及妇科内镜手术。手术既是治疗的过程,也是创伤的过程。要保证手术的顺利进行、患者术后如期康复,则需要充分的术前准备和精心的术后护理,以保证最佳身心状态经历手术全过程。

(一)经腹手术适应证

(1)子宫本身及其附件有病变。

(2)性质不明的下腹部肿块。

(3)诊断不清的急腹症。

(二)术前护理

1.心理支持

确定手术治疗后,患者往往会对手术安全、手术疼痛心存恐惧,部分患者还会因手术影响生育及其他女性功能而产生失落感,甚至引发生理异常,护士要帮助患者调整情绪,以积极心态面对手术治疗,顺利度过围术期。

2.护理评估

评估患者病情、配合程度、自理能力。评估患者生命体征、饮食、睡眠、既往病史、是否在月经期等情况。对合并贫血、内科疾病的患者评估其并发症诊疗情况。

3.术前准备

(1)皮肤准备:皮肤准备区域为上自剑突下,下至两大腿上1/3处及外阴部,两侧至腋中线,包括脐部。

(2)阴道准备:术前3天禁止性生活。若手术涉及阴道、子宫的患者,术前要进行手术阴道清洁。常用方法:术前1~3天开始行碘附等消毒液擦洗阴道或阴道灌洗(消毒液浓度根据产品说明书),1次/天;阴道流血患者,术前阴道准备禁止阴道灌洗及坐浴。行全子宫切除患者手术前常规会阴冲洗后,进行宫颈口消毒,擦干后用1%甲紫或亚甲蓝溶液涂宫颈及阴道穹隆,作为切除子宫的标志,并用大棉球拭干。

(3)消化道准备:消化道准备的目的是减少手术中因牵拉内脏引起恶心、呕吐反应,避免术中发生胃内容物反流、呕吐、误吸,也使术后肠道得以休息,促使肠功能恢复。

(4)休息与睡眠:护士要保证患者在术前得到充分的休息。术前1天晚上可遵医嘱给予患者适量镇静剂,如地西泮等,同时为患者提供安静、舒适、有助于保证患者获得充分休息和睡眠的环境。

(5)其他准备:术前遵医嘱进行交叉配血实验,保证术中血源供给。进行药物敏感试验。全面查看各项辅助检查和实验室检查报告,及时发现异常。

(6)手术日护理:执行麻醉前护理常规。

4.健康指导

向患者介绍手术、麻醉名称、方式及简单过程,解释术前准备的内容、目的及配合方法。指导术后静脉输液、保留导管、生命体征监测、疼痛管理的意义。术前适应性训练。

(三)术后护理

1.手术交接

向麻醉医师详尽了解术中情况,包括麻醉、手术类型、手术范围、用药情况、有无特殊护理注意事项等。观察患者意识及肢体感觉恢复情况,测量入室生命体征,评估患者的呼吸频率、深度以及尿量、尿液性质等。检查皮肤、各种导管和管路、手术切口、阴道流血情况。

2.一般护理

(1)体位,手术当天根据麻醉和手术方式,确定手术体位。病情稳定患者,可于术后1天协助采取半卧位,以利于腹部肌肉松弛,降低腹部切口张力,减轻疼痛;促进深呼吸,减少肺不张的情况;同时利于腹腔引流,减少渗出液对膈肌和脏器的刺激;对盆腔感染患者,可局限感染范围。

(2)生命体征测量,依据手术大小、病情,严密监测并记录生命体征。通常每15～30分钟监测1次血压、脉搏、呼吸并记录直到平稳,然后按护理级别每30～60分钟观察1次持续至术后24小时,待病情稳定者可改为4次/天测量并记录,直至正常后3天。患者术后1～2天体温稍有升高,但一般不超过38 ℃,若术后高热或生命体征明显异常,要增加测量和记录次数。

(3)手术切口护理,观察手术切口有无渗血、渗液,发现异常及时通知医师,保持局部敷料清洁干燥。腹部采用腹带包扎,注意松紧适宜,必要时用1 kg沙袋压迫腹部切口6～8小时,可以减轻切口疼痛,防止出血。

(4)引流管护理,手术后常规保留尿管24～48小时,注意保持引流通畅。对留置腹腔、盆腔、阴道引流管的患者,术后注意妥善固定,做好各项导管标记,严密观察引流液的颜色、性质和量,一般性状多为淡血性或浆液性,其后引流量逐渐减少,常规术后保留2～3天。若引流量多(引流量多是指超过100 mL/h或200 mL/24 h),性状接近血液,可能存在内出血的情况,应及时通知医师。

(5)阴道流血观察,对全子宫切除手术患者密切观察阴道流血及分泌物情况,以了解子宫断端愈合情况。

(6)静脉补液和药物治疗,根据手术范围大小、患者器官功能状态、疾病严重程度和病情变化,遵医嘱调节输液成分、量和输液速度,以补充水、电解质及营养物质,必要时遵医嘱输入全血或血浆等。

3.外阴护理

做好外阴清洁护理,注意保持外阴清洁干燥,勤换会阴垫。用含有效碘0.02%～0.05%碘附擦洗外阴1～2次/天,指导患者排便后清洗外阴,预防上行性感染。

4.饮食护理

患者术后饮食根据麻醉类型和手术方式确定,一般术后禁食水6小时;然后可进清流质饮食

（奶类、豆浆因可加剧腹部胀气暂不推荐食用）；待肠道功能恢复、肛门排气后，开始由流质逐步过渡到半流质；患者排便后可进食营养丰富、易消化的普食。

5.疼痛护理

注意观察患者疼痛的时间、部位、性质和规律，并给予相应的处理和护理。将患者安置于舒适体位，指导患者在咳嗽、翻身时用手按扶切口部位，减少对切口的张力性刺激。鼓励患者表达疼痛的感受，遵医嘱给予患者口服镇静、止痛类药物，必要时肌内注射哌替啶、吗啡等可有效控制切口疼痛。

6.术后常见并发症

腹胀、尿潴留、下肢深静脉血栓形成及手术切口感染。

（孟　茜）

第二节　妇产科常见心理问题及护理

心理社会因素在女性一些常见疾病的发生发展中起着重要的作用。女性群体的个性特征，及其就业问题、事业发展、婚姻家庭生活等社会经济生活中的特殊事件均可给女性带来较大的压力，使女性产生心理冲突、精神紧张及焦虑、抑郁、恐惧和愤怒等种种不良情绪，而成为致病因素。不良情绪的累积可以通过情绪反应为中介，作用于自主神经系统和下丘脑-垂体-卵巢轴，影响女性生殖系统功能状态，以致引起内分泌失调而致病。同时疾病又影响着女性的心理健康，特别是妇科疾病对女性的自我认同、性欲、自尊、体像等方面构成冲击，导致女性发生心理行为问题。此外，女性的特殊正常生理现象，如第二性征的发育、月经、妊娠和分娩等也为女性带来了不适、紧张、焦虑、恐惧乃至抑郁等心理。

一、妇科疾病患者心理问题及心理指导

妇科患者与其他患者有所不同，全为女性患者，同时病史涉及生殖系统与性等方面，属于敏感话题。因此为医患的沟通造成一定难度。这就要求医护人员要善于观察，注意与患者情感和语言的交流，完整、全面地认识患者，掌握妇科门诊患者的心理问题，并施以最佳的护理手段，使其达到配合疾病治疗的效果。

妇科疾病患者由于不同年龄、个人经历、疾病状态及不同的自身心理适应机制而出现不同的心理问题。主要归结为以下几个方面。

（一）妇科疾病患者门诊就医心理

妇科疾病患者就医心理大致可分为以下几种。

1.紧张羞怯心理

多见于不孕症患者、人工流产者及性病患者。不孕患者由于不能正常生育，常常对妊娠期望迫切，但是由于人们往往认为生育能力代表性能力及中国传统思想的影响，致使许多患者隐藏疾病事实，逃避生育相关话题，就诊时带有羞愧心理，而来自家庭和社会的压力常使患者出现不同程度的紧张、焦虑或抑郁情绪。人工流产者，常因害怕受到周围认识之人的耻笑指责而偷偷就医，同时又因害怕疼痛，担心出血、不孕等并发症而出现高度紧张、恐惧心理。性病患者在精神和

心理上充满了痛苦、恐惧和懊悔,希望有一个保密的诊治空间。她们害怕受到医务人员的歧视,担心家庭婚姻破裂,担心朋友、同事知道后受冷落,担心治愈困难和今后的生育问题。

2.急躁焦虑心理

许多患者过分关注疾病,自认为自身疾病情况复杂,急于知道检查诊断结果,同时又怀疑年轻医师的诊疗结果,往往会出现不耐心等待,不断询问就医诊号,围观医师诊疗等现象。

3.疑病忧郁心理

多见于一些中年或更年期的患者。这一时期是许多疾病的好发时期,此时期来自工作压力大,家庭负担重,易形成较大的心理压力。同时,内分泌系统功能下降,神经系统也受到了一定的影响,体力和心理稳态趋向紊乱。患者对医师的任何行为表现都比较敏感,常盲目猜疑,忧心忡忡,表现为食欲缺乏、失眠、固执、爱挑剔、易激惹等心理,严重者甚至会发生精神失常。

(二)妇科疾病患者心理问题

(1)妇科恶性肿瘤:研究发现,负性生活事件如丧偶、近亲死亡、离婚等可使癌瘤的发生率显著升高。一般来讲,在确诊疾病后,因病情不同患者会表现出不同的心理特征。常见的妇科炎症患者不会有太大的心理负担,但会有轻度的担心或焦虑,并随着疾病的解除而缓解。但是有些特殊的妇科疾病对患者心理的影响重大,而且心理因素与疾病发生关系密切。

负性情绪,如焦虑抑郁等均是生活事件所致的应激状态。而国外有人对乳腺癌女性和正常女性做了对照研究发现,乳腺癌女性在确诊乳腺癌前 5 年的抑郁程度显著高于对照组。肿瘤行为学家把内向、不善于人际交往、过于谨慎、忍让、追求完美、情绪不稳定而又不善于疏泄等负性个性特征概括为"C 型行为",并认为其与癌症的发生有关。个体面对生活事件的应激反应与其所采取的应对方式和社会支持等因素有关,而应对方式与个性特征又密切相关。

在癌症的确诊过程中,大量的检查常使患者的心理处于极度的希望和失望之间变化。一旦确诊往往出现震惊、否认、恐惧、绝望等心理。在面对疾病并接受治疗后,患者往往因为化学治疗带来的不良反应或手术切除乳房、子宫等感受到自身完整性的破坏,对丧失女性躯体特征产生恐惧,对生活失去信心,自尊心严重受损。患者往往认为自己在生理上缺乏吸引力,生育能力丧失后认为自身人生价值也完全丧失,担心夫妻关系乃至家庭的破裂等。大量研究结果表明患者的无助、沮丧、绝望、愤怒和压抑等感觉是产生心理问题的重要因素,由此而导致的严重抑郁和自杀现象增多。

(2)其他:在妇科疾病中还有许多疾病的产生与心理因素有关。原发性痛经,若女性缺乏生理卫生知识,对月经感到焦虑、恐惧,就会增加女性痛经的易感性。经前期综合征,常因家庭不和睦、工作紧张或不顺心而激发,而且多数症状实际上是患者固有心理特征的表现,如焦虑、愤怒、紧张、情绪和行为不能自控、心理压抑、情绪低落、易伤感、对他人言行敏感等都与患者神经质、内向、适应能力不良等心理学特点有关。不孕症,WHO 调查显示有 20% 的不孕查不出明确原因,并将这些不明原因的不孕确定为心理性不孕。而不孕夫妇(尤其是女性)因视不孕为自身缺陷,担心被讥讽轻视而缺乏社交自信,往往社会支持利用度低,更容易产生焦虑、抑郁等心理,而焦虑、抑郁等长期的不良情绪可以通过下丘脑-垂体-卵巢轴而影响到生育。慢性盆腔疼痛,研究发现慢性盆腔疼痛发生可能与焦虑、抑郁等情绪障碍、人格障碍及创伤性性经历有关,其中抑郁是最强的社会心理因素。

心理指导:①针对不同的病种给患者介绍相关疾病知识。②告知患者心理因素在疾病产生和发展过程中可能的影响,提高患者对心理问题的重视。③注意自身情绪调整,学习有效的心理应对技巧。④通过与患者家属等的沟通交流,增加患者心理支持系统的广度和力度。⑤患者如果心理问题突出,应及早进行心理咨询。

二、妊娠期女性心理问题及心理指导

妊娠期女性心理活动与其生理、个性、情绪及社会因素有密切关系。大多数孕妇对自己身体及其胎儿的关注明显加强,情绪脆弱,易激惹。同时由于体内激素水平的变化,也会影响孕妇的情绪。随着妊娠的进展,孕妇在不同时期表现出不同的心理特征。确诊妊娠后,正常希望怀孕的女性一般都表现激动、兴奋,但随着早期妊娠反应的出现,抑郁和疲劳感变得常见,一些孕妇产生紧张情绪,食欲缺乏,情绪不稳定,易受暗示,感情需求增加。妊娠中期孕妇在身心两方面对妊娠已有较好的适应。妊娠症状减轻,食欲增加,对外界的兴趣恢复,自我感觉良好,同时由于对胎儿的存在有了具体的感觉和想象,孕妇会憧憬未来的生活。但是随着体型的改变及行动上的不便,孕妇的依赖心理会增加,情绪化明显,有些孕妇也会因体型的变化而感到苦恼。到妊娠晚期,孕妇既期待分娩的到来,又担心分娩的顺利与否,分娩疼痛等加重心理负担,此时多表现出焦虑状态。

孕期女性常见的心理问题:①孕期敏感。由于现阶段生育政策的影响,大多数家庭只能生育一胎或两胎,因而每个家庭特别是孕妇对下一代的出生给予过多的关注。同时由于对妊娠尚未适应,在孕早期常表现出异常敏感,不断感受到身体的微小变化,常觉得自己未受到家属的足够重视,常通过各种方式引起家属的注意。②孕期多疑。常发生于孕中期,主要表现在对胎儿的过分关注,自身稍有不适就怀疑影响到胎儿的成长,胎儿会不会畸形,对各种检查结果详细盘问等。③孕期依赖。孕期依赖的发生有一定的人格基础,多发生于个性或娇纵,或软弱,或意志力不强的女性。常因家属给予孕妇过度的关注,孕妇自我感觉或高高在上,或悲观,或难以应对等,而表现出对家属的过度依赖。④孕期焦虑。孕期的敏感多疑及思虑过多都可引起焦虑,多是由于担心胎儿健康、性别、分娩顺利与否、新生命诞生后对生活、工作的影响,胎儿发育造成孕妇躯体负荷的增加、形体改变、行动不便引发烦躁,家庭关系及其他人际关系未达到孕妇期望值等情况而致。多表现为心急,易怒,烦乱等。⑤孕期抑郁。体内激素的变化、既往抑郁史、夫妻关系紧张、既往受虐史等都可以引发妊娠抑郁。主要表现为不能集中注意力、极端易怒、失眠或嗜睡、有持续的疲劳感、食欲缺乏、无精打采、对事物的兴趣降低,容易哭泣等。

心理指导:①做好妊娠相关知识宣教。②调整情绪。情绪的调整需从产前开始着手,如保持乐观情绪、注意夫妻间的沟通交流、做好怀孕的心理准备等,在妊娠期注意结交对妊娠持积极态度、情绪乐观的朋友,注意提升夫妻间的"容忍度",有效释放烦恼,消除孕期不良情绪,引导孕妇学会自我调节方法及心理放松技巧。③定期的产前检查可以使孕妇及时了解胎儿生长状况,缓解孕妇担心、焦虑情绪。④妊娠期家属既要给予孕妇足够的关心、理解、体贴,又要注意不要使孕妇产生过度的优越感,滋长娇气任性。临近产期注意做好产时心理准备,给予积极的心理暗示、转移注意力等消除紧张情绪。

三、分娩期女性心理问题及心理指导

分娩虽然是一个自然生理过程,但它对女性却是一个极大的应激事件,社会、文化、心理因素对分娩有重大的影响。特别是初产妇,临产时对产痛的恐惧、对胎儿各种情况的担心及产前的心理状态、情绪控制、流产史、对分娩的准备、家庭关系、家庭角色转变等均可影响分娩。

分娩期一般常见的心理问题:①强烈焦虑心理。分娩应激引起强烈情绪反应,使产妇自控力下降或丧失,疼痛加重,紧张-疼痛可引起宫缩乏力、产程延长、子宫血流减少,导致胎儿缺氧等,而且产科并发症的发生率也会提高。②缺乏自信,忧虑过度。分娩时家属不在身边,产生孤独感;担忧分娩出现异常情况,担心新生儿健康,担心自身生命安全,这种情况在有妊娠并发症的孕妇更多见。③盲目追求剖宫产。一些产妇及家属认为剖宫产可以免受分娩痛苦,同时可能保证婴儿安全等而盲目追求剖宫产。

心理指导:引导产妇分娩时精神放松,帮助产妇在产程中减轻痛苦,消除紧张情绪,产生自信心,有助于产妇发挥自己的最大力量完成分娩。具体措施:①导乐陪伴分娩。导乐陪伴分娩是指由一个有生育经验的女性,在产前、产程中和产后给产妇以持续的生理、心理及情感上的支持,陪伴产妇整个分娩过程。随着人们对导乐分娩概念的创新,担任导乐的人员也从有生育经验的女性扩展到助产士或丈夫。导乐陪伴分娩有助于减轻产妇的焦虑和疼痛感觉,减少药物使用率和手术实施率,缩短分娩时间,降低产后抑郁的发生率。②发挥丈夫的积极作用。丈夫在医务人员的指导下给予产妇的抚摸照顾可以缓解产妇紧张恐惧心理。③提倡非药物性分娩镇痛。分娩疼痛会使产妇恐惧,对分娩丧失信心,影响产程正常进行。分娩镇痛有利于增强产妇分娩信心,提高对疼痛的耐受力,不仅能支持产妇心理健康,还能提高分娩期母婴安全。给产妇介绍合理应用非药物性分娩镇痛方法,通过想象、自我暗示、分散注意力、家庭化分娩环境、播放音乐、按摩、深呼吸、热敷和温水浴、水中分娩、自由体位等非药物性镇痛方法,使产妇心情放松。④向无剖宫产指征的孕妇及时讲解自然分娩的优点,鼓励自然分娩。

四、产褥期女性心理问题及心理指导

胎儿及胎盘的娩出后,各生殖器官逐步恢复,神经内分泌也逐渐正常。内分泌的剧烈变化,性激素的重新分配及需要完成母亲角色从期望到现实的转换都会引起女性心理上的巨大变化,此期容易出现负性心理。

产褥期一般常见的心理问题:①情感依赖。产后由于身体各方面尚处于恢复状态,同时要面对抚养孩子的责任,一时难以适应,往往会使女性产生无力感,进而产生情感依赖,希望家属特别是丈夫多给予关心照顾。②分离焦虑。多见于各种原因引起母婴分室的母亲。多因担心新生儿健康、分离使乳房缺乏吸吮刺激影响母乳喂养而引起。③母乳喂养的困扰。大多初产妇产后常遇到哺乳困难问题,容易对母乳喂养失去信心。④母亲角色适应不良。母亲角色适应情况可分为良好、强化、缺如和行为异常。强化、缺如和行为异常均为适应不良的情况。母亲角色行为强化的判定:产妇过分看重自己的母亲角色,过分担心婴儿的喂养、排泄、睡眠及清洁,不肯将新生儿的任何护理假手他人,甚至达到焦虑的程度。母亲角色缺如的判定:产妇没有进入母亲角色,没有清楚地意识到母亲的责任,不能掌握母乳喂养和新生儿护理的技巧,感觉新生儿为自己带来很大麻烦,对婴儿无亲切感,冷淡,不太关心新生儿。母亲角色行为异常的判定:产妇对婴儿厌恶、仇视,甚至有伤害新生儿的行为。⑤产后抑郁症。产后生理疲惫,家属因将注意力分散一部分到新生儿而对产妇支持力度下降、产程艰难、新生儿性别不理想、健康状况不好、母婴联结出现障碍等均可引起产后抑郁。

心理指导:①加强产妇对养育婴儿困难性的认识,提高产妇的吃苦精神,教育产妇正确对待母亲的角色功能,勇于承担做母亲的责任。②重视产后心理保健。在常规健康教育中增加心理保健内容,讲解孕产期、产褥期、哺乳期产妇常见心理问题,进行心理咨询。产妇及家属应认识到产后心理特点,注意保护性言语和行为的实施。③增强产妇的支持系统,加强产妇之间的沟通交

流。医务人员应注意早期识别心理异常,并进行积极干预。在遇到死胎或畸胎等情况时,应注意对产妇实施保护性隔离,适时告知,同时做好家属工作。④鼓励母婴同室和母乳喂养。母婴同室和母乳喂养可以减轻产妇对新生儿相关问题的思想顾虑,较快适应母婴同室的生活,尽早了解母乳喂养的常见问题,掌握母乳喂养的好处与技巧,消除紧张心理。⑤维持良好的生活状态。良好的精神状态对于保证乳汁正常分泌必不可少。同时应注意饮食调整,均衡营养结构,尽量建立与婴儿同步的休息规律。

五、妇产科患者心理护理对策

护士对患者进行的心理护理应注意把握患者的基本心理状态,了解心理问题产生的原因,注意倾听技术的应用,应该发挥自己的优势引导患者走出心理误区。具体措施如下。

(1)医患关系可以直接影响患者的心理状态,同时良好的医患关系是心理护理实施的前提,因此患者从就诊到入院治疗的各个过程,护理人员都应注意建立并维护良好的护患关系。在工作中态度应该亲切、热情,在任何操作中注意语气、语调、动作,注意在各项护理操作中表现出对患者的同情与关心。

(2)疾病相关知识宣教。对于疾病相关知识的了解可以减轻患者对未知情况的不确定感,减轻患者的疑虑、焦虑。宣教过程中注意对正性治疗结果及各项操作可能带来的不适的强调。

(3)注意观察患者的言行举止,明确患者当前最主要的心理问题,并进行相关心理指导。在与患者接触中注意运用积极正向暗示或鼓励性言语。

(4)介绍缓解心理压力的方法。①积极正向的思维或自我暗示:心理暗示,从心理学角度讲,就是个人通过语言、形象、想象等方式,对自身施加影响的心理过程。要战胜消极观念,发现并强化自身现有的积极想法或优越条件,进行积极自我暗示。②情境转移:注意力转移法就是把注意力从引起不良情绪反应的刺激情境转移到其他事物上去或从事其他活动的自我调节方法。当过分担心疾病或生育等问题时,可以通过听音乐、散步、旅游、按摩、做一些力所能及的工作等,让自己的身体和思维都忙碌起来,减少空闲时间胡思乱想。这种方法,一方面中止了不良刺激源的作用,防止不良情绪的泛化、蔓延;另一方面,通过参与新的活动特别是自己感兴趣的活动而达到增进积极的情绪体验的目的。③学习获取家庭及社会的支持,增强自身支持系统:护士注意对包括丈夫等家庭成员进行有关心理卫生宣教,增加他们对孕妇或患者的支持力度。另外,患者或孕妇通过与病友沟通交流,可以结交新的朋友,由于同为疾病所困相互间容易建立相互支持。④适当宣泄:可以选择适合自己的宣泄方式,如写日记、与朋友倾诉、在旷野中大喊、撕纸法宣泄(将自己不愉快的经历详细地写到纸上,然后将纸烧掉或撕碎)等。孕妇注意与丈夫的及时沟通交流。⑤自我安慰:当心情不好时,可以找出一种合乎内心需要的理由来说明或辩解。如为失败找一个冠冕堂皇的理由,用以安慰自己,或寻找理由强调自己所有的东西都是好的,以此冲淡内心的不安与痛苦。⑥冥想:利用恰当的想象为自己创造一个轻松的视觉画面。⑦禅修:此处禅修主要解释为"活在当下",既不活在对过去的悔恨中,也不活在对未来的担忧中。睡觉、吃饭都想着你正在做的事情。

(5)心理放松训练:放松训练是按一定的练习程序,学习有意识地控制或调节自身的心理生理活动,从而达到肌肉和精神放松目的的一类行为治疗方法。目前广泛用于治疗焦虑症、恐惧症、紧张性头痛、入睡困难、高血压和转变 A 型行为模式等。

放松技术是比较简单易行的。在多数情况下,最简单的放松疗法也能取得很好的疗效。放松训练的远期疗效依赖于坚持定期练习,这就好像多数药物治疗的疗效依赖于坚持服药一样。放松训练的种类很多,其中主要包括渐进性放松、自生训练、瑜伽、超觉静默、放松反应、意向控制放松、生物反馈训练等。

(孟　茜)

第三节　外阴炎及阴道炎

一、外阴炎

外阴炎是妇科常见病,是外阴部的皮肤与黏膜的炎症,可发生于任何年龄,以生育期及绝经后女性多见。

(一)护理评估

1.健康史

(1)病因评估:外阴炎主要指外阴部的皮肤与黏膜的炎症,以大、小阴唇为多见。由于外阴与尿道、肛门、阴道邻近且暴露,同时,阴道分泌物、月经血、产后的恶露、尿液、粪便的刺激、糖尿病患者的糖尿的长期浸渍,均可引起外阴不同程度的炎症,此外,穿化纤内裤、紧身内裤、使用卫生巾使局部透气性差等,均可诱发外阴部的炎症。

(2)病史评估:评估有无外阴炎的因素存在,有无糖尿病、阴道炎病史。

2.身心状况

(1)症状:外阴瘙痒、疼痛、红、肿、灼热,性交及排尿时加重。

(2)体征:局部充血、肿胀、糜烂,常有抓痕,严重者形成溃疡或湿疹。慢性炎症者,外阴局部皮肤或黏膜增厚、粗糙、皲裂等。

(3)心理-社会状况:了解病程,了解患者对症状的反应,有无烦躁、不安等心理。

(二)护理诊断及合作性问题

(1)皮肤或黏膜完整性受损:与皮肤黏膜炎症有关。

(2)舒适改变:与外阴瘙痒、疼痛、分泌物增多有关。

(3)焦虑:与性交障碍、行动不便有关。

(三)护理目标

(1)患者皮肤与黏膜完整。

(2)患者病情缓解或好转,舒适感增加。

(3)患者情绪稳定,积极配合治疗与护理。

(四)护理措施

1.一般护理

炎症期间宜进食清淡且富含营养的食物,禁食辛辣、刺激性食物。

2.心理护理

患者常出现烦躁不安、焦虑紧张,应帮助患者树立信心,减轻心理负担,坚持治疗,讲究患者常出现烦躁不安、焦虑紧张,应帮助患者树立信心,减轻心理负担,坚持治疗,讲究卫生。

3.病情监护

积极寻找病因,消除刺激原。

4.治疗护理

(1)治疗原则:去除病因,积极治疗原发病,如阴道炎、尿瘘、粪瘘、糖尿病等。

(2)治疗配合:保持外阴清洁干燥,局部使用约 40 ℃ 的 1∶5 000 高锰酸钾溶液坐浴,每天 2 次,每次 15～30 分钟,5～10 次为 1 个疗程。如有破溃,可涂抗生素软膏或紫草油,急性期可用物理治疗。

(五)健康指导

(1)卫生宣教,指导女性穿棉质内裤,减少分泌物刺激,对公共场所,如游泳池、公共浴室等谨慎出入,注意经期、孕期、产期及流产后的生殖道清洁,防止感染。

(2)定期妇科检查,积极参与普查与普治。

(3)指导用药方法及注意事项。

(4)加强性道德教育,纠正不良性行为。

(六)护理评价

(1)患者诉说外阴瘙痒症状减轻,舒适感增加。

(2)患者焦虑缓解或消失,掌握了卫生保健常识,能养成良好卫生习惯。

二、前庭大腺炎

细菌侵入前庭大腺腺管内致腺管充血、水肿称为前庭大腺炎。

(一)护理评估

1.健康史

(1)病因评估:前庭大腺腺管开口位于小阴唇与处女膜之间,在性交、流产、分娩或其他情况污染外阴部时,病原体易侵入引起炎症,因此,以育龄女性多见,主要病原体为葡萄球菌、链球菌、大肠埃希菌、淋病奈瑟菌及沙眼衣原体等。急性炎症发作时,细菌先侵犯腺管,腺管口因炎症肿胀阻塞,渗出物不能排出,积存而形成脓肿,称为前庭大腺脓肿(又称巴氏腺脓肿),多发于一侧。如急性炎症消退,腺管口粘连阻塞,分泌物不能外流,脓液转清,则形成前庭大腺囊肿,多为单侧,大小不等,可持续数年不增大。患者往往无自觉症状。

(2)病史评估:了解患者有无反复的外阴感染史及卫生习惯。

2.身心状况

(1)症状:初起时局部肿胀、疼痛、烧灼感,行走不便,可伴有大小便困难等。有时可出现发热等全身症状(表 8-1)。

表 8-1 前庭大腺炎临床类型及身体状况

临床类型	身体状况
急性期	(1)大阴唇下 1/3 处疼痛、肿胀,严重时行走受限。检查局部可见皮肤红、肿、热、压痛。 (2)脓肿形成时,可触及波动感,脓肿直径可达 5～6 cm,可自行破溃。如破口大,引流通畅,脓液流出后炎症消退;如破口小,引流欠佳,炎症持续不退或反复发作。 (3)可出现全身不适、发热等全身症状
慢性期	慢性期囊肿形成,患者感到外阴部有坠胀感或性交不适。检查时局部可触及囊性肿物,大小不一,有时可反复急性发作

(2)体征:外阴部皮肤红肿、压痛明显。当脓肿形成时,疼痛加剧,并可触及波动感,脓肿直径可达5~6 cm。

(3)心理-社会状况:了解病程,了解患者对症状的反应,有无烦躁、不安等心理,患者常有因害羞或怕痛而未及时诊治的心理障碍。

(二)辅助检查

取前庭大腺开口处分泌物做细菌培养,确定病原体。

(三)护理诊断及合作性问题

(1)皮肤完整性受损:与脓肿自行破溃或手术切开引流有关。

(2)疼痛:与局部炎症刺激有关。

(四)护理目标

(1)患者皮肤保持完整。

(2)疼痛缓解或好转。

(五)护理措施

1.一般护理

急性期患者应卧床休息,饮食易消化,富含营养。

2.心理护理

患者常常烦躁不安、焦虑紧张,应尊重患者,为患者保密,以解除其忧虑,使其积极治疗,帮助其建立治愈疾病的信心和生活的勇气。

3.病情监护

观察患者的生命体征,重点观察体温变化,观察伤口愈合情况。

4.治病护理

(1)治疗原则:急性期局部热敷或坐浴,抗生素消炎治疗;脓肿形成或囊肿较大时,切开引流或行囊肿造口术,保持腺体功能,防止复发。

(2)治疗配合:急性炎症发作时,取前庭大腺开口处分泌物做细菌培养,确定病原体。根据细菌培养结果和药物敏感试验选用抗生素口服或肌内注射。脓肿形成或囊肿较大时,切开引流或行囊肿造口术,并放置引流条。术后保持局部清洁,引流条每天更换一次,外阴用1:5 000氯己定棉球擦拭,每天擦洗外阴2次,也可用清热解毒中药热敷或坐浴,每天2次。

(六)健康指导

(1)向患者及家属讲解此病的病因及预防措施,指导患者注意外阴清洁卫生。

(2)告知患者及家属月经期、产褥期禁止性交;月经期应使用消毒卫生巾预防感染;术后注意事项及正确用药。告知患者相关卫生保健常识,养成良好卫生习惯。

(七)护理评价

(1)患者诉说外阴不适症状减轻,舒适感增加。

(2)患者接受医护人员指导,焦虑缓解或消失。

阴道炎是阴道黏膜及黏膜下结缔组织的炎症,是妇科常见病。正常健康女性由于解剖结构、组织特点,阴道对病原体的侵入有自然防御功能。当各种因素导致自然防御功能降低,阴道内生态平衡遭到破坏时,病原体侵入导致阴道炎症。幼女及绝经后女性由于雌激素缺乏,阴道上皮薄,阴道抵抗力低,比青春期及育龄期女性更易受感染。

三、滴虫性阴道炎

滴虫性阴道炎是由阴道毛滴虫引起的最常见的阴道炎。阴道毛滴虫主要寄生于女性阴道,也可存在于尿道、尿道旁腺及膀胱。男性可存在于包皮皱襞、尿道及前列腺内。滴虫适宜生长在温度为25~40 ℃,pH为5.2~6.6的潮湿环境。月经前后,阴道内酸性减弱,接近中性,隐藏在腺体及阴道皱襞中的滴虫常得以繁殖,而发生滴虫性阴道炎。此病的传播途径有经性交的直接传播及经游泳池、浴盆、厕所、衣物、器械等途径的间接传播。

(一)护理评估

1.健康史

(1)病因评估:阴道毛滴虫呈梨形,体积为多核白细胞的2~3倍。滴虫顶端有4根鞭毛,体部有波动膜,后端尖并有轴柱凸出。活的滴虫透明无色,如水滴,鞭毛随波动膜的波动而活动(图8-1)。阴道毛滴虫极易传播,pH在4.5以下时便受到抑制甚至致死。pH上升至7.5时,其繁殖可完全被抑制。在妊娠期和月经来潮前后,阴道pH升高,可使阴道毛滴虫的感染率和发病率升高。

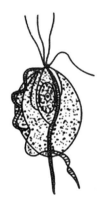

图8-1 滴虫模式图

(2)病史评估:评估发作与月经周期的关系,既往阴道炎病史,个人卫生情况;分析感染经过;了解治疗经过。

2.身心状况

(1)症状:主要症状为白带呈稀薄泡沫状,量多及伴有外阴、阴道口瘙痒。如有其他细菌混合感染,白带可呈黄绿色、血性、脓性且有臭味。局部可有灼热、疼痛、性交痛。合并尿路感染,可有尿频、尿痛、血尿。阴道毛滴虫能吞噬精子,阻碍乳酸生成,影响精子在阴道内存活,可致不孕。

(2)体征:妇科检查时可见阴道黏膜充血,严重时有散在的出血点。有时可见阴道后穹隆处有液性或脓性泡沫状分泌物。

(3)心理-社会状况:患者常因炎症反复发作而烦恼,出现无助感。

(二)辅助检查

(1)悬滴法:在玻片上加1滴温生理盐水,自阴道后穹隆处取少许分泌物混于生理盐水中,用低倍镜检查,如有滴虫,可见其活动。阳性率可达80%~90%。取分泌物检查前24~48小时,避免性交、阴道灌洗及阴道上药。

(2)培养法:适于症状典型而悬滴法未见滴虫者,可用培养基培养,其准确率可达98%。

(三)护理诊断及合作性问题

(1)知识缺乏:缺乏对疾病传染途径的认识及缺乏阴道炎治疗的知识。

(2)舒适改变:与外阴瘙痒、分泌物增多有关。

(3)组织完整性受损:与分泌物增多、外阴瘙痒、搔抓有关。

(四)护理目标

(1)患者能说出疾病传染的途径、阴道炎的治疗与日常防护知识。

(2)患者分泌物减少,舒适度提高。保持组织完整性,无破损。

(五)护理措施

1.一般护理

注意个人卫生,保持外阴部清洁、干燥,避免搔抓外阴导致皮肤破损。

2.心理护理

解除患者因疾病带来的烦恼,减轻其对确诊后的心理压力,增强治疗疾病的信心。告知患者夫妇滴虫性阴道炎的传播途径、临床表现、治疗方法和注意事项,减轻他们的焦虑心理,同时鼓励他们积极配合治疗。

3.病情观察

观察患者的外阴瘙痒症状、阴道分泌物的量及颜色等。

4.治疗护理

(1)治疗原则:杀灭阴道毛滴虫,保持阴道的自净作用,防止复发,夫妻双方要同时治疗,切断直接传染途径。

(2)治疗配合。①局部治疗:增强阴道酸性环境,用1%乳酸溶液、0.5%醋酸溶液或1:5 000高锰酸钾溶液冲洗阴道后,每晚睡前用甲硝唑200 mg,置于阴道后穹隆,每天一次,10天为1个疗程。②全身治疗:甲硝唑(灭滴灵)200~400 mg/次,每天3次口服,10天为1个疗程。③指导患者正确用药,按疗程坚持用药,注意冲洗液的浓度、温度。④观察用药后反应:甲硝唑口服后偶见胃肠道反应,如食欲缺乏、恶心、呕吐及白细胞减少、皮疹等,一旦发现,应报告医师并停药。妊娠期、哺乳期女性应慎用,因为药能通过胎盘进入胎儿体内,并可由乳汁排泄。

(六)健康指导

(1)做好卫生宣教,积极开展普查普治,消灭传染源,严格禁止滴虫阴道炎或带虫者进入游泳池。医疗单位做好消毒隔离,防止交叉感染。治疗期间勤换内裤,内裤、坐浴及洗涤用物应煮沸消毒5~10分钟以消灭病原体,禁止性生活,避免交叉或重复感染的机会。哺乳期女性在用药期间或用药后24小时内不宜哺乳。经期暂停坐浴、阴道冲洗及阴道用药。

(2)夫妻应双双检查,男方若查出毛滴虫,夫妻应同治,有助于提高疗效,治疗期间应禁止性生活。

(3)治愈标准:治疗后应在每次月经干净后复查1次,连续3次均为阴性,方为治愈。

(七)护理评价

(1)患者自诉外阴不适症状减轻,舒适感增加,悬滴法试验连续3个周期复查为阴性。

(2)患者正确复述预防及治疗此疾病的相关知识。

四、外阴阴道假丝酵母菌病

外阴阴道假丝酵母菌病(vulvovaginal candidiasis,VVC)也称外阴阴道念珠菌病,是一种常见的外阴、阴道炎,80%~90%的病原体为白假丝酵母菌,其发病率仅次于滴虫阴道炎。白假丝酵母菌是真菌,不耐热,加热至60℃,持续1小时,即可死亡;但对干燥、日光、紫外线及化学制剂的抵抗力较强。

(一)护理评估

1.健康史

(1)病因评估:假丝酵母菌为条件致病菌,可存在口腔、肠道和阴道而不引起症状。当阴道内糖原增多、酸度增加、局部细胞免疫力下降时,假丝酵母菌可繁殖并引起炎症,故外阴阴道假丝酵母菌病多见于孕妇、糖尿病患者及接受大量雌激素治疗者。此外,长期应用抗生素、服用类固醇皮质激素或免疫缺陷综合征等,可以改变阴道内微生物之间的相互制约关系,易发此症;紧身化纤内裤、肥胖可使会阴局部的温度及湿度增加,也易使念珠菌得以繁殖而引起感染。

(2)传播途径评估:①内源性感染为主要感染,假丝酵母菌除寄生阴道外,还可寄生于人的口腔、肠道,这些部位的假丝酵母菌可互相传染。②通过性交直接传染。③通过接触感染的衣物等间接传染。

(3)病史评估:了解有无糖尿病及长期使用抗生素、雌激素、类固醇皮质激素病史,了解个人卫生习惯及有无不洁性生活史。

2.身心状况

(1)症状:外阴、阴道奇痒,坐卧不安,痛苦异常,可伴有尿痛、尿频、性交痛。阴道分泌物为干酪样或豆渣样。

(2)体征:妇科检查见小阴唇内侧、阴道黏膜红肿并附着白色块状薄膜,容易剥离,下面为糜烂及溃疡。

(3)心理-社会状况:患者常因外阴瘙痒痛苦不堪,由于影响休息与睡眠,产生忧虑与烦躁,评估患者心理障碍及影响疾病治疗的原因。

3.辅助检查

(1)悬滴法:在玻片上加1滴温生理盐水,自阴道后穹隆处取少许分泌物混于生理盐水中,用低倍镜检查,若找到白假丝酵母菌的芽孢和假菌丝即可确诊。

(2)培养法:适于症状典型而悬滴法未见白假丝酵母菌者,可用培养基培养。

(二)护理诊断及合作性问题

1.焦虑

与易复发,影响休息与睡眠有关。

2.组织完整性受损

与分泌物增多、外阴瘙痒、搔抓有关。

(三)护理目标

(1)患者情绪稳定,积极配合治疗与护理。

(2)患者病情改善,舒适度提高。

(3)保持组织完整性,组织无破损。

(四)护理措施

1.一般护理

注意个人卫生,保持外阴部清洁、干燥,避免搔抓外阴以免皮肤破损。

2.心理护理

向患者讲解外阴阴道假丝酵母菌病的病因、治疗方法和注意事项等,消除患者的顾虑和焦虑心理,使其积极配合治疗。

3.病情观察

观察患者的外阴瘙痒症状、阴道分泌物的量及颜色等。

4.治疗护理

(1)治疗原则:消除诱因,改变阴道酸碱度,根据患者情况选择局部或全身应用抗真菌药杀灭致病菌。

(2)用药护理:①局部治疗:用2%~4%碳酸氢钠溶液冲洗阴道或坐浴,再选用制霉菌素栓剂、克霉唑栓剂、咪康唑栓剂等置于阴道内,一般7~10天为1个疗程。②全身用药:若局部用药效果较差或病情顽固者,可选用伊曲康唑、氟康唑、酮康唑等口服。③用药注意:孕妇要积极治疗,否则阴道分娩时新生儿易感染发生鹅口疮。妊娠期坚持局部治疗,禁用口服唑类药物。勤换内裤,内裤、坐浴及洗涤用物应煮沸消毒5~10分钟以消灭病原体,避免交叉和重复感染的机会。④用药护理:嘱阴道灌洗或坐浴应注意药液浓度和治疗时间,灌洗药物要充分溶化,温度一般为40℃,切忌过烫,以免烫伤皮肤。

(五)健康指导

(1)做好卫生宣教,养成良好的卫生习惯,每天洗外阴、换内裤。切忌搔抓。

(2)约15%男性与女性患者接触后患有龟头炎,对有症状男性也应进行检查与治疗。

(3)鼓励患者坚持用药,不随意中断疗程。

(4)嘱积极治疗糖尿病等疾病,正确使用抗生素、雌激素,以免诱发外阴阴道假丝酵母菌病。

(六)护理评价

(1)患者分泌物减少,性状转为正常,舒适感增加。

(2)患者正确复述预防及治疗此疾病的相关知识,做到积极配合并坚持治疗。

五、萎缩性阴道炎

萎缩性阴道炎属非特异性阴道炎,常见于绝经后及卵巢切除后或盆腔放射治疗者。绝经后的萎缩性阴道炎又称老年性阴道炎。

(一)护理评估

1.健康史

(1)病因评估:①女性绝经后;②手术切除卵巢;③产后闭经;④药物假绝经治疗;⑤盆腔放射治疗后等。由于雌激素水平降低,阴道上皮萎缩变薄,上皮细胞内糖原减少,阴道内pH增高,阴道自净作用减弱,局部抵抗力降低,致病菌入侵后易繁殖引起炎症。

(2)病史评估:了解有无糖尿病及长期使用抗生素、雌激素、类固醇皮质激素病史;了解个人卫生习惯及有无不洁性生活史;了解有无进行盆腔放射治疗等。

2.身心状况

(1)症状:白带增多,多为黄水状,严重感染时可呈脓性,有臭味。黏膜有浅表溃疡时,分泌物可为血性,有的患者可有点滴出血,可伴有外阴瘙痒、灼热、尿频、尿痛、尿失禁等症状。

(2)体征:妇科检查可见阴道皱襞消失,上皮菲薄,黏膜出血,表面可有小出血点或片状出血点;严重时可形成浅表溃疡,阴道弹性消失、狭窄,慢性炎症、溃疡还可引起阴道粘连,导致阴道闭锁。

(3)心理-社会状况：老年人常因思想比较保守，不愿就医而出现无助感。其他患者常因知识缺乏而病急乱投医，因此，应注意评估影响患者不愿就医的因素及家庭支持系统。

3.辅助检查

取分泌物检查，悬滴法排除滴虫性阴道炎和外阴阴道假丝酵母菌病；有血性分泌物时，常需做宫颈刮片或分段诊刮排除宫颈癌和子宫内膜癌。

(二)护理诊断及合作性问题

(1)舒适改变：与外阴瘙痒、疼痛、分泌物增多有关。

(2)知识缺乏：与缺乏绝经后女性预防保健知识有关。

(3)有感染的危险：与局部分泌物增多、破溃有关。

(三)护理目标

(1)患者分泌物减少，性状转为正常，舒适感增加。

(2)患者正确复述预防及治疗此疾病的相关知识，做到积极配合并坚持治疗。

(3)患者无感染发生或感染被及时发现和控制，体温、血白细胞正常。

(四)护理措施

1.一般护理

嘱患者保持外阴清洁，勤换内裤。穿棉织内裤，减少刺激等。

2.心理护理

使患者了解老年性阴道炎的病因和治疗方法，减轻其焦虑；对卵巢切除、放射治疗者给予心理安慰与相关医学知识解释，增强其治疗疾病的信心；解释雌激素替代疗法可缓解症状，帮助其建立治愈疾病的信心。

3.病情观察

观察白带性状、量、气味，有无外阴瘙痒、灼热及膀胱刺激症状等。

4.治疗护理

(1)治疗原则：增强阴道黏膜的抵抗力，抑制细菌生长繁殖。

(2)治疗配合。①增加阴道酸度：用0.5%醋酸或1%乳酸溶液冲洗阴道，每天1次。阴道冲洗后，将甲硝唑200 mg或氧氟沙星200 mg，放入阴道深部，每天1次，7～10天为1个疗程。②增加阴道抵抗力：针对病因给予雌激素制剂，可局部用药，也可全身用药。将己烯雌酚0.125～0.25 mg，每晚放入阴道深部，7天为1个疗程。③全身用药：可口服尼尔雌醇，首次4 mg，以后每2～4周1次，每晚2 mg，维持2～3个月。

(五)健康指导

(1)对围绝经期、老年女性进行健康教育，使其掌握预防老年性阴道炎的措施及技巧。

(2)指导患者及其家属阴道灌洗、上药的方法和注意事项。用药前洗净双手及会阴，减少感染的机会。自己用药有困难者，指导其家属协助用药或由医务人员帮助使用。

(3)告知使用雌激素治疗可出现的症状，嘱乳癌或子宫内膜癌患者慎用雌激素制剂。

(六)护理评价

(1)患者分泌物减少，性状转为正常，舒适感增加。

(2)患者正确复述预防及治疗此疾病的相关知识，做到积极配合并坚持治疗。

(孟　茜)

第四节 子宫颈炎

　　子宫颈炎是指子宫颈发生的急性/慢性炎症。子宫颈炎是妇科常见疾病之一,包括宫颈阴道部炎症及宫颈管黏膜炎症。临床上分为急性子宫颈炎和慢性子宫颈炎。临床多见的子宫颈炎是急性子宫颈管黏膜炎,若急性子宫颈炎未经及时诊治或病原体持续存在,可导致慢性子宫颈炎症。

　　由于宫颈管黏膜上皮为单层柱状上皮,抗感染能力较差,当遇到多种病原体侵袭、物理化学因素刺激、机械性子宫颈损伤、子宫颈异物等,引起子宫颈局部充血、水肿,上皮变性、坏死,黏膜、黏膜下组织、腺体周围大量中性粒细胞浸润,或子宫颈间质内有大量淋巴细胞、浆细胞等慢性炎细胞浸润,可伴有子宫颈腺上皮及间质增生和鳞状上皮化生。因子宫颈阴道部鳞状上皮与阴道鳞状上皮相延续,亦可由阴道炎症引起宫颈阴道部炎症。

　　病原体种类:①性传播疾病的病原体,主要是淋病奈瑟菌及沙眼衣原体。②内源性病原体,与细菌性阴道病病原体、生殖道支原体感染有关。

一、护理评估

(一)健康史

1.一般资料

年龄、月经史、婚育史,是否处在妊娠期。

2.既往疾病史

详细了解有无阴道炎、性传播疾病及子宫颈炎症的病史,包括发病时间、病程经过、治疗方法及效果。

3.既往手术史

详细询问分娩手术史,了解阴道分娩时有无宫颈裂伤;是否做过妇科阴道手术操作及有无宫颈损伤、感染史。

4.个人生活史

了解个人卫生习惯,分析可能的感染途径。

(二)生理状况

1.症状

(1)急性子宫颈炎:阴道分泌物增多,呈黏液脓性,阴道分泌物的刺激可引起外阴瘙痒及灼热感;可出现月经间期出血、性交后出血等症状;常伴有尿道症状,如尿急、尿频、尿痛。

(2)慢性子宫颈炎:患者多无症状,少数患者可有阴道分泌物增多,呈淡黄色或脓性,偶有接触性出血、月经间期出血,偶有分泌物刺激引起外阴瘙痒或不适。

2.体征

(1)急性子宫颈炎:检查见脓性或黏液性分泌物从子宫颈管流出;用棉拭子擦拭子宫颈管时,容易诱发子宫颈管内出血。

(2)慢性子宫颈炎:检查可见宫颈呈糜烂样改变,或有黄色分泌物覆盖子宫颈口或从宫颈管流出,也可见子宫颈息肉或子宫颈肥大。

3.辅助检查

(1)实验室检查:分泌物涂片做革兰染色,中性粒细胞>30/高倍视野;阴道分泌物湿片检查白细胞>10/高倍视野;做淋菌奈瑟菌及沙眼衣原体检测,以明确病原体。

(2)宫腔镜检查:镜下可见血管充血,宫颈黏膜及黏膜下组织、腺体周围大量中性粒细胞浸润,腺腔内可见脓性分泌物。

(3)宫颈细胞学检查:宫颈刮片、宫颈管吸片,与宫颈上皮瘤样病变或早期宫颈癌相鉴别。

(4)阴道镜及活组织检查:必要时进行,以明确诊断。

(三)高危因素

(1)性传播疾病,年龄<25岁,多位性伴侣或新性伴侣且为无保护性交。

(2)细菌性阴道病。

(3)分娩、流产或手术致子宫颈损伤。

(4)卫生不良或雌激素缺乏,局部抗感染能力差。

(四)心理-社会因素

1.对健康问题的感受

是否存在因无明显症状,而不重视或延误治疗。

2.对疾病的反应

是否因病变在宫颈,又涉及生殖器官与性,而不愿及时就诊;或因阴道分泌物增多引起不适;或治疗效果不明显而烦躁不安;或遇有白带带血或接触性出血时,担心疾病的严重程度,疑有癌变而恐惧、焦虑。

3.家庭、社会及经济状况

家人对患者是否关心;家庭经济状况及是否有医疗保险。

二、护理诊断

(一)皮肤完整性受损

其与宫颈上皮糜烂及炎性刺激有关。

(二)舒适的改变

其与白带增多有关。

(三)焦虑

其与害怕宫颈癌有关。

三、护理措施

(一)症状护理

1.阴道分泌物增多

观察阴道分泌物颜色、性状、气味及量,选择合适的药液进行阴道冲洗。在不清楚种类时,不可滥用冲洗液,指导患者勤换会阴垫及内裤,保持外阴清洁干燥。

2.外阴瘙痒与灼痛

嘱患者尽量避免搔抓,防止外阴部皮肤破损,减少活动,避免摩擦外阴。

(二)用药护理

药物治疗主要用于急性子宫颈炎。

1. 遵医嘱用药

(1)经验性抗生素治疗:在未获得病原体检测结果前,采用针对衣原体的经验性抗生素治疗,阿奇霉素 1 g,单次顿服,或多西环素 100 mg,每天 2 次,连服 7 天。

(2)针对病原体的抗生素治疗:临床上除选用抗淋病奈瑟菌的药物外,同时应用抗衣原体感染的药物。对于单纯急性淋病奈瑟菌性子宫颈炎,常用药物有头孢菌素,如头孢曲松钠 250 mg,单次肌内注射,或头孢克肟 400 mg,单次口服等;对沙眼衣原体所致子宫颈炎,治疗药物有四环素类,如多西环素 100 mg,每天 2 次,连服 7 天。

2. 用药观察

注意观察药物的不良反应,若出现不良反应,立即停药并通知医师。

3. 用药注意事项

注意药物的半衰期及有效作用时间;注意药物的配伍禁忌;抗生素应现配现用。

4. 用药指导

若病原体为沙眼衣原体及淋病奈瑟菌,应对性伴侣进行相应的检查和治疗。

(三)物理治疗及手术治疗的护理

1. 宫颈糜烂样改变

若为无症状的生理性柱状上皮异位,无须处理;对伴有分泌物增多、乳头状增生或接触性出血,可给予局部物理治疗,包括激光、冷冻、微波等,也可以给予中药作为物理治疗前后的辅助治疗。

2. 慢性子宫颈黏膜炎

针对病因给予治疗,若病原体不清可试用物理治疗,方法同上。

3. 子宫颈息肉

配合医师行息肉摘除术。

4. 子宫颈肥大

一般无须治疗。

(四)心理护理

(1)加强疾病知识宣传,引导患者正确认识疾病,及时就诊,接受规范治疗。

(2)向患者解释疾病与健康的问题,鼓励患者表达自己的想法。对病程长、迁延不愈的患者,给予关心和耐心解说,告知疾病的过程及防治措施;对病理检查发现宫颈上皮有异常增生的病例,告知通过密切监测,坚持治疗,可阻断癌变途径,以缓解焦虑心理,增加治疗的信心。

(3)与家属沟通,让其多关心患者,支持患者,坚持治疗,促进康复。

四、健康指导

(一)讲解疾病知识

向患者讲解子宫颈炎的疾病知识,告知及时就诊和规范治疗的重要性。

(二)个人卫生指导

嘱患者保持外阴清洁,每天清洗外阴 2 次,养成良好的卫生习惯,尤其是经期、孕产期及产褥期卫生,避免感染发生。

(三)随访指导

告知患者,物理治疗后有分泌物增多,甚至有多量水样排液,在术后 1～2 周脱痂时可有少量出血,是创面愈合的过程,不必应诊;如出血量多于月经量则需到医院就诊处理;在物理治疗后 2 个月内禁止性生活、盆浴和阴道冲洗;治疗后经过 2 个月经周期,于月经干净后 3～7 天来院复查,评价治疗效果,效果欠佳者可进行第二次治疗。

(四)体检指导

坚持每 1～2 年做 1 次体检,及早发现异常,及早治疗。

五、注意事项

(1)治疗前,应常规做宫颈刮片行细胞学检查。

(2)在急性生殖器炎症期不做物理治疗。

(3)治疗时间应选在月经干净后 3～7 天内进行。

(4)物理治疗后可出现阴道分泌物增多,甚至有大量水样排液,在术后 1～2 周脱痂时可有少许出血。

(5)应告知患者,创面完全愈合时间为 4～8 周,期间禁盆浴、性交和阴道冲洗。

(6)物理治疗有引起术后出血、宫颈管狭窄、感染的可能,应定期复查,观察创面愈合情况直到痊愈,同时检查有无宫颈管狭窄。

(孟　茜)

第五节　盆腔炎性疾病

盆腔炎性疾病(PID)是指女性上生殖道的一组炎性疾病,主要包括子宫内膜炎、输卵管炎、输卵管卵巢脓肿、盆腔腹膜炎。最常见的是输卵管炎及输卵管卵巢脓肿。

女性生殖系统具有比较完善的自然防御功能,当自然防御功能遭到破坏,或机体免疫力降低、内分泌发生变化或外源性病原体入侵而导致子宫内膜、输卵管、卵巢、盆腔腹膜、盆腔结缔组织发生炎症。感染严重时,可累及周围器官和组织,当病原体毒性强、数量多、患者抵抗力低时,常发生败血症及脓毒血症,若未得到及时治疗可能发生盆腔炎性疾病后遗症。

一、护理评估

(一)健康史

(1)了解既往疾病史、用药史、月经史及药物过敏史。

(2)了解流产、分娩的时间、经过及处理。

(3)了解本次患病的起病时间、症状、疼痛性质、部位、有无全身症状。

(二)生理状况

1.症状

(1)轻者无症状或症状轻微不易被发现,常表现为持续性下腹痛,活动或性交后加重;发热、阴道分泌物增多等。

(2)重者可表现为寒战、高热、头痛、食欲减退;月经期发病者可表现为经量增多、经期延长;腹膜炎者出现消化道症状,如恶心、呕吐、腹胀等;若脓肿形成,可有下腹包块及局部刺激症状。

2.体征

(1)急性面容、体温升高、心率加快。

(2)下腹部压痛、反跳痛及肌紧张。

(3)检查见阴道充血;大量脓性臭味分泌物从宫颈口外流;穹隆有明显触痛;宫颈充血、水肿、举痛明显;子宫体增大有压痛且活动受限;一侧或双侧附件增厚,有包块,压痛。

3.辅助检查

(1)实验室检查:宫颈黏液脓性分泌物,或阴道分泌物0.9%氯化钠溶液湿片中见到大量白细胞;红细胞沉降率升高;血C反应蛋白升高;宫颈分泌物培养或革兰染色涂片淋病奈瑟菌阳性或沙眼衣原体阳性。

(2)阴道超声检查:显示输卵管增粗,输卵管积液,伴或不伴有盆腔积液、输卵管卵巢肿块。

(3)腹腔镜检查:输卵管表面明显充血;输卵管壁水肿;输卵管伞端或浆膜面有脓性渗透物。

(4)子宫内膜活组织检查证实子宫内膜炎。

(三)高危因素

1.年龄

盆腔炎性疾病高发年龄为15～25岁。

2.性活动及性卫生

初次性交年龄小、有多个性伴侣、性交过频,以及性伴侣有性传播疾病;有使用不洁的月经垫、经期性交等。

3.下生殖道感染

性传播疾病,如淋病奈瑟菌性宫颈炎、衣原体性宫颈炎,以及细菌性阴道病。

4.子宫腔内手术操作后感染

刮宫术、输卵管通液术、子宫输卵管造影术、宫腔镜检查、人工流产、放置宫内节育器等手术时,消毒不严格或术前适应证选择不当,导致感染。

5.邻近器官炎症直接蔓延

如阑尾炎、腹膜炎等蔓延至盆腔。

6.复发

盆腔炎性疾病再次发作。

(四)心理-社会因素

1.对健康问题的感受

是否存在因无明显症状或症状轻,而不重视致延误治疗。

2.对疾病的反应

是否由于慢性疾病过程长,患者思想压力大而产生焦虑、烦躁情绪;若病情严重,则担心预后,患者往往有恐惧、无助感。

3.家庭、社会及经济状况

是否存在因炎症反复发作,严重影响女性生殖健康甚至导致不孕,且增加家庭与社会经济负担。

二、护理诊断

(一)疼痛
其与感染症状有关。

(二)体温过高
其与盆腔急性炎症有关。

(三)睡眠形态紊乱
其与疼痛或心理障碍有关。

(四)焦虑
其与病程长治疗效果不明显或不孕有关。

(五)知识缺乏
其与缺乏经期卫生知识有关。

三、护理措施

(一)症状护理

1.密切观察

分泌物增多,观察阴道分泌物颜色、性状、气味及量,选择合适的药液进行阴道冲洗。在不清楚阴道炎的种类时,不可滥用冲洗液,指导患者勤换会阴垫及内裤,保持外阴清洁干燥。

2.支持疗法

卧床休息,取半卧位,有利于脓液积聚于直肠子宫陷凹,使炎症局限;给高热量、高蛋白、高维生素饮食或半流质饮食,及时补充丢失的液体;对出现高热的患者,采取物理降温,出汗时及时更衣,保持身体清洁舒服;若患者腹胀严重,应行胃肠减压。

3.症状观察

密切监测生命体征,测体温、脉搏、呼吸、血压,每4小时1次;物理降温后30分钟测体温,以观察降温效果。若患者突然出现腹痛加剧、寒战、高热、恶心、呕吐、腹胀,应立即报告医师,同时做好剖腹探查的准备。

(二)用药护理

1.门诊治疗

指导患者遵医嘱用药,了解用药方案并告知注意事项。常用方案:头孢西丁钠2 g,单次肌内注射,同时口服丙磺舒1 g,然后改为多西环素100 mg,每天2次,连服14天,可同时加服甲硝唑400 mg,每天2~3次,连服14天;或选用其他第三代头孢菌素与多西环素、甲硝唑合用。

2.住院治疗

严格遵医嘱用药,了解用药方案并密切观察用药反应。

(1)头孢霉素类或头孢菌素类药物:头孢西丁钠2 g,静脉滴注,每6小时1次。头孢替坦二钠2 g,静脉滴注,每12小时1次。加多西环素100 mg,每12小时1次,静脉输注或口服。对不能耐受多西环素者,可用阿奇霉素替代,每次500 mg,每天1次,连用3天。对输卵管卵巢脓肿患者,可加用克林霉素或甲硝唑。

(2)克林霉素与氨基糖苷类药物联合方案:克林霉素900 mg,每8小时1次,静脉滴注;庆大霉素先给予负荷量(2 mg/kg),然后予维持量(1.5 mg/kg),每8小时1次,静脉滴注;临床症状、体征改善后继续静脉应用24～48小时,克林霉素改口服,每次450 mg,1天4次,连用14天;或多西环素100 mg,每12小时1次,连续用药14天。

3.观察药物疗效

若用药后48～72小时,体温持续不降,患者症状加重,应及时报告医师处理。

4.中药治疗

主要为活血化瘀、清热解毒药物。可遵医嘱指导服中药或用中药外敷腹部,若需进行中药保留灌肠,按保留灌肠操作规程完成。

(三)手术护理

1.药物治疗无效

经药物治疗48～72小时,体温持续不降,患者中毒症状加重或包块增大者。

2.脓肿持续存在

经药物治疗病情好转,继续控制炎症数天(2～3周),包块仍未消失但已局限化。

3.脓肿破裂

突然腹痛加剧、寒战、高热、恶心、呕吐、腹胀,检查腹部拒按或有中毒性休克表现。

(四)心理护理

(1)关心患者,倾听患者诉说,鼓励患者表达内心感受,通过与患者进行交流,建立良好的护患关系,尽可能满足患者的合理需求。

(2)加强疾病知识宣传,解除患者思想顾虑,增加其对治疗的信心。

(3)与家属沟通,指导家属关心患者,与患者及家属共同探讨适合个人的治疗方案,取得家人的理解和帮助,减轻患者心理压力。

四、健康指导

(一)讲解疾病知识

向患者讲解盆腔炎性疾病的疾病知识,告知及时就诊和规范治疗的重要性。

(二)个人卫生指导

保持会阴清洁做好经期、孕期及产褥期的卫生宣传。

(三)性生活指导及性伴侣治疗

注意性生活卫生,月经期禁止性交。

(四)饮食生活指导

给高热量、高蛋白、高维生素饮食,增加营养,积极锻炼身体,注意劳逸结合,不断提高机体抵抗力。

(五)随访指导

对于抗生素治疗的患者,应在72小时内随诊,明确有无体温下降、反跳痛减轻等临床症状改善。若无改善,需做进一步检查。对沙眼衣原体及淋病奈瑟菌感染者,可在治疗后4～6周复查病原体。

五、注意事项

(一)倾听患者主诉

应仔细倾听患者主诉,全面了解患者疾病史,认真阅读治疗方案,制订相应的护理计划,配合完成相应治疗和处理。

(二)预防宣传

(1)注意性生活卫生,减少性传播疾病。

(2)及时治疗下生殖道感染。

(3)进行公共卫生教育,提高公民对生殖道感染的认识,明白预防感染的重要性。

(4)严格掌握妇科手术指征,做好术前准备,严格无菌操作,预防感染。

(5)及时治疗盆腔炎性疾病,防止后遗症发生。

(孟　茜)

第六节　子宫内膜异位症

子宫内膜异位症是指具有生长功能的子宫内膜生长在子宫腔内壁以外引起的症状和体征。异位的子宫内膜绝大多数局限在盆腔内的生殖器官和邻近器官的腹膜面,故临床上称为盆腔子宫内膜异位症。当子宫内膜生长在子宫肌层内称子宫腺肌病,部分患者两者可合并存在。

子宫内膜异位症的发病率近年来明显增高,是目前常见的妇科病之一。多见于30~40岁的女性。本病为良性病变,但有远距离转移和种植能力。初潮前无发病者,绝经后异位的子宫内膜组织可逐渐萎缩吸收,妊娠或使用性激素抑制卵巢功能可暂时阻止本病的发展,因此,子宫内膜的发病与卵巢的周期性变化有关。也发生周期性出血,引起周围组织纤维化、粘连,病变局部形成紫蓝色硬结或包块。卵巢的子宫内膜异位症最为常见,卵巢内的异位内膜因反复出血而形成多个囊肿,但以单个多见,故又称为卵巢子宫内膜异位囊肿。囊肿内含暗褐色黏稠的陈旧血,状似巧克力液体,故又称为卵巢巧克力囊肿。

一、护理评估

(一)病史

1.月经史

初潮年龄,月经周期、经期、经量是否正常,有无痛经或其他伴随症状。痛经的性质,是否为进行性加重。

2.婚育史

结婚年龄,婚次,夫妻性生活情况,有无经期性交,生育情况、足月产、早产、流产次数,现有子女数等。

3.既往病史

有无先天性生殖道畸形、子宫手术或经期盆腔检查等情况。

(二)身心状态

1.身体状态

(1)痛经:痛经是子宫内膜异位症的典型症状,其特点为继发性和进行性加重。疼痛多位于下腹部和腰骶部,可放射至阴道、会阴、肛门或大腿,常于月经来潮前1~2天开始,经期第一天最为剧烈,以后逐渐减轻,至月经干净时消失。

(2)月经失调:部分患者有经量增多和经期延长,少数出现经前期点滴出血。月经失调可能与卵巢无排卵、黄体功能不足等有关。

(3)性交痛:由于异位的内膜出现在子宫直肠陷凹或病变导致子宫后倾固定,性交时子宫颈受到碰撞及子宫收缩和向上提升,可引起疼痛。

(4)不孕:占40%左右,其不孕的原因可能与盆腔内器官和组织广泛粘连和输卵管的蠕动减弱,影响卵子的排出、摄取和受精卵的运行有关。

2.心理状态

由于疼痛、不孕造成患者顾虑重重,心理压力大,需要手术的患者会有紧张、恐惧等心理问题。

(三)诊断性检查

1.妇科检查

典型者子宫后倾固定,盆腔检查可扪及盆腔内有触痛性结节或子宫旁有不活动的囊性包块。

2.辅助检查

(1)B超检查:可确定卵巢子宫内膜异位囊肿的位置、大小和形状。

(2)腹腔镜检查:可发现盆腔内器官或子宫直肠陷凹、子宫骶骨韧带等处有紫蓝色结节。

二、护理诊断

(一)焦虑

其与不孕和需要手术有关。

(二)知识缺乏

其与缺乏自我照顾及与手术相关的知识有关。

(三)舒适改变

其与痛经及手术后伤口有关。

三、护理目标

(1)患者能正确认识疾病的性质及发生原因,解除紧张、恐惧的心理,坚定治疗信心。

(2)患者自觉疼痛症状缓解。

四、护理措施

(1)心理护理:许多年轻患者因顽固的痛经、不孕等情况而焦虑。护理人员应多关心和理解患者,说明该病只要坚持用药或采取必要的手术便可改善症状,鼓励患者树立信心,积极配合治疗,对尚未生育的患者应给予指导和帮助,促使其尽早受孕。

(2)做好卫生宣传教育工作,防止经血逆流,如有先天性生殖道畸形或后天性炎性阴道狭窄、宫颈粘连等应及时手术。凡进入宫腔内的经腹手术,应保护腹壁切口和子宫切口,防止子宫内膜种植到腹壁切口或子宫切口。经期应避免盆腔检查和性交。

(3)使用激素治疗患者,应介绍服药的注意事项及用后可能出现的反应(恶心、食欲缺乏、闭经、乏力或体重增加等),使其解除思想顾虑,提高治疗效果。

(4)用药期间注意有无卵巢子宫内膜异位囊肿破裂的征象,如出现急性腹痛应及时通知医师,并做好剖腹探查的各项准备。

(5)对需要手术者应按腹部手术做好术前准备和术后护理。

(6)出院健康教育,加强患者对病程及治疗的认识,指导伤口处理和康复教育,术后6周避免盆浴和性生活,6周后来院复查。

五、评价

(1)患者无焦虑的表现并对治疗充满信心。
(2)患者能按时服药并了解药物的反应。
(3)自觉症状缓解和消失。

(孟 茜)

第七节 自 然 流 产

流产是指妊娠不足28周、胎儿体重不足1000g而终止者。流产发生于妊娠12周前者称早期流产,发生在妊娠12周至不足28周者称晚期流产。流产又分为自然流产和人工流产,本节内容仅限于自然流产。自然流产的发生率占全部妊娠的15%左右,多数为早期流产,是育龄女性的常见病,严重影响了女性生殖健康。

一、病因和发病机制

导致自然流产的原因很多,可分为胚胎因素和母体因素。早期流产常见的原因是胚胎染色体异常、孕妇内分泌异常、生殖器官畸形、生殖道感染、血栓前状态、免疫因素异常等;晚期流产多由宫颈功能不全等因素引起。

(一)胚胎因素

胚胎染色体异常是自然流产最常见的原因。据文献报道,46%~54%的自然流产与胚胎染色体异常有关。流产发生越早,胚胎染色体异常的频率越高,早期流产中染色体异常的发生率为53%,晚期流产为36%。

胚胎染色体异常包括数量异常和结构异常。在数量异常中第一位的是染色三体,占52%,除1号染色三体未见报道外,各种染色三体均有发现,其中以13、16、18、21及22号染色体最常见,18三体约占1/3;第二位的是45,X单体,约占19%;其他依次为三倍体占16%,四倍体占5.6%。染色体结构异常主要是染色体易位,占3.8%,嵌合体占1.5%,染色体倒置、缺失和重叠也见有报道。

多数三体胚胎是以流产或死胎告终,但也有少数能成活,如21三体、13三体、18三体等。单体是减数分裂不分离所致,以X单体最为多见,少数胚胎如能存活,足月分娩后即形成特纳综合征。三倍体常与胎盘的水泡样变性共存,不完全水泡状胎块的胎儿可发育成三倍体或第16号染色体的三体,流产较早,少数存活,继续发育后伴有多发畸形,未见活婴。四倍体活婴极少,绝大多数极早期流产。在染色体结构异常方面,不平衡易位可导致部分三体或单体,易发生流产或死胎。总之,染色体异常的胚胎多数结局为流产,极少数可能继续发育成胎儿,但出生后也会发生某些功能异常或合并畸形。若已流产,妊娠产物有时仅为一空孕囊或已退化的胚胎。

(二)母体因素

1.夫妇染色体异常

习惯性流产与夫妇染色体异常有关,习惯性流产者夫妇染色体异常发生频率为3.2%,其中多见的是染色体相互易位,占2%,罗伯逊易位占0.6%。着床前配子在女性生殖道时间过长,配子发生老化,流产的机会也会增加。在促排卵及体外受精等辅助生殖技术中,是否存在配子老化问题目前尚不清楚。

2.内分泌因素

(1)黄体功能不良(luteal phase defect,LPD):黄体中期孕酮峰值低于正常标准值,或子宫内膜活检与月经时间同步差2天以上即可诊断为LPD。高浓度孕酮可阻止子宫收缩,使妊娠子宫保持相对静止状态;孕酮分泌不足,可引起妊娠蜕膜反应不良,影响孕卵着床和发育,导致流产。孕期孕酮的来源有两条途径:一是由卵巢黄体产生,二是胎盘滋养细胞分泌。孕6~8周后卵巢黄体产生孕酮逐渐减少,之后由胎盘产生孕酮替代,如果两者衔接失调则易发生流产。在习惯性流产中有23%~60%的病例存在黄体功能不全。

(2)多囊卵巢综合征(polycystic ovarian syndrome,PCOS):有人发现在习惯性流产中多囊卵巢的发生率可高达58%,而且其中有56%的患者LH呈高分泌状态。现认为PCOS患者高浓度的LH可能导致卵细胞第二次减数分裂过早完成,从而影响受精和着床过程。

(3)高泌乳素血症:高水平的泌乳素可直接抑制黄体颗粒细胞增生及其分泌功能。高泌乳素血症的临床主要表现为闭经和泌乳,当泌乳素水平高于正常值时,则可表现为黄体功能不全。

(4)糖尿病:血糖控制不良者流产发生率可高达15%~30%,妊娠早期高血糖还可能造成胚胎畸形的危险因素。

(5)甲状腺功能:目前认为甲状腺功能减退或亢进与流产有着密切的关系,妊娠前期和早孕期进行合理的药物治疗,可明显降低流产的发生率。有学者报道,甲状腺自身抗体阳性者流产发生率显著升高。

3.生殖器官解剖因素

(1)子宫畸形:米勒管先天性发育异常导致子宫畸形,如单角子宫、双角子宫、双子宫、子宫纵隔等。子宫畸形可影响子宫血供和宫腔内环境造成流产。母体在孕早期使用或接触己烯雌酚可影响女胎子宫发育。

(2)Asherman综合征:由宫腔创伤(如刮宫过深)、感染或胎盘残留等引起宫腔粘连和纤维化。宫腔镜下行子宫内膜切除或黏膜下肌瘤切除手术也可造成宫腔粘连。子宫内膜受损伤可影响胚胎种植,导致流产发生。

(3)宫颈功能不全:是导致中晚期流产的主要原因。宫颈功能不全在解剖上表现为宫颈管过短或宫颈内口松弛。由于存在解剖上的缺陷,随着妊娠的进程子宫增大,宫腔压力升高,多数患者在中、晚期妊娠出现无痛性的宫颈管消退、宫口扩张、羊膜囊突出、胎膜破裂,最终发生流产。宫颈功能不全主要由于宫颈局部创伤(分娩、手术助产、刮宫、宫颈锥形切除、Manchester手术等)引起,先天性宫颈发育异常较少见;另外,胚胎时期接触己烯雌酚也可引起宫颈发育异常。

(4)其他:子宫肿瘤可影响子宫内环境,导致流产。

4.生殖道感染

有一些生殖道慢性感染被认为是早期流产的原因之一。能引起反复流产的病原体往往是持续存在于生殖道而母体很少产生症状,而且此病原体能直接或间接导致胚胎死亡。生殖道逆行感染一般发生在妊娠12周以前,过此时期,胎盘与蜕膜融合,构成机械屏障,而且随着妊娠进程,羊水抗感染力也逐步增强,感染的机会减少。

(1)细菌感染:布鲁菌属和弧菌属感染可导致动物(牛、猪、羊等)流产,但在人类还不肯定。

(2)沙眼衣原体:文献报道,妊娠期沙眼衣原体感染率为3%～30%,但是否直接导致流产尚无定论。

(3)支原体:流产患者宫颈及流产物中支原体的阳性率均较高,血清学上也支持人支原体和解脲支原体与流产有关。

(4)弓形虫:弓形虫感染引起的流产是散发的,与习惯性流产的关系尚未完全证明。

(5)病毒感染:巨细胞病毒经胎盘可累及胎儿,引起心血管系统和神经系统畸形,致死或流产。妊娠前半期单纯疱疹感染流产发生率可高达70%,即使不发生流产,也易累及胎儿、新生儿。妊娠初期风疹病毒感染者流产的发生率较高。人免疫缺陷病毒感染与流产密切相关,Temmerman等报道,HIV-1抗体阳性是流产的独立相关因素。

5.血栓前状态

凝血因子浓度升高,或凝血抑制物浓度降低而产生的血液易凝状态,尚未达到生成血栓的程度,或者形成的少量血栓正处于溶解状态。

血栓前状态与习惯性流产的发生有一定的关系,临床上包括先天性和获得性血栓前状态,前者是由于凝血和纤溶有关的基因突变造成,如凝血因子V突变、凝血酶原基因突变、蛋白C缺陷症、蛋白S缺陷症等;后者主要是抗磷脂抗体综合征、获得性高半胱氨酸血症以及机体存在各种引起血液高凝状态的疾病等。

各种先天性血栓形成倾向引起自然流产的具体机制尚未阐明,目前研究得比较多的是抗磷脂抗体综合征,并已肯定它与早、中期胎儿丢失有关。普遍的观点认为高凝状态使子宫胎盘部位血流状态改变,易形成局部微血栓,甚至胎盘梗死,使胎盘血供下降,胚胎或胎儿缺血缺氧,引起胚胎或胎儿发育不良而流产。

6.免疫因素

免疫因素引起的习惯性流产,可分自身免疫型和同种免疫型。

(1)自身免疫型:主要与患者体内抗磷脂抗体有关,部分患者同时可伴有血小板减少症和血栓栓塞现象,这类患者可称为早期抗磷脂抗体综合征。在习惯性流产中,抗磷脂抗体阳性率约为21.8%。另外,自身免疫型习惯性流产还与其他自身抗体有关。

在正常情况下,各种带负电荷的磷脂位于细胞膜脂质双层的内层,不被免疫系统识别;一旦暴露于机体免疫系统,即可产生各种抗磷脂抗体。抗磷脂抗体不仅是一种强烈的凝血活性物质,激活血小板和促进凝血,导致血小板聚集,血栓形成;同时可直接造成血管内皮细胞损伤,加剧血栓形成,使胎盘循环发生局部血栓栓塞,胎盘梗死,胎死宫内,导致流产。近来的研究还发现,抗磷脂抗体可能直接与滋养细胞结合,从而抑制滋养细胞功能,影响胎盘着床过程。

(2)同种免疫型:现代生殖免疫学认为,妊娠是成功的半同种异体移植现象,孕妇由于自身免疫系统产生一系列的适应性变化,从而对宫内胚胎移植物表现出免疫耐受,不发生排斥反应,妊娠得以继续。

在正常妊娠的母体血清中,存在一种或几种能够抑制免疫识别和免疫反应的封闭因子,也称封闭抗体,以及免疫抑制因子,而习惯性流产患者体内则缺乏这些因子。因此,使得胚胎遭受母体的免疫打击而排斥。封闭因子既可直接作用于母体淋巴细胞,又可与滋养细胞表面特异性抗原结合,从而阻断母儿之间的免疫识别和免疫反应,封闭母体淋巴细胞对滋养细胞的细胞毒作用。还有认为封闭因子可能是一种抗独特型抗体,直接针对 T 淋巴细胞或 B 淋巴细胞表面特异性抗原受体(BCR/TCR),从而防止母体淋巴细胞与胚胎靶细胞起反应。

几十年来,同种免疫型习惯性流产与 HLA 抗原相容性的关系一直存有争议。有学者提出习惯性流产可能与夫妇 HLA 抗原的相容性有关,在正常妊娠过程中夫妇或母胎间 HLA 抗原是不相容的,胚胎所带的父源性 HLA 抗原可以刺激母体免疫系统,产生封闭因子。同时,滋养细胞表达的 HLA-G 抗原能够引起抑制性免疫反应,这种反应对胎儿具有保护性作用,能够抑制母体免疫系统对胎儿胎盘的攻击。

7.其他因素

(1)慢性消耗性疾病:结核和恶性肿瘤常导致早期流产,并威胁孕妇的生命;高热可导致子宫收缩;贫血和心脏病可引起胎儿胎盘单位缺氧;慢性肾炎、高血压可使胎盘发生梗死。

(2)营养不良:严重营养不良直接可导致流产。现在更强调各种营养素的平衡,如维生素 E 缺乏也可造成流产。

(3)精神、心理因素:焦虑、紧张、恐吓等严重精神刺激均可导致流产。近来还发现,噪音和振动对人类生殖也有一定的影响。

(4)吸烟、饮酒等:近年来育龄女性吸烟、饮酒,甚至吸毒的人数有所增加,这些因素都是流产的高危因素。孕期过多饮用咖啡也增加流产的危险性。

(5)环境毒性物质:影响生殖功能的外界不良环境因素很多,可以直接或间接对胚胎造成损害。过多接触某些有害的化学物质(如砷、铅、苯、甲醛、氯丁二烯、氧化乙烯等)和物理因素(如放射线、噪声及高温等),均可引起流产。

尚无确切的依据证明使用避孕药物与流产有关,然而,有报道宫内节育器避孕失败者,感染性流产发生率有所升高。

二、病理

早期流产时胚胎多数先死亡,随后发生底蜕膜出血,造成胚胎的绒毛与蜕膜层分离,已分离的胚胎组织如同异物,引起子宫收缩而被排出。有时也可能蜕膜海绵层先出血坏死或有血栓形成,使胎儿死亡,然后排出。8 周以内妊娠时,胎盘绒毛发育尚不成熟,与子宫蜕膜联系还不牢固,此时流产妊娠产物多数可以完整地从子宫壁分离而排出,出血不多。妊娠 8~12 周时,胎盘绒毛发育茂盛,与蜕膜联系较牢固。此时若发生流产,妊娠产物往往不易完整分离排出,常有部分组织残留宫腔内影响子宫收缩,致使出血较多。妊娠 12 周后,胎盘已完全形成,流产时往往先有腹痛,然后排出胎儿、胎盘。有时由于底蜕膜反复出血,凝固的血块包绕胎块,形成血样胎块稽留于宫腔内。血红蛋白因时间长久被吸收形成肉样胎块,或纤维化与子宫壁粘连。偶有胎儿被挤压,形成纸样胎儿,或钙化后形成石胎。

三、临床表现

(一)停经

多数流产患者有明显的停经史,根据停经时间的长短可将流产分为早期流产和晚期流产。

(二)阴道流血

发生在妊娠 12 周以内流产者,开始时绒毛与蜕膜分离,血窦开放,即开始出血。当胚胎完全分离排出后,由于子宫收缩,出血停止。早期流产的全过程均伴有阴道流血,而且出血量往往较多。晚期流产者,胎盘已形成,流产过程与早产相似,胎盘继胎儿分娩后排出,一般出血量不多。

(三)腹痛

早期流产开始阴道流血后宫腔内存有血液,特别是血块,刺激子宫收缩,呈阵发性下腹痛,特点是阴道流血往往出现在腹痛之前。晚期流产则先有阵发性的子宫收缩,然后胎儿胎盘排出,特点是往往先有腹痛,然后出现阴道流血。

四、临床类型

根据临床发展过程和特点的不同,流产可以分为7种类型。

(一)先兆流产

先兆流产指妊娠28周前,先出现少量阴道流血,继之常出现阵发性下腹痛或腰背痛。

妇科检查:宫颈口未开,胎膜未破,妊娠产物未排出,子宫大小与停经周数相符。妊娠有希望继续者,经休息及治疗后,若流血停止及下腹痛消失,妊娠可以继续;若阴道流血量增多或下腹痛加剧,则可能发展为难免流产。

(二)难免流产

难免流产是先兆流产的继续,妊娠难以持续,有流产的临床过程,阴道出血时间较长,出血量较多,而且有血块排出,阵发性下腹痛,或有羊水流出。

妇科检查:宫颈口已扩张,羊膜囊突出或已破裂,有时可见胚胎组织或胎囊堵塞于宫颈管中,甚至露见于宫颈外口,子宫大小与停经周数相符或略小。

(三)不全流产

不全流产指妊娠产物已部分排出体外,尚有部分残留于宫腔内,由难免流产发展而来。妊娠8周前发生流产,胎儿胎盘成分多能同时排出;妊娠8~12周时,胎盘结构已形成并密切连接于子宫蜕膜,流产物不易从子宫壁完全剥离,往往发生不全流产。由于宫腔内有胚胎组织残留,影响子宫收缩,以致阴道出血较多,时间较长,易引起宫内感染,甚至因流血过多而发生失血性休克。

妇科检查:宫颈口已扩张,不断有血液自宫颈口内流出,有时尚可见胎盘组织堵塞于宫颈口或部分妊娠产物已排出于阴道内,而部分仍留在宫腔内。一般子宫小于停经周数。

(四)完全流产

完全流产指妊娠产物已全部排出,阴道流血逐渐停止,腹痛逐渐消失。

妇科检查:宫颈口已关闭,子宫接近正常大小。常常发生于妊娠8周以前。

(五)稽留流产

稽留流产又称过期流产,指胚胎或胎儿已死亡滞留在宫腔内尚未自然排出者。患者有停经史和/或早孕反应,按妊娠时间计算已达到中期妊娠但未感到腹部增大,病程中可有少量断续的阴道流血,早孕反应消失。尿妊娠试验由阳性转为阴性,血清β-HCG值下降,甚至降至非孕水平。B超检查子宫小于相应孕周,无胎动及心管搏动,子宫内回声紊乱,难以分辨胎盘和胎儿组织。

妇科检查:阴道内可少量血性分泌物,宫颈口未开,子宫较停经周数小,由于胚胎组织机化,子宫失去正常组织的柔韧性,质地不软,或已孕4个月尚未听见胎心,触不到胎动。

(六)习惯性流产

习惯性流产指自然流产连续发生3次或3次以上者。每次流产多发生于同一妊娠月份,其临床经过与一般流产相同。早期流产的原因常为黄体功能不足、多囊卵巢综合征、高泌乳素血症、甲状腺功能低下、染色体异常、生殖道感染及免疫因素等。晚期流产最常见的原因为宫颈内口松弛、子宫畸形、子宫肌瘤等。宫颈内口松弛者于妊娠后,常于妊娠中期,胎儿长大,羊水增多,宫腔内压力增加,胎囊向宫颈内口突出,宫颈管逐渐短缩、扩张。患者多无自觉症状,一旦胎膜破裂,胎儿迅即排出。

(七)感染性流产

感染性流产是指流产合并生殖系统感染。各种类型的流产均可并发感染,包括选择性或治疗性的人工流产,但以不全流产、过期流产和非法堕胎为常见。感染性流产的病原菌常常是阴道或肠道的寄生菌(条件致病菌),有时为混合性感染。厌氧菌感染占60%以上,需氧菌中以大肠埃希菌和假芽孢杆菌为多见,也见有β-溶血性链球菌及肠球菌感染。患者除了有各种类型流产的临床表现和非法堕胎史外,还出现一系列感染相关的症状和体征。

妇科检查:宫口可见脓性分泌物流出,宫颈举痛明显,子宫体压痛,附件区增厚或有痛性包块。严重时感染可扩展到盆腔、腹腔乃至全身,并发盆腔炎、腹膜炎、败血症及感染性休克等。

五、病因筛查及诊断

诊断流产一般并不困难。根据病史及临床表现多能确诊,仅少数需进行辅助检查。确诊流产后,还应确定流产的临床类型,同时还要对流产的病因进行筛查,这对决定流产的处理方法很重要。

(一)病史

应询问患者有无停经史和反复流产史,有无早孕反应、阴道流血,应询问阴道流血量及其持续时间,有无腹痛,腹痛的部位、性质及程度,还应了解阴道有无水样排液,阴道排液的色、量及有无臭味,有无妊娠产物排出等。

(二)体格检查

观察患者全身状况,有无贫血,并测量体温、血压及脉搏等。在消毒条件下进行妇科检查,注意宫颈口是否扩张,羊膜囊是否膨出,有无妊娠产物堵塞于宫颈口内;宫颈阴道部是否较短,甚至消退,内外口松弛,可容一指通过,有时可触及羊膜囊或见有羊膜囊突出于宫颈外口。子宫大小与停经周数是否相符,有无压痛等。并应检查双侧附件有无肿块、增厚及压痛。检查时操作应轻柔,尤其对疑为先兆流产者。

(三)辅助检查

对诊断有困难者,可采用必要的辅助检查。

1.B超显像

目前应用较广,对鉴别诊断与确定流产类型有实际价值。对疑为先兆流产者,可根据妊娠囊的形态、有无胎心反射及胎动来确定胚胎或胎儿是否存活,以指导正确的治疗方法。一般妊娠5周后宫腔内即可见到孕囊光环,为圆形或椭圆形的无回声区,有时由于着床过程中的少量出血,孕囊周围可见环形暗区,此为早孕双环征。孕6周后可见胚芽声像,并出现心管搏动。孕8周可见胎体活动,孕囊约占宫腔一半。孕9周可见胎儿轮廓。孕10周孕囊几乎占满整个宫腔。孕12周胎儿出现完整形态。不同类型的流产及其超声图像特征有所差别,可帮助鉴别诊断。

(1)先兆流产声像图特征:子宫大小与妊娠月份相符,少量出血者孕囊一侧见无回声区包绕,出血多者宫腔有较大量的积血,有时可见胎膜与宫腔分离,胎膜后有回声区,孕6周后可见到正常的心管搏动。

(2)难免流产声像图特征:孕囊变形或塌陷,宫颈内口开大,并见有胚胎组织阻塞于宫颈管内,羊膜囊未破者可见到羊膜囊突入宫颈管内或突出宫颈外口,心管搏动多已消失。

(3)不全流产声像图特征:子宫较正常妊娠月份小,宫腔内无完整的孕囊结构,代之以不规则的光团或小暗区,心管搏动消失。

(4)完全流产声像图特征:子宫大小正常或接近正常,宫腔内空虚,见有规则的宫腔线,无不规则光团。

B超检查在确诊宫颈机能不全引起的晚期流产中也很有价值。通过B超可以观察宫颈长度、内口宽度、羊膜囊突出等情况,能够客观地评价妊娠期宫颈结构,且具有无创伤可重复等优点,近年来临床应用较多。可作为宫颈功能评价的超声指标较多,如宫颈长度、宫颈内口宽度、宫颈漏斗宽度等。一般认为,宫颈结构随着妊娠进程有所变化,故动态观察妊娠期宫颈结构变化的意义更大。目前国内规定:孕12周时如三条径线中有一异常即提示宫颈功能不全,这包括宫颈长度<25 mm、宽度>32 mm 和内径>5 mm。

另外,以超声多普勒血流频谱显示孕妇子宫动脉和胎儿脐动脉,可判断宫内胎儿健康状况及母体并发症。目前常用动脉血流频谱的收缩期速度峰值与舒张期速度最低值的比值,估计动脉血管的阻力,早孕期动脉阻力高者,胎儿血供和营养不足,可诱发胚胎发育停止。

2.妊娠试验

用免疫学方法,近年临床多用试纸法,对诊断妊娠有意义。为进一步了解流产的预后,多选用血清β-HCG的定量测定。一般妊娠后8~9天在母血中即可测出β-HCG,随着妊娠的进程,β-HCG逐渐升高,早孕期β-HCG倍增时间为48小时左右,孕8~10周达高峰。血清β-HCG值低或呈下降趋势,提示可能发生流产。

3.其他激素测定

其他激素主要有血孕酮的测定,可以协助判断先兆流产的预后。甲状腺功能低下和亢进均易发生流产,测定游离 T_3 和 T_4 有助于孕期甲状腺功能的判断。人胎盘泌乳素(HPL)的分泌与胎盘功能密切相关,妊娠6~7周时血清HPL正常值为0.02 mg/L,8~9周为0.04 mg/L。HPL低水平常常是流产的先兆。正常空腹血糖值为5.9 mmol/L,异常时应进一步做糖耐量试验,排除糖尿病。

4.血栓前状态测定

血栓前状态的女性可能没有明显的临床表现,但母体的高凝状态使子宫胎盘部位血流状态改变,形成局部微血栓,甚至胎盘梗死,使胎盘血供下降,胚胎或胎儿缺血缺氧,引起胚胎或胎儿发育不良而流产。如下诊断可供参考:D-二聚体、FDP数值增加表示已经产生轻度凝血-纤溶反应的病理变化;而对虽有危险因子参与,但尚未发生凝血-纤溶反应的患者,却只能用血浆凝血机能亢进动态评价,如血液流变学和红细胞形态检测;另外凝血和纤溶有关的基因突变造成凝血因子Ⅴ突变、凝血酶原基因突变、蛋白C缺陷症、蛋白S缺陷症、抗磷脂抗体综合征、获得性高半胱氨酸血症以及机体存在各种引起血液高凝状态的疾病等均需引起重视。

(四)病因筛查

引发流产发生的病因众多,特别是针对习惯性流产者,进行系统的病因筛查,明确诊断,及时干预治疗,为避免流产的再次发生是必要的。筛查内容包括胚胎染色体及夫妇外周血染色体核型分析、生殖道微生物检测、内分泌激素测定、生殖器官解剖结构检查、凝血功能测定、自身抗体检测等。

六、处理

流产为妇产科常见病,一旦发生流产症状,应根据流产的不同类型,及时进行恰当的处理。

(一)先兆流产处理原则

(1)休息镇静:患者应卧床休息,禁止性生活,阴道检查操作应轻柔,精神过分紧张者可使用对胎儿无害的镇静剂,如苯巴比妥(鲁米那)0.03~0.06 g,每天3次。加强营养,保持大便通畅。

(2)应用黄体酮或HCG:黄体功能不足者,可用黄体酮20 mg,每天或隔天肌内注射1次,也可使用HCG以促进孕酮合成,维持黄体功能,用法为1 000 U,每天肌内注射1次,或2 000 U,隔天肌内注射1次。

(3)其他药物:维生素E为抗氧化剂,有利受精卵发育,每天100 mg口服。基础代谢率低者可以服用甲状腺素片,每天1次,每次40 mg。

(4)出血时间较长者,可选用无胎毒作用的抗生素,预防感染,如青霉素等。

(5)心理治疗:要使先兆流产患者的情绪安定,增强其信心。

(6)经治疗两周症状不见缓解或反而加重者,提示可能胚胎发育异常,进行B超检查及β-HCG测定,确定胚胎状况,给以相应处理,包括终止妊娠。

(二)难免流产处理原则

(1)孕12周内可行刮宫术或吸宫术,术前肌内注射催产素10 U。

(2)孕12周以上可先催产素5~10 U加于5%葡萄糖液500 mL内静脉滴注,促使胚胎组织排出,出血多者可行刮宫术。

(3)出血多伴休克者,应在纠正休克的同时清宫。

(4)清宫术后应详细检查刮出物,注意胚胎组织是否完整,必要时做病理检查或胚胎染色体分析。

(5)术后应用抗生素预防感染。出血多者可使用肌内注射催产素以减少出血。

(三)不全流产处理原则

(1)一旦确诊,无合并感染者应立即清宫,以清除宫腔内残留组织。

(2)出血时间短,量少或已停止,并发感染者,应在控制感染后再做清宫术。

(3)出血多并伴休克者,应在抗休克的同时行清宫术。

(4)出血时间较长者,术后应给予抗生素预防感染。

(5)刮宫标本应送病理检查,必要时可送检胎儿的染色体核型。

(四)完全流产处理原则

如无感染征象,一般不需特殊处理。

(五)稽留流产处理原则

1.早期过期流产

宜及早清宫,因胚胎组织机化与宫壁粘连,刮宫时有可能遇到困难,而且此时子宫肌纤维可发生变性,失去弹性,刮宫时出血可能较多并有子宫穿孔的危险。故过期流产的刮宫术必须慎重,术时注射宫缩剂以减少出血,如一次不能刮净可于5~7天后再次刮宫。

2.晚期过期流产

均为妊娠中期胚胎死亡,此时胎盘已形成,诱发宫缩后宫腔内容物可自然排出。若凝血功能正常,可先用大剂量的雌激素,如已烯雌酚 5 mg,每天 3 次,连用 3～5 天,以提高子宫肌层对催产素的敏感性,再静脉滴注缩宫素(5～10 单位加于 5% 葡萄糖液内),也可用前列腺素或依沙吖啶等进行引产,促使胎儿、胎盘排出。若不成功,再做清宫术。

3.预防 DIC

胚胎坏死组织在宫腔稽留时间过长,尤其是孕 16 周以上的过期流产,容易并发 DIC。所以,处理前应检查血常规、出凝血时间、血小板计数、血纤维蛋白原、凝血酶原时间、凝血块收缩试验、D-二聚体、纤维蛋白降解产物及血浆鱼精蛋白副凝试验(3P 试验)等,并做好输血准备。若存在凝血功能异常,应及早使用纤维蛋白原、输新鲜血或输血小板等,高凝状态可用低分子肝素,防止或避免 DIC 发生,待凝血功能好转后再行引产或刮宫。

4.预防感染

过期流产病程往往较长,且多合并有不规则阴道流血,易继发感染,故在处理过程中应使用抗生素。

(六)习惯性流产处理原则

有习惯性流产史的女性,应在怀孕前进行必要的检查,包括夫妇双方染色体检查与血型鉴定及其丈夫的精液检查,女方尚需进行内分泌、生殖道感染、血栓前状态、生殖道局部或全身免疫等检查及生殖道解剖结构的详细检查,查出原因者,应于怀孕前及时纠治。

1.染色体异常

若每次流产均由于胚胎染色体异常所致,这提示流产的病因与配子的质量有关。如精子畸形率过高者建议到男科治疗,久治不愈者可行供者人工授精(AID)。如女方为高龄,胚胎染色体异常多为三体,且多次治疗失败可考虑做赠卵体外受精——胚胎移植术(IVF)。夫妇双方染色体异常可做 AID,或赠卵 IVF 及种植前诊断(PGD)。

2.生殖道解剖异常

完全或不完全子宫纵隔可行纵隔切除术。子宫黏膜下肌瘤可在宫腔镜下行肌瘤切除术,壁间肌瘤可经腹肌瘤挖出术。宫腔粘连可在宫腔镜下做粘连分离术,术后放置宫内节育器 3 个月。宫颈内口松弛者,于妊娠前作宫颈内口修补术。若已妊娠,最好于妊娠 14～16 周行宫颈内口环扎术,术后定期随诊,提前住院,待分娩发动前拆除缝线,若环扎术后有流产征象,治疗失败,应及时拆除缝线,以免造成宫颈撕裂。国际上有对于有先兆流产症状的患者进行紧急宫颈缝扎术获得较好疗效的报道。

3.内分泌异常

黄体功能不全者主要采用孕激素补充疗法。孕时可使用黄体酮 20 mg 隔天或每天肌内注射至孕 10 周左右,或 HCG 1 000～3 000 U,隔天肌内注射 1 次。如患者存在多囊卵巢综合征、高泌乳素血症、甲状腺功能异常或糖尿病等,均宜在孕前进行相应的内分泌治疗,并于孕早期加用孕激素。

4.感染因素

孕前应根据不同的感染原进行相应的抗感染治疗。

5.免疫因素

自身免疫型习惯性流产的治疗多采用抗凝剂和免疫抑制剂治疗。常用的抗凝剂有阿司匹林和肝素,免疫抑制剂以泼尼松为主,也有使用人体丙种球蛋白治疗成功的报道。同种免疫型习惯性流产采用主动免疫治疗,自 20 世纪 80 年代以来,国外有学者开始采用主动免疫治疗同种免疫型习惯性流产。即采用丈夫或无关个体的淋巴细胞对妻子进行主动免疫致敏,其目的是诱发女方体内产生封闭抗体,避免母体对胚胎的免疫排斥。

6.血栓前状态

目前多采用低分子肝素(LMWH)单独用药或联合阿司匹林是目前主要的治疗方法。一般LMWH 5 000 IU 皮下注射,每天1~2次。用药时间从早孕期开始,治疗过程中必须严密监测胎儿生长发育情况和凝血-纤溶指标,检测项目恢复正常,即可停药。但停药后必须每月复查凝血-纤溶指标,有异常时重新用药。有时治疗可维持整个孕期,一般在终止妊娠前24小时停止使用。

7.原因不明习惯性流产

当有怀孕征兆时,可按黄体功能不足给以黄体酮治疗,每天10~20 mg 肌内注射,或HCG 2 000 U,隔天肌内注射一次。确诊妊娠后继续给药直至妊娠10周或超过以往发生流产的月份,并嘱其卧床休息,禁忌性生活,补充维生素E并给予心理治疗,以解除其精神紧张,并安抚其情绪。同时在孕前和孕期尽量避免接触环境毒性物质。

(七)感染性流产

流产感染多为不全流产合并感染。治疗原则应积极控制感染,若阴道流血不多,应用广谱抗生素2~3天,待控制感染后再行刮宫,清除宫腔残留组织以止血。若阴道流血量多,静脉滴注广谱抗生素和输血的同时,用卵圆钳将宫腔内残留组织夹出,使出血减少,切不可用刮匙全面搔刮宫腔,以免造成感染扩散。术后继续应用抗生素,待感染控制后再行彻底刮宫。若已合并感染性休克者,应积极纠正休克。若感染严重或腹、盆腔有脓肿形成时,应行手术引流,必要时切除子宫。

七、护理

(一)护理评估

1.病史

停经、阴道流血和腹痛是流产孕妇的主要症状。应详细询问患者停经史、早孕反应情绪;阴道流血的持续时间与阴道流血量;有无腹痛,腹痛的部位、性质及程度。此外,还应了解阴道有无水样排液,排液的色、量和有无臭味,以及有无妊娠产物排出等。对于既往病史,应全面了解孕妇在妊娠期间有无全身性疾病、生殖器官疾病、内分泌功能失调及有无接触有害物质等,以识别发生流产的诱因。

2.身心诊断

流产孕妇可因出血过多而出现休克,或因出血时间过长、宫腔内有残留组织而发生感染。因此,护士应全面评估孕妇的各项生命体征。判断流产类型,尤其须注意与贫血及感染相关的征象(表8-2)。

表8-2 各型流产的临床表现

类型	病史			妇科检查	
	出血量	下腹痛	组织排出	宫颈口	子宫大小
先兆流产	少	无或轻	无	闭	与妊娠周数相符
难免流产	中~多	加剧	无	扩张	相符或略小
不全流产	少~多	减轻	部分排出	扩张或有物堵塞或闭	小于妊娠周数
完全流产	少~无	无	全部排出	闭	正常或略大

流产孕妇的心理状况以焦虑和恐惧为特征。孕妇面对阴道流血往往会不知所措,甚至有过度严重化情绪,同时对胎儿健康的担忧也会直接影响孕妇的情绪反应,孕妇可能会表现伤心、郁闷、烦躁不安等。

3.诊断检查

(1)产科检查:在消毒条件下进行妇科检查,进一步了解宫颈口是否扩张、羊膜是否破裂、行无妊娠产物堵塞于宫颈口内;子宫大小与停经周数是否相符、有无压痛等,并应检查双侧附件有无肿块、增厚及压痛等。

(2)实验室检查:多采用放射免疫方法对绒毛膜促性腺激素(HCG)、胎盘生乳素(HPL)、雌激素和孕激素等进行定量测定,如测定的结果低于正常值,提示有流产可能。

(3)B超显像:超声显像可显示有无胎囊、胎动、胎心等,从而可诊断并鉴别流产及其类型,指导正确处理。

(二)可能的护理诊断

1.有感染的危险

与阴道出血时间过长、宫腔内有残留组织等因素有关。

2.焦虑

与担心胎儿健康等因素有关。

(三)预期目标

(1)出院时护理对象无感染征象。

(2)先兆流产孕妇能积极配合保胎措施,继续妊娠。

(四)护理措施

对于不同类型的流产孕妇,处理原则不同,其护理措施亦有差异。护理在全面评估孕妇身心状况的基础上,综合病史及诊断检查,明确基本处理原则,认真执行医嘱,积极配合医师为流产孕妇进行诊断,并为之提供相应的护理措施。

1.先兆流产孕妇的护理

先兆流产孕妇需卧床休息,禁止性生活,禁用肥皂水灌肠,以减少各种刺激。护士除了为其提供生活护理外,通常遵医嘱给孕妇适量镇静剂、孕激素等。随时评估孕妇的病情变化,如是否腹痛加重、阴道流血量增多等。此外,由于孕妇的情绪状态也会影响其保胎效果,因此护士还应注意观察孕妇的情绪反应,加强心理护理,从而稳定孕妇情绪,增强保胎信心。护士须向孕妇及家属讲明以上保胎措施的必要性,以取得孕妇及家属的理解和配合。

2.妊娠不能再继续者的护理

护士应积极采取措施,及时采取终止妊娠的措施,协助医师完成手术过程,使妊娠产物完全排出,同时开放静脉,做好输液、输血准备。并严密检测孕妇的体温、血压及脉搏。观察其面色、腹痛、阴道流血及与休克有关的征象。有凝血功能障碍者应予以纠正,然后再行引产或手术。

3.预防感染

护士应检测患者的体温、血象及阴道流血,以及分泌物的性质、颜色、气味等,并严格执行无菌操作规程,加强会阴部的护理。指导孕妇使用消毒会阴垫,保持会阴部清洁,维持良好的卫生习惯。当护士发现感染征象后应及时报告医师,并按医嘱进行抗感染处理。此外,护士还应嘱患者流产后1个月返院复查,确定无禁忌证后,方可开始性生活。

4.协助患者顺利渡过悲伤期

患者由于失去婴儿,往往会出现伤心、悲哀等情绪反应。护士应给予同情和理解,帮助患者及家属接受现实,顺利渡过悲伤期。此外,护士还应与孕妇及家属共同讨论此次流产的原因,并向他们讲解有关流产的相关知识,帮助他们为再次妊娠做好准备。有习惯性流产史的孕妇在下一次妊娠确诊后卧床休息,加强营养,禁止性生活。补充 B 族维生素、维生素 E、维生素 C 等,治疗期必须超过以往发生流产的妊娠月份。病因明确者,应积极接受对因治疗。黄体功能不足者。按医嘱正确使用黄体酮治疗,以预防流产;子宫畸形者须在妊娠前先进行矫正手术。宫颈内口松弛者应在未妊娠前做宫颈内口松弛修补术。如已妊娠,则可在妊娠 14~16 周时行子宫内口缝扎术。

(五)护理评价

(1)护理对象体温正常,血红蛋白及白细胞数正常,无出血、感染征象。

(2)先兆流产孕妇配合保胎治疗,继续妊娠。

(董 霞)

第八节 早 产

早产是指妊娠满 28 周至不足 37 周(196~258 天)间分娩者。此时娩出的新生儿称为早产儿,体重为 1 000~2 499 g。各器官发育尚不够健全,出生孕周越小,体重越轻,预后越差。国内早产占分娩总数的 5%~15%。约 15% 的早产儿于新生儿期死亡。近年由于早产儿治疗学及监护手段的进步,其生存率明显提高,伤残率下降,国外学者建议将早产定义时间上限提前到妊娠 20 周。

一、病因

诱发早产的常见原因:①胎膜早破、绒毛膜羊膜炎最常见,30%~40% 早产与此有关;②下生殖道及泌尿道感染,如 B 族溶血性链球菌、沙眼衣原体、支原体感染、急性肾盂肾炎等;③妊娠并发症与并发症,如妊娠期高血压疾病、妊娠期肝内胆汁淤积症,妊娠合并心脏病、慢性肾炎、病毒性肝炎、急性肾盂肾炎、急性阑尾炎、严重贫血、重度营养不良等;④子宫过度膨胀及胎盘因素,如羊水过多、多胎妊娠、前置胎盘、胎盘早剥、胎盘功能减退等;⑤子宫畸形,如纵隔子宫、双角子宫等;⑥宫颈内口松弛;⑦每天吸烟>10 支,酗酒。

二、临床表现

早产的主要临床表现是子宫收缩,最初为不规则宫缩,常伴有少许阴道流血或血性分泌物,以后可发展为规则宫缩,其过程与足月临产相似,胎膜早破较足月临产多见。宫颈管先逐渐消退,然后扩张。妊娠满 28 周至不足 37 周出现至少 10 分钟一次的规则宫缩,伴宫颈管缩短,可诊断先兆早产。妊娠满 28 周至不足 37 周出现规则宫缩(20 分钟≥4 次,或 60 分钟≥8 次,持续≥30 秒),伴宫颈缩短≥80%,宫颈扩张 1 cm 以上。诊断为早产临产。部分患者可伴有少量阴道流血或阴道流液。以往有晚期流产、早产史及产伤史的孕妇容易发生早产。诊断早产一般并不困难,但应与妊娠晚期出现的生理性子宫收缩相区别。生理性子宫收缩一般不规则、无痛感,且不伴有宫颈管消退和宫口扩张等改变。

三、处理原则

若胎膜未破,胎儿存活、无胎儿窘迫,无严重妊娠并发症及并发症时,应设法抑制宫缩,尽可能延长孕周;若胎膜已破,早产不可避免时,应设法提高早产儿存活率。

四、护理

(一)护理评估

1.病史

详细评估可致早产的高危因素,如孕妇以往有流产、早产史或本次妊娠期有阴道流血史,则发生早产的可能性大,应详细询问并记录患者既往出现的症状及接受治疗的情况。

2.身心诊断

妊娠晚期者子宫收缩规律(20分钟≥4次),伴以宫颈管消退≥75%,以及进行性宫颈扩张2 cm以上时,可诊断为早产者临产。

早产已不可避免时,孕妇常会不自觉地把一些相关的事情与早产联系起来而产生自责感;由于孕妇对结果的不可预知,恐惧、焦虑、猜测也是早产孕妇常见的情绪反应。

3.辅助检查

通过全身检查及产科检查,结合阴道分泌物的生化指标检测,核实孕周,评估胎儿成熟度、胎方位等;观察产程进展,确定早产的进程。

(二)可能的护理诊断

1.有新生儿受伤的危险

与早产儿发育不成熟有关。

2.焦虑

与担心早产儿预后有关。

(三)预期目标

(1)新生儿不存在因护理不当而产生的并发症。

(2)患者能平静地面对事实,接受治疗及护理。

(四)护理措施

1.预防早产

孕妇良好的身心状况可减少早产的发生,突发的精神创伤亦可诱发早产。因此,应做好孕期保健工作,指导孕妇加强营养,保持平静心情。避免诱发宫缩的活动,如抬举重物、性生活等。高危孕妇必须多卧床休息,以左侧卧位为宜,以增加子宫血循环,改善胎儿供氧,慎做肛查和引导检查等,积极治疗并发症。宫颈内口松弛者应于孕14~18周或更早些时间做预防性宫颈环扎术,防止早产的产生。

2.药物治疗的护理

先兆早产的主要治疗为抑制宫缩,与此同时,还要积极控制感染治疗并发症和并发症。护理人员应能明确具体药物的作用和用法,并能识别药物的不良反应,以避免毒性作用的发生,同时,应对患者做相应的健康教育。常用抑制宫缩的药物有以下几类。

(1)β受体激动素:其作用为激动子宫平滑肌β受体,从而抑制宫缩。此类药物的不良反应为心跳加快、血压下降、血糖增高、血钾降低、恶心、出汗、头痛等。常用药物有利托君、沙丁胺醇等。

(2)硫酸镁：镁离子直接作用于肌细胞,使平滑肌松弛,抑制子宫收缩。一般采用25％硫酸镁20 mL加于5％葡萄糖液100～250 mL中,在30～60分钟内缓慢静脉滴注,然后用25％硫酸镁20～10 mL加于5％葡萄糖液100～250 mL中,以每小时1～2 g的速度缓慢静脉滴注,直至宫缩停止。

(3)钙通道阻滞剂：阻滞钙离子进入细胞而抑制宫缩。常用硝苯地平5～10 mg,舌下含服,每天3次。用药时必须密切注意孕妇及血压的变化,若合并使用硫酸镁时更应慎重。

(4)前列腺素合成酶抑制剂：前列腺素有刺激子宫收缩和软化宫颈的作用,其抑制剂则有减少前列腺素合成的作用,从而抑制宫缩。常用药物有吲哚美辛及阿司匹林等。但此类药物可抑制胎儿前列腺素的合成和释放,使胎儿体内前列腺素减少,而前列腺素有药物可通过胎盘抑制胎儿前列腺素的合成和释放,使胎儿体内前列腺素减少,而前列腺素有维持胎儿动脉导管开放的作用,缺乏时导管可能过早关闭而致胎儿血循环障碍。因此,临床已较少应用,必要时仅能短期(不超过1周)服用。

3.预防新生儿并发症的发生

在保胎过程中,应每天行胎心监护,教会患者自数胎动,有异常时及时采用应对措施。在分娩前按医嘱给孕妇糖皮质激素如地塞米松、倍他米松等,可促胎肺成熟,是避免发生新生儿呼吸窘迫综合征的有效步骤。

4.为分娩做准备

如早产已不可避免,应尽早决定合理分娩的方式,如臀位、横位、估计胎儿成熟度低；而产程又需较长时间者,可选用剖宫产术结束分娩；经阴道分娩者,应考虑使用产钳和会阴切开术以缩短产程,从而减少分娩过程中对胎头的压迫。同时,充分做好早产儿保暖和复苏的准备,临产后慎用镇静剂,避免发生新生儿呼吸抑制的情况；产程中应给孕妇吸氧；新生儿出生后,立即结扎脐带,防止过多母血进入胎儿循环,造成循环系统负荷过载。

5.为孕妇提供心理支持

安排时间与孕妇进行开放式的讨论,让患者了解早产的发生并非她的过错,有时甚至是无缘由的。也要避免为减轻孕妇的负疚感而给予过于乐观的保证。由于早产是出乎意料的,孕妇多没有精神和物质准备,对产程的孤独无助感尤为敏感,因此,丈夫、家人和护士在身旁提供支持较足月分娩更显重要,并能帮助孕妇重建自尊,以良好的心态承担早产儿母亲的角色。

(五)护理评价

(1)患者能积极配合医护措施。

(2)母婴顺利经历全过程。

(董 霞)

第九节 胎儿窘迫

胎儿窘迫是指孕妇、胎儿、胎盘等各种原因引起的胎儿宫内缺氧,影响胎儿健康甚至危及生命。胎儿窘迫是一种综合征,主要发生在临产过程。也可发生在妊娠后期。发生在临产过程者,可以是妊娠后期的延续和加重。

一、病因

胎儿窘迫的病因涉及多方面,可归纳为三大类。

(一)母体因素

妊娠女性患有高血压疾病、慢性肾炎、妊娠高血压综合征、重度贫血、心脏病、肺源性心脏病、高热、吸烟、产前出血性疾病和创伤、急产或子宫不协调性收缩、缩宫素使用不当、产程延长、子宫过度膨胀、胎膜早破等;或者产妇长期仰卧位,镇静药、麻醉药使用不当等。

(二)胎儿因素

胎儿心血管系统功能障碍、胎儿畸形,如严重的先天性心血管疾病、母婴血型不合引起的胎儿溶血、胎儿贫血、胎儿宫内感染等。

(三)脐带、胎盘因素

脐带因素有长度异常、缠绕、打结、扭转、狭窄、血肿、帆状附着;胎盘因素有植入异常、形状异常、发育障碍、循环障碍等。

二、病理生理

胎儿窘迫的基本病理生理变化是缺血、缺氧引起的一系列变化。缺氧早期或者一过性缺氧时。机体主要通过减少胎盘和自身耗氧量代偿,胎儿则通过减少对肾与下肢血供等方式来保证心脑血流量,不产生严重的代偿障碍及器官损害。缺氧严重则可引起严重的并发症。缺氧初期通过自主神经反射兴奋交感神经,使肾上腺儿茶酚胺及皮质醇分泌增多,引起血压上升及心率加快。此时胎儿的大脑、肾上腺、心脏及胎盘血流增加,而肾、肺、消化系统等血流减少,出现羊水减少、胎儿发育迟缓等。若缺氧继续加重,则转为兴奋迷走神经,血管扩张,有效循环血量减少,主要器官的功能由于血流不能保证而受损,于是胎心率减慢。缺氧继续发展下去可引起严重的器官功能损害,尤其可以引起缺血缺氧性脑病甚至胎死宫内。此过程基本是低氧血症至缺氧,然后至代谢性酸中毒,主要表现为胎动减少、羊水少、胎心监护基线变异差、出现晚期减速甚至呼吸抑制。由于缺氧时肠蠕动加快,肛门括约肌松弛引起胎粪排出。此过程可以形成恶性循环,更加重母体及胎儿的危险。不同原因引起的胎儿窘迫表现过程可以不完全一致,所以应加强监护、积极评价、及时发现高危征象并积极处理。

三、临床表现

胎儿窘迫的主要表现为胎心音改变、胎动异常及羊水胎粪污染或羊水过少,严重者胎动消失。根据其临床表现,胎儿窘迫可以分为急性胎儿窘迫和慢性胎儿窘迫。急性胎儿窘迫多发生在分娩期,主要表现为胎心率加快或减慢;CST或者OCT等出现频繁的晚期减速或变异减速;羊水胎粪污染和胎儿头皮血pH下降,出现酸中毒。羊水胎粪污染可以分为三度:Ⅰ度羊水呈浅绿色;Ⅱ度羊水呈黄绿色,浑浊;Ⅲ度羊水呈棕黄色,稠厚。慢性胎儿窘迫发生在妊娠末期,常延续至临产并加重,主要表现为胎动减少或消失、NST基线平直、胎儿发育受限、胎盘功能减退、羊水胎粪污染等。

四、处理原则

急性胎儿窘迫者,应积极寻找原因并给予及时纠正。若宫颈未完全扩张、胎儿窘迫情况不严重者,给予吸氧,嘱产妇左侧卧位,若胎心率变为正常,可继续观察;若宫口开全、胎先露部已达坐骨棘平面以下3 cm者,应尽快助产经阴道娩出胎儿;若因缩宫素使宫缩过强造成胎心率减慢者。应立即停止使用,继续观察,病情紧急或经上述处理无效者立即剖宫产结束分娩。慢性胎儿窘迫者,应根据妊娠周、胎儿成熟度和窘迫程度决定处理方案。首先应指导妊娠女性采取左侧卧位,间断吸氧,积极治疗各种并发症或并发症,密切监护病情变化。若无法改善,则应在促使胎儿成熟后迅速终止妊娠。

五、护理评估

(一)健康史

了解妊娠女性的年龄、生育史、内科疾病史如高血压疾病、慢性肾炎、心脏病等;本次妊娠经过,如妊娠高血压综合征、胎膜早破、子宫过度膨胀(如羊水过多和多胎妊娠);分娩经过,如产程延长(特别是第二产程延长)、缩宫素使用不当。了解有无胎儿畸形、胎盘功能的情况。

(二)身心状况

胎儿窘迫时,妊娠女性自感胎动增加或停止。在窘迫的早期可表现为胎动过频(每24小时大于20次);若缺氧未纠正或加重,则胎动转弱且次数减少,进而消失。胎儿轻微或慢性缺氧时,胎心率加快(>160次/分);若长时间或严重缺氧。则会使胎心率减慢。若胎心率<100次/分则提示胎儿危险。胎儿窘迫时主要评估羊水量和性状。

孕产妇夫妇因为胎儿的生命遭遇危险而产生焦虑,对需要手术结束分娩产生犹豫、无助感。对于胎儿不幸死亡的孕产妇夫妇,其感情上受到强烈的创伤,通常会经历否认、愤怒、抑郁、接受的过程。

(三)辅助检查

1.胎盘功能检查

出现胎儿窘迫的妊娠女性一般24小时尿E_3值急骤减少30%~40%,或于妊娠末期连续多次测定在每24小时10 mg以下。

2.胎心监测

胎动时胎心率加速不明显,基线变异率<3次/分,出现晚期减速、变异减速等。

3.胎儿头皮血血气分析

pH<7.20。

六、护理诊断/诊断问题

(一)气体交换受损(胎儿)

与胎盘子宫的血流改变、血流中断(脐带受压)或血流速度减慢(子宫-胎盘功能不良)有关。

(二)焦虑

与胎儿宫内窘迫有关。

(三)预期性悲哀

与胎儿可能死亡有关。

七、预期目标

(1)胎儿情况改善,胎心率在120~160次/分。

(2)妊娠女性能运用有效的应对机制控制焦虑。

(3)产妇能够接受胎儿死亡的现实。

八、护理措施

(1)妊娠女性左侧卧位,间断吸氧。严密监测胎心变化,一般每15分钟听1次胎心或进行胎心监护,注意胎心变化。

(2)为手术者做好术前准备,如宫口开全、胎先露部已达坐骨棘平面以下3 cm者,应尽快阴道助产娩出胎儿。

(3)做好新生儿抢救和复苏的准备。

(4)心理护理。①向孕产妇提供相关信息,包括医疗措施的目的、操作过程、预期结果及孕产妇需做的配合;将真实情况告知孕产妇,有助于其减轻焦虑,也可帮助产妇面对现实。必要时陪伴产妇,对产妇的疑虑给予适当的解释。②对于胎儿不幸死亡的父母亲,护理人员可安排一个远离其他婴儿和产妇的单人房间,陪伴他们或安排家人陪伴他们,勿让其独处;鼓励其诉说悲伤,接纳其哭泣及抑郁的情绪,陪伴在旁提供支持及关怀;若他们愿意,护理人员可让他们看看死婴并同意他们为死产婴儿做一些事情,包括沐浴、更衣、命名、拍照或举行丧礼,但事先应向他们描述死婴的情况,使之有心理准备。解除"否认"的态度而进入下一个阶段,提供足印卡、床头卡等作为纪念,帮助他们使用适合自己的压力应对技巧和方法。

九、结果评价

(1)胎儿情况改善,胎心率在120~160次/分。

(2)妊娠女性能运用有效的应对机制来控制焦虑,叙述心理和生理上的感受。

(3)产妇能够接受胎儿死亡的现实。

(董　霞)

第十节　产后出血

产后出血是指胎儿娩出后24小时内失血量超过500 mL。它是分娩期的严重并发症,居我围产妇死亡原因首位。其发病率占分娩总数2%~3%,其中80%以上在产后2小时内发生产后出血。

一、病因

临床上产后出血的主要原因有子宫收缩乏力、胎盘因素、软产道裂伤及凝血功能障碍等,这些病因可单一存在,也可互相影响,共同并存。

(一)子宫收缩乏力

子宫收缩乏力是产后出血的最主要、最常见的病因,占产后出血总数的70%~80%。

1.全身因素

产妇对分娩有恐惧心理,精神高度紧张;产程过长,造成产妇体力衰竭;产妇合并慢性全身性疾病；临产后过多地使用镇静剂、麻醉剂或子宫收缩抑制剂。

2.局部因素

(1)子宫过度膨胀，肌纤维过度伸展：多胎妊娠、巨大儿、羊水过多等。

(2)子宫肌水肿或渗血：前置胎盘、胎盘早剥、妊娠期高血压、宫腔感染等。

(3)宫肌壁损伤：剖宫产史、子宫肌瘤剔除术后、急产等。

(4)子宫病变：子宫肌瘤、子宫畸形等。

(二)胎盘因素

1.胎盘滞留

胎盘大多在胎儿娩出后15分钟内娩出，如30分钟后胎盘仍不娩出，胎盘剥离面血窦不能关闭而导致产后出血。常见于膀胱充盈，使已剥离的胎盘滞留宫腔；宫缩剂使用不当，使剥离后的胎盘嵌顿于宫腔内；第三产程时过早牵拉脐带或挤压宫底，影响胎盘正常剥离。胎盘剥离不全部位血窦开放而出血。

2.胎盘粘连或胎盘植入

胎盘绒毛仅穿入子宫壁表层为胎盘粘连。胎盘绒毛穿入子宫壁肌层为胎盘植入。部分性胎盘粘连或植入表现为胎盘部分剥离，部分未剥离，导致子宫收缩不良，已剥离面的血窦开放而致出血。完全性胎盘粘连或植入因胎盘未剥离而无出血。

3.胎盘部分残留

当部分胎盘小叶、胎膜或副胎盘残留于宫腔时，影响子宫收缩而出血。

(三)软产道裂伤

常因为急产、子宫收缩过强、产程进展过快、软产道未经充分扩张、软产道组织弹性差、巨大儿分娩、会阴助产不当、未做会阴侧切或会阴侧切切口过小等，在胎儿娩出时可致软产道撕裂。

(四)凝血功能障碍

任何原因引起的凝血功能异常均可导致产后出血。

(1)妊娠合并凝血功能障碍性疾病：如血小板减少症、白血病、再生障碍性贫血、重症肝炎等。

(2)妊娠并发症导致凝血功能障碍：如重度妊娠期高血压疾病、胎盘早剥、死胎、羊水栓塞等均可影响凝血功能，从而发生弥散性血管内凝血(DIC)，导致子宫大量出血。

二、临床表现

产后出血主要表现为阴道大量流血及失血性休克导致的相关症状和体征。

(一)症状

产后出血产妇会出现休克症状，面色苍白、冷汗淋漓、口渴、心慌、头晕、烦躁、畏寒、寒战，甚至表情淡漠、呼吸急促，很快会陷入昏迷状态。

胎儿娩出后立即出现鲜红色的阴道流血，应为软产道裂伤；胎儿娩出数分钟后出现暗红色阴道流血，可能是胎盘因素引起；胎盘娩出后见阴道流血较多，可能为子宫收缩乏力或胎盘、胎膜残留；胎儿娩出后阴道持续流血并且有出血不凝的现象，可能发生凝血功能障碍；如果产妇休克症状明显，但阴道流血量不多，可能发生软产道裂伤而造成阴道壁血肿，此类产妇会有尿频或明显的肛门坠胀感。

(二)体征

产妇会出现脉压缩小、血压下降、脉搏细速，子宫收缩乏力和胎盘因素所致产后出血的产妇，子宫轮廓不清、触不到宫底,按摩后子宫可收缩变硬,停止按摩子宫又变软,按摩子宫时会有大量出血。如有宫腔积血或胎盘滞留,宫底可升高,按摩子宫并挤压宫底部等刺激宫缩时,可使胎盘或者积血排出。若腹部检查宫缩较好、子宫轮廓清晰,但阴道流血不止,可考虑为软产道裂伤或凝血功能障碍所致。

三、处理原则

针对出血原因,迅速止血,补充血容量,纠正失血性休克,同时防止感染。

四、护理评估

(一)病史

评估产妇有无与产后出血相关的病史。例如,孕前有无出血性疾病,有无重症肝炎,有无子宫肌壁损伤史,有无多次人流史,有无产后出血史。孕期产妇有无妊娠合并妊娠期高血压疾病、前置胎盘、胎盘早剥、多胎妊娠,产妇有无合并内科疾病。分娩期产妇有无过多使用镇静剂,情绪是否稳定,是否产程过长或者急产,有无产妇衰竭、有无软产道裂伤等情况。

(二)身心状况

评估产妇产后出血所导致症状和体征的严重程度。产后出血发生初期,产妇有代偿功能,症状、体征可能不明显,待机体出现失代偿情况,可能很快进入休克期,并且容易发生感染。当产妇合并有内科疾病时,可能出血不多,也会很快进入休克状态。

(三)辅助检查

1.评估产后出血量

注意阴道流血是否凝固,同时估计出血量,通常有 3 种方法。①称重法:失血量(mL)=[胎儿娩出后所有使用纱布、敷料总重(g)-使用前纱布、敷料总重(g)]/1.05(血液比重 g/mL)。②容积法:用产后接血容器收集血液后,放入量杯测量失血量。③面积法:可按接血纱布血湿面积粗略估计失血量。

2.测量生命体征和中心静脉压

观察血压下降的情况;呼吸短促,脉搏细速,体温开始低于正常后升高,通过观察体温情况来判断有无感染征象。中心静脉压测定结果若低于 1.96×10^{-2} kPa 提示右心房充盈压力不足,即血容量不足。

3.实验室检查

抽取产妇血进行生化指标化验,如血常规、出血时间、凝血时间、凝血酶原时间、纤维蛋白原测定等。

五、护理诊断

(1)潜在并发症:出血性休克。

(2)有感染的危险:与出血过多、机体抵抗力下降有关。

(3)恐惧:与出血过多、产妇担心自身预后有关。

六、护理目标

(1)及时补充血容量,产妇生命体征尽快恢复平稳。

（2）产妇无感染症状发生，体温、血常规指标等正常。
（3）产妇能理解病情，并且预后无异常。

七、护理措施

（一）预防产后出血

1. 妊娠期

加强孕前及孕期保健，如有凝血功能障碍等相关疾病的产妇，应积极治疗后再孕，定期接受产检，及时治疗高危妊娠。对有产后出血危险的高危妊娠者，应提早入院，住院待产。

2. 分娩期

第一产程严密观察产妇的产程进展，鼓励产妇进食和休息，防止疲劳和产妇衰竭，同时合理使用宫缩剂，防止产程延长或急产，适当使用镇静剂以保证产妇休息。第二产程严格执行无菌技术，指导产妇正确使用腹压；严格掌握会阴切开的时机，保护会阴，避免胎儿娩出过快，胎儿娩出后立即使用宫缩剂，以加强子宫收缩，减少出血。第三产程时，不可过早牵拉脐带，挤压子宫，待胎盘剥离征象出现后及时协助胎盘娩出，并仔细检查胎盘、胎膜，软产道有无裂伤或血肿。若阴道出血量多，应查明原因，及时处理。

3. 产后观察

产后2小时产妇仍于产房观察，80%的产后出血发生在这一期间。注意观察产妇子宫收缩，恶露的色、质、量，会阴切口处有无血肿，定时测量产妇的生命体征，发现异常，及时处理。督促产妇及时排空膀胱，以免因膀胱充盈影响宫缩致产后出血。尽可能进行早接触、早吸吮，可刺激子宫收缩，减少阴道出血量。重视产妇主诉，同时对有高危因素的产妇，保持静脉通畅。做好随时急救的准备。

（二）针对出血原因，积极止血，纠正失血性休克，防止感染

1. 子宫收缩乏力

子宫收缩乏力所致产后出血，可加强子宫收缩，通过使用宫缩剂、按摩子宫、宫腔填塞或结扎血管等方法止血。

（1）使用宫缩剂：胎儿、胎盘娩出后即刻使用宫缩剂促进子宫收缩。可用缩宫素肌内注射或静脉滴注，卡前列甲酯栓纳肛，地诺前列酮宫肌内注射射等均可促进子宫收缩，用药前注意产妇有无禁忌证。

（2）按摩子宫：胎盘娩出后。一手置于产妇腹部。触摸子宫底部，拇指在前，其余四指在后，均匀而有节律地按摩子宫，促使子宫收缩，直至子宫收缩正常为止（图8-2）。如效果不佳，可采用腹部-阴道双手压迫子宫方法。一手在子宫体部按摩子宫体后壁。另一手戴无菌手套深入阴道握拳置于阴道前穹隆处，顶住子宫前壁，两手相对紧压子宫，均匀而有节律地按摩，不仅可以刺激子宫收缩且可压迫子宫内血窦，减少出血（图8-3）。

（3）宫腔填塞：一种是宫腔纱条填塞法：应用无菌纱布条填塞宫腔，有明显的局部止血作用，适用于子宫全部松弛无力，以及经过子宫按摩、应用宫缩剂仍然无效者。术者用卵圆钳将无菌纱布条送入宫腔内，自宫底由内向外填紧宫腔。压迫止血，助手在腹部固定子宫。一般于24小时后取出纱条，填塞纱条后要严密观察子宫收缩情况，观察生命体征，警惕填塞不紧，若留有空隙，可造成隐匿性出血，以及宫腔内继续出血、积血而阴道不流血的假象。24小时后取出纱条，取出前应先使用宫缩剂。另一种是宫腔填塞气囊（图8-4）。宫腔纱布条填塞可能会造成填塞不均

匀、填塞不紧等情况而造成隐性出血,纱条填塞无效时或可直接使用宫腔气囊填塞。在气泵的作用下向气球囊充气配合止血辅料对子宫腔进行迅速止血,它对宫腔加压均匀,并且止血效果较好,操作简单,便于抢救时能及时使用。

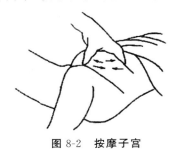

图 8-2　按摩子宫

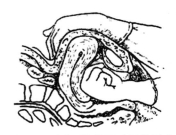

图 8-3　腹部-阴道双手压迫子宫

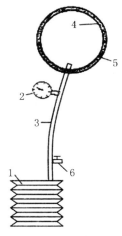

气囊球 4 外球面上设置有止血敷料 5,硅胶管 3 一端固定连接气球囊 4,另一端连接气泵 1,硅胶管 3 上设置有压力显示表 2 和放气开关 6

图 8-4　宫腔填塞气囊

（4）结扎盆腔血管：如遇子宫收缩乏力、前置胎盘等严重产后出血的产妇,上述处理无效时,可经阴道结扎子宫动脉上行支或结扎髂内动脉。

（5）动脉栓塞：在超声提示下,行股动脉穿刺插入导管至髂内动脉或子宫动脉,注入吸收性明胶海绵栓塞动脉。栓塞剂可于 2～3 周自行吸收,血管恢复畅通,但需要在产妇生命体征平稳时进行。

（6）子宫切除：如经积极抢救无效者,危及产妇生命,根据医嘱做好全子宫切除术的术前准备。

2.胎盘因素

怀疑有胎盘滞留时应立即做阴道检查或宫腔探查,做好必要的刮宫准备。胎盘已剥离者,可协助产妇排空膀胱,牵拉脐带,按压宫底,协助胎盘娩出。若胎盘部分剥离、部分粘连时,可徒手进入宫腔,协助剥离胎盘后取出。若胎盘部分残留者,徒手不能取出胎盘,使用大刮匙刮取残留胎盘;胎盘植入者,不可强行剥离,做好子宫切除的准备。

3.软产道裂伤

应及时准确地进行修复缝合。如果出现血肿,则需要切开血肿、清除积血、缝合止血,同时补充血容量,必要时可置橡皮引流。

4.凝血功能障碍

排除以上各种因素后,根据血生化报告,针对不同病因治疗,及时补充新鲜全血,补充血小板、纤维蛋白原、凝血酶原复合物或凝血因子等。如果发生弥散性血管内凝血应进行抗凝与抗纤溶治疗。积极抢救。

5.失血性休克

对失血量多的产妇,其休克程度与出血量、出血速度和产妇自身状况有关。在抢救的同时,尽可能正确地判断出血量,判断出血程度,并补充相同的血量为原则,止血治疗的同时进行休克抢救。建立有效的静脉通路,测量中心静脉压,根据医嘱补充晶体和胶体,纠正低血压。给予产妇安静的环境,平卧,吸氧并保暖,纠正酸中毒,同时观察产妇的意识状态、皮肤颜色、生命体征和尿量。根据医嘱使用广谱抗生素防止感染。

(三)健康指导

(1)产后出血后,产妇抵抗力下降、活动无耐力,医护人员应主动给予产妇关心,使其增加安全感,并且帮助产妇进行生活护理,鼓励产妇说出内心感受,针对产妇的情况,逐步改善饮食,纠正贫血,逐步增加活动量,促进预后。

(2)指导产妇加强营养和适度活动等自我保健知识,同时宣教关于自我观察子宫复旧和恶露情况,自我护理会阴伤口、功能锻炼等方法,指导其定时产后检查,随时根据医师的检查结果调节产后自我恢复的方案。向产妇提供产后避孕指导,产褥期禁止盆浴,禁止性生活。晚期产后出血可能发生于分娩 24 小时之后,于产褥期发生大量出血,也可能发生于产后 1～2 周,应予以高度警惕。

(董 霞)

第九章 儿科护理

第一节 小儿急性上呼吸道感染

一、定义

急性上呼吸道感染是小儿最常见的疾病,主要侵犯鼻咽和咽部。

二、疾病相关知识

(一)流行病学

全年都可发病,以冬春季节及气候骤变时多见。而且,免疫力和年龄不同,反复感染的概率也不同,主要是空气飞沫传播。

(二)临床表现

(1)年长儿以呼吸系统症状为主,婴幼儿症状较重,以全身症状为主。

(2)局部症状:鼻塞、流涕、喷嚏、咽部不适、干咳或声音嘶哑。

(3)全身症状:发热、畏寒、头痛、咳嗽、乏力、食欲减退、睡眠不安;咽部充血。

(三)治疗

充分休息,对症治疗,控制感染,预防并发症。

(四)康复

经对症治疗后症状缓解,免疫力较短,多为1~2个月。

(五)预后

饮食精神如常者预后多良好;精神萎靡、多睡或烦躁不安、面色苍白者,应加警惕。

三、专科评估与观察要点

(一)发热

发热多为不规则热,持续时间不等。

(二)全身症状

头痛、畏寒、乏力、食欲缺乏;常伴有呕吐、腹痛、腹泻、烦躁不安,甚至高热惊厥。

(三)局部症状

局部症状主要是鼻咽部症状如出现鼻塞、流涕、喷嚏、流泪、咽部不适、发痒、咽痛,亦可伴有声音嘶哑。

四、护理问题

(一)体温过高

体温过高与上呼吸道感染有关。

(二)舒适的改变

舒适的改变与咽痛、鼻塞等有关。

(三)活动无耐力

活动无耐力与全身症状有关。

五、护理措施

(一)一般护理

注意休息,减少活动。做好呼吸道隔离,保持室内空气新鲜,但应避免空气对流。

1. 发热护理

发热期绝对卧床休息,保持皮肤清洁,每4小时测量体温一次并准确记录,如为超高热或高热惊厥史者须1~2小时测量一次,退热处置1小时后复测体温,并随时注意有无新的症状和体征出现,以防惊厥发生和体温骤降。

2. 促进舒适

保持室温18~20℃,湿度50%~60%,以减少空气对呼吸道黏膜的刺激,保持口腔鼻孔周围的清洁,及时清除鼻腔及咽喉部分泌物,以免影响呼吸。

3. 保证充足的营养和水分

给予富含营养、易消化的饮食,有呼吸困难者,应少食多餐,并供给充足水分。

(二)观察病情

(1)密切观察病情变化,注意体温、脉搏、呼吸、精神状态及咳嗽的性质。

(2)观察有无皮疹、恶心、呕吐、烦躁等,以早期发现某些传染病的前驱症状,及时进行隔离。

(3)观察咽部充血、水肿、化脓情况,在疑有咽后壁脓肿时,应及时报告医师,同时应警惕脓肿破溃后脓液流入气管引起窒息。

(4)对有可能发生惊厥的患儿应加强巡视,密切注意病情变化,床边放置护栏,以防患儿坠床,备好急救物品和药品。

(三)用药护理

(1)应用解热剂后应注意多饮水,以防止大量出汗引起虚脱。

(2)高热惊厥患儿给予镇静剂时,应观察止惊的效果及药物的不良反应。

(3)使用抗生素时,应注意有无变态反应的发生。

六、健康指导

(1)小儿的居室应宽敞、整洁、舒适、采光好,经常开窗通风,保持室内空气新鲜。

(2)指导家长合理喂养小儿,加强营养,及时添加辅食,保证摄入足量的蛋白质及维生素,保证营养均衡,纠正偏食。

（3）鼓励患儿多进行户外活动,多晒太阳,预防佝偻病的发生。加强锻炼,增强体质,提高呼吸系统的抵抗力与适应环境的能力。

（4）在呼吸道感染的高发季节,家长不宜带小儿去公共场所。

（5）在气候骤变时,应及时为小儿增减衣服,既要注意保暖,避免着凉。

七、护理结局评价

（1）患儿不适感减轻或无不适感。

（2）患儿体温维持在正常范围。

（程　丹）

第二节　小儿急性支气管炎

急性支气管炎是小儿常见的一种呼吸道疾病。本病常继发于上呼吸道感染之后,也常为肺炎的早期表现。也有的是小儿急性传染病如麻疹、百日咳、伤寒、猩红热等疾病的早期症状或并发症。

急性支气管炎,由各种病毒和细菌或二者混合感染所引起。另外,小儿年龄小,体格弱,气温变化冷热不均,公共场所或居室空气污浊,都可诱发本病。

疾病开始时表现为上呼吸道感染症状,发热、流鼻涕、咳嗽,咳嗽逐渐加重并且有痰,起初是白色黏痰,几天后变为黄色脓痰。有的小儿嗓子呼噜呼噜作响,早晚咳嗽较重,经常因咳嗽将食物吐出。还常伴有头痛、食欲缺乏、疲乏无力、睡眠不安、腹泻等症状。

另外,有一种特殊型的支气管炎,称为急性毛细支气管炎也叫哮喘性支气管炎。主要表现为下呼吸道梗阻症状,似支气管哮喘样发作,患儿鼻翼翕动。呈喘憋状呼吸,很快出现呼吸困难,缺氧发绀。这种类型多见于2岁以内虚胖小儿,往往有湿疹或其他过敏史。

一、护理要点

（1）发热时要注意卧床休息,选用物理降温或药物降温。

（2）室内保持空气新鲜,适当通风换气,但避免对流风,以免患儿再次受凉。

（3）须经常协助患儿变换体位,轻轻拍打背部,使痰液易于排出。

二、注意事项

（1）急性支气管炎一般1周左右可治愈。有部分患儿咳嗽的时间要长些,逐渐会减轻、消失,适当的服些止咳剂即可。不过在患病的早期,对于痰多的患儿,不主张用止咳剂,以免影响排痰。痰稠咳重者可服用祛痰药。

（2）也有部分患儿发展为肺炎,就按护理肺炎患儿的方法精心护理。如果急性支气管炎发作时缺氧、发绀,必须住院治疗,若缺氧得不到及时纠正,会发生脑缺氧等并发症。其他最常见的并发症就是心力衰竭。

(3)对于哮喘重的患儿,请参考支气管哮喘的护理方法。在使用氨茶碱等缓解支气管痉挛的药物时,应在医师指导下用药,家长不可乱用。中药麻杏石甘汤或小青龙汤加减治疗急性支气管炎有一定效果,也可采取中西医结合治疗。

(程　丹)

第三节　小儿肺炎

肺炎是指不同病原体或其他因素所致的肺部炎症。以发热、咳嗽、气促、呼吸困难和肺部固定湿啰音为共同临床表现。该病是儿科常见疾病中能威胁生命的疾病之一。据联合国儿童基金会统计,全世界每年有350万左右5岁以下儿童死于肺炎,占5岁以下儿童总死亡率的28%;我国每年5岁以下儿童因肺炎死亡者约35万,占全世界儿童肺炎死亡数的10%。因此积极采取措施,降低小儿肺炎的死亡率,是21世纪世界儿童生存、保护和发展纲要规定的重要任务。

目前,小儿肺炎的分类尚未统一,常用方法有4种,各肺炎可单独存在,也可2种同时存在。①病理分类:可分为支气管肺炎、大叶性肺炎、间质性肺炎等。②病因分类:感染性肺炎如病毒性肺炎、细菌性肺炎、支原体肺炎、衣原体肺炎、真菌性肺炎、原虫性肺炎;非感染性肺炎如吸入性肺炎、坠积性肺炎等。③病程分类:急性肺炎(病程<1个月)、迁延性肺炎(病程1~3个月)、慢性肺炎(病程>3个月)。④病情分类:轻症肺炎(主要为呼吸系统表现)、重症肺炎(除呼吸系统受累外,其他系统也受累,且全身中毒症状明显)。

临床上若病因明确,则按病因分类,否则按病理分类。

一、病因与发病机制

引起肺炎的主要病原体为病毒和细菌,病毒中最常见的为呼吸道合胞病毒,其次为腺病毒、流感病毒等;细菌中以肺炎链球菌多见,其他有葡萄球菌、链球菌、革兰阴性杆菌等。低出生体重、营养不良、维生素D缺乏性佝偻病、先天性心脏病等患儿易患本病,且病情严重,容易迁延不愈,病死率也较高。

病原体多由呼吸道入侵,也可经血行入肺,引起支气管、肺泡、肺间质炎症,支气管因黏膜水肿而管腔变窄,肺泡壁因充血水肿而增厚,肺泡腔内充满炎症渗出物,影响了通气和气体交换;同时由于小儿呼吸系统的特点,当炎症进一步加重时,可使支气管管腔更加狭窄,甚至阻塞,造成通气和换气功能障碍,导致低氧血症及高碳酸血症。为代偿缺氧,患儿呼吸与心率加快,出现鼻翼翕动和三凹征,严重时可产生呼吸衰竭。由于病原体作用,重症常伴有毒血症,引起不同程度的感染中毒症状。缺氧、二氧化碳潴留及毒血症可导致循环系统、消化系统、神经系统的一系列症状,以及水、电解质和酸碱平衡紊乱。

(一)循环系统

缺氧使肺小动脉反射性收缩,肺循环压力增高,形成肺动脉高压;同时病原体和毒素侵袭心肌,引起中毒性心肌炎。肺动脉高压和中毒性心肌炎均可诱发心力衰竭。重症患儿常出现微循环障碍、休克甚至弥散性血管内凝血。

（二）中枢神经系统

缺氧和高碳酸血症使脑血管扩张、血流减慢,血管通透性增加,致使颅内压增高。严重缺氧和脑供氧不足使脑细胞无氧代谢增加,造成乳酸堆积、ATP生成减少和Na-K离子泵转运功能障碍,引起脑细胞内水、钠潴留,形成脑水肿。病原体毒素作用亦可引起脑水肿。

（三）消化系统

低氧血症和毒血症可引起胃黏膜糜烂、出血、上皮细胞坏死脱落等应激性反应,导致黏膜屏障功能破坏,使胃肠功能紊乱,严重者可引起中毒性肠麻痹和消化道出血。

（四）水、电解质和酸碱平衡紊乱

重症肺炎可出现混合性酸中毒,因为严重缺氧时体内需氧代谢障碍、酸性代谢产物增加,常可引起代谢性酸中毒;而二氧化碳潴留、H_2CO_3增加又可导致呼吸性酸中毒。缺氧和二氧化碳潴留还可导致肾小动脉痉挛而引起水、钠潴留,重症者可造成稀释性低钠血症。

二、临床表现

（一）支气管肺炎

支气管肺炎为小儿最常见的肺炎。多见于3岁以下婴幼儿。

1.轻症

以呼吸系统症状为主,大多起病较急。主要表现为发热、咳嗽和气促。

（1）发热:热型不定,多为不规则热,新生儿或重度营养不良儿可不发热,甚至体温不升。

（2）咳嗽:较频,早期为刺激性干咳,以后有痰,新生儿则表现为口吐白沫。

（3）气促:多发生在发热、咳嗽之后,呼吸频率加快,每分钟可达40～80次,可有鼻翼翕动、点头呼吸、三凹征、唇周发绀。肺部可听到较固定的中、细湿啰音,病灶较大者可出现肺实变体征。

2.重症

重症肺炎常有全身中毒症状及循环、神经、消化系统受累的临床表现。

（1）循环系统:常见心肌炎、心力衰竭及微循环障碍。心肌炎表现为面色苍白、心动过速、心音低钝、心律不齐,心电图显示ST段下移和T波低平、倒置;心力衰竭表现为呼吸突然加快,＞60次/分;极度烦躁不安,明显发绀,面色发灰,心率增快,＞180次/分,心音低钝有奔马率;颈静脉怒张,肝脏迅速增大,尿少或无尿,颜面或下肢水肿等。

（2）神经系统:表现为烦躁或嗜睡,脑水肿时出现意识障碍、反复惊厥、前囟膨隆、脑膜刺激征等。

（3）消化系统:常有食欲缺乏、腹胀、呕吐、腹泻等;重症可引起中毒性肠麻痹和消化道出血,表现为严重腹胀、肠鸣音消失、便血等。

若延误诊断或病原体致病力强,可引起脓胸、脓气胸、肺大疱等并发症,多表现为体温持续不退,或退而复升,中毒症状或呼吸困难突然加重。

（二）几种不同病原体所致肺炎的特点

1.呼吸道合胞病毒性肺炎

本病由呼吸道合胞病毒感染所致,多见于2岁以内婴幼儿,尤以2～6个月婴儿多见。常于上呼吸道感染后2～3天出现干咳、低至中度发热,喘憋为突出表现,2～3天病情逐渐加重,出现呼吸困难和缺氧症状。肺部听诊可闻及多量哮鸣音、呼气性喘鸣,肺基底部可听到细湿啰音。喘憋严重时可合并心力衰竭、呼吸衰竭。临床上有2种类型。

(1)毛细支气管炎:有上述临床表现,但中毒症状不严重,当毛细支气管接近完全阻塞时,呼吸音可明显减低,胸部 X 线常显示不同程度的梗阻性肺气肿和支气管周围炎,有时可见小点片状阴影或肺不张。

(2)间质性肺炎:全身中毒症状较重,呼吸困难明显,肺部体征出现较早,胸部 X 线呈线条状或单条状阴影增深,或互相交叉成网状阴影,多伴有小点状致密阴影。

2.腺病毒性肺炎

本病为腺病毒引起,在我国以 3、7 两型为主,11、12 型次之。本病多见于 6 个月至 2 岁的婴幼儿。起病急骤,呈稽留高热,全身中毒症状明显,咳嗽较剧,可出现喘憋、呼吸困难、发绀等。肺部体征出现较晚,常在发热 4~5 天出现湿啰音,以后病变融合而呈现肺实变体征。少数患儿可并发渗出性胸膜炎。胸部X线改变的出现较肺部体征为早,可见大小不等的片状阴影或融合成大病灶,并多见肺气肿,病灶吸收较缓慢,需数周至数月。

3.葡萄球菌肺炎

本病包括金黄色葡萄球菌及白色葡萄球菌所致的肺炎,多见于新生儿及婴幼儿。临床起病急,病情重,进展迅速;多呈弛张高热,婴儿可呈稽留热;中毒症状明显,面色苍白、咳嗽、呻吟、呼吸困难,皮肤常见一过性猩红热样或荨麻疹样皮疹,有时可找到化脓灶,如疖肿等。肺部体征出现较早,双肺可闻及中、细湿啰音,易并发脓胸、脓气胸等,可合并循环、神经及胃肠功能障碍。胸部 X 线常见浸润阴影,易变性是其特征。

4.流感嗜血杆菌肺炎

本病由流感嗜血杆菌引起。近年来,由于广泛使用广谱抗生素和免疫抑制剂,加上院内感染等因素,流感嗜血杆菌感染有上升趋势,多见于 4 岁以下的小儿,常并发于流感病毒或葡萄球菌感染者。临床起病较缓,病情较重,全身中毒症状明显,有发热、痉挛性咳嗽、呼吸困难、鼻翼翕动、三凹征、发绀等,体检肺部有湿啰音或肺实变体征。易并发脓胸、脑膜炎、败血症、心包炎、中耳炎等。胸部 X 线表现多种多样。

5.肺炎支原体肺炎

由肺炎支原体引起,多见于年长儿,婴幼儿发病率也较高。以刺激性咳嗽为突出表现,有的酷似百日咳样咳嗽,咯出黏稠痰,甚至带血丝;常有发热,热程 1~3 周。年长儿可伴有咽痛、胸闷、胸痛等症状,肺部体征不明显,常仅有呼吸音粗糙,少数闻及干湿啰音。婴幼儿起病急,呼吸困难、喘憋和双肺哮鸣音较突出。部分患儿出现全身多系统的临床表现,如心肌炎、心包炎、溶血性贫血、脑膜炎等。胸部 X 线检查可分为 4 种改变:①肺门阴影增浓;②支气管肺炎改变;③间质性肺炎改变;④均一的实变影。

6.衣原体肺炎

沙眼衣原体肺炎多见于 6 个月以下的婴儿,可于产时或产后感染,起病缓,先有鼻塞、流涕,后出现气促、频繁咳嗽,有的酷似百日咳样阵咳,但无回声,偶有呼吸暂停或呼气喘鸣,一般无发热。可同时患有结膜炎或有结膜炎病史。胸部 X 线呈弥漫性间质性改变和过度充气。肺炎衣原体肺炎多见于 5 岁以上小儿,发病隐匿,体温不高,咳嗽逐渐加重,两肺可闻及干湿啰音。X 线显示单侧肺下叶浸润,少数呈广泛单侧或双侧浸润。

三、治疗要点

采取综合措施,积极控制感染,改善肺的通气功能,防止并发症。

(一)控制感染

根据不同病原体选用敏感抗生素积极控制感染,使用原则为早期、联合、足量、足疗程,重症宜静脉给药。

WHO推荐的4种第1线抗生素为:复方磺胺甲基异噁唑、青霉素、氨苄西林、阿莫西林,其中青霉素为首选药,复方磺胺甲基异噁唑不能用于新生儿。怀疑有金黄色葡萄球菌肺炎者,推荐用氨苄西林、氯霉素、苯唑西林或氯唑西林和庆大霉素。我国卫健委对轻症肺炎推荐使用头孢氨苄(先锋霉素Ⅳ)。大环内酯类抗生素如红霉素、交沙霉素、罗红霉素、阿奇霉素等对支原体肺炎、衣原体肺炎等均有效。除阿奇霉素外,用药时间应持续至体温正常后5~7天,临床症状基本消失后3天。支原体肺炎用药2~3周。应用阿奇霉素3~5天1个疗程,根据病情可再重复1个疗程,以免复发。葡萄球菌肺炎比较顽固。疗程宜长,一般于体温正常后继续用药2周,总疗程6周。

病毒感染尚无特效药物,可用利巴韦林、干扰素、聚肌胞、乳清液等,中药治疗有一定疗效。

(二)对症治疗

止咳、止喘、保持呼吸道通畅;纠正低氧血症,水、电解质与酸碱平衡紊乱;对于中毒性肠麻痹者,应禁食、胃肠减压,皮下注射新斯的明。对有心力衰竭、感染性休克、脑水肿、呼吸衰竭者,采取相应的治疗措施。

(三)肾上腺皮质激素的应用

若中毒症状明显,或严重喘憋,或伴有脑水肿、中毒性脑病、感染性休克、呼吸衰竭等,以及胸膜有渗出者,可应用肾上腺皮质激素,常用地塞米松,每天2~3次,每次2~5 mg,疗程3~5天。

(四)防治并发症

对并发脓胸、脓气胸者及时抽脓、抽气;对年龄小、中毒症状明显、脓液黏稠经反复穿刺抽脓不畅者,以及有张力气胸者进行胸腔闭式引流。

四、护理措施

(一)改善呼吸功能

(1)保持病室环境舒适,空气流通,温湿度适宜,尽量使患儿安静,以减少氧的消耗。不同病原体肺炎患儿应分室居住,以防交叉感染。

(2)置患儿于有利于肺扩张的体位并经常更换,或抱起患儿,以减少肺部淤血和防止肺不张。

(3)给氧。凡有低氧血症,有呼吸困难、喘憋、口唇发绀、面色灰白等情况立即给氧。婴幼儿可用面罩法给氧,年长儿可用鼻导管法。若出现呼吸衰竭,则使用人工呼吸器。

(4)正确留取标本,以指导临床用药;遵医嘱使用抗生素治疗,以消除肺部炎症,促进气体交换;注意观察治疗效果。

(二)保持呼吸道通畅

(1)及时清除患儿口鼻分泌物,经常协助患儿转换体位,同时轻拍背部,边拍边鼓励患儿咳嗽,以促使肺泡及呼吸道的分泌物借助重力和震动易于排出;病情许可的情况下可进行体位引流。

(2)给予超声雾化吸入,以稀释痰液,利于咳出;必要时予以吸痰。

(3)遵医嘱给予祛痰剂如复方甘草合剂等;对严重喘憋者遵医嘱给予支气管解痉剂。

(4)给予易消化、营养丰富的流质、半流质饮食,少食多餐,避免过饱影响呼吸;哺喂时应耐心,防止呛咳引起窒息;重症不能进食者,给予静脉营养。保证液体的摄入量,以湿润呼吸道黏膜,防止分泌物干结,利于痰液排出;同时可以防止发热导致的脱水。

(三)加强体温监测

观察体温变化并警惕高热惊厥的发生。对高热者给予降温措施。保持口腔及皮肤清洁。

(四)密切观察病情

(1)如患儿出现烦躁不安、面色苍白、气喘加剧、心率加速（＞160次/分）、肝脏在短时间内急剧增大等心力衰竭的表现,及时报告医师,给予氧气吸入并减慢输液速度,遵医嘱给予强心、利尿剂,以增强心肌收缩力,减慢心率,增加心搏出量,减轻体内水钠潴留,从而减轻心脏负荷。

(2)若患儿出现烦躁或嗜睡、惊厥、昏迷、呼吸不规则等,提示颅内压增高,立即报告医师并共同抢救。

(3)患儿腹胀明显伴低钾血症时,及时补钾;若有中毒性肠麻痹,应禁食、予以胃肠减压,遵医嘱皮下注射新斯的明,以促进肠蠕动,消除腹胀,缓解呼吸困难。

(4)如患儿病情突然加重,出现剧烈咳嗽、烦躁不安、呼吸困难、胸痛、面色发绀、患侧呼吸运动受限等,提示并发了脓胸或脓气胸,应及时配合进行胸穿或胸腔闭式引流。

(五)健康教育

向患儿家长讲解疾病的有关知识和护理要点,指导家长合理喂养,加强体格锻炼,以改善小儿呼吸功能;对易患呼吸道感染的患儿,在寒冷季节或气候骤变外出时,应注意保暖,避免着凉;定期健康检查,按时预防接种。对年长儿说明住院和注射等对疾病痊愈的重要性,鼓励患儿克服暂时的痛苦,与医护人员合作;教育患儿咳嗽时用手帕或纸捂嘴,不随地吐痰,防止病原菌污染空气而传染给他人。

（程　丹）

第四节　小儿高血压

高血压分原发性高血压和继发性高血压两类。小儿大多为后者,且以肾性高血压最常见,占75%～80%,其他继发性高血压主要见于嗜铬细胞瘤、先天性肾上腺皮质增生症、原发性醛固酮增生症、主动脉缩窄、肾动脉狭窄等。

一、临床特点

(一)症状

轻度高血压患儿常无明显症状,仅于体检时发现。血压明显增高时可有头痛、眩晕、恶心、呕吐和视力改变。继发性高血压往往有各种基础疾病的临床表现。部分患儿可出现高血压脑病,表现有呕吐、运动失调、惊厥、失语、偏瘫和昏迷。

(二)体征

血压超过下列值:足月新生儿 12.0/8.0 kPa(90/60 mmHg),早产儿 10.7/5.3 kPa(80/40 mmHg),婴幼儿 13.3/8.0 kPa(100/60 mmHg),学龄前儿童 14.7/9.3 kPa(110/70 mmHg),学龄儿童 16.0/10.7 kPa(120/80 mmHg),≥13 岁 18.7/12.0 kPa(140/90 mmHg)。任何年龄组超过

20.0/13.3 kPa(150/100 mmHg),则为重度高血压。

(三)辅助检查

(1)肾性高血压尿中可出现红细胞、蛋白。血尿素氮、肌酐增高,血电解质发生变化;先天性肾上腺皮质增生症患儿尿 17-羟类固醇,17-酮类固醇增高等;嗜铬细胞瘤患儿 24 小时尿香草苦杏仁酸(VMA)值升高。

(2)胸片、心电图、超声心动图、肾脏 B 超、静脉肾盂造影、同位素肾图及肾扫描可出现异常。

(3)肾活体病理检查可有阳性发现。

二、护理评估

(一)健康史

了解原发病情况和高血压的程度,患儿的饮食结构,了解有无家族史。

(二)症状、体征

测量生命体征,评估患儿有无头晕、恶心、视力等改变。

(三)社会-心理因素

评估家庭支持系统对患儿的影响程度,患儿的心理状态。

(四)辅助检查

了解并分析尿、血、心电图、B 超等各种检查结果。

三、常见护理问题

(一)舒适的改变

与血压增高致头痛、头晕、恶心、呕吐有关。

(二)合作性问题

高血压危象。

(三)知识缺乏

缺乏高血压自我保健知识。

四、护理措施

(一)休息

对血压较高,症状明显者应卧床休息。

(二)饮食

应适当控制钠盐及动物脂肪的摄入,避免高胆固醇食物,多食含纤维素、蛋白质的食物,适当控制食量和总热量,以清淡、无刺激的食物为宜。

(三)严密观察病情

对有心、脑、肾并发症患儿应严密观察血压波动情况,如患儿血压急剧升高,同时出现头痛、呕吐等症状时应考虑发生高血压危象的可能,立即通知医师并让患儿卧床、吸氧,同时准备快速降压药物、脱水剂等,监测其心率、呼吸、血压、神志等。如患儿抽搐、躁动,则应注意安全。

(四)用药护理

观察各药物的疗效及不良反应,及时采取措施。

(五)心理护理

了解患儿的性格特征,有无引起精神紧张的心理-社会因素,根据患儿不同的性格特征给予指导,训练自我控制能力,同时指导家长要尽力避免各种可能导致患儿精神紧张的因素,尽可能减轻患儿的心理压力和矛盾冲突。

(六)健康教育

(1)疾病知识的宣教:对患儿及家长进行高血压有关知识和服用降压药物应注意的事项的教育,对使用后可引起直立性低血压的降压药物如钙通道阻滞剂时,应向其说明在变换体位时,动作应尽量缓慢,特别在夜间起床如厕时更应注意,以免动作过快致血压骤降,引起晕厥而发生意外。

(2)饮食与运动:协助患儿安排合理的饮食和适当的体育活动,注意改进饮食结构,减少钠、脂肪的摄入,多吃富含钾、钙的食物,并补充优质蛋白质。

(3)自我保健的教育:对患儿及家长进行高血压自我保健的教育,并协助制订个体化的自我保健计划,指导患儿及家长掌握自测血压的方法。

五、出院指导

(1)宣教有关高血压病的知识,合理安排生活,注意劳逸结合,定期测量血压。提高患儿的社会适应能力,维持心理平衡,避免各种不良刺激。

(2)注意饮食控制和调节,减少钠盐、动物脂肪的摄入。

(3)保持大便通畅。

(4)适当参与运动。

(5)定期随访血压持续升高或出现头晕、头痛、恶心等症状时,应及时就医。

(6)保持心理平衡,避免情绪激动,生气和愤怒可诱发血压的升高。

(7)指导患儿遵医嘱准时服药,不可自行改变剂量或增减药物,不可突然停药,以免造成血压突然升高。服药时出现不良反应,应及时就诊。

(程　丹)

第五节　小儿心律失常

正常心律起源于窦房结,心激动按一定的频率、速度及顺序传导到结间传导束、房室束、左右束支及浦肯野纤维网而达心室肌。如心激动的频率、起搏点或传导不正常都可造成心律失常。

一、期前收缩

期前收缩是由心脏异位兴奋灶发放的冲动所引起,为小儿时期最常见的心律失常。异位起搏点可位于心房、房室交界或心室组织,分别引起房性、交界性及室性期前收缩,其中室性期前收缩为多见。

(一)病因

其常见于无器质性心脏病的小儿。可由疲劳、精神紧张、自主神经功能不稳定引起,但也可发生于病毒性心肌炎、先天性心脏病或风湿性心脏病。另外，拟交感胺类洋地黄、奎尼丁、锑剂中毒及缺氧、酸碱平衡失调、电解质紊乱（低血钾等）、心导管检查、心脏手术等均可引起期前收缩。健康学龄儿童1‰～2％有期前收缩。

（二）症状

年长儿可诉述心悸、胸闷、不适。听诊可发现心律不齐，心搏提前，其后常有一定时间的代偿间歇，心音强弱也不一致。期前收缩常使脉律不齐，若期前收缩发生过早，可使脉搏短绌，期前收缩次数因人而异，且同一患儿在不同时期亦可有较大出入。某些患儿于运动后心率增快时期前收缩减少，但也有些反而增多，前者常提示无器质性心脏病，后者则可能同时有器质性心脏病存在。为了明确诊断，了解期前收缩的性质，必须作心电图检查。根据心电图上有无 P 波、P 波形态、P-R 的长短及 QRS 波的形态，来判断期前收缩属于何型。

1.房性期前收缩的心电图特征

（1）P 波提前，可与前一心动的 T 波重叠，形态与窦性 P 波稍有差异，但方向一致。

（2）P-R＞0.10 秒。

（3）期前收缩后的代偿间歇往往不完全。

（4）一般 P 波、QRS-T 正常，若不继以 QRS-T 波，称为阻滞性期前收缩；若继以畸形的 QRS-T 波，为心室差异传导所致。

2.交界性期前收缩的心电图特征

（1）QRS-T 波提前，形态、时限与正常窦性基本相同。

（2）期前收缩所产生的 QRS 波前或后有逆行 P 波，P-R＜0.10 秒，R-P＜0.20 秒，有时 P 波可与 QRS 波重叠，辨认不清。

（3）代偿间歇往往不完全。

3.室性期前收缩的心电图特征

（1）QRS 波提前，形态异常、宽大、QRS 波＞0.10 秒，T 波与主波方向相反。

（2）QRS 波前多无 P 波。

（3）代偿间歇完全。

（4）有时在同一导联出现形态不一、配对时间不等的室性期前收缩，称为多源性期前收缩。

（三）治疗

必须针对基本病因治疗原发病。一般认为若期前收缩次数不多、无自觉症状者可不必用药。若期前收缩次数＞10 次/分，有自觉症状，或在心电图上呈多源性者，则应予以治疗。可选用普罗帕酮（心律平）口服，每次 5～7 mg/kg，每 6～8 小时 1 次。亦可服用β受体阻滞剂普萘洛尔每天 1 mg/kg，分 2～3 次；房性期前收缩若用之无效可改用洋地黄类。室性期前收缩必要时可每天应用苯妥英钠 5～10 mg/kg，分 3 次口服；胺碘酮 5～10 mg/kg，分 3 次口服；普鲁卡因胺 50 mg/kg，分 4 次口服；或奎尼丁 30 mg/kg，分 4～5 次口服。后者可引起心室内传导阻滞，需心电图随访，在住院观察下应用为妥。对洋地黄过量或低血钾引起者，除停用洋地黄外，应给予氯化钾口服或静脉滴注。

（四）预后

其预后取决于原发疾病。有些无器质性心脏病的患儿期前收缩可持续多年，不少患儿最后终于消失，个别患儿可发展为更严重的心律失常，如室性心动过速等。

二、阵发性心动过速

阵发性心动过速是异位心动过速的一种,按其发源部位分室上性(房性或房室结性)和室性两种,绝大多数病例属于室上性心动过速。

(一)室上性阵发性心动过速

室上性阵发性心动过速是由心房或房室交界处异位兴奋灶快速释放冲动所产生的一种心律失常。本病虽非常见,但属于对药物反应良好、可以完全治愈的儿科急症之一,若不及时治疗易致心力衰竭。本病可发生于任何年龄,容易反复发作,但初次发病以婴儿时期为多见,个别可发生于胎儿末期(由胎儿心电图证实)。

1.病因

其可在先天性心脏病、预激综合征、心肌炎、心内膜弹力纤维增生症等疾病基础上发生,但多数患儿无器质性心脏疾病。感染为常见的诱因,也可由疲劳、精神紧张、过度换气、心脏手术时和手术后、心导管检查等诱发。

2.临床表现

临床表现小儿常突然烦躁不安,面色青灰或灰白、皮肤湿冷、呼吸增快、脉搏细弱,常伴有干咳,有时呕吐,年长儿还可自诉心悸、心前区不适、头晕等。发作时心率突然增快,为160~300次/分,多数>200次/分,一次发作可持续数秒钟至数天。发作停止时心率突然减慢,恢复正常。此外,听诊时第一心音强度完全一致,发作时心率较固定而规则等均为本病的特征。发作持续超过24小时者,容易发生心力衰竭。若同时有感染存在,则可有发热、周围血常规白细胞增高等表现。

3.X线检查

X线检查取决于原来有无心脏器质性病变和心力衰竭,透视下见心脏搏动减弱。

4.心电图检查

心电图检查中P波形态异常,往往较正常时小,常与前一心动的T波重叠,以致无法辨认。如能见到P波,则P-R间期常为0.08~0.13秒。虽然根据P波和P-R间期长短可以区分房性或交界性,但临床上常有困难。QRS波形态同窦性,发作时间持久者,可有暂时ST段及T波改变。部分患儿在发作间歇期可有预激综合征。

5.诊断

发作的突然起止提示这是心律失常,以往的发作史对诊断很有帮助。体格检查:心律绝对规律、匀齐,心音强度一致,心率往往超出一般窦性范围,再结合上述心电图特征,诊断不太困难,但需与窦性心动过速及室性心动过速鉴别。

6.治疗

其可先采用物理方法以提高迷走神经张力,如无效或当时有效但很快复发时,需用药物治疗。

(1)物理方法:①冰水毛巾敷面法。对新生儿和小婴儿效果较好。用毛巾在4~5℃水中浸湿后,敷在患儿面部,可强烈兴奋迷走神经,每次10~15秒。如1次无效,可隔3~5分钟再用,一般不超过3次。②压迫颈动脉窦法。在甲状软骨水平扪得右侧颈动脉搏动后,用大拇指向颈椎方向压迫,以按摩为主,每次时间不超过10秒,一旦转律,便停止压迫,如无效,可用同法再试压左侧,但禁忌两侧同时压迫。③以压舌板或手指刺激患儿咽部使之产生恶心、呕吐。

(2)药物治疗：①洋地黄类药物。对病情较重，发作持续24小时以上，有心力衰竭表现者，宜首选洋地黄类药物。此药能增强迷走神经张力，减慢房室交界处传导，使室上性阵发性心动过速转为窦性心律，并能增强心肌收缩力，控制心力衰竭，室性心动过速或洋地黄引起室上性心动过速禁用此药。低钾、心肌炎、室上性阵发性心动过速伴房室传导阻滞或肾功能减退者慎用，常用制剂有地高辛口服、静脉注射或毛花苷C静脉注射，一般采用快速饱和法。②β受体阻滞剂。可试用普萘洛尔，小儿静脉注射剂量为每次0.05~0.15 mg/kg，以5％葡萄糖溶液稀释后缓慢推注，不少于10分钟，必要时每6~8小时重复1次。重度房室传导阻滞，伴有哮喘症及心力衰竭者禁用。③维拉帕米（异搏定）即戊胺安。此药为选择性钙通道阻滞剂，抑制Ca^{2+}进入细胞内，疗效显著。不良反应为血压下降，并能加重房室传导阻滞。剂量：每次0.1 mg/kg，静脉滴注或缓注，每分钟不超过1 mg。④普罗帕酮。有明显延长传导作用，能抑制旁路传导。剂量为每次1~3 mg/kg，溶于10 mL葡萄糖液中，静脉缓注10~15分钟；无效者可于20分钟后重复1~2次；有效时可改为口服维持，剂量同治疗期前收缩。⑤奎尼丁或普鲁卡因胺。此两药能延长心房肌的不应期和降低异位起搏点的自律性，恢复窦性节律。奎尼丁口服剂量开始为每天30 mg/kg，分4~5次，每2~3小时口服1次，转律后改用维持量；普鲁卡因胺口服剂量为每天50 mg/kg，分4~6次服；肌内注射用量每次6 mg/kg，每6小时1次，至心动过速停止或出现中毒反应为止。

(3)其他：对个别药物疗效不佳者可考虑用直流电同步电击转复心律，或经静脉插入起搏导管至右心房行超速抑制治疗。近年来对发作频繁、药物难以满意控制的室上性阵发性心动过速采用射频消融治疗取得成功。

7.预防

发作终止后可口服地高辛维持量1个月，如有复发，则于发作控制后再服1个月。奎尼丁对预激综合征患儿预防复发的效果较好，可持续用半年至1年，也可用普萘洛尔口服。

(二)室性心动过速

凡有连续3次或3次以上的室性期前收缩发生时，临床上称为室性心动过速，小儿时期较少见。

1.病因

室性心动过速可由心脏手术、心导管检查、严重心肌炎、先天性心脏病、感染、缺氧、电解质紊乱等原因引起，但不少病例的病因不易确定。

2.临床表现

临床表现与室上性阵发性心动过速相似，唯症状较严重。小儿烦躁不安、苍白、呼吸急促；年长儿可诉心悸、心前区痛，严重病例可有晕厥、休克、充血性心力衰竭等。发作短暂者血流动力学的改变较轻，发作持续24小时以上者则可发生显著的血流动力学改变，且很少有自动恢复的可能。体检发现心率增快，常>150次/分，节律整齐，心音可有强弱不等现象。

3.心电图检查

心电图中心室率常在150~250次/分。R-R间期可略有变异，QRS波畸形，时限增宽（0.10秒），P波与QRS波之间无固定关系，心房率较心室率缓慢，有时可见到室性融合波或心室夺获现象。

4.诊断

心电图是诊断室性心动过速的重要手段，但有时与室上性心动过速伴心室差异传导的鉴别比较困难,必须结合病史、体检、心电图特点、对治疗的反应等仔细加以区别。

5.治疗

药物治疗可应用利多卡因 0.5～1.0 mg/kg 静脉滴注或缓慢推注,必要时可每 10～30 分钟重复,总量不超过 5 mg/kg。此药能控制心动过速,但作用时间很短,剂量过大能引起惊厥、传导阻滞等毒性反应,少数患儿对此药有过敏现象。普鲁卡因胺静脉滴也有效,剂量 1.4 mg/kg,以 5%葡萄糖稀释成 1%溶液,在心电图监测下以每分钟 0.5～1 mg/kg 速度滴入,如出现心率明显改变或 QRS 波增宽,应停药;此药不良反应较利多卡因大,可引起低血压,抑制心肌收缩力。美西律口服,每次 100～150 mg,每 8 小时 1 次,对某些利多卡因无效者可能有效;若无心力衰竭存在禁用洋地黄类药物。对病情危重、药物治疗无效者,可应用直流电同步电击转复心律。个别患儿采用射频消融治疗获得痊愈。

6.预后

本病的预后比室上性阵发性心动过速严重。同时有心脏病存在者病死率可达 50%以上,原无心脏病者也可发展为心室颤动,甚至死亡,所以必须及时诊断,予以适当处理。

三、房室传导阻滞

心脏的传导系统包括窦房结、结间束(前、中、后束)、房室结、房室束、左右束支及浦肯野纤维。心脏的传导阻滞可发生在传导系统的任何部位,当阻滞发生于窦房结与房室结之间,便称为房室传导阻滞。阻滞可以是部分性的(一度或二度),也可能为完全性的(三度)。

(一)一度房室传导阻滞

其在小儿中比较常见。大都由急性风湿性心肌炎引起,但也可发生于发热、心肌炎、肾炎、先天性心脏病及个别正常小儿,在应用洋地黄时也能延长 P-R 间期。由希氏束心电图证实阻滞可发生于心房、房室交界或希氏束,其中以房室交界阻滞者最常见。一度房室传导阻滞本身对血流动力学并无不良影响,临床听诊除第一心音较低钝外,无其他特殊体征,诊断主要通过心电图检查,心电图表现为 P-R 间期延长,但小儿 P-R 间期正常值随年龄、心率不同而不同,必须加以注意。部分正常小儿静卧后在 P-R 间期延长,直立或运动后可使 P-R 间期缩短至正常,此种情况说明 P-R 间期延长与迷走神经的张力过高有关。一度房室传导阻滞应着重病因治疗,其本身无须治疗,预后较好,部分可发展为更严重的房室传导阻滞。

(二)二度房室传导阻滞

二度房室传导阻滞时窦房结的冲动不能全部传到心室,因而造成不同程度的漏搏。

1.病因

产生原因有风湿性心脏病,各种原因引起的心肌炎、严重缺氧、心脏手术后及先天性心脏病(尤其是大动脉错位)等。

2.临床表现及分型

临床表现取决于基本心脏病变及由传导阻滞而引起的血流动力学改变。当心室率过缓时可引起胸闷、心悸,甚至产生眩晕和昏厥。听诊时除原有心脏疾病所产生的改变外,尚可发现心律不齐、脱漏搏动。心电图改变可分为两种类型。①第Ⅰ型(文氏型):R-R 间期逐步延长,终于 P 波后不出现 QRS 波;在 P-R 间期延长的同时,R-R 间期往往逐步缩短,而且脱落的前、后两个 P 波的距离,小于最短的 P-R 间期的两倍。②第Ⅱ型(莫氏Ⅱ型):此型 P-R 间期固定不变,但心室搏动呈规律地脱漏,而且常伴有 QRS 波增宽。近年来,通过希氏束心电图的研究发现第Ⅰ型比第Ⅱ型为常见,但第Ⅱ型的预后比较严重,容易发展为完全性房室传导阻滞,导致阿-斯综合征。

3.治疗

二度房室传导阻滞的治疗应针对原发疾病。当心室律过缓,心脏搏出量减少时可用阿托品、异丙肾上腺素治疗。病情轻者可以口服,后者舌下含用,情况严重时则以静脉输药为宜,有时甚至需要安装起搏器。

4.预后

预后与心脏的基本病变有关。由心肌炎引起者最后多完全恢复;当阻滞位于房室束远端,有QRS波增宽者预后较严重,可能发展为完全性房室传导阻滞。

(三)三度房室传导阻滞

三度房室传导阻滞又称完全性房室传导阻滞,小儿较少见。完全性房室传导阻滞时心房与心室各自独立活动,彼此无关,此时心室率比心房率慢。

1.病因

病因可分为获得性和先天性两种。获得性者以心脏手术后引起的最为常见,尤其是发生于大型室间隔缺损,法洛四联症、主动脉瓣狭窄等心脏病的手术后;其次则为心肌炎,如病毒性或白喉引起的心肌炎。此外,新生儿低血钙与酸中毒也可引起暂时性三度房室传导阻滞。先天性房室传导阻滞中约有50%的患儿的心脏无形态学改变,部分患儿合并先天性心脏病或心内膜弹力纤维增生症等。

2.临床表现

临床表现不一,部分小儿并无主诉,获得性者和伴有先天性心脏病者病情较重。患儿因心搏出量减少而自觉乏力、眩晕、活动时气短。最严重的表现为阿-斯综合征发作,小儿检查时脉率缓慢而规则,婴儿<80次/分,儿童<60次/分,运动后仅有轻度或中度增加;脉搏多有力,颈静脉可有显著搏动,此搏动与心室收缩无关;第一心音强弱不一,有时可闻及第三心音或第四心音;绝大多数患儿心底部可听到Ⅰ~Ⅱ级喷射性杂音,为心脏每次搏出量增加引起的半月瓣相对狭窄所致。由于经过房室瓣的血量也增加,所以可闻及舒张中期杂音。可有心力衰竭及其他先天性、获得性心脏病的体征。在不伴有其他心脏疾病的三度房室传导阻滞患儿中,X线检查可发现60%有心脏增大。

3.诊断

心电图是重要的诊断方法。由于心房与心室都以其本身的节律活动,所以P波与QRS波之间彼此无关。心房率较心室率快,R-R间期基本规则。心室波形有两种形式:①QRS波的形态、时限正常,表示阻滞在房室束之上,以先天性者居多;②QRS波有切迹,时限延长,说明起搏点在心室内或者伴有束支传导阻滞,常为外科手术所引起。

4.治疗

凡有低心排血量症状或阿-斯综合征表现者需进行治疗。少数患儿无症状,心室率又不太缓慢,可以不必治疗,但需随访观察。纠正缺氧与酸中毒可改善传导功能。由心肌炎或手术暂时性损伤引起者,肾上腺皮质激素可消除局部水肿,恢复传导功能。起搏点位于希氏束近端者,应用阿托品可使心率增快。人工心脏起搏器是一种有效的治疗方法,可分为临时性与永久性两种。对急性获得性三度房室传导阻滞者临时性起搏效果很好;对三度房室传导阻滞持续存在,并有阿-斯综合征发作者需应用埋藏式永久性心脏起搏器。有心力衰竭者,尤其是应用人工心脏起搏器后尚有心力衰竭者,需继续应用洋地黄制剂。

5.预后

非手术引起的获得性者,可能完全恢复,手术引起者预后较差。先天性三度房室传导阻滞,尤其是不伴有其他先天性心脏病者,则预后较好。

四、心律失常的护理

(一)护理评估

1.健康史

(1)了解既往史,对患儿情绪、心慌气急、头晕等表现进行评估。

(2)应注意评估可能存在的诱发心律失常的因素:情绪激动、紧张、疲劳、消化不良、饱餐、用力过猛、洋地黄、奎尼丁、普鲁卡因胺、麻醉药等毒性作用及低血钾、心脏手术或心导管检查。

2.身体状况

(1)主要表现:①窦性心律失常。窦性心动过速患儿可无症状或有心悸感;窦性心动过缓,心率过慢时可引起头晕、乏力、胸痛等。②期前收缩。患儿可无症状,亦可有心悸或心跳暂停感,尤其频发室性期前收缩可致心悸不适、胸闷、乏力、头晕,甚至晕厥,室性期前收缩持续时间过长,可因此诱发或加重心绞痛、心力衰竭。③异位性心动过速。室上性阵发性心动过速在器质性心脏病的患儿,大多有心悸、胸闷、乏力,而心脏病患儿发作时可出现头晕、黑矇、晕厥、血压下降、心力衰竭。室性阵发性心动过速发作时多有晕厥、呼吸困难、低血压,甚至晕厥、抽搐、心绞痛等。④心房颤动。多有心悸、胸闷、乏力,严重者发生心力衰竭、休克、晕厥及心绞痛发作。⑤心室颤动。心室颤动一旦发生,患儿立即出现阿-斯综合征,表现为意识丧失、抽搐、心跳呼吸停止。

(2)症状、体征。护士应重点检查脉搏频率及节律是否正常,结合心脏听诊可发现:①期前收缩时心律不规则,期前收缩后有较长的代偿间歇,第一心音增强,第二心音减弱,桡动脉触诊有脉搏缺如。②室上性阵发性心动过速心律规则,第一心音强度一致;室性阵发性心动过速心律可略不规则,第一心音强度不一致。③心房颤动时心音强弱不等、心律绝对不规则、脉搏短绌、脉率小于心率。④心室颤动患儿神志丧失、大动脉摸不到搏动,继以呼吸停止、瞳孔散大、发绀。⑤一度房室传导阻滞,听诊时第一心音减弱;二度Ⅰ型者听诊有心搏脱漏,二度Ⅱ型者听诊心律可慢而整齐或不齐;三度房室传导阻滞时,听诊心律慢而不规则,第一心音强弱不等,收缩压增高,脉压增宽。

3.心理-社会因素

患儿可由于心律失常引起的胸闷、乏力、心悸等而紧张不安。期前收缩患儿易过于注意自己脉搏,思虑过度;心房颤动患儿可因血栓脱落导致栓塞,使患儿致残而忧伤、焦虑;心动过速发作时病情重,患儿有恐惧感;严重房室传导阻滞患儿不能自理生活,需使用人工起搏器者对手术及自我护理缺乏认识,因而情绪低落、信心不足。

(二)护理诊断与合作性问题

1.心排血量减少

患儿出现心慌、呼吸困难、血压下降,这与严重心律失常有关。

2.焦虑

患儿因发生心绞痛、晕厥、抽搐而产生情绪紧张、恐惧感,其与严重心律失常致心跳不规则、与停跳感有关。

3.活动无耐力

此与心律失常导致心排血量减少有关。

4.并发症

并发症有晕厥、心绞痛,与严重心律失常导致心排血量降低,脑和心肌血供减少有关。

5.潜在并发症

其包括心搏骤停,与心室颤动、缓慢心律失常或心室停搏、持续性室性心动过速使心脏射血功能突然中止有关。

(三)预期目标

(1)血压稳定,呼吸平稳,心慌、乏力减轻或消失。

(2)忧虑恐惧情绪减轻或消除。

(3)保健意识增强,病情稳定。

(四)护理措施

1.减轻心脏负荷,缓解不适

(1)对功能性心律失常患儿,应鼓励其正常生活,注意劳逸结合。频发期前收缩、室性阵发性心动过速或二度Ⅱ型及三度房室传导阻滞患儿,应绝对卧床休息,为患儿创造良好的安静休息环境,协助做好生活护理,关心患儿,减少和避免任何不良刺激,促进身心休息。

(2)遵医嘱给予抗心律失常药物治疗。

(3)患儿心悸、呼吸困难、血压下降、发生晕厥时,及时做好对症护理。

(4)终止室上性阵发性心动过速发作者,尚可试用兴奋迷走神经的方法:①用压舌板刺激腭垂,诱发恶心呕吐;②深吸气后屏气,再用力作呼气动作;③颈动脉窦按摩,患儿取仰卧位,先按摩右侧5～10秒,如无效再按摩左侧,不可两侧同时进行,按摩同时听诊心率,当心率减慢,立即停止。④压迫眼球,患儿平卧,闭眼并眼球向下,用拇指在一侧眼眶下压迫眼球,每次10秒,青光眼或高度近视者禁忌。

(5)嘱患儿当心律失常发作导致胸闷、心悸、头晕等不适时采取高枕卧位、半卧位或其他舒适体位,尽量避免左侧卧位,因左侧卧位时患儿常能感受到心脏的搏动而使不适感加重。

(6)伴有气促、发绀等缺氧指征时,给予氧气持续吸入。

(7)评估患儿活动受限的原因和体力活动类型,与患儿及家属共同制订活动计划,告诉患儿限制最大活动量的指征。对无器质性心脏病的良好心律失常患儿,鼓励其正常工作和生活,建立健康的生活方式,避免过度劳累。

(8)保持环境安静、限制探视,保证患儿充分的休息睡眠。给予高蛋白、高维生素、低钠饮食,多吃新鲜蔬菜和水果,少量多餐,避免刺激性食物。

(9)监测生命体征,皮肤颜色及温度,尿量有无改变;监测心律、心率、心电图,判断心律失常的类型;评估患儿有无头晕、晕厥、气急、疲劳、胸痛、烦躁不安等表现;严密心电监护,发现频发、多源性、二度Ⅱ型房室传导阻滞,尤其是室性阵发性心动过速、三度房室传导阻滞等,应立即报告医师,协助采取积极的处理措施;监测血气分析结果、电解质及酸碱平衡情况;密切观察患儿的意识状态、脉率及心率、血压等。一旦发生如意识突然丧失、抽搐、大动脉搏动消失、呼吸停止等猝死表现,立即进行抢救,如心脏按压、人工呼吸、非同步直流电复律或配合临时起搏等。

2.调整情绪

患儿焦虑、烦躁和恐惧情绪不仅加重心脏负荷,更易诱发心律失常,故须给予必要的解释和安慰。说明心律失常的可治性,稳定的情绪和平静的心态对心律失常的治疗是必不可少的,以消除思想顾虑和悲观情绪,使其乐于接受和配合各种治疗。了解患儿思想动态和生活上的困难,进一步给予帮助,增加患儿的安全感。

3.协助完成各项检查及治疗

(1)心电监护:对严重心律失常患儿必须进行心电监护,护理人员应熟悉监护仪的性能、使用方法和观察结果。特别要密切注意有无引起猝死的危险征兆:①潜藏着引起猝死危险的心律失常,如频发性、多源性、成联律的室性期前收缩,室上性阵发性心动过速,心房颤动,二度Ⅱ型房室传导阻滞。②随时有猝死危险的严重心律失常,如室性阵发性心动过速、心室颤动、三度房室传导阻滞等。一旦发现应立即报告医师,紧急处理。

(2)特殊检查护理:心律失常的心脏电学检查除常规心电图、动态心电图记录外,其他如经食管心脏调搏术、记录心室晚电位等。护士应了解这些检查具有无创性、安全可靠、易操作、有实用性。向患儿解释其作用目的和注意事项,鼓励患儿消除顾虑配合检查。

(3)特殊治疗的护理配合:电复律为利用适当强度的高压直流电刺激,使全部心肌纤维瞬间同时除极,消除异位心律,转变为窦性心律,与抗心律失常药物联合应用,效果更为满意。人工心脏起搏器已广泛应用于临床,它能按一定的频率发放脉冲电流刺激心脏,引起心脏兴奋和收缩;安置起搏器后可能发生感染、出血、皮肤压迫坏死等不良反应,护士应熟悉起搏器性能并做好相应护理。介入性导管消融术是使用高频电磁波的射频电流直接作用于病灶区,治疗快速心律失常,不需开胸及全麻;安全有效,可告知患儿大致过程、需要配合的事项及疗效,避免患儿因精神紧张而影响配合。术前准备除一般基本要求外,需注意检查患儿足背动脉搏动情况,以便与术中、术后搏动情况相对照;术中、术后加强心电监护和仔细观察患儿有无心慌、气急、恶心、胸痛等症状,及时发现心脏穿孔和心包压塞等严重并发症的早期征象;术后注意预防股动脉穿刺处出血,局部压迫止血20分钟,再以压力绷带包扎,观察15分钟,然后用沙袋压迫12小时,术侧肢体伸直制动,并观察足背动脉和足温情况,利于早期发现栓塞症状并及时作溶栓处理,常规应用抗生素和清洁伤口,预防感染,卧床24小时后如无并发症可下地活动。

五、健康教育

(1)积极防治原发疾病,避免各种诱发因素如发热、疼痛、寒冷、饮食不当、睡眠不足等。应用某些药物后产生不良反应及时就医。

(2)适当休息与活动。无器质性心脏病者应积极参加体育锻炼,调整自主神经功能;器质性心脏病者可根据心功能情况适当活动,注意劳逸结合。

(3)教会患儿及家属检查脉搏和听心律的方法,每天至少1次,每次1分钟以上。向患儿及家属讲解心律失常的常见病因、诱因及防治知识。

(4)指导患儿正确选择食谱。饱食、刺激性饮料均可诱发心律失常,应选择低脂、易消化、清淡、富营养、少量多餐饮食。合并心力衰竭及使用利尿剂时应限制钠盐摄入及多进含钾的食物,嘱患儿多食纤维素丰富的食物,保持大便通畅,心动过缓患儿避免排便时屏气,以免兴奋迷走神经而加重心动过缓,以减轻心脏负荷和防止低钾血症诱发心律失常,保持大便通畅。嘱患儿注意劳逸结合、生活规律;保持乐观、稳定的情绪。

(5)让患儿认识服药的重要性,按医嘱继续服用抗心律失常药物,不可自行减量或撤换药物,如有不良反应及时就医。

(6)教给年龄较大患儿自测脉搏的方法,以利于自我病情监测;教会家属心肺复苏术以备急用;定期随访,经常复查心电图,及早发现病情变化。

（程　丹）

第六节　小儿心包炎

心包炎可分感染和非感染性两类,且多为其他疾病（婴儿常见于败血症、肺炎、脓胸,学龄儿童多见于结核病、风湿病）的一种表现。

一、临床特点

（一）症状

较大儿童常有心前区刺痛,平卧时加重,坐位或前倾位可减轻,疼痛可向肩背及腹部放射;婴儿则表现为烦躁不安。同时有原发病的症状表现,常有呼吸困难、咳嗽、发热等。

（二）体征

早期可听到心包摩擦音,多在胸骨左缘第3~4肋间最清晰,但多为一过性。有心包积液时心音遥远、低钝,出现奇脉。当心包积液达一定量时,心包舒张受限,出现颈静脉怒张、肝脏增大、肝颈反流征阳性、下肢水肿、心动过速、脉压变小。

（三）辅助检查

1. X线检查

心影呈烧瓶样增大而肺血大多正常。

2. 心电图

窦性心动过速,低电压,广泛ST段、T波改变。

3. 超声心动图

能提示心包积液的部位、量。

4. 实验室检查

血沉增快,CRP增高,血常规白细胞、中性粒细胞增高。

二、护理评估

（一）病史

了解患儿近期有无感染性疾病及有无结核、风湿热病史。

（二）症状、体征

评估患儿有无发热、胸痛,胸痛与体位的关系,评估有无心脏压塞症状,如呼吸困难、心率加快、颈静脉怒张、肝大、水肿、心音遥远及奇脉。听诊心脏,注意有无心包摩擦音。

（三）心理-社会因素

评估家长对疾病的了解程度和态度。

（四）辅助检查

了解并分析胸片、心电图、超声心动图等检查结果。

三、常见护理问题

(一)疼痛

与心包炎性渗出有关。

(二)体温异常

与炎症有关。

(三)气体交换受损

与心包积液、心脏受压有关。

(四)合作性问题

急性心脏压塞。

四、护理措施

(一)休息与卧位

患儿应卧床休息,宜取半卧位。

(二)饮食

给予高热量、高蛋白、高维生素、易消化的半流质或软食,限制钠盐摄入,少食易产气的食物,如薯类,多食芹菜、海带等富含纤维素的食物,以防止肠内产气过多引起腹胀及便秘而导致膈肌上抬。

(三)高热护理

及时做好降温处理,测定并及时记录体温。

(四)吸氧

胸闷、气急严重者给予氧气吸入。

(五)对症护理

有心包积液者,护理人员应做好患儿的解释工作,协助医师进行心包穿刺,操作过程中仔细观察生命体征的变化,记录抽出液体性质和量,穿刺完毕后局部加压数分钟后无菌包扎,送回病床后继续观察有无渗液、渗血,必要时局部沙袋加压。

(六)病情观察

(1)呼吸困难为急性心包炎和慢性缩窄性心包炎最主要突出症状,应密切观察呼吸频率和节律。

(2)当患儿出现静脉压升高,面色苍白、发绀,烦躁不安,肝脏在短期内增大,应及时报告医师并做好心包穿刺准备。

(七)心理护理

对患儿疼痛的描述予以肯定,并设法分散和减轻其不适感觉。

(八)健康教育

(1)向家长讲解舒适的体位、安静休息和充足的营养供给是治疗本病的良好措施。

(2)若需要进行心包穿刺时,应向家长说明必须配合和注意的事宜。

五、出院指导

(1)遵医嘱及时、准确使用药物并定期随访。

（2）由于心包炎患儿机体抵抗力减弱，出院后仍应坚持休息半年左右，并加强营养，以利心功能的恢复。

（程　丹）

第七节　小儿原发性心肌病

原发性心肌病是指病因不明，病变局限于心肌的一组疾病。依据临床和病理改变可分为扩张性心肌病、肥厚型心肌病、限制性心肌病，以前两类常见。临床上以缓慢进展的心脏增大、心律失常及心功能不全为主要表现，病因尚不清楚，可能与遗传因素、免疫因素及感染因素有关，个别柯萨奇病毒所致心肌炎可转化为心肌病。本病预后不良，常并发心力衰竭而死亡。

一、临床特点

（一）扩张性心肌病

扩张性心肌病（DCM）又称充血型心肌病（CCM），主要表现为慢性充血性心力衰竭。

1.症状与体征

较大儿童表现为乏力、食欲减退、不爱活动、腹痛，活动后呼吸困难及心动过速，尿少、水肿。婴儿出现喂养困难、体重不增、吮奶时呼吸困难、多汗、烦躁不安、食量减少。约10%的患儿会发生晕厥。体检时心率、呼吸加快，脉搏细弱，血压正常或偏低，有的可有奔马律，可闻及2～3/6级收缩期杂音，肝脏增大，下肢水肿。

2.辅助检查

(1)X线检查：心脏增大，并以左心室为主或普遍性增大，呈球形。心搏减弱，肺淤血明显。

(2)心电图：左心肥厚，各种心律失常及非特异性ST-T改变。

(3)超声心电图：左心房、左心室明显扩大，左心室流出道增宽，心室壁活动减弱。

（二）肥厚型心肌病

肥厚型心肌病（HCM）是一种遗传性疾病，其特征为心室肥厚，心腔无扩大。临床表现具有多变性。

1.症状与体征

婴儿常见症状有呼吸困难，心动过速，喂养困难。较重者发生心力衰竭，伴随青紫。儿童多无明显症状，常因心脏杂音而首次就诊。少数儿童有呼吸加快、乏力、心绞痛、晕厥，并可于活动后发生猝死。体检有的可听到奔马律，有的在胸骨左缘下端及心尖部可听到(1～3)/6级收缩期杂音。

2.辅助检查

(1)X线检查：左室轻到中度增大。

(2)心电图：左室肥厚伴劳损，可有ST-T改变及病理性Q波及各种心律失常。

(3)超声心动图：室间隔非对称性肥厚，室间隔厚度与左心室后壁厚度之比大于或等于1.3。左心室流出道狭窄。

(三)限制性心肌病

限制性心肌病(restrictive cardiomyopathy,RCM)又称闭塞性心肌病,常见于儿童及青少年,预后不良。

1.症状与体征

起病缓慢,表现为原因不明的心力衰竭。右心病变主要表现为静脉压升高、颈静脉怒张、肝大、腹水及下肢水肿,很像缩窄性心包炎。左心病变有呼吸困难、咳嗽、咯血、胸痛,有时伴有肺动脉高压的表现。

2.辅助检查

(1)X线检查:心影扩大,肺血减少。

(2)心电图:心房肥大、房性期前收缩、心房颤动、ST-T改变、P-R间期延长及低电压。

(3)超声心动图:左、右心房明显扩大(左心房尤为明显),左、右心室腔正常或变小。

二、护理评估

(一)健康史

询问患儿发病前有无感染的病史及其家族史。

(二)症状、体征

测量生命体征,评估心率、心律、呼吸、血压、心功能。

(三)心理-社会因素

了解患儿及其家长对疾病的性质、预后的认识程度和心理需求。

(四)辅助检查

了解分析X线、心电图、超声等各种检查结果。

三、常见护理问题

(一)心排血量减少

与心室扩大、肥厚致心肌收缩力减弱有关。

(二)体液过多

与肾灌注量减少、水钠潴留、尿量排出减少有关。

(三)有感染的危险

与机体抵抗力降低有关。

(四)合作性问题

猝死。

四、护理措施

(一)限制活动

卧床休息,让患儿保持稳定、愉悦的心情。

(二)饮食护理

低盐饮食,增加维生素、蛋白质、微量元素的摄入,对服用利尿剂者应鼓励多进食含钾丰富的食物,如香蕉、橘子等。

(三)供氧

根据缺氧程度可给予鼻导管或面罩吸氧。

(四)密切观察病情

监测患儿血压、脉搏、呼吸、心律、尿量及意识状态。注意观察心力衰竭的早期表现,有无心律失常及栓塞症状。

(五)用药护理

应用强心药、利尿剂、扩血管药物时要观察其疗效及不良反应,尤其是扩张性心肌病因其对洋地黄耐受性差,故尤应警惕发生中毒。

(六)预防诱因

心力衰竭者应避免过度劳累。饮食清淡,忌暴饮暴食,预防便秘,以免用力大便诱发心力衰竭。控制输液速度,保持病室安静、整洁、舒适,保证充足睡眠,保持室内空气新鲜和温度适宜,防止呼吸道感染。

(七)健康教育

(1)向家长解释该病病程长及本病预后等情况,需要长期调整生活及精神状况。

(2)合理安排活动与休息时间。

(3)当患儿出现心悸、呼吸困难时应立即停止活动,并取平卧位,必要时予以吸氧。

五、出院指导

(1)调整情绪,促进身心健康。

(2)饮食要易消化、低盐、高维生素、少量多餐。

(3)扩张性心肌病患儿应避免劳累,宜长期卧床休息,减轻与延缓心脏扩大,促进心功能的恢复;肥厚型心肌病患儿要避免剧烈运动,情绪激动,突然用力或提取重物致猝死。

(4)本病进展缓慢,应定期复查及指导合理用药。

(5)避免感染居室空气清新,经常通风,不去人群集中的公共场所,注意气候变化,及时增减衣服,避免受凉而引发感冒。

(程　丹)

第八节　小儿病毒性心肌炎

一、概述

病毒性心肌炎是由多种病毒侵犯心脏,引起局灶性或弥漫性心肌间质炎性渗出和心肌纤维变性、坏死或溶解的疾病,有的可伴有心包或心内膜炎症改变,可导致心肌损伤、心功能障碍、心律失常和周身症状。可发生于任何年龄,近年来发生率有增多的趋势,是儿科常见的心脏疾病之一。

(一)病因

近年来,由于病毒学及免疫病理学的迅速发展,通过大量试物实验及临床观察,证明多种病毒皆可引起心肌炎。其中柯萨奇病毒 B6(1～6 型)最常见,其他如柯萨奇病毒 A、ECHO 病毒、脊髓灰质炎病毒、流感及副流感病毒、腮腺炎病毒、水痘病毒、单纯疱疹病毒、带状疱疹病毒及肝炎病毒等也可能致病。由于柯萨奇病毒具有高度亲心肌性和流行性,据报道在很多原因不明的心肌炎和心包炎中,约39%是由柯萨奇病毒B所致。

尽管罹患病毒感染的机会很多,而多数不发生心肌炎,在一定条件下才发病。例如,当机体由于继发细菌感染(特别是链球菌感染)、发热、缺氧、营养不良、接受类固醇或放射治疗等,而抵抗力低下时,可诱发发病。

病毒性心肌炎的发病原理至今未完全了解,目前提出病毒学说、免疫学说、生化机制等几种学说。

(二)病理

病毒性心肌炎病理改变轻重不等。轻者常以局灶性病变为主,而重者则多呈弥漫性病变。局灶性病变的心肌外观正常,而弥漫性者则心肌苍白、松软,心脏呈不同程度的扩大、增重。镜检可见病变部位的心肌纤维变性或断裂,心肌细胞溶解、水肿、坏死。间质有不同程度水肿及淋巴细胞、单核细胞和少数多核细胞浸润。病变以左心室及室间隔最显著,可波及心包、心内膜及传导系统。

慢性病例心脏扩大,心肌间质炎症浸润及心肌纤维化并有瘢痕组织形成,心内膜呈弥漫性或局限性增厚,血管内皮肿胀等变化。

二、临床表现

病情轻重悬殊。轻症可无明显自觉症状,仅有心电图改变。重型可出现严重的心律失常、充血性心力衰竭、心源性休克,甚至个别患者因此而死亡。大约有1/3以上的病例在发病前1～3周或发病同时呼吸道或消化道病毒感染,同时伴有发热、咳嗽、咽痛、周身不适、腹泻、皮疹等症状,继而出现心脏症状如年长儿常诉心悸、气短、胸部及心前区不适或疼痛、疲乏感等。发病初期常有腹痛、食欲缺乏、恶心、呕吐、头晕、头痛等表现。3个月以内婴儿有拒乳、苍白、发绀、四肢凉、两眼凝视等症状。心力衰竭者,呼吸急促、突然腹痛、发绀、水肿等;心源性休克者,烦躁不安、面色苍白、皮肤发花、四肢厥冷或发绀等;发生窦性停搏或心室颤动时可突然死亡;高度房室传导阻滞在心室自身节律未建立前,由于脑缺氧而引起抽搐、昏迷称心脑综合征。如病情拖延至慢性期。常表现为进行性充血心力衰竭、全心扩大,可伴有各种心律失常。

体格检查:多数心尖区第一音低钝。一般无器质性杂音,仅在胸前或心尖区闻及Ⅰ～Ⅱ级吹风样收缩期杂音。有时可闻及奔马律或心包摩擦音。心律失常多见如阵发性心动过速、异位搏动、心房颤动、心室扑动、停搏等。严重者心脏扩大,脉细数,颈静脉怒张,肝大和压痛,肺部啰音等;或面色苍白、四肢厥冷、皮肤发花、指(趾)发绀、血压下降等。

三、辅助检查

(一)实验室检查

(1)白细胞总数10.0×10^9～20.0×10^9/L,中性粒细胞偏高。血沉、抗链"O"大多数正常。

(2)血清肌酸磷酸激酶、乳酸脱氢酶及其同工酶、谷草转氨酶在病程早期可增高。超氧化歧化酶急性期降低。

(3)若从心包、心肌或心内膜分离到病毒,或用免疫荧光抗体检查找到心肌中有特异的病毒抗原,电镜检查心肌发现有病毒颗粒,可以确定诊断;咽洗液、粪便、血液、心包液中分离出病毒,同时结合恢复期血清中同型病毒中和抗体滴度较第1份血清升高或下降4倍以上,则有助于病原诊断。

(4)补体结合抗体的测定以及用分子杂交法或聚合酶链反应检测心肌细胞内的病毒核酸也有助于病原诊断。部分病毒性心肌炎患者可有抗心肌抗体出现,一般于短期内恢复,如持续提高,表示心肌炎病变处于活动期。

(二)心电图检查

心电图在急性期有多变与易变的特点,对可疑病例应反复检查,以助诊断。其主要变化为ST-T改变,各种心律失常和传导阻滞。恢复期以各种类型的期前收缩为多见。少数为慢性期病儿可有房室肥厚的改变。

(三)X线检查

心影正常或不同程度的增大,多数为轻度增大。若反复迁延不愈或合并心力衰竭,心脏扩大明显。后者可见心搏动减弱,伴肺淤血、肺水肿或胸腔少量积液。有心包炎时,有积液征。

(四)心内膜心肌活检

心导管法心内膜心肌活检,在成人患者中早已开展,小儿患者仅是近年才有报道,为心肌炎诊断提供了病理学依据。据报道:原因不明的心律失常、充血性心力衰竭患者,经心内膜心肌活检证明约40%为心肌炎;临床表现和组织学相关性较差。原因是EMB取材很小且局限,以及取材时不一定是最佳机会;心内膜心肌活检本身可导致心肌细胞收缩,而出现一些病理性伪迹。因此,对于心内膜心肌活检活检病理无心肌炎表现者不一定代表心脏无心肌炎,此时临床医师不能忽视临床诊断。此项检查一般医院尚难开展,不作为常规检查项目。

四、诊断与鉴别诊断

(一)诊断要点

1.病原学诊断依据

(1)确诊指标:自患儿心内膜、心肌、心包(活检、病理)或心包穿刺液检查,发现以下之一者可确诊心肌炎由病毒引起。①分离到病毒;②用病毒核酸探针查到病毒核酸;③特异性病毒抗体阳性。

(2)参考依据:有以下之一者结合临床表现可考虑心肌炎是病毒引起。①自患儿粪便、咽拭子或血液中分离到病毒,且恢复期血清同抗体滴度较第一份血清升高或降低4倍以上。②病程早期患儿血中特异性IgM抗体阳性。③用病毒核酸探针自患儿血中查到病毒核酸。

2.临床诊断依据

(1)心功能不全、心源性休克或心脑综合征。

(2)心脏扩大(X线、超声心动图检查具有表现之一)。

(3)心电图改变以R波为主的2个或2个以上主要导联(Ⅰ、Ⅱ、aVF、V_5)的ST-T改变持续4天以上伴动态变化,窦房传导阻滞,房室传导阻滞,完全性右或左束支阻滞,成联律、多形、多源、成对或并行性期前收缩,非房室结及房室折返引起的异位性心动过速,低电压(新生儿除外)及异常Q波。

(4)CK-MB升高或心肌肌钙蛋白(cTnI或cTnT)阳性。

3.确诊依据

(1)具备临床诊断依据2项,可临床诊断为心肌炎。发病同时或发病前1~3周有病毒感染的证据支持诊断者。

(2)同时具备病原学确诊依据之一,可确诊为病毒性心肌炎,具备病原学参考依据之一,可临床诊断为病毒性心肌炎。

(3)凡不具备确诊依据,应给予必要的治疗或随诊,根据病情变化,确诊或除外心肌炎。

(4)应除外风湿性心肌炎、中毒性心肌炎、先天性心脏病、结缔组织病及代谢性疾病的心肌损害、甲状腺功能亢进症、原发性心肌病、原发性心内膜弹力纤维增生症、先天性房室传导阻滞、心脏自主神经功能异常、β受体功能亢进及药物引起的心电图改变。

4.临床分期

(1)急性期:新发病,症状及检查阳性发现明显且多变,一般病程在半年以内。

(2)迁延期:临床症状反复出现,客观检查指标迁延不愈,病程多在半年以上。

(3)慢性期:进行性心脏增大,反复心力衰竭或心律失常,病情时轻时重,病程在1年以上。

(二)鉴别诊断

在考虑九省市心肌炎协作组制订的心肌炎诊断标准时,应首先除外其他疾病,包括风湿性心肌炎、中毒性心肌炎,结核性心包炎、先天性心脏病、结缔组织性疾病或代谢性疾病或代谢性疾病的心肌损害(包括维生素B_1缺乏症)、原发性心肌病、先天性房室传导阻滞、高原性心脏病、克山病、川崎病、良性期前收缩和神经功能紊乱、电解质紊乱及药物等引起的心电图改变。

五、治疗、预防、预后

本症尚无特殊治疗。应结合患儿病情采取有效的综合措施,可使大部患儿痊愈或好转。

(一)一般治疗

1.休息

急性期至少应卧床休息至热退3~4周,有心功能不全或心脏扩大者,更应强调绝对卧床休息,以减轻心脏负荷及减少心肌耗氧量。

2.抗生素

虽对引起心肌炎的病毒无直接作用,但因细菌感染是病毒性心肌炎的重要条件因子,故在开始治疗时,均主张适当使用抗生素。一般应用青霉素肌内注射1~2周,以清除链球菌和其他敏感细菌。

3.保护心肌

大剂量维生素C,具有增加冠状血管血流量、心肌糖原、心肌收缩力、改善心功能、清除自由基、修复心肌损伤的作用。剂量为100~200 mg/(kg·d),溶于10%~25%葡萄糖液10~30 mL内静脉注射,每天1次,15~30天为1个疗程;抢救心源性休克时,第一天可用3~4次。

至于极化液、能量合剂及ATP等均因难进入心肌细胞内,故疗效差,近年来多推荐:①辅酶Q10 1 mg/(kg·d),口服,可连用1~3个月。②1,6-二磷酸果糖0.7~1.6 mL/kg静脉注射,最大量不超过2.5 mL/kg(75 mg/mL),静脉注射速度10 mL/min,每天1次,10~15天为1个疗程。

(二)激素治疗

肾上腺皮质激素可用于抢救危重病例及其他治疗无效的病例。口服泼尼松1~1.5 mg/(kg·d),用3~4周,症状缓解后逐渐减量停药。对反复发作或病情迁延者,依据近年来对本病发病机制研究的进展,可考虑较长期的激素治疗,疗程不少于半年,对于急重抢救病例可采用大剂量,如地塞米松 0.3～0.6 mg/(kg·d)，或氢化可的松 15～20 mg/(kg·d)，静脉滴注。

(三) 免疫治疗

动物及临床研究均发现丙种球蛋白对心肌有保护作用。从 1990 年开始，在美国波士顿及洛杉矶儿童医院已将静脉注射丙种球蛋白作为病毒性心肌炎治疗的常规用药。

(四) 抗病毒治疗

动物试验中联合应用利巴韦林和干扰素可提高生存率，目前欧洲正在进行干扰素治疗心肌炎的临床试验，其疗效尚待确定。环孢霉素 A、环磷酰胺目前尚无肯定疗效。

(五) 控制心力衰竭

心肌炎患者对洋地黄耐受性差，易出现中毒而发生心律失常，故应选用快速作用的洋地黄制剂如毛花苷 C(西地兰)或地高辛。病重者用地高辛静脉滴注，一般病例用地高辛口服，饱和量用常规的 1/2～2/3 量，心力衰竭不重，发展不快者，可用每天口服维持量法。利尿剂应早用和少用，同时注意补钾，否则易导致心律失常。注意供氧，保持安静。若烦躁不安，可给镇静剂。发生急性左心功能不全时，除短期内并用毛花苷 C(西地兰)、利尿剂、镇静剂、氧气吸入外，应给予血管扩张剂如酚妥拉明 0.5～1 mg/kg 加入 10% 葡萄糖液 50～100 mL 内快速静脉滴注。紧急情况下，可先用半量以 10% 葡萄糖液稀释静脉缓慢注射，然后将其余半量静脉滴注。

(六) 抢救心源性休克

镇静、吸氧、大剂量维生素 C、扩容、激素、升压药、改善心功能及心肌代谢等。

近年来，应用血管扩张剂硝普钠取得良好疗效，常用剂量 5～10 mg，溶于 5% 葡萄糖 100 mL 中，开始 0.2 μg/(kg·min)滴注，以后每隔 5 分钟增加 0.1 μg/kg，直到获得疗效或血压降低，最大剂量不超过每分钟 5 μg/kg。

(七) 纠正严重心律失常

心律失常的纠正在于心肌病变的吸收或修复。一般轻度心律失常如期前收缩、一度房室传导阻滞等，多不用药物纠正，而主要是针对心肌炎本身进行综合治疗。若发生严重心律失常如快速心律失常、严重传导阻滞都应迅速及时纠正，否则威胁生命。

六、护理

(一) 护理诊断

(1) 活动无耐力：与心肌功能受损，组织器官供血不足有关。

(2) 舒适的改变：胸闷，与心肌炎症有关。

(3) 潜在并发症：心力衰竭、心律失常、心源性休克。

(二) 护理目标

(1) 患儿活动量得到适当控制休息得到保证。

(2) 患儿胸闷缓解或消失。

(3) 患儿无并发症发生或有并发症时能被及时发现和适当处理。

(三) 护理措施

1. 休息

(1) 急性期卧床休息至热退后 3～4 周，以后根据心功能恢复情况逐渐增加活动量。

(2) 有心功能不全者或心脏扩大者应绝对卧床休息。

(3) 总的休息时间不少于 6 个月。

(4)创造良好的休息环境,合理安排患儿的休息时间。保证患儿的睡眠时间。
(5)主动提供服务,满足患儿的生活需要。

2.胸闷的观察与护理
(1)观察患儿的胸闷情况,注意诱发和缓解因素,必要时给予吸氧。
(2)遵医嘱给予心肌营养药,促进心肌恢复正常。
(3)保证休息,减少活动。
(4)控制输液速度和输液总量,减轻心肌负担。

3.并发症的观察与护理
(1)密切注意心率、心律、呼吸、血压和面色改变,有心力衰竭时给予吸氧、镇静、强心等处理,应用洋地黄制剂时要密切观察患儿有无洋地黄中毒表现,如出现新的心律失常、心动过缓等。
(2)注意有无心律失常的发生,警惕危险性心律失常的发生,如频发室性期前收缩、多源室性期前收缩、二度以上房室传导阻滞心房颤动、心室颤动等。一旦发生,需及时通知医师并给予相应处理。如高度房室传导阻滞者给异丙肾上腺素和阿托品提升心率。
(3)警惕心源性休克,注意血压、脉搏、尿量、面色等变化,一旦出现心源性休克,立即取平卧位,配合医师给予大剂量维生素C或肾上腺皮质激素治疗。

(四)康复与健康指导
(1)讲解病毒性心肌炎的病因、病理、发病机制、临床特点及诊断、治疗措施。
(2)强调休息的重要性,指导患儿控制活动量,建立合理的休息制度。
(3)讲解本病的预防知识,如预防上呼吸道感染和肠道感染等。
(4)有高度房室传导阻滞者讲解安装心脏起搏器的必要性。

七、展望

近年来,由于对心肌炎的病原学进一步了解和诊断方法的改进,心肌炎已成为常见心脏病之一,对人类健康构成了不同程度的威胁,因而对此病的诊治研究也正日益受到重视。其中,胸闷、心悸常可提示心脏波及,心脏扩大、心律失常或心力衰竭为心脏明显受损的表现,心电图ST-T改变与异位心律或传导阻滞反映心肌病变的存在。但对于怀疑为病毒性心肌炎的患者,提倡进行心脏活检以行病理学检查。

但分离病毒检查或特异性荧光抗体检查存在以下几个问题。
(1)患者不宜接受。
(2)炎性组织在心肌中呈灶状分布,由于活检标本小而致病灶标本不一定取到。
(3)提取RNA的质量和检测方法的敏感性不同。
(4)心脏上有病毒存在,而血液中不一定有抗原或抗体检出;心脏上无病毒存在,而心脏中有抗原或抗体检出;即使二者构成阳性反应也不足以证实有病毒性心肌炎存在;只有当感染某种病毒并引起相应的心脏损害时,心脏和血液检查呈阳性反应才有意义。在检查血液中抗原或抗体时,也会因检测试剂、检查方法、操作技术的不同而使结果迥异。

因此,病毒性心肌炎的确诊相当困难。由于抗病毒药物的疗效不显著,目前建议采用中西医结合疗法。有人用黄芪、牛磺酸及一般抗心律失常等药物为主的中西医结合方法治疗病毒感染性心肌炎,取得了比较满意的效果,如中药黄芪除具有抗病毒、调节免疫、保护心肌的作用,还可拮抗病毒感染心肌细胞对L型钙通道的增加,抑制内向钠钙交换电流,改善部分心电活动,清除氧自由基,而广泛应用于临床。牛磺酸是心肌游离氨基酸的重要成分,也可通过抑制病毒复制,抑制病毒感染心肌细胞引起的钙电流增加,使受感染而降低的最大钙电流膜电压及外向钾电流趋于正常,使心肌细胞钙内流减少,在病毒性心肌炎动物模型及临床病毒性心肌炎患者中,具有保护心肌、改善临床症状等作用。

(程　丹)

第九节　小儿先天性心脏病

先天性心脏病简称先心病,是胎儿时期心脏血管发育异常而致的畸形,是小儿时期最常见的心脏病。根据左右心腔或大血管间有无直接分流和临床有无青紫,可将先心病分为三大类:①左向右分流型(潜伏青紫型),常见有室间隔缺损、房间隔缺损、动脉导管未闭;②右向左分流型(青紫型),常见有法洛四联症和大动脉错位;③无分流型(无青紫型),常见有主动脉缩窄和肺动脉狭窄。

小儿先天性心脏病中最常见的是室间隔缺损、房间隔缺损、动脉导管未闭、肺动脉狭窄、法洛四联症和大动脉错位。

一、临床特点

(一)室间隔缺损

室间隔缺损(VSD)为小儿最常见的先天性心脏病,缺损可单独存在,亦可为其他畸形的一部分。按缺损部位可分为室上嵴上方、室上嵴下方、三尖瓣后方、室间隔肌部四种类型。临床症状与缺损大小及肺血管阻力有关。大型 VSD(缺损 1~3 cm 者)可继发肺动脉高压,当肺动脉压超过主动脉压时,造成右向左分流而产生发绀,称为艾森曼格综合征。

1.症状

小型室间隔缺损可无症状;中型室间隔缺损易患呼吸道感染,或在剧烈运动时发生呼吸急促,生长发育多为正常,偶有心力衰竭;大型室间隔缺损在婴幼儿时期由于缺损较大,左向右分流量多超过肺循环量的 50%,使体循环内血量显著减少,而肺循环内明显充血,可于生后 1~3 个月即发生充血性心力衰竭,平时反复呼吸道感染、肺炎、哭声嘶哑、喂养困难、乏力、多汗等,并有生长发育迟缓。

2.体征

心前区隆起;胸骨左缘 3~4 肋间可闻及(3~4)/6 级全收缩期杂音,在心前区广泛传导;肺动脉第二心音显著增强或亢进。

3.辅助检查

(1)X 线检查:肺充血,心脏左心室或左、右心室大;肺动脉段突出,主动脉结缩小。

(2)心电图:小型室间隔缺损,心电图多数正常;中等大小室间隔缺损示左心室增大或左、右心室增大;大型室间隔缺损或有肺动脉高压时,心电图示左、右心室增大。

(3)超声心动图:室间隔回声中断征象,左、右心室增大。

(二)房间隔缺损

房间隔缺损(ASD)按病理解剖分为继发孔(第二孔)缺损和原发孔(第一孔)缺损,以继发孔缺损为多见。继发孔缺损为较常见的先天性心脏病之一,以女性较多见,缺损位于房间隔中部卵圆窝处,血流动力学特点为右心室舒张期负荷过重。原发孔缺损位于房间隔下端,是心内膜垫发育障碍未能与第一房间隔融合,常合并二尖瓣裂缺。

1. 症状

在初生后及婴儿期大多无症状,偶有暂时性发绀。年龄稍大,症状渐渐明显,患儿发育迟缓,体格瘦小,易反复呼吸道感染,活动耐力减低,有劳累后气促、咳嗽等症状。左胸部常隆起,一般无发绀或杵状指(趾)。

2. 体征

胸骨左缘第2～3肋间闻及柔和的喷射性收缩期杂音,肺动脉瓣区第二心音可增强或亢进、固定分裂。

3. 辅助检查

(1) X线检查:右心房、右心室扩大,主动脉结缩小,肺动脉段突出,肺血管纹理增多,肺门舞蹈。

(2) 心电图:电轴右偏,完全性或不完全性右束支传导阻滞,右心房、右心室增大;原发孔ASD常见电轴左偏及心室肥大。

(3) 超声心动图:右心房、右心室增大,右心室流出道增宽,室间隔与左心室后壁呈同向运动。二维切面可显示房间隔缺损的位置及大小。

(三)动脉导管未闭

动脉导管未闭(PDA)是临床较常见的先天性心脏病,女性多于男性。开放的动脉导管位于肺总动脉分叉与主动脉之间,有管型、漏斗型和窗型,以漏斗型为多见。

1. 症状

导管较细时,临床无症状。导管较粗时临床表现为反复呼吸道感染、肺炎,发育迟缓,早期即可发生心力衰竭。重症病例常有呼吸急促、心悸。临床无青紫,但若合并肺动脉高压,即出现青紫。

2. 体征

胸骨左缘第2肋间可闻及粗糙、响亮、机器样的连续性杂音,向心前区、颈部及左肩部传导,肺动脉第二音亢进。脉压增宽,出现股动脉枪击音、毛细血管搏动和水冲脉。

3. 辅助检查

(1) X线检查:分流量小者,心影正常;分流量大者,多见左心房、左心室增大,主动脉结增宽,可有漏斗征,肺动脉段突出,肺血增多,重症病例左右心室均肥大。

(2) 心电图:左心房、左心室增大或双心室肥大。

(3) 超声心动图:左心房、左心室大,肺动脉与降主动脉之间有交通。

(四)法洛四联症

法洛四联症(TOF)是临床上最常见的发绀型先天性心脏病,病变包括肺动脉狭窄、室间隔缺损、主动脉骑跨及右心室肥大,其中肺动脉狭窄程度是决定病情严重程度的主要因素。主动脉骑跨及室间隔缺损存在使体循环血液中混有静脉血,临床上出现发绀与缺氧,并代偿性引起红细胞增多现象。

1.症状

发绀是主要症状,它出现的时间早、晚和程度与肺动脉狭窄程度有关,多见于毛细血管丰富的浅表部位,如唇、指(趾)甲床、球结膜等。患儿活动后有气促、易疲劳、蹲踞等;并常有缺氧发作,表现为呼吸加快、加深,烦躁不安,发绀加重,持续数分钟至数小时,严重者可表现为神志不清,惊厥或偏瘫,死亡。发作多在清晨、哭闹、吸乳或用力后诱发,发绀严重者常有鼻出血和咯血。

2.体征

生长发育落后,全身发绀,眼结膜充血,杵状指(趾);多有行走不远自动蹲踞姿势或膝胸位。胸骨左缘第2~4肋间闻及粗糙收缩期杂音;肺动脉第二心音减弱。

3.辅助检查

(1)X线检查:心影呈靴形,上纵隔增宽,肺动脉段凹陷,心尖上翘,肺纹理减少,右心房、右心室肥厚。

(2)心电图:电轴右偏,右心房、右心室肥大。

(3)超声心动图:显示主动脉骑跨及室间隔缺损,右心室流出道、肺动脉狭窄,右心室内径增大,左心室内径缩小。

(4)血常规:血红细胞增多,一般在$(5.0\sim9.0)\times10^{12}/L$,血红蛋白含量170~200 g/L,红细胞容积60%~80%。当有相对性贫血时,血红蛋白含量低于150 g/L。

二、护理评估

(一)健康史

了解母亲妊娠史,在孕期最初3个月内有无病毒感染、放射线接触和服用过影响胎儿发育的药物,孕母是否有代谢性疾病。患儿出生有无缺氧、心脏杂音,出生后各阶段的生长发育状况。是否有下列常见表现:喂养困难,哭声嘶哑,易气促、咳嗽,发绀,蹲踞现象,突发性晕厥。

(二)症状、体征

评估患儿的一般情况,生长发育是否正常,皮肤发绀程度,有无气急、缺氧、杵状指(趾),有无哭声嘶哑,有无蹲踞现象,胸廓有无畸形。听诊心脏杂音位置、性质、程度,尤其要注意肺动脉第二心音的变化。评估有无肺部啰音及心力衰竭的表现。

(三)心理-社会因素

评估家长对疾病的认知程度和对治疗的信心。

(四)辅助检查

了解并分析X线、心电图、超声心动图、血液等检查结果。较复杂的畸形者还应了解心导管检查和心血管造影的结果。

三、常见护理问题

(一)活动无耐力

与氧的供需失调有关。

(二)有感染的危险

与机体免疫力低下有关。

(三)营养失调

低于机体需要量,与缺氧使胃肠功能障碍、喂养困难有关。

(四)焦虑

与疾病严重,花费大,预后难以估计有关。

(五)合作性问题

脑血栓、脑脓肿、心力衰竭、感染性心内膜炎、晕厥。

四、护理措施

(1)休息:制定适合患儿活动的生活制度,轻症、无症状者与正常儿童一样生活,但要避免剧烈活动;有症状患儿应限制活动,避免情绪激动和剧烈哭闹;重症患儿应卧床休息,给予妥善的生活照顾。

(2)饮食护理:给予高蛋白、高热量、高维生素饮食,适当限制食盐摄入,并给予适量的蔬菜类粗纤维食品,以保证大便通畅。重症患儿喂养困难,应有耐心,少量多餐,以免导致呛咳、气促、呼吸困难等,必要时从静脉补充营养。

(3)预防感染:病室空气清新,穿着衣服冷热要适中,防止受凉,应避免与感染性疾病患儿接触。

(4)注意心率、心律、呼吸、血压变化,必要时使用监护仪监测。

(5)防止法洛四联症:患儿因哭闹、进食、活动、排便等引起缺氧发作,一旦发生可立即置于胸膝卧位,吸氧,遵医嘱应用普萘洛尔、吗啡和纠正酸中毒。

(6)青紫型先天性心脏病患儿由于血液黏稠度高,暑天、发热、吐泻时体液量减少,加重血液浓缩,易形成血栓,有造成重要器官栓塞的危险,因此应注意多饮水,必要时静脉输液。

(7)合并贫血者可加重缺氧,导致心力衰竭,须及时纠正。

(8)合并心力衰竭者按心力衰竭护理。

(9)做好心理护理:关心患儿,建立良好护患关系,充分理解家长及患儿对检查、治疗、预后的期望心理,介绍疾病的有关知识、诊疗计划、检查过程、病室环境,消除恐惧心理。

(10)健康教育:①向家长讲述疾病的相关护理知识和各种检查的必要性,以取得配合;②指导患儿及家长掌握活动种类和强度;③告知家长如何观察病情变化,一旦发现异常(婴儿哭声无力,呕吐,不肯进食,手脚发软,皮肤出现花纹,较大患儿自诉头晕等),应立即呼叫;④向患儿及家长讲述重要药物如地高辛的作用及注意事项。

五、出院指导

(1)饮食宜高营养、易消化,少量多餐。人工喂养儿用柔软的奶头孔稍大的奶嘴,每次喂奶时间不宜过长。

(2)休息根据耐受力确立适宜的活动,以不出现乏力、气短为度,重者应卧床休息。

(3)避免感染居室空气新鲜,经常通风,不去公共场所、人群集中的地方。注意气候变化及时添减衣服,预防感冒。按时预防接种。

(4)发热、出汗时要给足水分,呕吐、腹泻时应到医院就诊补液,以免血液黏稠而发生脑血栓。

(5)保证休息,避免哭闹,减少外界刺激以预防晕厥的发生。当患儿在吃奶、哭闹或活动后出现气急、发绀加重或年长儿诉头痛、头晕时应立即将患儿取胸膝卧位并送医院。

(程 丹)

第十节 小儿贫血

一、概述

贫血是指单位体积的外周血中红细胞、血红蛋白和血细胞比容低于正常或其中一项明显低于正常。贫血本身不是一种疾病而是多种疾病的伴随症状。世界卫生组织指出：6个月至6岁儿童血红蛋白<110 g/L；6～14岁儿童血红蛋白<120 g/L为诊断儿童贫血的标准。我国小儿血液病学会暂定6个月以下婴儿贫血标准：新生儿血红蛋白<145 g/L；1～4个月血红蛋白<90 g/L；4～6个月血红蛋白<100 g/L者为贫血。贫血是儿童时期特别是婴幼儿时期的常见病，不但影响小儿生长发育，而且是一些感染性疾病的诱因。

临床上多根据红细胞和血红蛋白的数量分为轻、中、重、极重度贫血，见表9-1。

表9-1 贫血的分类

	轻度	中度	重度	极重度
血红蛋白(g/L)	120～90	90～60	60～30	<30
红细胞($\times 10^{12}$/L)	1～3	3～2	2～1	<1

根据病因分为造血原料缺乏性贫血、红细胞生成不良性贫血、溶血性贫血和失血性贫血。

形态上根据红细胞平均容积(MCV)、红细胞平均血红蛋白量(MCH)、红细胞平均血红蛋白浓度(MCHC)的测定结果分类(表9-2)。

表9-2 贫血的形态分类

贫血类型	MCV(fl)	MCH(pg)	MCHC(%)	疾病
大细胞性	>94	>32	32～38	巨幼红细胞贫血
正常细胞	80～94	28～32	32～38	急性失血
单纯小细胞性	<80	<28	32～38	遗传性球形红细胞增多症
小细胞低色素性	<80	<28	<28	缺铁性贫血

二、护理评估

(一)临床症状评估与观察

(1)询问患儿的病史及喂养史，起病的急和缓；发病年龄；喂养史，是否有偏食、挑食，是否未及时添加辅食；既往史，有无消化系统疾病如消化道溃疡和畸形、慢性、肾病、反复鼻出血、钩虫病等疾病。

(2)评估患儿有无贫血表现。①一般表现：皮肤黏膜苍白，以口唇、结膜、甲床最明显。年长儿可诉全身无力、头晕、耳鸣、眼前发黑等。病程长者可出现易疲乏、毛发枯黄、营养低下及体格发育迟缓等。②造血器官反应：尤其是婴幼儿常出现骨髓外造血，导致肝大、脾大、淋巴结增大，且年龄越小、病程越长、贫血越严重增大越明显，外周血出现有核红细胞、幼稚粒细胞。③呼吸、循环系统:心悸、血压增高、呼吸加快。重度失代偿时,可出现心脏扩大和充血性心力衰竭。④消化系统:胃肠道蠕动和消化酶的分泌功能均受影响,可出现腹胀、便秘、食欲减退、恶心等。⑤神经系统:表现为精神不振、注意力不集中,头痛、眩晕或耳鸣等。

(3)评估不同贫血的表现特点如下。

缺铁性贫血:发生隐匿。皮肤、黏膜苍白。易疲乏,活动后气短。消化系统可出现食欲缺乏、恶心、腹泻、口腔炎、舌乳头萎缩等,少数有异食癖;神经系统可出现萎靡不振或易激惹、注意力不易集中、记忆力减退、学习成绩下降等,循环系统可出现心率增快,重者出现心脏扩大及心前区收缩期杂音,甚至发生心力衰竭;其他如细胞免疫功能降低;因上皮组织异常而出现指甲扁平、反甲等。

巨幼细胞性贫血:神经精神症状主要是表情呆滞、对周围反应迟钝,嗜睡、少哭不笑,智力、动作发育落后甚至出现倒退现象;维生素 B_1 缺乏可出现乏力、手足对称性麻木、感觉障碍、下肢步态不稳、行走困难,年幼儿表现为精神异常、无欲状。

溶血性贫血:①急性溶血,起病急骤,常伴发热、寒战、恶心、腹痛及腰背痛、苍白、黄疸、血红蛋白尿或胆红素尿。重者可发生心力衰竭、急性、肾衰竭甚至休克。②慢性溶血,贫血多为轻至中度,有时重度,但一般情况下能耐受。多伴轻度黄疸,肝脾轻至中度肿大,血管外溶血多以脾大为主,血管内溶血肝脾大不明显,部分免疫性溶血肝大明显。③慢性溶血因感染等诱因而呈急性发作时,为溶血危象。细小病毒 B19 感染而表现贫血加重、网织红细胞减少、骨髓红系增生受抑制的现象是再生障碍危象。贫血突然加重伴黄疸、网织红细胞增高为溶血危象。红细胞葡萄糖-6-磷酸脱氢酶(G-6-PD)缺乏症常在服药、吃蚕豆、感染及接触樟脑丸等诱因作用下发生溶血,除贫血表现外,有黄疸、血红蛋白尿,严重者可出现少尿、无尿、酸中毒和急性肾衰竭。

遗传性球形红细胞增多症以不同程度贫血、间发性黄疸、脾大、球形红细胞增多及红细胞渗透脆性增加为特征。地中海贫血多表现为慢性进行性溶血性贫血,严重者出现地中海贫血特殊面容,即头颅变大、额部隆起、颧骨增高、鼻梁塌陷、两眼距增宽。

(二)辅助检查评估

1.血常规

根据红细胞和血红蛋白可判断贫血程度,根据红细胞大小、形态及染色情况判断疾病,如红细胞较小、染色浅、中央淡染区扩大,多提示缺铁性贫血;红细胞大、中央淡染区不明显多提示巨幼细胞性贫血;红细胞大小不等、染色浅并有异形、靶形,多提示地中海贫血等。

2.骨髓象

除再生障碍性贫血表现为增生低下外,其他贫血表现为增生活跃。缺铁性贫血为早幼红及中幼红细胞比例增高,染色质颗粒致密,血红蛋白形成差。粒系和巨核细胞系正常。巨幼细胞性贫血骨髓增生活跃,红系明显增多,有巨幼变,核浆发育不平衡。

3.血生化检查

缺铁性贫血患儿血清铁降低<50 μg/d,总铁结合力增高>360 μg/d,转铁蛋白饱和度降低<15%,铁蛋白减低<15 g/L。巨幼细胞性贫血患儿血清叶酸水平减低<2.5 ng/mL,维生素 B_2 <100 pg/mL。

4.特殊检查

红细胞脆性试验示脆性增高考虑遗传性球形红细胞增多症,减低则见于地中海贫血;红细胞酶活力测定对溶血性贫血有诊断意义等。

三、护理问题

(1)营养失调,低于机体需要量:与铁摄入不足、吸收障碍、需求增加、丢失过多有关。
(2)活动无耐力:与缺铁性贫血引起全身组织缺血、缺氧有关。
(3)有感染的危险:与机体免疫功能下降有关。
(4)潜在并发症:心力衰竭。

四、护理目标

(1)患儿食欲增加,偏食得到纠正,体重增加,血清铁恢复正常。
(2)患儿活动量增加,活动时无明显心悸、气促、无力等不适感觉。
(3)患儿(或家长)能说出预防感染的重要性,减少或避免感染的发生。
(4)患儿住院期间不发生心力衰竭或发生时能及时发现、处理。
(5)患儿住院期间不发生药物不良反应或发生时能及时发现、处理。

五、护理措施

(一)合理安排患儿饮食

(1)改变不良的喂养方式,提倡合理的母乳喂养,及时添加含铁或维生素 B_{12} 及叶酸丰富的辅食,如动物肝脏、瘦肉、血、蛋黄、黄豆、海产品、黑木耳、绿叶蔬菜等,改善饮食结构。
(2)培养良好的饮食习惯,纠正偏食,采取措施为患儿提供色香味形俱全的膳食,增加患儿食欲。
(3)G-6-PD患儿应注意避免食用蚕豆及其制品,忌服有氧化作用药物。

(二)用药的护理

1.缺铁性贫血者补充铁剂的护理
(1)口服铁剂会刺激胃肠道,引起恶心等胃部不适,应从小剂量开始,逐渐增加至全量,在两餐之间服用,避免空腹服用以减少对胃的刺激;忌与影响铁吸收的食品如茶、咖啡、牛乳、谷类、钙片、植酸盐等同时服用,也应避免同时服用抗酸药物及 H_2 受体阻滞剂。与稀盐酸和/或维生素 C、果糖等同服,可促进铁吸收;为避免牙齿及舌质被染黑,服用铁剂时可用吸管将药液吸至舌根部咽下,服药后漱口;告知患儿及家长服用铁剂期间,患儿的粪便会变成黑色,是由于铁与肠内的硫化氢作用生成黑色的硫化铁所致,是正常现象,不必顾虑。
(2)如果需要肌内注射铁剂,应深部肌内注射,抽药和给药必须使用不同的针头,以防铁剂渗入皮下组织,造成注射部位的疼痛及皮肤着色或局部炎症。首次注射右旋糖酐铁后应观察,警惕发生过敏现象。
(3)应用铁剂的疗效判断:用药3~4天,网织红细胞开始上升,7~10天达高峰,1~2周血红蛋白逐渐上升,常于治疗3~4周达到正常。此时不能停药,应在血红蛋白恢复正常后再继续用药6~8周以增加铁储存。

2.巨幼细胞贫血者补充维生素 B_{12} 和叶酸的护理
(1)应用维生素 B_2 和叶酸时应同时口服维生素C,恢复期加服铁剂。单纯维生素 B_2 缺乏时,不宜加用叶酸,以免加重神经、精神症状。
(2)药物疗效观察:用维生素 B_2 治疗2~4天患儿精神好转,网织红细胞增加,6~7天时可达高峰,2周左右降至正常,随后红细胞、血红蛋白上升,一般1~2个月恢复正常。神经系统的症状恢复较慢。口服叶酸后1~2天食欲好转,网织红细胞增加,4~7天达高峰,随后红细胞、血红蛋白增加,一般2~6周恢复正常。

(三)合理安排患儿的休息和活动

轻、中度贫血患儿,让其规律生活,安排患儿进行适合自身状态、力所能及的活动限制危险性、活动量大的活动,防止出现意外;严重贫血者应卧床休息减少氧耗,减轻心脏负担,定时测量心率,观察有无心悸、呼吸困难等表现,必要时吸氧。

(四)预防感染

居室应阳光充足、空气新鲜,温、湿度要适宜,根据气温变化及时增减衣服,尽量不到人群集中的公共场所;鼓励患儿多饮水,保持口腔清洁,必要时每天进行2次口腔护理,预防舌炎、口腔炎。注意保持皮肤的清洁,勤换内衣裤。观察皮肤、黏膜、呼吸系统等有无感染迹象,及时给予治疗护理。

(五)防止心力衰竭

密切观察患儿的生命体征,注意心率、呼吸、面色、尿量等变化,若出现心悸、气促、肝脏增大等心力衰竭的症状和体征,应及时通知医师,并按心力衰竭患儿进行护理如卧床休息、取半卧位、酌情吸氧等。重症贫血患儿输血、输液时要根据病情严格控制输液速度,以防心力衰竭。

(六)对于急性溶血性贫血的患儿

要建立并保持静脉通道的通畅。全天液体应使用输液泵均匀、准确泵入。严格记录24小时液体出入量,密切观察患儿尿量及尿色变化,并详细记录。

(七)健康教育

(1)加强预防宣教,强调孕妇及哺乳期女性预防,婴儿应提倡母乳喂养,并及时添加辅食,早产儿从2个月开始补充铁剂,足月儿从4个月开始补充。宣教科学喂养的方法,及时添加辅食,改善饮食习惯。注意饮食的搭配,用铁锅炒菜,选用富含铁的动物性饮食与富含维生素C的蔬菜搭配以利铁的吸收。黄绿色蔬菜、蛋黄、肉类、动物内脏及紫菜中都含有大量的铁,可以根据孩子的消化能力及饮食习惯进行烹饪。

(2)做好宣教,掌握口服铁剂、补充叶酸、维生素B_{12}的方法及注意事项。

(3)解除思想压力,对患儿要多给予关怀、疏导、理解和鼓励,对有异食癖的患儿,应正确对待,不可过多责备。

(4)及时治疗各种慢性失血性疾病。避免服用可诱发疾病的各种食品和药品。

(程 丹)

第十章　老年科护理

第一节　概　述

老年护理是以老年人群及其主要照顾者为服务对象提供护理服务的过程,指导老年护理实践的主要方法是护理程序。老年护理学是研究、诊断和处理老年人对自身存在和潜在的健康问题反应的学科。起源于现有的护理理论及生物学、心理学、社会学、健康政策等学科理论。重视老年护理的研究,为老年人提供个体化、专业化、普及化和优质化的护理服务是老年护理的主要任务。

一、老年护理的发展

20世纪20年代在国外开始出现了一门新兴学科——老年学,直到20世纪60年代才开始出现老年护理教育计划和教科书,从此老年护理在国外不断发展。

(一)国外老年护理的发展

世界各国老年护理发展状况不尽相同,各有特点,这与人口老龄化程度、国家经济水平、社会制度、护理教育发展等有关。老年护理作为一门学科最早出现于美国。1900年,老年护理作为一个独立的专业需要被确定下来。1961年美国护理协会设立老年护理专科小组,1966年晋升为"老年病护理分会",确立了老年护理专科委员会,老年护理真正成为护理学中一个独立的分支。从此,老年护理专业开始有较快的发展。1966年7月通过立法,美国老年人开始享有老年健康保障。1970年首次正式公布老年病护理执业标准,1975年开始颁发老年护理专科证书,同年,《老年护理杂志》诞生,"老年病护理分会"更名为"老年护理分会",服务范围也由老年患者扩大至老年人群。1976年美国护理学会提出发展老年护理学,关注老年人对现存的和潜在的健康问题的反应,从护理的角度和范畴执行业务活动。至此,老年护理显示出其完整的专业化发展历程。

自20世纪70年代以来,美国老年护理教育开始发展,特别是开展了老年护理实践的高等教育和训练,培养高级执业护士(APNs),具备熟练的专业知识技能和研究生学历,经过认证,能够以整体的方式处理老年人的复杂的照顾问题。高级执业护士包括老年病开业护士(GNPs)、老年病学临床护理专家(CNSs)。老年病开业护士在多种场所为老年人提供初级保健,社区卫生服务主要由开业护士来管理。老年病学护理专家具有对患者及其家庭方面丰富的临床经验,具有设计卫生和社会政策的专业知识,多数护理专家在医院内工作,作为多科医疗协作组的咨询顾问。并协助在职护士在医院、养老院或社区卫生代理机构之间建立联系。目前,在老年病护理专业训练中增加了老年精神病护理,老年精神病护理专家一般在医院、精神卫生中心和门诊部工作。美国护理协会每年为成千上万名护理人员颁发老年护理专科证书。在美国老年护理发展的影响下,许多国家的护理院校设置了老年护理课程,并开展了老年护理学硕士和博士教育。

1870年荷兰成立了第一支家居护理组织,以后家居护理在荷兰各地相继建立起来。德国的老年护理始于18世纪,1900年老年护理成为一种正式职业。英国1859年开始地段访问护理,19世纪末创建教区护理和家庭护理,1967年创办世界第一所临终关怀医院。

目前,欧洲是世界上人类寿命最长的地区,也是人口老化现象发生最早的地区。在北欧,瑞典人平均寿命已达80岁,位于该地区的瑞典、丹麦、芬兰等国政府和卫生行政机构非常重视老年护理服务,不仅投入相当数目的经费,还建立了完善的服务网络。如瑞典在20世纪90年代初期就建立了健康护理管理委员会(简称HCB),主要负责家庭护理、老人护理院及其他老年护理机构的事务,其中包括精神和智力残障老人的护理。

日本从1961年开始实行全民健康保健,实行按服务项目收费制度,以公司和社区为单位参加保险。虽然日本老年保健起步很晚,但是发展很快。日本1963年成立了老人养护院。1973年开始,65岁以及以上的老人医疗费用全部由政府承担。日本一系列老年保健措施被立法,如老年人健康检查制度、卧床老人功能锻炼康复以及家庭护理和访问指导等。1982年日本老年保健法建立。1983年完善了老年保健对策综合体系。1984年政府修订老年保健法,规定医疗费用10%由受益人承担。

针对全球人口老龄化趋势,1990年WHO提出健康老龄化战略。健康老龄化不仅体现为寿命跨度的延长,更重要的是生活质量的提高。健康老龄化使老年护理的内涵发生了重大转变,即护理对象从个体老年患者扩大到全体老年人;护理内容从老年疾病的临床护理扩大到全体老年人的生理、心理、社会、生活能力和预防保健;工作范围从医院扩展到了社会、社区和家庭。护理模式由"以患者为中心的整体护理模式"转向了"以人为中心、以健康为中心的全人护理模式"。许多发达国家如日本,已经把"提高老年人的生活质量"作为老年护理的最终和最高目标,同时也作为老年护理活动效果评价的一个有效判断标准。

(二)中国老年护理的发展

中国老年医疗强身、养生活动已有3 000多年历史,但作为现代科学研究,中国老年学与老年医学研究开始于20世纪50年代中期,比起国际老年学发展,我国起步并不算晚,但由于"十年动乱"所致护理事业的停滞与倒退,严重影响了老年护理学的发展。直到1977年后老年护理得以再一次复生,尤其是20世纪80年代以来,中国政府对老年工作十分关注,在加强领导、人力配备、政策指引、机构发展、国内外交流、人才培养和科研等方面,各级政府都给予了关心和支持。成立了中国老龄问题委员会,建立了老年学和老年医学研究机构,促进了我国老年学的发展,老年护理也随之提到我国护理工作的正式议事日程。

从1977年至今,中国老年护理体系的雏形是:医院的老年人护理,如综合性医院设的老年病科,主要以专科系统划分病区,按专科管理患者。此外,老年病专科医院的设立,如按病情分阶段管理划分病区,即急性阶段——加强治疗护理;恢复阶段——加强康复护理;慢性阶段——加强生活护理;终末阶段——加强以心理护理及家属护理为主的临终关怀护理。另外老年护理医院的设立也适应了我国城市人口老龄化的需要。

从1984年起,北京、湖南、上海、广州等地相继成立了老年病医院,沿海城市的一些街道还成立了老年护理中心,对管理区域内的高龄病残、孤寡老人提供上门医疗服务,建立家庭病床,对老年重症患者建立档案,定期巡回医疗咨询,老人可优先入院接受治疗、护理一条龙和临终关怀服务。广西南宁市成立了老年护理中心,为老年患者提供治疗护理及陪视的全程护理服务,并把护理服务推向社会,走进每个有需求的家庭。

1988年在天津成立了我国第一所临终关怀医院,1988年在上海建立了第一所老年护理医院,1996年5月中华护理学会倡导要发展和完善我国的社区老年护理,1997年在上海成立老人护理院,随后深圳、天津等地成立了社区护理服务机构。

我国老年护理教育滞后,专业人才严重短缺,于1994年才增设社区护理学课程,1998年以后,老年护理学课程才在华西医科大学等几所高等护理学院开设。《老年护理学》本科教材于2000年12月才正式出版。目前虽然增设了老年护理学以及相关的人文学科,但老年专科护士的培养仍是一片空白。从事社区护理和老年护理的护士学历低、人数少,且没有接受过社区护理和老年护理的系统教育,知识结构老化。因此,我国老年护理的专业人才严重短缺,高级专业人才更是奇缺。

面对老年学未来发展和趋势,我国老年护理发展还远远不能满足老年人的需求,老年护理教育明显后滞,从事老年护理专业人员的数量和质量远远不够。老年护理应及时适应新时期的变化,注意加强老年护理教育和专业老年护理人员的培养,开发老年护理设备,鉴国外先进经验,构建具有中国特色的老年护理理论与实践体系,满足老年护理工作的需要,满足人民卫生事业的需求,不断推进我国老年护理事业的发展。

二、中国老年护理发展的前景

随着我国老龄化进程的加快,将来从事老年医学的人才将走俏,保健医师、家庭护士也将成为热门人才。另外,专门为老人服务的护理人员的需求量也将增大。根据我国卫生管理部门的统计,到2015年我国的护士数量将增加到232.3万人,平均年净增加11.5万人,这为学习护理专业的毕业生提供了广阔的就业空间。

我国养老服务市场供给缺口甚大。养老服务业作为新兴行业,具有广泛的社会需求和广阔的发展前景。根据调查,60岁以上老年人口余寿中有平均1/4左右的时间处于肌体功能受损状态,需要不同程度的照料和护理。照此推算我国约有3250万老年人需要不同形式的长期护理。根据2004年《中国的社会保障状况和政策》白皮书公布,中国共有各类老年人社会福利机构3.8万个,床位112.9万张,平均每千名60岁以上的老年人拥有床位8.4张。而在发达国家养老床位数约为老年人口总数的3%至5%。假如我国养老机构床位占老年人口的比重从现在的0.84%提高到发达国家目前的低限3%,按入住老人与护理人员之比3∶1测算,即可提供150多万个就业岗位。

全国老龄委发[2006]7号文件《中国老龄事业发展"十一五"规划》明确提出,鼓励吸引社会力量投资兴办不同档次的养老服务机构。支持信息服务、管理咨询、人才培训等社会中介机构的发展,鼓励社会力量开展以社区为基础的养老服务,逐步形成为老年人提供生活照料、医疗保健、康复护理、家政服务、心理咨询、文化学习、体育健身、娱乐休闲等综合性的服务网络,为居家老人提供优质、便捷的服务。积极推进方便老年人生活的基础设施建设,建立健全适应家庭养老和社会养老相结合的为老服务网络和满足老年人特殊需求的老年用品市场,进一步营造敬老、养老、助老的良好社会氛围,为实现"老有所养、老有所医、老有所教、老有所为、老有所学、老有所乐"的目标创造更为有利的社会条件,进一步为我国老年护理的前景创造了良好的氛围。

老年护理专业不仅在国内走俏,而且一直是国际上地位较高、薪水丰厚的职业之一。如护士在美国平均年薪达5万美元,而美国护士缺口达30万人。在澳洲,护士最容易找工作或获得升迁,同时,只要拥有了澳洲注册护士的资格,等于拿到了通向英联邦国家工作的"绿卡"。英、法、德等西方发达国家对护士均有许多优惠的政策,因此,有深厚的专业知识、较高的综合素质和流畅的国际交流语言的护士在国际上就业、发展前景十分广阔。目前,很多医院都设有老年门诊和涉外门诊,如果护理学人才在具备老年护理学、护理人际沟通、护理礼仪等专业知识外,还能具备一定的外语能力,就业选择将更为广阔。

三、老年护理人员应具备的素质

随着全球经济的发展和老年人口的急剧增加,老年人的问题越来越严重,各国对老年护理人员的需求量也越来越大。那么老年护理人员应该具备怎样的素质和如何提高老年护理人员的素质也迅速提到了理论研究日程上来。

(一)国外老年护理工作者的专业要求

在北欧,从事老年护理专业的工作者均需接受护理专业或社会工作专业的正规教育,一般具有本科以上学历。此外,护理专业毕业后还需接受1年以上的老年护理专科训练,而社会工作专业课程设置除了社会学等人文学科的相关课程外,还包括老年医学、精神伤残学、听力伤残学、沟通与交流、学习与健康等科目,主要为老年社会服务机构或老人护理中心培养经理人员。

(二)我国老年护理人员应具备的素质

老年护理工作者需要具备广泛的知识和敬业精神,将以老人护理为中心的观念贯彻始终,他们不仅在家庭访问、老人护理院等机构中完成专业的医护工作,还需与老年人及其家属建立良好的人际关系,给予必要的健康指导和介绍。老年人具有特殊的生理心理特点,因而从事老年护理工作的人员也应具备严格的素质。

1. 观念的转变

由过去的单纯照顾老人向科学化、人文化转变。过去照顾老人在传统观念上不需要特殊知识、技能和态度,到现在过渡到正规护理,提前预防老年疾病和老年保健等方面。实际上老年护理学的发展在不断引导人们积极转变观念,并重新认识老年护理的重要性、特殊性及专业性。从业人员一定要熟悉老年护理学的特殊知识、技能和态度。通过宣传,让全社会都能认识到促进健康和预防疾病之间的关联性,大力宣传老年护理知识。转变观念有利于提高老年人进行自我保健和护理能力,从而达到提高自身生活质量的目的。

2. 职业道德素质

(1)爱心:从事老年护理工作的护士首先要有爱心。和谐的护患关系,是老年患者满意的前提。人到暮年,会有一种孤独感,尤其是空巢家庭中的老人,这种心理状态更加明显。他们希望得到他人的关心、渴望亲情的温暖。面对患者的心理状态,护士的爱心远比护理技术显得更为重要。帮助患者维持良好的心理状态,需要针对老年患者的心理特点进行护理。护士要满腔热情地,态度和蔼地主动去关心、体贴患者。在与之交流过程中,要耐心聆听老人的倾诉,帮助老年患者提高认知水平。对不良心理状态进行疏通引导,鼓励患者学会自我调适,自我解脱,化解不良心理,梳理情绪,跳出孤独烦恼的圈子,促进患者心理健康,达到身心最佳状态。

(2)同情心：从事老年护理工作的护士必须要有一颗真诚、善良的同情心。否则对他人的事情就表现得麻木不仁。有了同情心，才能视患者如亲人，急患者所急，想患者所想，才会主动关心患者的疾苦。

(3)责任心：从事老年护理工作的护士还须有责任心。一个有高度责任感的护士，在工作中一丝不苟，善于发现问题，能预见疾病的潜在危险，老年人病程长、病情重而复杂。护理老年患者要一丝不苟，严格履行岗位职责，认真恪守"慎独"精神，用新知识、新方法、新技术指导自己的工作，在任何情况下均应自觉地对老年人健康负责。

(4)良好的沟通技巧和团队合作精神：老年护理的开展需要多学科的合作，因此护理人员必须具备良好的沟通技巧和团队合作精神，促进专业人员、老年人及其照顾者之间的沟通与配合，老人来自四面八方，有职位高低、病情轻重、自我护理能力和经济状况不同的特点，护理人员应时刻注意老年人的情感变化，在各种不同情况下给老年人提供个性化的护理。

3.业务素质

我国的老年护理专业教育与北欧相比有较大的差距，目前，几乎没有专门人才。要满足老龄化现状对老年护理服务的需求，除了在医学院校设置老年护理专业外，还要有计划地培养一批具有博、专兼备的专业知识，精益求精的老年专科护理工作者，只有这样才能做到全面考虑、处理问题，有重点地解决问题，帮助老年人实现健康方面的需求。

4.能力素质

具有准确、敏锐的观察能力、正确的判断力和良好的沟通能力是对护理人员的能力素质要求。老年人的机体代偿功能相对较差，健康状况复杂多变，因此要求老年护理人员能及时发现老年人问题与各种细微的变化，对老年人健康状况做出评估、判断，及早采取相应护理措施，保证护理质量。

四、老年护理执业标准

老年护理学科是护理学科中具有挑战性的专业，护理人员必须通过学校教育、在职教育、继续教育和岗前培训等增加老年护理的知识和技能。我国尚无老年护理的执业标准，目前参照美国老年护理的执业标准。这个标准是1967年由美国护理协会提出，1987年修改而成。它是根据护理程序制订的，强调增加老年人的独立性及维持其最高程度的健康状态。具体要求如下。

(一)老年护理服务组织

所有的老年护理服务必须是有计划、有组织且是由护理人员执行管理。执行者必须具有学士以上学历且有老年护理及老年长期照料或急性救护机构的工作经验。

(二)老年护理理论

护理人员参与理论的发展和研究，护理人员以理论的研究及测试作为临床的基础，用理论指导有效的老年护理活动。

(三)收集资料

老人的健康状态必须定期、完整、详尽、正确且有系统的评估。在健康评估中所获得的资料可以和健康照护小组的成员分享，包括老人及其家属。

(四)护理诊断

护理人员使用健康评估资料来确定老年人存在的健康问题，提出护理诊断。

（五）护理计划及持续护理

护理人员与老人及参与老年人照护者中的适当人选共同制订护理计划。计划包括共同的目标、优先顺序、护理方式以及评价方法，以满足老人治疗性、预防性、恢复性和康复性需求。护理计划可协助老人达到及维持最高程度的健康、安宁、生活质量和平静的死亡，并帮助老人得到持续的照顾，即使老人转到不同地方也能获得持续照顾，且在必要时修改。

（六）护理措施

护理人员依据护理计划的指引提供护理措施，以恢复老人的功能性能力，并且预防合并症和残疾的发生。护理措施源自护理诊断且以老年护理理论为基础。

（七）护理评价

护理人员持续地评价老人和家属对护理措施的反应，并以此决定目标完成的进度和修正护理诊断和护理计划。

（八）医疗团队合作

护理人员与健康照顾小组成员合作，在各种不同的情况下给予老人照顾服务。小组成员定期开会以评价对老人及家属护理计划的有效性，并依需要的改变调整护理计划。

（九）护理研究

护理人员参与老年护理研究，以发展老人护理知识，宣传并在临床运用。

（十）护理伦理

护理人员依据"护理人员守则"作为伦理决策的指引。

（十一）专业成长

护理人员不仅对护理专业的发展负有责任，并对健康照护小组成员的成长有贡献。

（李宗英）

第二节　老年人日常生活护理

老年人在衣、食、住、行或劳动、休息、娱乐等方面都有自己的特点。特别是离退休后生活规律被打破，清闲的生活、单调的环境、寂寞和孤独，容易形成不良的生活节律和生活方式，从而影响身心健康。有规律的生活有助于老年人健康长寿。因此，护理的目的是帮助老年人制订规律的日常生活计划，保持老年人良好的生活节律与提供良好的生活环境，从老年人生存的时间和空间上给予合理的安排，在满足老年人安全、舒适需要的前提下，最大限度地保持和促进老年人的日常生活功能。

一、维持正常的生活节律

（一）生活节律安排有序

老年人的生活节律受各自社会活动、生活经历和生活习惯、生理和心理老化的程度、健康状况、家庭情况和居住环境及交友情况的影响。协助老年人培养良好的生活节律应从离退休开始，每天的安排既要有内容，又要使老年人有舒适感。由于老年人的实际睡眠比中青年人相对减少，而坐、卧休息，听音乐，放松精神，抬高肢体，闭目养神相对多一些，所以，老年人要劳逸结合，休息是为更好的活动,活动又可以促进睡眠。老年人的活动有户外活动与户内活动,宜交替进行。老年人的户外活动有慢跑、散步、做体操、打太极拳、跳舞、旅游等;户内活动有看书、练书法、绘画、下棋、家务劳动等。老年人的饮食安排应少量多餐,在每天三次正餐的基础上,添加进餐次数补充所需营养。对有生活自理缺陷的老年人要有家人或他人的照顾,以增强老年人的安全感。同时,护理人员在护理过程中应注意以下事项。

(1)尊重老年人的生活习惯。

(2)帮助老年人建立和维持适合健康状况的生活节律。

(3)在尊重老年人行动自立的基础上提供协助。

(4)帮助老年人,建立丰富多彩的生活。

(5)力求使老年人在精神上感到安心和安全。

(二)合理用脑,延缓大脑老化

大脑如果不锻炼也会像人体其他器官一样发生"废用性萎缩",如反应迟钝、记忆力减退、精神不振等,加速老化。但是,大脑的可塑性大,只要合理用脑,多思考,自然就会延缓细胞萎缩,减慢老化的进程。研究表明,勤于用脑的人到60岁的思维能力仍像年轻人那样敏捷;而不愿动脑筋的人40岁就可能加速脑的衰退。从古至今因勤于用脑而长寿的老年人不胜枚举,如96岁的英国学者弗莱明,98岁的英国医学科学家谢灵顿;我国95岁的哲学家冯友兰,101岁的著名经济学家马寅初等等。俗话说:"活到老,学到老",尽管到了老年,脑细胞有老化趋势,但科学家认为每个人使用的脑细胞很少,有很大一部分潜力未被开发,勤于用脑可促进神经细胞的发育,这种补偿可以增强脑功能,延缓大脑衰老速度。因此,人要从青年时就勤学习,多用脑,到了老年仍要坚持不懈积极地科学用脑,同时注意脑的保健,如供给大脑充足的营养、保证足够的睡眠、学习与运动相结合等,可使老年人的智力得到充分发挥,为社会多作贡献。

(三)培养良好的生活习惯

护理者应帮助和指导具有日常生活活动功能的老年人,养成良好的卫生习惯,克服不良行为方式,主动采取健康的生活方式。

1.根据季节调节起居活动

春季是万物生发、推陈出新的季节,要注意防寒保暖,早睡早起,吐故纳新。夏季天气炎热,要防暑取凉,晚睡早起;为了弥补夏季夜晚睡眠的不足,可以午睡1小时。秋季早晚温差大,要适当增加衣服,要早睡早起。冬季,气候寒冷干燥,要防寒保暖,早睡晚起。起床后应在花草树木多的地方活动,以舒筋散骨。

2.养成定时大便的习惯

老年人往往会出现功能性的便秘,因此,预防便秘比服药通便更为有效。

3.进行适量的运动

早上运动半小时,如打太极拳、步行等。

4.饮食应有规律

提倡在每天三次正餐的基础上适当增加进餐次数,定时定量,少食多餐,不暴饮暴食,注意补充营养。

5.注意清洁卫生

保持个人的清洁卫生,衣食住行都能自理。

二、提供良好的居室环境

老年人的居室最好朝南,冬暖夏凉。室内空间宽敞,陈设简洁明净,去除障碍物,切忌堆放杂物,便于活动。

(一)居室声音

门窗、墙壁隔音要好,以免外面噪声的影响。WHO提出,白天较理想的声音为35~40分贝,噪声强度过大将使人感觉喧闹、烦躁,引起不同程度的头晕、头痛、耳鸣、失眠等症状的发生。

(二)居室颜色

不要以脏了不显眼为理由而选择深暗的颜色,而应采用明快的暖色调为主,如淡黄、浅橘色、浅果绿或白色等,同时家具、窗帘、墙面、地面的颜色也起很大作用,避免采用带有刺激性的对比色调。

(三)居室的照明

照明设置要合理,老年人的视力减弱,暗适应时间延长,所以要选择采光好的房间,窗玻璃避免颜色过深,白天尽量采用自然光,保证足够的阳光射进室内,可让老年人感觉温暖、舒适,但阳光不要直射老年人的眼睛,以免引起眩晕。午睡要用窗帘遮挡光线。使用人工光源时,电灯开关高低合适,亮度的调节应适应老年人的不同需要。老年人活动时光线不能太暗,以免对老年人的视力、精神有影响,会使老年人感到疲惫不堪。走廊、卫生间、楼梯、居室的拐角处应保持一定的亮度,避免因老年人的视力障碍而跌到。夜晚睡眠时,可根据老年人的生活习惯开亮地灯或关灯,以利于睡眠。

(四)居室的温度和湿度

适宜的室内温度一般为(22±4)℃;也可根据个人习惯和具体情况,适当调节,但不宜过高或过低。

(1)夏天室温较高,老年人因散热不良可引起体温升高、血管扩张、脉搏增加,容易出现头晕等,严重者可导致中暑。因此,要经常通风散热,必要时可用风扇和空调以降低室温。

(2)冬天室温较低,有条件时可采用取暖器加热。在使用取暖器的过程中,往往会造成室内湿度过低,引起老年人口干舌燥、咽喉不适等,可在室内放一盆水,以保持室内湿度。

室内湿度以50%~60%为宜,湿度过低时,空气干燥,易引起呼吸道黏膜干燥、咽喉痛、口渴等;而湿度过高,空气潮湿,会感到闷热难受。因此,必须根据气候适当地调节湿度。当湿度过高时,可打开门窗,使空气流通,以降低室内湿度(如室外湿度大于室内湿度,则不宜打开门窗)。湿度过低时,可在地面上洒水,冬天可在火炉上加放水壶,使水蒸发,以提高室内湿度。

(五)保持室内空气新鲜

经常开窗通风,一般每天开窗换气2~3次,每次半小时左右。通风不良的应安装排风扇。窗户避免安装成推拉式,应该全扇可以推开,以利于通风。夏天可多开几扇窗,时间也可长一些,但中午最好关闭门窗,以免室外热空气进入。冬天开窗换气时间可短些,选择中午进行为佳。通风不仅可调节室内的温湿度,还可清除室内异味,降低室内空气中微生物的含量,以减少呼吸道疾病的传播机会。

(六)居室的安全设置

老年人存在的一个最大的安全问题是易跌倒,故居室不应安装门槛,以免绊倒老年人。墙壁上安装扶手,老年人经常使用的辅助器放在易取到的地方。地面和楼梯要防滑,可以在台阶、转角等处贴上防滑胶带;妥善处置电线和擦脚垫,防止绊倒和滑倒老年人。

(七)厕所和浴室

厕所和浴室是老年人使用频率高而又容易发生危险、意外的地方,所以设计要保证老年人不会发生跌倒的意外伤害。如地面应铺上防滑垫,便器为坐便式,旁边装有扶手、呼叫器。浴室温度要适宜老年人更衣等。

(八)舒适的床

老年人一般喜欢床靠窗边,但床不要安置在阳光直射的地方,防止光线刺激老年人的眼睛;不宜安置在有穿堂风的通道上,防止受风。床的高度合适,以老年人坐在床边,脚正好落地,站起时脚能用上力为宜。为防止老年人坠床,床边应有床档。对长期卧床生活尚能自理的老年人可选用带轮子的床旁桌。床铺应每天整理,每周定期更换清洁的被套和床单。

三、保持身体清洁卫生

清洁是维持和获得健康的重要保证,身体不洁净可以引起皮肤细菌繁殖,容易产生皮肤瘙痒、湿疹,使压疮恶化。清洁可清除身体表面污垢,防止病原微生物繁殖,促进血液循环,有利于身体健康。在日常生活中,由于老年人自理能力降低以及疾病的原因,无法满足自身清洁的需要,这对老年人生理和心理都会产生不良影响。因此,护理人员必须掌握清洁护理技术,协助和指导老年人注意口腔卫生和皮肤清洁,满足老年人清洁舒适的需要,以预防感染及并发症的发生。

(一)衣着卫生

老年人因各种功能下降,肌肉收缩能力下降,动作迟缓,机体热量减少,因此,服装应选择轻、软、松紧适宜、保暖性好的衣料。由于各种织物的通气性、透温性、吸水性、保暖性等性能不一样,因此,在选择衣服时,不仅要注意卫生问题,还要外观庄重大方。如内衣以棉织品为好,外套可选用毛料或保暖性好的羽绒衣裤等。衣着的尺码要宽大些,穿着起来行动方便舒适。血压偏高或偏低的老年人,尤其不宜穿紧口衣服。老年人血液循环不好,应该注意下肢保暖。春秋季节气温一天数变,衣着要随之增减。

综合上述,老年人衣着的选择要注意以下几点。

(1)在尊重老年人习惯的基础上,注意衣服的款式要适合老年人参与社会活动。

(2)注意选择质地优良的布料做老年人衣服,一般选择柔软、有吸水性、不刺激皮肤、耐洗的布料,以棉制品为首选。

(3)老年人宜选用柔软、吸汗、合适的布鞋。不宜穿塑料底鞋,以免发生意外。袜子宜选用既透气又吸汗的棉线袜子。

(4)衣着色彩要注意选择柔和、不变色、容易观察到是否弄脏的色调。

(5)注意衣着的安全性与舒适性,如衣着大小要适中,过小影响血液循环,过大过长有容易绊倒以及做饭时有着火的危险。

(6)老年人由于肌腱松弛,动作幅度小,行动迟缓,衣服不适就会感到穿脱不便。因此,款式宜设计成老年人自己能穿脱、不妨碍活动、宽松、便于变换体位的样式。

(二)头发清洁

洗发可去除头皮屑、头垢等,可保持头发清洁,也可促进血液循环。每天清晨除梳头以外,要定期洗头,一般每周应洗发1~2次。洗发剂、护发素应根据个人发质的特点(干性、油性)选购和使用。皮脂分泌较多者可用温水、中性洗头液洗头;头皮和头发干燥者则清洁次数不宜过多,可用多脂皂清洗,用吹风机吹干头发后可涂以少许松发油。

(三)口腔卫生

建立良好的口腔卫生习惯,每天早、中、晚刷牙,在饭后的3分钟之内刷牙,每次刷3分钟。饭后漱口,清除就餐时积存的食物,减少口臭。有假牙者,用软毛刷加牙膏刷假牙的各个部位,用海绵加肥皂水洗更好,不会磨损假牙。睡眠时脱去假牙,用清水浸泡,同时要保持牙刷清洁,经常更换(每月换一把新牙刷为好),因牙刷使用时间长了可有多种细菌繁殖,对人体健康存在威胁。指导老年人使用牙线,不宜用牙签,因牙签易损伤牙龈。为了加强咀嚼活动,可经常嚼口香糖,这种简单的动作能加强面部活动,加速局部血液循环,促进新陈代谢,同时又能促进唾液的分泌,减少疾病。

(四)皮肤清洁

老年人的皮肤特点是皮肤逐渐老化,尤其是暴露部位的头面部以及四肢,皮肤出现皱纹、松弛和变薄,下眼皮出现"眼袋",皮肤干燥,多屑和粗糙。因此,要勤梳洗、勤更衣,保持皮肤的清洁卫生。

(五)沐浴

老年人皮肤较干燥,沐浴不宜过于频繁。夏天出汗多时,可每天淋浴或擦浴1次,冬天应减少沐浴次数(每7~10天1次即可)。洗涤淋浴应用温水(不宜在饱餐后和饥饿时沐浴);要避免碱性肥皂的刺激,可选择沐浴露或香皂;特别注意皱褶部位,如腋下、肛门、外阴和乳房下的洗涤。在浴后可用一些润肤油保护皮肤,特别在冬春气候干燥时更要使用护肤品,以防水分蒸发、皮肤干裂。凡能自行洗澡者可用盆浴或淋浴,但应协助老年人做好准备,嘱咐老年人注意安全,勿反锁浴室门,以便家属可随时进入浴室观察情况。注意勿空腹沐浴。体质较弱的老年人,沐浴时必须有人协助。对长期卧床的老年人,家属要帮助进行床上擦浴。

(李宗英)

第三节 老年人饮食与睡眠护理

老年人随着年龄的增长,对食物的消化和营养成分的吸收能力逐渐减退,因此,合理的营养是减少疾病发生和延缓老化、保持生理功能和心理功能的健康、延长寿命的一个重要条件。老年人饮食的目的:①预防性饮食,即针对个体健康状况的营养补充性饮食,其目的是延缓衰老,增长寿命,应于青壮年时期就开始实施;②适合基本健康老年人代谢特征的饮食,其目的是较长期地保持身体的健康;③针对老年期疾病的饮食,作为辅助药物治疗,例如对肥胖或消瘦、高血压病或高脂血症、糖尿病或痛风、肾功能损害及心力衰竭的患者,均应给予相应的饮食疗法。老年人必须全面、适量、均衡地摄入营养,保证体内有足够的蛋白质、脂肪、糖类、纤维素、无机盐、维生素和多种微量元素。

一、老年人所需营养成分

(一)热量

人体对热量的需要,包括基础需要量及活动需要量的总和。老年人因体力活动减少,基础代谢逐渐减低,因此热量也应随之减低,故需要控制总热量,以免因脂肪组织增加,造成体重超过正常标准,使心脏和胃肠道的负荷加重。多数学者认为,热量的需要量随年龄的上升而递减,且男性需要量比女性高。WHO的热量建议量见表10-1。

表10-1 不同性别老年人每天热量

年龄组	男性	女性
60～64岁	2 380	1 900
65～74岁	2 330	1 900
75岁以上	2 100	1 810

注:1 kcal=4.18 kJ。

按我国的生活习惯,一般以三餐较为合理,每天三餐热量的分配,以午餐为主,早餐和晚餐为次。比较合理的分配:每天总热量,早餐占25%～30%,午餐占40%～50%,晚餐占20%～25%。供热的主要营养素为糖类、蛋白质、脂肪。

(二)蛋白质

蛋白质是维持老年人健康所必需的成分,老年人蛋白质以分解代谢为主,血清中清蛋白减少,球蛋白增多,各种氨基酸减少,体内表现为负氮平衡。蛋白质的需要量以占总热量的20%～30%为宜。由于老年人对蛋白质的消化和利用降低,应选择优质且生理价值高的蛋白质。如大豆、乳类、虾、鱼类、瘦猪肉、羊肉、牛肉,作为蛋白质的主要来源,而动物内脏如心、肝、肾等因含较多的胆固醇,不适宜食用,其对肥胖和患心血管疾病的老年人不利。老年人每天每千克体重需蛋白质1.0～1.2 g。如老年人以素食为主时,每千克体重的蛋白质需要量应提高到1.3～1.5 g。

(三)脂肪

老年人因胰脂酶的产生减少或因肠黏膜对胆固醇吸收的降低,因而对脂肪的消化能力差。吸收也比较慢,并且吸收后也易在体内形成脂肪堆积。老年人膳食中的脂肪含量以占总热量的20%左右为宜。老年人应限制脂肪摄入,减少饱和脂肪酸及胆固醇的摄入,应选择一些含不饱和脂肪酸多的油脂,如菜籽油、豆油、花生油等植物性油脂,其中以菜籽油最好。老年人脂肪摄入量以每天50 g为宜。

(四)糖类

糖类即碳水化合物是体内热量的主要来源,是生命活动的必需物质。但随着年龄的增长,老年人活动量少,体力消耗少,胰腺功能减退或细胞间葡萄糖代谢的改变,对糖类代谢率降低。因此,对于肥胖和患有心血管疾病的老年人,应限制糖类的摄入量,每天供给量中以糖类占总热量的50%～55%为宜。

(五)无机盐(矿物质)

无机盐是构成人体组织的重要材料,但老年人对矿物质的吸收能力减弱,常会引起不足。钙、磷、镁是骨骼和牙齿的重要成分,如摄入不足,可引起老年期的骨质疏松症。应进食奶类及奶制品、蔬菜、豆类、干果类(如核桃、花生),以及小虾米皮等高钙食物。一般每天钙的平均摄取量为17 mg/kg(体重)。以50 kg体重的老年人为例,则每天摄入量应为850 mg。茶叶里含大量的氟,老年人多喝茶可增加氟的摄入,减少骨质疏松症的发生,有利于健康。磷、硫是组成蛋白质的成分。老年人铁储备降低,铁缺乏易导致缺铁性贫血。老年人要多吃一些含铁丰富的食物,如动物肝脏、禽蛋、豆类和某些蔬菜等。老年人锌缺乏时主要表现为味觉减退、食欲缺乏等,因此,应当适当补充含锌的食物,如肉类、动物肝、鱼类、土豆、南瓜、茄子、萝卜、豆类和小麦等。硒、锌、铜、锰是对免疫有重要影响的微量元素,有刺激免疫球蛋白及抗体产生的作用和防癌、防止动脉硬化及防衰老的作用,如肉类、海藻类、面粉、黄豆、蘑菇、胡萝卜、香蕉和橙子等。微量元素铬和脂肪代谢有关,研究证明,铬可以延长动物的寿命,黑胡椒、动物肝、牛肉、面包、蕈类和啤酒等是铬的主要来源。

(六)维生素

维生素是人体维持正常生理功能必须从食物中获得的极微量的天然有机物。脂溶性维生素包括维生素A、维生素D、维生素E、维生素K;水溶性维生素包括维生素C及B族维生素。它们多是某些辅酶的组成部分,若缺乏就会发生各种症状。

1.维生素A

维生素A缺乏时可使夜视功能降低,发生夜盲症;维生素A有维持黏膜和上皮细胞功能的作用,缺乏时则腺体分泌减少、皮肤干燥甚至角化;它能促进生长发育,增强免疫功能;有防止某些类型上皮肿瘤的发生和发展和对抗多种化学致癌物质的作用。维生素A主要存在于动物性食物中如牛奶、肉、动物肝(尤其是羊肝)、鸡蛋等。植物性食物中绿叶蔬菜及胡萝卜含有胡萝卜素,食入后在人体小肠及肝脏中能转化成维生素A。

2.维生素D

维生素D可促进钙和磷的吸收,缺乏时可造成骨质脱钙,引起骨软化症或骨质疏松症。维生素D存在于海鱼、动物肝脏和蛋黄、奶油中,人的皮肤中的7-脱氧胆固醇经日光紫外线照射后可转化成维生素D。

3.维生素E

维生素E具有抗衰老和维持人类生殖功能的作用,对促进毛细血管增生、改善微循环、降低过氧化脂质、抑制血栓形成、防治动脉硬化和心血管疾病有一定作用。它广泛存在于动物性和植物性食物中,特别是豆类和植物油中含量较多。但长期大量补充可出现头痛、胃肠不适,视觉模糊及极度疲乏等中毒症状。

4.维生素K

维生素K可促进凝血,也可促进肠的蠕动和分泌功能。菠菜、白菜、西红柿及动物肝脏中含量较丰富,正常人肠道内的细菌也可产生维生素K。

5.B族维生素

B族维生素包括维生素B_1、维生素B_2、维生素B_6、维生素B_{12}、烟酸、泛酸、叶酸和胆碱等。B族维生素能保持神经和肌肉系统的功能正常,是体内重要辅酶的组成成分。维生素B_{12}具有促进红细胞成熟的作用。烟酸、叶酸等促进细胞代谢,是维持皮肤和神经健康所必需的。它们存在于肉、蛋、奶、豆类、绿叶蔬菜及谷物中。缺乏维生素B_1时可引起脚气病,表现为以多发性末梢神经炎为主的干性脚气病,或下肢水肿、右心扩大为主的湿性脚气病。膳食中长期缺乏维生素B_2,可引起口角炎、唇炎、舌炎、皮脂溢出性皮炎等症状。

6.维生素C

维生素C参与细胞间质胶原蛋白的合成,可降低毛细血管的脆性,防止老年血管硬化,并可扩张冠状动脉,降低血浆胆固醇;具有解毒作用,能治疗贫血,防治感冒,提高机体抵抗力及增强机体免疫功能和具有一定的抗癌作用。维生素C存在于新鲜蔬菜和水果中,如油菜、菠菜、柑橘、鲜枣和猕猴桃等。

(七)水、电解质和纤维

水是人体组成的重要成分,占体重的50%~60%。随着年龄的增长,人体含水量逐渐减少。老年人每天饮水量应保持在2 000 mL左右(包括食物中水分),但老年人不宜过度饮水,以防心、肾负荷过重。

膳食纤维的作用有充盈肠道、刺激肠蠕动、防止便秘;改善血糖代谢,治疗糖尿病,同时增加人体饱胀感,有利于控制肥胖;缩短食物在肠道内的停留时间,清洁肠道,起到防癌的作用;有利于预防胆石症和动脉粥样硬化症。蔬菜中的胡萝卜、蘑菇、芋头、红薯、南瓜及青菜等含纤维素较多,谷类的米糠、麦麸中含量最为丰富,普通面粉较精白面粉含量高2倍,水果中的菠萝、草莓含量也高。

二、老年人的饮食原则

(一)食物营养比例适当

保持营养的平衡,做到种类齐全、数量充足、比例适宜,注意主、副食合理搭配,粗细粮兼顾,并适当限制热量的摄入,摄入足够的优质蛋白、低脂肪、低糖、低盐、高维生素、足量的膳食纤维和适量的含钙、铁食物。一般适当的比例为谷类食物占20%~40%,鱼、肉、蛋占8%~16%,油脂食品占12%~18%,乳制品占16%~18%,糖和甜食占10%,蔬菜和水果占12%~20%。

(二)饮食应易于消化吸收

考虑老年人身体状况及消化功能、咀嚼能力减退的特点,食物的加工以细、软、松为主,既给牙齿咀嚼的机会,又便于消化,烹调宜采取烩、蒸、煮、炖、煨等方式,清淡可口,避免油腻、过咸、过甜、辛辣的食物。同时应注意,食物宜温偏热,色、香、味俱全,促进老年人的食欲。

(三)养成良好的饮食习惯

老年人应做到饮食有规律,少吃多餐,定时定量,细嚼慢咽,不偏食,切忌暴饮暴食或过饥过饱。食量要合理分配,应遵循早晨吃好,中午吃饱,晚上吃少的原则。必要时在两餐之间适当增加点心。避免餐后立即吃水果或饮水,以防腹胀或冲淡胃液。戒烟酒,适饮茶。摄取含食物纤维丰富的蔬菜和水果,保证维生素、无机盐和微量元素的供给,并预防便秘。适量多饮水,因细胞内水储备量的下降可增加血黏稠度而易诱发心脑血管疾病。

(四)注意饮食卫生

把住病从口入关,做到饭前、饭后洗手;蔬菜水果应洗净;不饮生水;餐具要清洁干净,定时消毒;加工食物时煮熟煮透,防止外熟内生;冷藏食物做到生、熟分开,冷藏的熟食应加热后食用,以免引起肠道疾病。不吃烟熏、烧焦腌制、发霉或过烫的食物,以防疾病和癌症的发生。

(五)进补抗衰老食品

除每天摄入一定量的优质蛋白质如鱼、肉、蛋、奶等动物食品外,可适当进食花生、葵花子、薏苡仁、银耳、蜂蜜及核桃、松子等坚果。

(六)注意老年人生理性饮食变化

1.味觉改变时的饮食

人的味觉一般分为甜、咸、酸、苦4种,味觉主要由舌组织的味蕾产生。人的味蕾在出生后11个月即形成,70岁以后味蕾数量急速减少,4种味觉也随之发生变化,其中以甜味和咸味下降最明显。老年人对甜、咸味感觉阈的升高势必增加糖、盐的摄入量,这将成为高脂血症、动脉硬化症疾病中血压升高的诱因。

2.消化、吸收功能改变时的饮食

老年人的消化、吸收功能比年轻人低下,其主要与胃酸分泌量减少、营养素吸收障碍有关。因此,老年期消化、吸收功能低下时的饮食要注意:对于肉、鱼类应选择其柔嫩的部位,切碎、搓泥、炖烂或清蒸,补充含钙、铁的食物;不应进食过多的含糖食物,多食水果、蔬菜,可给予一些香、辛调味品,以刺激胃液分泌、增进食欲。

三、老年人的睡眠护理

老年人的休息方式多种多样,如进行一些文体活动或散步,与朋友或家人聊天,闭目静坐或静卧片刻。睡眠,则是休息的深度状态,也是休息和消除疲劳的重要方式。

(一)睡眠的生理

睡眠是人类和其他高等动物生来就有的生理过程,它与觉醒交替出现,呈周期性。人的一生中有1/3的时间用在睡眠上。睡眠能保护大脑皮质细胞,又能使精神和体力得到恢复。睡眠时,感觉、意识逐渐减退,骨骼肌的反射运动和肌紧张减弱,除循环和呼吸等系统维持生命必需的活动外,体内各组织器官均处于相对静息状态,机体的代谢活动降到最低点,全身能量消耗减少,体内合成代谢超过分解代谢,各种组织消耗的能量得到补充。

睡眠具有两种生理形态:非动眼期睡眠(nonrapid eye movement,NREM),又称慢波睡眠,此期睡眠身体中所有的生理功能都降低,呼吸深慢而平和,脉搏、血压稳定,进入脑内的血流量降低。动眼期睡眠(rapid eye movement,REM),又称快波睡眠,此期睡眠脉搏、呼吸、血压都增高,全身骨骼肌的反射和肌肉的紧张度极度降低,脑血管舒张,脑血流量增多,脑细胞代谢旺盛。成人睡眠开始首先进入慢波睡眠,持续80~120分钟后转入快波睡眠,持续20~30分钟后又转入慢波睡眠,这种反复转化4~5次。越接近睡眠的后期,快波睡眠的时间越长。

(二)老年人的睡眠时间

人体每天需要睡眠的时间,随年龄、性格、个体的健康状况、劳动强度、营养条件、工作环境的不同而有所差异,并随着年龄的增长而逐渐减少。新生儿睡眠时间每天约20小时,出生1周后为16~20小时,儿童为12~14小时,成年人为7~9小时,老年人因为新陈代谢减慢及体力活动减少,所需睡眠时间少些。但有些老年人每天睡眠时间并不比成年人少,只是他们持续睡眠的时间较短而已。一般认为,60~70岁的老年人平均每天睡7小时,70岁以上的老年人每天睡7.6小时,90岁以上高龄老年人,每天睡10~12小时。睡眠的好坏并不全在于"量",还在于"质",即睡眠的深度和快慢波睡眠占整个睡眠的比例。评估正常睡眠应以精神和体力的恢复为标准,如果睡后疲劳消失、头脑清晰、精力充沛,则无论时间的长短都属于正常睡眠。

(三)影响老年人睡眠的因素

1.生理性改变

老年人睡眠周期的改变使老年人入睡困难,而且容易醒来,影响睡眠的质量。

2.疾病的影响

疾病可影响人的睡眠。某些引起疼痛的疾病,如关节炎、溃疡病、冠心病等使患者难以入睡;另外,某些疾病给患者造成不舒适的体位,从而影响患者的睡眠,如骨折、截瘫患者。

3.环境因素

环境温度、噪声、光线、居室的气味等均可影响患者的睡眠。

4.药物的影响

有些老年人因失眠问题而长期服用安眠药,因此,容易在心理上产生对安眠药的依赖性,这些患者会有入睡困难和提早醒来的问题。

(四)促进睡眠的护理措施

1.养成良好的生活习惯

有规律地按作息时间就寝,养成每天清晨固定时间起床的习惯,合理地控制白天的睡眠量。老年人的睡眠时间每天为6~8小时。老年人适当进行体力活动或于睡前散步20~30分钟可帮助睡眠。

2.适宜的睡眠环境

睡眠环境应安静、空气新鲜、温度及湿度适宜,光线暗淡,可减少外界环境对老年人感觉器官的不良刺激。

3.保持睡前情绪稳定

睡前避免喝浓茶、可乐、咖啡等兴奋性饮料,避免看刺激性的电影、电视、书或报纸等。情绪稳定有利于睡眠。睡前可用温水洗脚或洗个热水澡、看一些轻松小文章或是静思片刻,都能够帮助入睡。

4.合理的饮食时间

人体每天摄取食物的时间应合理,晚餐时间最少在睡前2小时,晚餐清淡、不宜过饱,以避免消化器官负担过重,既影响消化,又影响睡眠。晚上以及睡觉前避免摄入太多水分,以免睡眠期间起来如厕,破坏睡眠规律。

5.形成正确的睡眠姿势

良好的睡眠姿势应取右侧卧位。以自然、舒适、放松、不影响睡眠为原则。睡后非自主性更换体位,可避免身体某些部位的过度受压,有利于血液循环。

6.选择舒适的睡眠用品

(1)选择软硬适中的床,如在木板床上铺以柔软并有适当厚度的褥子或床垫等,睡床应基本上能保持脊柱的生理正常状态。

(2)枕头的高度一般以8~15 cm为宜,稍低于从肩膀到同侧颈部的距离。枕头过低,头部会向下垂,使颈部肌肉紧张;枕头过高,也会使颈部与躯干产生一定角度,既影响睡眠,又易使颈部肌肉劳损。枕头软硬度适中,过硬易引起头皮麻木,过软难以保证枕头与身体的平衡,影响睡眠。枕芯为木棉、棉花、荞麦皮或谷壳等。

(3)选用清洁平坦的床单,被褥轻柔,尽量减少和避免对皮肤的刺激。

(李宗英)

第四节　老年人用药护理

一、老年人的药物代谢特点

(一)药物吸收

口服给药是老年人最常用的给药途径,故药物的吸收与胃液的酸碱度、胃的排空速度、肠蠕动等情况有关。

(1) 老年人随增龄胃肠黏膜和肌肉萎缩,分泌细胞数量减少,胃肠蠕动和排空减慢,使药物进入小肠的时间延迟,影响了药物吸收的速度与程度,主动转运吸收的钙、铁、乳糖等明显下降。

(2) 老年人分泌细胞数量减少,胃酸分泌减少,特别在患有萎缩性胃炎时,胃酸减低或缺乏,胃液的 pH 增高,可改变某些药物的溶解性和电离作用,从而影响药物的吸收。

(3) 老年人胃肠道体液减少,不易溶解药物,同时胃排空减慢,延长了小肠的吸收时间,故达峰时间(T_{peak})延长,而曲线下面积(AUC)不变。

(4) 老年人常联合用药,也会影响某些药物的吸收。

(二) 药物分布

药物在人体的分布取决于血流量的多少、血浆蛋白结合率、机体的组成成分及药物的理化性质(分子大小、亲脂性及酸碱性质)。

(1) 老年人的心排血量较中青年少,一般在 30 岁以后每年递减 1%,而血流量减少会影响药物到达组织器官的浓度。心排血量减少导致各组织器官的血液灌注也相应减少。同时,老年人血管内弹性纤维减少,血管基底膜普遍增厚,使器官和组织的有效灌注减少,也会影响药物的分布。

(2) 机体的非脂肪成分体重随增龄而降低,男性 50 岁以后每年递减 0.45 kg,女性在 30 岁以后每年递减 0.2 kg,但脂肪成分体重 30 岁以后每年递增,女性脂肪成分体重的增加比男性明显,故一些脂溶性高的药物如巴比妥类镇静催眠药,其表观分布容积(V_d)随增龄而增大,呈正相关,而吗啡等水溶性药物的 V_d 与年龄则呈负相关。但还有一些药物并不受增龄的影响。同时由于细胞功能减退,细胞内液减少,体内水分占总体重的比例则由年轻时的 61% 下降为 53%,使得亲水性高的药物,如地高辛,在体内的分布容积减小。

(3) 血浆蛋白结合率是改变 V_d 和血浆清除率(CL)的重要因素之一。老年人蛋白质摄入量及体内合成减少,而蛋白质分解代谢增加,因而老年人血浆蛋白浓度随增龄有所降低,可使游离药物浓度增加,容易引起不良反应,如磺胺嘧啶、苯妥英钠、哌替啶、苯基丁氮酮等应减少用药剂量。另外,同时使用两种蛋白结合率高的药物时,由于它们可能与蛋白同一部位发生结合,彼此间就会产生竞争性抑制结合的现象,如水杨酸盐与清蛋白的结合易被其他药物所置换而减少,使游离药物增多而引起不良反应。

(三) 药物的代谢

(1) 肝脏是药物代谢的主要场所,随增龄肝脏微粒体的药物氧化酶 P_{450} 活性降低,对药物的代谢能力降低,且对诱导或抑制药酶作用的反应随增龄而减弱。如安替匹林的药物半衰期($t_{1/2}$),老年人比年轻人延长近 1/3,代谢清除明显减少。因而增加了这些药物的不良反应。有些非微粒体酶(如血浆碱酯酶)的活性也会随增龄而改变。

(2) 肝细胞、肝脏血流量均随增龄而减少,老年人的肝血流量仅是青年人的 40%~50%,90 岁以上的老人仅为 30%,肝脏重量可减少约 20%。肝血流量和功能细胞减少、肝脏药酶活性降低,对主要经过肝脏代谢灭活或经肝脏生物活化而显效的药物产生影响。肝脏代谢、解毒功能降低使药物的代谢减慢、作用时间延长、不良反应增加,对肝脏的损伤增加。因此,为老年患者应用主要经过肝脏代谢的药物时,应减少剂量,还要注意给药间隔。

(四) 药物排泄

大多数药物经过肾脏排泄。老年人肾血流量减少,65 岁时肾血流量仅为年轻人的 50%,有效肾单位数量和体积也显著减少,使肾小球滤过率、肾小管排泌和重吸收功能均明显降低。故通过肾脏原型排泄的药物的肾清除率将发生改变,多表现为半衰期延长,药物的血浆浓度上升。肾功能减退,经肾脏排泄药物的能力减小,易引起蓄积中毒。

(五)药物的耐受性

老年人对药物的耐受性有所降低,单用一种或2~3种药物联合应用时尚可耐受,而更多的药物合用如不减少剂量,常不能耐受,易发生胃肠道的不良反应。此外,老年人个体差异较大,尤其是多种药物合用时常可发生药物的相互作用,使协同作用或拮抗作用增强,故药物的相互作用在老年人常可引起严重的不良反应。因此,要根据个体差异调整药物的用量。

综上所述,老年人药物代谢的变化是一个复杂的问题,不同研究的结论可能会有差异,在临床工作中要注意监测血药浓度的动态变化,大多数药物的药效强度与血药浓度是一致的,血药浓度的变化可反映药物吸收、分布、代谢、排泄等过程的变化规律,同时要结合临床指征,随时调整老年人的用药。

二、老年人用药的原则

世界卫生组织将合理用药定义为"合理用药要求患者接受的药物适合其临床的需要,药物剂量应符合患者的个体化要求,疗程适当,药物对患者及其社区最为低廉。"这一概念提出合理用药的三个基本要素:安全、有效和经济。老年人用药原则包括以下几个方面。

(一)受益原则

受益原则包含两层含义:一是要求老年人用药需有明确的适应证,二是用药的受益要大于风险。选择药物时要考虑到既往疾病及各器官的功能情况,对有些病证可以不用药物治疗则不要急于用药,如失眠老人的处理,可以通过生活方式指导、饮食调整来改善。必须用药时,要尽可能选用毒副作用小而疗效确切的药物。又如,老年人发生心律失常,如果无器质性心脏病,也没有血流动力学障碍,就应尽可能不用或少用抗心律失常药物,否则,长期用抗心律失常药物会增加死亡率。

(二)五种药物原则

五种药物原则的含义是要求老年人的用药品种要少,最好5种以下,治疗时根据病情的轻重缓急选择使用。老年人常常同时患有多种疾病,有资料显示,老年人人均患有6种疾病,人均用药种类9.1种。同时使用多种药物,既增加老人的负担,降低用药依从性,还会增加药物间的相互作用,增加潜在的不良反应的危险性。联合用药品种越多,药物不良反应发生的可能性越高。可以通过以下措施落实五种药物原则。

(1)充分了解各种药物的局限性,合理搭配,避免过多用药。

(2)针对最危害老年人健康的疾病,少而精地用药,切忌滥用药。凡是疗效不明显、耐受差、未按医嘱服用的药物应考虑终止,病情不稳定可适当放宽,一旦病情稳定后要遵守五种药物原则。

(3)尽量选用具有兼顾疗效的药物,如高血压合并心绞痛者,可选用β受体阻滞剂及钙通道阻滞剂;高血压合并前列腺肥大者,可用α受体阻滞剂。

(4)重视非药物治疗的作用,配合饮食疗法、物理疗法等方法,也可帮助老人缓解症状。

(5)减少服用保健药品,根据老人的身体状况决定是否需要药物或保健品,尽可能采用非药物方法,以减少肝、肾等主要脏器的负担。

（三）小剂量原则

中国药典规定老年人的用药量为一般成人药量的3/4；开始剂量为成人用量的1/4～1/3，根据临床反应调整剂量，直到出现满意疗效而没有药物不良反应为止。药物剂量要准确，老年人用药要遵循从小剂量开始逐渐达到适宜个体的剂量。老年人用药剂量的确定，要根据老年人年龄、健康状况、体重、肝肾功能、临床情况、治疗反应等进行综合考虑。也有学者建议，从五十岁开始，每增加一岁，剂量应比成人药量减少1%，60～80岁的老人用药剂量为成人药量的3/4，80岁以上老人的用药剂量为成人剂量的2/3，只有把药量控制在最低有效量，才是老年人的最佳用药剂量。

（四）择时原则

择时原则的含义是选择最佳给药时间。选择最合适的给药时间进行治疗，可以提高疗效和减少毒副作用。因为许多疾病的发作、加重和缓解都有节律变化，所以，进行择时治疗时，主要根据疾病的发作、药代动力学和药效学的昼夜节律变化来确定最佳用药时间。例如，夜间容易发生变异型心绞痛，主张睡前用长效钙通道阻滞剂。而治疗劳力型心绞痛应清晨用长效硝酸盐、β受体阻滞剂及钙通道阻滞剂。

（五）暂停用药原则

暂停用药原则的含义是老年人在用药期间出现了新的症状和体征，要暂时停止使用所有药物，仔细观察症状和体征的变化，以决定是增加药物还是停止用药。老年人在用药期间，应当密切观察老人的反应，一旦出现新的症状和体征，应考虑药物的不良反应或者是病情发生了变化，而不能再次追加药物。暂停用药是现代老年病学中最简单、最有效的干预措施之一。

三、用药老人的护理

老年人由于记忆力减退，对药物治疗的目的、服药的时间、方法等理解力下降，往往会影响老年人安全及时用药。故做好用药老人的护理是护理人员的重要任务之一。

（一）护理评估

1.服药能力和作息时间

包括老年人的智力状态如理解力、阅读处理能力、记忆力等，视力、听力、备药能力、准时准量服取能力、及时发现不良反应的能力、吞咽能力等。通过对老年人服药能力和作息时间的评估，可以帮助老人制订合理的服药计划，便于及时辅助老人用药和观察反应。

2.老年人的用药史

详细评估老年人的用药史，建立完整的用药记录，特别是曾引起不良反应的药物，及老人对药物了解的情况。

3.老年人各系统的老化程度

详细评估老年人各脏器的功能情况，特别是肝、肾功能等，以判断药物使用的合理性。

4.心理社会状况

了解老年人的文化程度、家庭经济状况、饮食习惯、对治疗和护理方案的认识程度，家庭支持的有效性，对药物有无依赖等。

（二）护理措施

1.用药方式的选择

应考虑老年人的作息时间，给药方式尽量简单，结合老年患者的生活自理能力及生活习惯，如果口服给药与注射给药效果相差不多，尽量采用口服方式，方便患者自行服药。

2.安全、正确服药

护理人员应以老人及其家属能够接受的方式,务必使其完全了解医嘱上的药物种类、名称、每种药物的服用时间、间隔时间、药物的作用、不良反应、用药方式、期限及用药禁忌证等。必要时,可用书面的方式,醒目的颜色将用药时应注意的事项标于药袋上,以保证老年人能够安全、正确、有效的用药。

3.密切观察和预防药物的不良反应

老年人表现出的药物不良反应常不典型,但神经、精神症状较突出,用药中如出现类似老化现象如健忘、意识模糊、焦虑、抑郁、食欲缺乏等,应首先考虑与药物的关系。对既往有过不良反应的药物,应记录清楚,便于治疗时参考。对过去未用过的药物要严密观察,出现不良反应,须及时停药。对并发症多的老年人,应在治疗中注意避免药物的互相作用,影响病情变化。

4.做好用药健康教育

护理人员必须重视老年人及其家人的用药指导,鼓励老人首选非药物性措施,将药物的危害降到最低。训练老年人自我服药的能力,可采取卡片和小容器等帮助老年人增强服药的记忆。指导老人及其家人不随意购买和服用药物,即便是一些滋补类药物,也要在医师指导下适当使用。

(三)提高老年人的用药依从性

老年人患有慢性病居多,需要长期用药。由于记忆力减退、经济收入减少、担心药物的毒副作用、家庭社会支持不足等原因,会导致老人的用药依从性差。护理人员要采取措施,帮助老人提高用药的依从性。

1.加强用药护理

对住院的老人,护理人员应严格执行给药操作规程,做好"三查八对",帮助老人正确用药。对出院带药的老人,护理人员要根据老人的认知水平,采取恰当的措施帮助老人了解药物名称、作用、剂量、用药时间、不良反应等。做好醒目标签,将不同给药途径的药物分开放置,便于老人使用。社区护理人员还要定期到老人家中评估老人的用药状况,清点剩余药量。对社区居住的空巢和独居老人,护理人员要帮助老人准备一些可以提醒用药的用具,如每天服药专用药盒、小闹钟等,促使老人养成按时按量服药的习惯。对精神异常或不配合治疗的老人,护理人员应与家属积极合作,做好督促检查工作,确定老人的服药情况。对吞咽困难的老人,可以通过鼻饲管给药。护理人员还要帮助老人保管药品,定期整理家中保存的药品,及时剔除过期药,以保证用药安全。

2.建立合作性护患关系

护理人员要吸纳老年人参与用药护理计划的制订和修改,鼓励老人说出对病情和用药的看法和感受,倾听老人的治疗意愿,了解老人用药中的困难。护理人员要与老人建立合作性护患关系,使老人形成良好的治疗信心,促进服药依从性的提升。

3.开展形式多样的健康教育

护理人员可以借助宣传媒介,通过专题讲座、小组讨论、咨询服务、相关知识展览、个别指导等措施,强化老人的用药相关知识,让老人了解每种药物的作用,提高老人自我管理用药的能力。

4.评价老人的用药行为

要求有能力的老人写用药日记、自我观察记录等,护理人员要定期检查老人的用药记录。对用药依从性好的老人给予及时肯定,对依从性不好的老人要给予更多的评估,帮助其解决困难,以提高用药的依从性。

(四)常用药物的注意事项

1.镇静催眠药

镇静催眠药要小剂量服用且几种药物交替服用。对呼吸衰竭而又无人工气道辅助呼吸的老人尤应慎用。

2.抗生素类

抗生素类应选择对肝、肾功能损害较小的药物,且剂量和疗程适当,避免因广谱、量大、疗程长而致肠道菌群失调或真菌感染。

3.强心苷类

地高辛是老年人常用的强心药,由于老年人肾功能减退,药物排泄速度减慢,半衰期延长,故应定期监测血药浓度,以免发生中毒。对慢性心力衰竭胃肠道淤血较重者,会因吸收不良而影响药效,可用毛花苷C静脉注射,但注入要缓慢,同时注意监测心率及心律。

4.利尿剂

老年人在心力衰竭时食欲较差,会影响正常的水、电解质的摄入,加上肝、肾功能减退,调节能力差,易发生水、电解质紊乱及酸碱失衡,所以在使用排钾利尿剂时,应注意监测血气及血电解质情况,以便早期发现失衡现象,及时补充调整。

5.降压药物

要注意监测24小时动态血压,找出最佳用药剂量及间隔时间,并特别注意用药个体化。另外,老年人降压要适度,以免因血压下降过快、过低,而引起心、脑、肾的缺血。

6.抗心律失常药物

老年人心律失常的治疗应首选不良反应小的药物,并主要由临床效果决定剂量,而不能只看血药浓度,否则可能会因用药剂量大而发生其他类型的心律失常。在静脉应用抗心律失常药物时,要格外谨慎,必须有心电、血压的监测。

7.钙通道阻滞剂

应用钙通道阻滞剂的种类、剂量均应考虑老人的个体差异,并注意观察心率变化。

8.β受体阻滞药

老年人由于肝血流量减少,β受体阻滞剂的半衰期延长,故应用此类药物时,剂量要小。对患糖尿病应用胰岛素的老人,服用此药应谨慎。

9.解热镇痛类药

老年人对解热镇痛类药物的作用较敏感,老年人用药的半衰期延长,故老年人服用此类药物剂量要小,为一般成人剂量的1/2。有些高龄老人用一般成人剂量的1/4仍可出现大汗和低血压。老年人如长期服用小量阿司匹林,也会诱发溃疡出血,因此要注意观察。

(李宗英)

第五节　老年人安全护理

老年人由于生理功能的老化,机体维持内外环境稳态的能力减弱,应对各种应激的能力降低,老年人面对各种危机或失衡状态容易表现出束手无策,给老年人身心健康甚至生命安全带来严重威胁。因此,危机与安全也是值得老年护理关注的重要内容之一。

一、危机

危机是指当个体不能用常规的应对策略处理当前突发的、重大的应激性事件时所出现强烈的情绪反应。危机也是由不可预测的或突如其来的、重大的应激事件引发,导致个体出现严重的应激反应的一种状态,并用以往防卫或应对机制对这种突发的重大应激事件作用无效。个体遭遇危机时,可表现出行为失调,难以决断,解决问题能力下降。危机具有多样性、突发性及持续时间短暂的特点。危机可通过采取应急方案或危机干预解决危机或重建平衡。

(一)老年人中常见的危机

对于老年人而言,最大的危机莫过于丧子、丧偶和失去兄弟姐妹。以往早年重大创伤经历也可成为老年人潜在的危机。通常与老年人有关的危机包括:老年人机体内、外环境的突变和疾病;过于关注其儿孙及配偶;丧失亲朋好友;急性躯体疾病、疼痛、脑卒中失语;功能残障或丧失活动能力;严重创伤、跌倒;遭遇重大的交通事故、盗窃、火灾、地震、水灾等自然灾害;乔迁;经济陷入困境;单位倒闭,等等。

(二)危机评估

危机评估首先要考虑近期内发生的各种事件(无论是有效还是无效应对的事件)。危机根据其严重程度分为0~7期。

0期:无危机,无任何危机的迹象。

1期:轻度危机,患者可以自己处理和应对。

2期:突发危机,患者意识到且渴望得到针对性的应对帮助。

3期:紧急危机,患者意识到需要应对帮助,但不明白需要帮助什么、哪里或怎样能得到帮助。这时需要咨询和提示。一旦出现危机,患者很愿意得到应对帮助。

4期:中度危机,患者有代偿性表现,试图自我解决危机。往往通过帮助可控制或推迟危机发生。

5期:中度严重危机,患者表现出紧张不安、迷惑,甚至抑郁。

6期:重度危机,患者陷入生命受到威胁的状态。患者恳求、祈求帮助以逃避危机。

7期:非常严重危机,患者生命时刻受到威胁,无法控制现状。

需要给予老年人及其家庭指导,加强其对危机的了解,尽早采取针对性措施。

(三)危机干预

危机干预是一套治疗性技术,用来帮助个体及时处理特殊的、紧急的心理应激。危机对于老年人来说,是一种失衡状态,其延续时间不能超过6周,否则对老年人健康危害极大。当危机出现时,应及时制订危机干预计划,实施干预,帮助老年人渡过危机阶段,降低应激强度。危机干预的措施较多,大致包括下面几种。

(1)保持与发生危机的老年人的密切接触,了解危机的原因,同时防止老年人发生意外。

(2)给予老年人适当的心理支持、行为训练、生物反馈治疗等。

(3)帮助老年人寻求可利用的社会支持资源。

(4)帮助老年人正确认识所发生的重大应激事件,或采用认知治疗。

(5)鼓励老年人积极采取有效措施应对。

(6)鼓励老年人充分利用手头资源,结合实际解决问题。

(7)反复评价干预效果,针对个体选择最佳危机干预方法。

二、安全

安全是指老年人不存在任何因素对其健康构成威胁或危害的状态。随着年龄的增长,生理心理功能老化,平衡失调、感觉减退或机体抵抗力减弱等均可影响老年人安全。护理人员应意识到老年人安全的重要性,在日常护理中加强老年人的安全保障措施,保证老年人安全。

(一)影响老年人安全的因素

1.生理功能老化

人步入中年后,机体钙代谢逐渐出现不平衡。老年后由于牙齿缺损,影响食物咀嚼及营养吸收;味觉改变,可出现营养不良、食欲减退和消化吸收功能的下降,导致维生素D、钙吸收不良而造成骨质疏松,容易发生病理性的骨折。心、肺、肾脏器功能减退,引起各脏器系统疾病及易致药物的不良反应。老年人视觉、听觉敏感度下降,影响老年人活动、社交,易导致跌倒、摔伤等意外事件发生。诸如此类的生理、病理改变都会给老年人的日常生活及活动带来不安全的隐患。

2.慢性疾病

老年人由于机体抵抗力下降,常患有慢性疾病。慢性疾病多需服药物治疗,而由于老年人记忆力下降等原因易致遗漏服药,影响治疗的依从性。此外,由于老年人生理的改变对药物代谢有影响,并因此产生的药物不良反应也在明显增多,从而对老年人的健康造成威胁。

3.心理、社会、环境等因素

老年人多有不服老和不想麻烦别人的心态,遇到事情多会自己处理,这样往往使老年人陷入无能为力的不安全境况。

老年人的视力下降,影响对客观环境的适应。如居室光线过暗、路面不平、过道狭窄等均可能造成老年人摔倒。居室布局复杂,居家用热水瓶、电插座板、刀、剪、玻璃器皿等也可能影响老年人的安全,导致老年人行走及用物取用不便,而引起老年人跌倒、烫伤、锐器伤、电击伤等。

(二)促进老年人安全的有效措施

1.定期健康检查,维护和促进健康

定期健康检查是预防疾病和保障健康的重要手段。健康检查可通过自我检查和医院健康体检方式进行。

(1)自我检查:可由老年人自己或家人对老年人健康状况持续地监护和维护,使老年人掌握自身健康的基本情况,了解其动态变化,提高对自身健康关注的责任感和对健康问题的敏感性。因此,有必要加大社区老年人保健的投入,加强对老年人自我保健知识和技能的培训力度,指导老年人和家庭开展自我健康检查。健康检查的内容和方法如下。①生命体征自我监测:主要是自我测量体温、脉搏、呼吸,以了解老年人生命体征的基础状况。②女性乳房及男性生殖器自查:老年女性定期自我触摸乳房,注意有无结节、疼痛等,观察形态有无改变等;注意有无阴道脓性或血性分泌物、异常气味等。男性应观察生殖器有无肿块、溃疡等异常。③排泄功能自我监测:注意观察自己的分泌物、排泄物的变化。排尿的次数、尿量、尿的颜色变化,有无尿频、尿急、尿痛、有无排尿不畅、血尿等;大便次数、大便量、形状(如变细)、排便有无困难或坠胀感、大便表面是否有脓血或混有黏液等;注意痰的量、颜色、气味,特别是痰中是否混有血丝等。④生理需要的自我观察:注意自己的饮食如食欲、饭量、口味、饮水等,以及睡眠、性生活等有无变化。⑤体重监测:注意定期测量体重,尤其是短期内有无明显原因引起的体重减轻、体重增加(超过理想体重

30%)等,应注意查找原因,及时处理。

(2)医院健康体检:一般老年人宜全面健康体检,至少一年一次。老年人在自我监测中,对于无法判断的症状或异常表现要及时去医院做进一步的检查,以便对疾病早发现、早诊断、早治疗,同时各级单位要安排好老年人的年检。①一般检查:包括呼吸、脉搏、血压、身高、体重等。②化验检查:包括血、尿、便及生化检查等。③心电图:可及时发现冠心病、心律失常等。④眼底检查:通过眼底检查可早期发现老年性白内障、原发性青光眼等疾病。⑤胸部X射线检查:可早期发现肺部疾病,尤其是嗜烟者更应定期检查。⑥甲胎蛋白测定:可早期发现肝癌,对患有慢性肝病的老年人尤应注意检查。⑦大便潜血试验:可早期发现消化道疾病。⑧肛门指检:有助于发现直肠癌、前列腺癌、前列腺肥大等病证。

老年人的定期体检应每年至少做一次,并注意做好体检记录,保管好化验单。常规性检验项目(如体重、血压、验小便、心电图、查眼底等)有条件的最好每季度查一次,这样既能及早发现疾病,又能对自己已患疾病的治疗、预后有所了解。

(3)辅助医疗及就诊:①老年人尤其是高龄老年人,需要家人或陪护人员仔细观察有无神志、面色、四肢活动、饮食和大小便等改变,以便给医师诊治疾病提供信息。②协助老年人就医,老年人赴医院或医疗保健机构就诊时,应注意:就诊前协助备好疾病诊疗本、以往的检查报告单或病历、医疗证或保健卡或医院的挂号证;到医院后先安排休息候诊,帮助挂号;就诊时协助老年人诉说病情,向医师提供老年人近期饮食、睡眠、用药等情况,并注意听取医师下达医嘱要求;帮助办理老年人医疗处置手续,如检查、取药、住院、转诊等,避免高龄、病重、认知及活动障碍等老年人发生意外。

2.改善环境,保障活动安全

良好的环境是维护老年人身心健康的必要条件。清新、自然、舒适、安静、整洁的居住环境是每个人需要的,老年人尤其如此。

(1)一般环境:室内温度以18~22 ℃为宜,室温过高或过低均会给老年人带来诸多的不适。室内的湿度应保持相对恒定,理想的湿度是50%~60%。房间宜朝南或朝阳,定时开窗换气,避免感冒。

(2)保障安全:除了一般所需的居住环境之外,还要充分考虑到老年人使用的安全性。地面要保持清洁、不滑,厕所宜安装坐式马桶、扶手等;门槛不宜过高;座椅结实,有靠背和扶手,高低适宜,接触地面要稳固;床具宜硬板床,褥垫厚实,高度不宜高过膝盖;室内照明充足,家具陈设简单、固定,等等,避免老年人发生跌倒等意外。

3.合理膳食,增进生活安全

人类的健康长寿与先天的遗传和后天的社会因素、疾病因素、体力活动、居住条件、身心疾病及营养情况均有密切的关系。充足的营养是健康的物质基础,合理的营养能促进机体的正常生理活动,改善机体的健康状况,增强机体的抗病能力,同时对老年人保持充沛的精力、预防早衰及延年益寿具有极其重要的作用。

(1)营养全面:膳食中所提供的营养成分是维持人体生命活动和健康的重要条件。要合理分配主副食,粗细兼顾;不偏食,不择食。

(2)科学添加副食:①除了保证一日三餐正常进食外,为了弥补老年人肝糖原储备减少及消化吸收能力降低等特点,可适当在晨起、餐前或睡前安排一些副食(如点心、牛奶等食物)作为补充,但每次数量不宜太多,以保证每天的总热量不超标。忌暴饮暴食。②老年人进食水果应该采取少量多餐的方法。饭前不宜吃水果,以免影响正常进食及消化。胃酸过多者不宜吃李子、柠檬等含有机酸较多的水果;患糖尿病者,不宜过多进食含糖高的水果。

(3)控制盐摄入量:老年人味觉功能下降,应该根据个人情况,自我控制食盐量。患有高血压、心、肾、肝病者,应将每天的摄盐量控制在 5 g 以内,或在医师指导下采用少盐饮食或低钠膳食。

(4)适当补钙:人到中年以后,体内容易发生钙质代谢障碍,这种代谢平衡的紊乱,可导致骨质疏松,因此,补钙对老年人来说更加重要。老年人补充钙,除能增强体质和防治骨质疏松外,还有利于高血压、动脉硬化和其他疾病的防治。

(5)适量咖啡和浓茶:咖啡、浓茶均有兴奋提神作用,对于心率快、心律失常、睡眠紊乱等老年人不宜饮或多饮咖啡。经常饮咖啡者注意补钙。饮茶应注意:①忌饭后立即饮茶。因茶中的鞣酸可使食物中的蛋白质凝固成颗粒,老年人难以吸收。宜在饭后 0.5～1 小时后饮茶;②忌空腹和睡前饮茶;③忌饮隔夜茶和冷茶。茶水搁置过久,茶水中的有机成分改变,易致消化不良等。凉茶有寒凉和聚痰的作用;④忌用茶水服药;⑤忌用茶解酒。乙醇对心血管的刺激较大,浓茶同样具有兴奋心脏的作用,所以不宜浓茶解酒。

(6)其他:老年人牙齿功能下降,食物宜碎、软,易于咀嚼、消化和吸收。同时,由于老年人的咽喉反射不敏感,进食应缓慢,避免噎食和误入气管。

4.劳逸结合,不容忽视运动安全

老年人适当参加一些文体和社会活动,有益于身心健康,但是如不注意活动安全,发生跌倒、骨折等,则适得其反。

(李宗英)

第六节 老年人肺炎

一、疾病简介

老年人感染性疾病中,肺部感染最为常见,是老年人的重要死亡原因之一。老年人由于机体抵抗力降低及患慢性支气管炎、肺气肿、糖尿病等基础疾病者较多,肺炎的发生率和病死率较一般人群高,今后 65 岁以上的老年人逐年增多,老年人肺炎的诊治必将会受到重视。

老年人肺炎的病因绝大多数由微生物引起,其中以细菌性肺炎最为多见,如肺炎球菌、金黄色葡萄球菌、革兰阴性菌、真菌等。病毒、支原体也是老年肺炎的常见病原体。这些病原体常常是复合致病。近年来,革兰阴性菌在老年人肺炎中的发病率有所增加,其中以铜绿假单胞菌、克雷伯杆菌为多见。此外,放射、物理、化学等因素也可引起肺炎。老年人解剖结构有生理功能变化引起上呼吸道保护性反射减弱,病原体易进入下呼吸道;免疫功能下降;口咽部细菌寄生增加,也更易进入下呼吸道发生肺炎。临床中常遇到的无明显诱因而发生吸入性肺炎,多见于年老体弱,各系统及器官功能下降,行动障碍或长期卧床及吞咽动作不协调者,易误吸而致的肺部感染。

二、主要表现

大多数特别是老年人症状不典型,起病多缓慢而隐袭。发热不显著或有中度不规则发热,很少畏寒或寒战。全身症状较重,乏力倦怠、食欲锐减。轻度咳嗽,痰多黏稠,咳出困难,量不大,有些患者的起始症状是嗜睡或意识模糊、腹泻。脉速、呼吸急促,肺突变体征不典型,常发现呼吸音减低,肺底部啰音。

本病可并发心力衰竭和休克,严重者可出现弥散性血管内凝血、急性肾衰竭等并发症。

三、治疗要点

(一)控制感染

细菌性肺炎合理的治疗应该做痰培养及药敏试验,痰培养是哪种细菌,对哪种抗菌药敏感,就选用哪种抗生素,这样在治疗上才有针对性。但在痰培养结果未出现以前或因某些因素的影响,培养不出阳性结果,经验治疗也很重要。临床上一般地细菌性肺炎分为革兰阳性球菌肺炎和革兰阴性杆菌肺炎。起病急剧,血白细胞计数明显增高、中性粒细胞计数增高,再结合临床表现,一般可考虑为革兰阳性球菌肺炎,可选用哌拉西林钠、头孢唑林钠、阿米卡星、环丙沙星等药物治疗。年老体弱、久病卧床,白细胞计数不增高或略增高,一般以革兰阴性杆菌肺炎的可能性大,选用氨基苷类加第二代头孢菌素或第三代头孢菌素等药物治疗。

(二)支持疗法

患者应卧床休息。鼓励其翻身、咳嗽、咯痰,对痰黏稠不易咳出者加用止咳化痰药。有缺氧及呼吸困难症状者给予吸氧。给予高热量、高蛋白、高维生素饮食,酌情静脉给予清蛋白、血浆、氨基酸等。

(三)并发症治疗

老年肺炎并发症有时可引起严重后果,积极治疗并发症极为重要。呼吸衰竭发病率较高,应加强氧疗,如仍不改善可行气管插管,机械通气。心力衰竭是肺炎死亡的重要原因,一旦发生心力衰竭应立即给予强心、利尿治疗。休克多见于低血容量休克和感染性休克,应补充血容量,并合理选用血管活性药物。

四、护理措施

在老年肺炎整个过程中精心护理极为重要。

(1)急性期应多卧床休息,活动困难者应定时翻身,急性期后应加强活动。

(2)严密观察病情变化 注意的神志改变警惕感染性休克的发生。定时测生命体征,记出入量,注意出入量平衡。

(3)给予高蛋白、高维生素、高热量流质饮食,适当食用纤维蔬菜水果以保持大便通畅,鼓励多饮水。

(4)对急性期,应加强氧疗,给予低流量持续吸氧。

(5)高热者应给予物理降温 如酒精擦浴、冰袋。使体温控制在38℃以下,必要时可给予药物降温。

(6)鼓励咳嗽,咯出痰液 房间空气湿化,给予祛痰药或雾化吸入,定时进行叩背、咳嗽练习,以利排痰。

(7)留取痰标本的方法:尽量在抗生素使用前或停止使用抗生素 2 天以上留取痰标本,患者晨起用白开水漱口 3～4 次,用力从肺深部咳出痰液,留置在消毒痰盒中,及时送检。

五、保健

避免受寒,过度疲劳,酗酒等诱发因素,老年人应重视合理饮食,保证充足营养,坚持户外活动,并学会心理调节,对增强体质,预防呼吸道感染都非常重要。对于易感人群如慢性肺疾病,糖尿病慢性肝病,以及年老体弱者,应使用多价肺炎球菌疫苗、流感病毒疫苗,对提高免疫力预防或减轻疾病的发生,都会产生积极的效果。

(李宗英)

第七节　老年人肺癌

一、疾病简介

肺癌的发病率随着年龄的增长而提高,近年来,恶性肿瘤中死亡率上升最快的是肺癌。因此,肺癌是威胁老年人生命的一个重要疾病,应引起足够的重视。其主要致病因素与长期大量吸烟有关,且随吸烟年限、吸烟量的增长而患病率增加。同时与空气污染、职业因素、病毒感染,以及家庭遗传因素有关。

二、主要表现

(一)呼吸系统症状

1.咳嗽

常以阵发性、刺激性干咳为首发症状,当支气管阻塞,继发感染时痰量增多,变为脓性痰。

2.咯血或血痰

多为间断或持续性痰中带血,偶有大咯血。

3.胸痛

轻度胸痛常见,当胸膜或胸壁受侵犯时常出现严重持续、剧烈的疼痛。

(二)全身症状

发热及恶病质,当合并有阻塞性肺炎或肺不张时常有发热,肺部炎症可以反复发生,可因肿瘤组织坏死出现癌性发热。晚期肺癌可以出现疲乏、无力、消瘦、贫血和食欲缺乏。

(三)肺外表现

肺外表现是指与肺癌有关所引起的内分泌、神经肌肉、结缔组织及血液、血管异常改变。又称副癌综合征。

(四)转移的表现

当肺癌出现转移,可出现相应的表现如声音嘶哑、咽下困难、胸腔积液、胸闷和气憋等。

三、治疗要点

(一)手术治疗

手术仍为非小细胞肺癌的首选治疗,因为手术治疗可为提供最大的治愈的可能性。凡是无远处转移,不侵犯胸内主要脏器或胸膜腔、心肺功能可以耐受手术者,都应采取手术治疗。

(二)化学治疗

化学治疗仍是当今小细胞肺癌的首选治疗。

(三)放射治疗

放射治疗是一种局部治疗手段。主要起辅助治疗作用。

(四)免疫治疗

免疫治疗是继手术、化学治疗和放射治疗三大治疗措施之后的一种新的治疗方法。主要有干扰素、白细胞介素-2、植物多糖等。可与任何治疗措施配合应用。

(五)中药治疗

中药可改善临床症状和生存质量,提高生存率,减轻对化、放射治疗的不良反应,预防肿瘤复发转移。

(六)介入治疗

介入治疗是指在X线设备的监视下,将抗肿瘤药物和/或栓塞剂经动脉导管注入,对肿瘤病变进行直接治疗。

四、护理措施

老年由于衰老,患病后身心变化与青壮年不同,尤需重视下列措施。

(一)饮食

进食高蛋白、高维生素、高热量易消化饮食,少量多餐,向患者说明保证营养的重要性,鼓励主动进餐。

(二)卧床休息与适量活动交替

保证身心休息,以降低基础代谢率,间断起床活动,到室内或室外空气新鲜,人群稀少的地方,活动量以自觉无疲劳为度,少量多次活动为好。

(三)症状护理

肿瘤压迫出现呼吸困难、肺炎、疼痛均应及时吸氧,姑息放射治疗、给予止痛。

(四)化学治疗、放射治疗护理

化学治疗药物静脉注射速度要慢,以减轻对血管的刺激。若有血管外渗应即刻停止静脉注射,并予以局部普鲁卡因封闭。化学治疗前注射止吐药以减轻恶心呕吐反应,化学治疗期间患者出现心悸胸闷应及时听心率,做心电图;化学治疗、放射治疗均应定时查白细胞、血小板;患者均可能脱发,使患者有思想准备,并解除思想顾虑。放射治疗中患者出现咳嗽、呼吸困难加重,应考虑放射性肺炎的可能,应及时吸氧,保持呼吸道通畅。进食吞咽不适有可能发生放射性食管炎,应给予流质饮食。

五、保健

既然吸烟与肺癌的发生有一定关系,首先提倡不吸烟。我国已重视"三废"的处理,严格控制工业和机动车所产生的废气,对预防有重要的意义。肺癌的关键在于早期发现,早期治疗,因此要定期查体,特别是40岁以上长期吸烟者要每半年或一年做X射线胸部检查,以便早期发现及时手术,取得好的效果。

(李宗英)

第八节 老年人慢性肺源性心脏病

一、疾病简介

患有多年慢性支气管炎的中老年人可并发阻塞性肺气肿,常可出现逐渐加重的呼吸困难,初时往往在活动后气短,渐至休息时也感气促,在寒冷季节常因呼吸道感染使症状加重,甚至发生发绀或呼吸衰竭。由于长期反复咳嗽使肺泡膨胀、压力增高、肺泡周围毛细血管受压而阻力加大,加重了心脏负担,久之可导致肺源性心脏病。

肺源性心脏病是老年常见病。简单地说就是肺源性心脏病的简称,慢性支气管炎反复发作,支气管黏膜充血、水肿,大量黏液性渗出物阻塞小气道,气道不通畅,造成肺泡间隔断裂,影响气体交换功能,就会出现肺气肿。由于支气管炎不断发作,甚至引起支气管周围炎和肺炎,炎症波及附近的肺动脉和支气管动脉,致使这些动脉的管壁增厚、管腔变得狭窄,就会引起肺动脉压力增高,进而引起右心室和右心房肥大。发展成为阻塞性肺气肿,最后导致肺源性心脏病。支气管炎→肺气肿→肺源性心脏病,这就是本病演变的三个阶段。

二、主要表现

(一)原有肺部疾病的表现

有长期的咳嗽、咯痰、气促和哮喘等症状和肺气肿体征,如桶状胸,肺部叩诊呈过清音,肺下界下移。听诊呼吸音减弱或有干、湿啰音,心浊音界不易叩出,心音遥远,某些患者可伴有杵状指。

(二)心脏受累的表现

肺部疾病累及心脏的过程是逐渐的长期的,早期仅为疲劳后感到心悸气短,以及肺动脉高压及右心室肥大,如肺动脉第二心音亢进。剑突下有较明显的心脏搏动。叩诊可能肺动脉及心浊音界扩大,但多数因伴有肺气肿而不易查出,随病程进展逐渐出现心悸,气急加重,或有发绀。后期可出现右心衰竭的表现,如颈静脉怒张、肝大和压痛、下肢水肿和腹水。心悸常增快,可有相对性二尖瓣关闭不全,在三尖瓣区或剑突下可闻及收缩期吹风样杂音,或心前区奔马律。

(三)呼吸衰竭的表现

病变后期如继发感染,往往出现严重的呼吸困难、咳喘加重。白黏痰增多或吐黄绿色脓痰,发绀明显,头痛,有时烦躁不安,有时神志模糊,或嗜睡,或谵语,四肢肌肉抖动即所谓"肺性脑病";其原因是血氧减少,二氧化碳潴留中毒,酸碱平衡失调,电解质紊乱及脑组织pH下降等一系列内环境紊乱所致。

三、治疗要点

(一)基础疾病和发病诱因的治疗

在治疗肺实质性疾病引起的肺源性心脏病时,应积极有效地控制感染。根据临床表现和痰细菌培养及药物敏感试验结果合理选用抗生素。感染细菌不明确时应使用兼顾球菌和杆菌的抗菌药物。保持呼吸道通畅,鼓励咯痰,气道局部湿化或用祛痰药排痰,应用支气管扩张药,包括β受体激动药、茶碱及抗胆碱药物等。合理实施氧疗,合并呼吸衰竭伴中度以上二氧化碳潴留的宜用持续性控制性给氧,以达到既能将血氧含量提高到生命安全水平,又能避免二氧化碳过度升高对呼吸的抑制。氧流量通常控制在 0.8~1.5 L/min,使氧分压调整在 6.7~8.0 kPa(50~60 mmHg);往往病情愈重,氧流量控制愈严格。若在前述治疗过程中神志状态恶化,呼吸明显抑制,咳嗽反射减弱,二氧化碳分压>10.7 kPa(80 mmHg)时,可试用呼吸兴奋药。对其效果尚有不同的看法。常用药物的疗效依次为吗乙苯吡酮、香草酸二乙胺、氨苯噻唑、巴豆丙酰胺及尼可刹米。重症呼吸衰竭经保守治疗 12~24 小时无效时,应及时实施机械通气治疗。经鼻腔插管比经口腔或气管切开有更多的优点,已被普遍应用。在治疗肺血管病引起的肺源性心脏病时,对肺血栓形成或栓塞宜应用口服抗凝药(如华法林)或肺动脉血栓摘除术治疗;活动性肺血管炎需抗炎或服用肾上腺皮质激素。

(二)肺动脉高压的降压治疗

降低肺动脉压为一辅助治疗,常用的血管扩张药有钙通道阻滞剂(硝苯地平)、肼屈嗪、肾上腺能受体阻断药(酚苄明、苄胺唑啉、妥拉唑林、哌唑嗪)、硝酸盐制剂及血管紧张素转换酶抑制剂(后者只用于缺氧性肺源性心脏病)。血管扩张药可产生某些不良反应,特别在重症,可引起低血压、低氧加重、矛盾性肺动脉压升高,甚至猝死,因此,应在密切监护下使用。

(三)心力衰竭的治疗

与一般心力衰竭的治疗基本相同,可慎用地高辛,使用利尿药、血管扩张药和血管紧张素转换酶抑制剂(卡托普利、依那普利)等。当并存有重度呼吸衰竭时,应侧重于使呼吸通畅,注意防止过度利尿引起排痰困难。

(四)稳定期的康复治疗

康复治疗的目的是稳定情绪,逆转的心理和心理病理状态,并尽可能提高心肺功能和生活质量。常用的疗法如下。

1.教育

对及其家庭成员进行有关肺源性心脏病的卫生常识教育和医护指导,以调动战胜疾病的主动精神。

2.长期家庭氧疗

每天吸氧 15 小时以上,长期坚持。这不仅能降低肺动脉压力,增加心排血量,缓解症状,增强体质,改善预后,甚至可使增厚的肺血管改变逆转。

3.中药扶正固本、活血化瘀治疗

常用的药物有黄芪、党参、白术、防风、茯苓、麦冬、五味子、紫河车、丹参、当归、川芎等。

4.预防感冒、及时控制肺部感染

可用肺炎球菌疫苗和流感病毒疫苗预防肺内感染,也可试服黄芪或间歇注射核酪以提高机体的免疫功能。继发于病毒感染的呼吸道细菌感染以流感嗜血杆菌、肺炎链球菌及部分革兰阴性杆菌最为常见,因此,应及时选用对这些细菌比较敏感的抗生素进行治疗。

5.改善心肺功能

常用的药物有肾上腺能受体激动药和茶碱类药物,部分可试用皮质激素。其他尚有气功疗法、呼吸治疗及物理治疗等。

四、护理措施

(一)心理护理

因长期患病,对治疗失去信心,护士应经常与谈心,解除对疾病的忧虑和恐惧,增强与疾病斗争的信心;同时要解决实际困难,使其安心治疗。

(二)生活护理

心肺功能代偿良好时,可让适当参加体能锻炼,但不易过度活动,还应注意休息。当出现呼吸困难、发绀、水肿等症状加重时、心肺功能失代偿时,应绝对卧床休息或半坐卧位,抬高床头减轻呼吸困难,给低流量持续氧气吸入,生活上满足需求,做好生活护理,加强巡视病情。

(三)基础护理

病室保持整洁、光线充足,经常开窗,空气对流,温湿度要适当。对长期卧床应预防压疮发生,保持皮肤清洁,每4小时按摩受压部位或给气垫床,骨突部位给棉垫圈或气圈,每天早晚用温水擦洗臀部,经常为翻身,更换衣服。保证营养供给,做好口腔护理,防止口腔溃疡、细菌侵入,必要时用复方硼砂溶液漱口。减少院内感染,提高护理质量。

(四)饮食指导

肺源性心脏病是慢性疾病,应限制钠盐摄入,鼓励进高蛋白、高热量、多维生素饮食,同时忌辛辣刺激性食物,戒烟、酒,出汗多时应给钾盐类食物,不能进食者可行静脉补液,速度不宜过快,以减轻心脏负担。

(五)控制感染

控制呼吸道感染是治疗肺源性心脏病的重要措施。应保持呼吸道通畅,可给氧气吸入,痰多时可行雾化吸入,无力排痰者及时吸痰,协助患者翻身;按医嘱给抗生素,注意给药方法和用药时间,输液时应现用现配,以免失去疗效;做好24小时出入量记录,对于全身水肿,注射针眼处应压迫片刻,以防感染。用利尿剂时,需观察有无水电解质紊乱及给药效果。

(六)密切观察病情,提高对病情的观察能力

要认真观察神志、发绀,注意体温、脉搏、呼吸、血压及心率变化,输液速度不宜过快,一般以20～30滴/分钟为宜,以减轻心脏负担。护士夜间加强巡视,因肺源性心脏病的死亡多发生夜间0～4时,询问病情要详细,观察有无上消化道出血及肺性脑病的征象,警惕晚期合并弥散性血管内凝血,发现情况及时报告医师,所以护士在抢救治疗肺源性心脏病中起着重要作用。

五、保健

(1)严寒到来时,要及时增添衣服,尽量避免着凉,不能让自己有畏寒感,外出时更要注意穿暖。因一旦受凉,支气管黏膜血管收缩,加之肺源性心脏病免疫功能低下,很容易引起病毒和细菌感染。一般先是上呼吸道,而后蔓延至下呼吸道,引起肺炎或支气管肺炎。此外,脚的保暖对肺源性心脏病也十分重要,不可忽视。

(2)多参加一些户外活动,接触太阳光。天气晴朗时早上可到空气新鲜处如公园或树林里散

散步,做一些力所能及的运动,如打太极拳、做腹式呼吸运动,以锻炼膈肌功能,并要持之以恒。出了汗及时用干毛巾擦干,并及时更换内衣。研究结果表明,长期坚持力所能及的运动,可提高机体免疫功能,能改善肺功能。运动量以不产生气促或其他不适为前提。避免到空气污浊的地方去。

(3) 保持室内空气流通。早上应打开窗户,以换进新鲜空气。在卧室里烧炭火或煤火尤其是缺乏排气管时,对肺源性心脏病不利,应尽量避免。

(4) 生活要有规律。每天几点钟起床,几点钟睡觉,何时进餐,何时大便,何时外出散步,都要有规律。中午最好睡睡午觉。心情要舒畅,家庭成员要和睦相处。肺源性心脏病由于长期受疾病折磨,火气难免大些,应尽量克制,不要发脾气。

(5) 吸烟者要彻底戒烟,甚至不要和吸烟者一起叙谈、下棋、玩牌等,因被动吸烟对肺源性心脏病同样有害。有痰要及时咳出,以保持气道清洁。

(6) 要补充营养。肺源性心脏病多有营养障碍,消瘦者较多,但又往往食欲不好。原则上应少食多餐,还可适当服一些健胃或助消化药。不宜进食太咸的食品。

(7) 肺源性心脏病并发下呼吸道感染的表现往往很不典型,发热、咳嗽等症状可能不明显,有时仅表现为气促加重、痰量增多或痰颜色变浓。这都应及时到医院就诊,不要耽误。

(8) 自己不要滥用强心、利尿和普萘洛尔类药物。因用药不当可加重病情,甚至发生意外。

(9) 有条件者可进行家庭氧疗,这对改善缺氧,提高生活质量和延长寿命都有所裨益。

(10) 为提高机体免疫功能,在严寒到来之前可肌内注射卡介苗注射液,每次 1 mL,每周 2 次,共 3 个月。这样可减少感冒和上呼吸道感染发生。

(李宗英)

第九节 老年人低血压

一、疾病简介

低血压是由于生理或病理原因造成血压收缩压<13.3 kPa(100 mmHg),平时我们讨论的低血压大多为慢性低血压。慢性低血压据统计发病率为 4% 左右,老年人群中可高达 10%。慢性低血压一般可分为三类:①体质性低血压,一般认为与遗传和体质瘦弱有关,多见于 20~50 岁的女性和老年人,轻者可无如何症状,重者出现精神疲惫、头晕、头痛,甚至昏厥。夏季气温较高时更明显。②直立性低血压:直立性低血压是从卧位到坐位或直立位时,或长时间站立出现血压突然下降超 2.7 kPa(20 mmHg),并伴有明显症状。这些症状包括头昏、头晕、视力模糊、乏力、恶心、认识功能障碍、心悸和颈背部疼痛。直立性低血压与多种疾病有关,如多系统萎缩、糖尿病、帕金森病、多发性硬化病、围绝经期障碍、血液透析、手术后遗症、麻醉、降压药、利尿药、催眠药和抗精神抑郁药等,或其他如久病卧床,体质虚弱的老年人。③继发性低血压:由某些疾病或药物引起的低血压,如脊髓空洞症、风湿性心脏病、降压药、抗抑郁药和慢性营养不良症、血液透析患者。

二、主要表现

病情轻微症状可有头晕、头痛、食欲缺乏、疲劳、脸色苍白、消化不良及晕车船等；严重症状包括直立性眩晕、四肢冷、心悸、呼吸困难、共济失调及发音含糊，甚至昏厥，需长期卧床。这些症状主要因血压下降，导致血液循环缓慢，远端毛细血管缺血，以致影响组织细胞氧气和营养的供应，二氧化碳及代谢废物的排泄。尤其影响了大脑和心脏的血液供应。长期如此使机体功能大大下降，主要危害包括视力、听力下降，诱发或加重老年性痴呆，头晕、昏厥、跌倒、骨折发生率大大增加。乏力、精神疲惫、心情压抑、忧郁等情况经常发生，影响了患者生活质量。据国外专家研究显示，低血压可能导致脑梗死和心肌梗死。直立性低血压病情严重后，可出现每当变换体位时血压迅速下降，发生晕厥，以致被迫卧床不起，另外可诱发脑梗死、心肌缺血，给患者、家庭和社会带来严重问题。

三、治疗要点

低血压轻者如无任何症状，无需药物治疗。主要治疗为积极参加体育锻炼，改善体质，增加营养，多喝水，多吃汤，每天食盐略多于常人。重者伴有明显症状，必须给予积极治疗，改善症状，提高生活质量，防止严重危害发生。近年来推出α受体激动剂管通，具有血管张力调节功能，可增加外周动、静脉阻力，防止下肢大量血液郁滞，并能收缩动脉血管，达到提高血压，加大脑、心脏等重要脏器的血液供应，改善低血压的症状，如头晕、乏力、易疲劳等症状。其他药物还有麻黄碱、二氢麦角胺、氟氢可的松等，中药治疗等效果和不良反应有待进一步考察。

四、护理措施

(1)适当增加食盐用量，同时多饮水，较多的水分进入血液后可增加血容量，从而可提高血压。

(2)增加营养，吃些有利于调节血压的滋补品，如人参、黄芪、生脉饮等。此外，适当喝些低度酒也可提高血压。

(3)加强体育锻炼，提高机体调节功能。体育锻炼无论对高血压或低血压都有好处。

(4)为防止晕倒，老年低血压平时应注意动作不可过快过猛，从卧位或坐位起立时，动作应缓慢一点。排尿性低血压还应注意，在排尿时最好用手扶住一样较牢固的东西，以防摔倒。

(5)药物治疗，可选用米多君、哌甲酯、麻黄碱等升压药及三磷腺苷、辅酶 A、B 族维生素及维生素 C，以改善脑组织代谢功能。

五、保健

(1)平时养成运动的习惯，均衡的饮食，培养开朗的个性，及足够的睡眠。所以低血压的，应过规律的生活。

(2)低血压入浴时，要小心防范突然起立而晕倒，泡温泉也尽量缩短时间。

(3)对血管扩张剂、镇静降压药等慎用。

(4)有直立性低血压的人可以穿弹性袜。夜间起床小便或早晨起床之前先宜活动四肢，或伸一下懒腰，这样活动片刻之后再慢慢起床，千万不要一醒来就猛然起床，以预防短暂性大脑缺血。也可以在站立之前，先闭合双眼，颈前屈到最大限度，而后慢慢站立起来，持续 10～15 秒后再走动，即可达到预防直立性低血压的目的。

（李宗英）

第十节 老年人贫血

一、疾病简介

贫血是老年人临床常见的症状。随着年龄的增加，贫血发病率也会上升，因为老年人的某些生理特点与贫血的发生也有一定的关系。老年人贫血主要是缺铁性贫血和慢性疾病性贫血，其次为营养性巨幼细胞贫血。在经济条件较差的人群中易发生营养性贫血。老年人贫血的发生较为缓慢、隐蔽，常会被其他系统疾病症状所掩盖。如心悸、气短、下肢水肿及心绞痛等症状在贫血及心血管疾病时均可出现，临床上多考虑为心血管疾病而忽视了贫血的存在。实际上，也可能是贫血加重了心血管的负担，使原有的心脏病症状加重。此外，贫血时神经精神症状常较为突出，如淡漠、无欲、反应迟钝，甚至精神错乱，常被误诊为老年精神病。

贫血是一种症状，造成贫血的原因比较复杂，对老年人贫血应该寻找出造成贫血的真正原因。老年人贫血常见原因是营养不良或继发于其他全身性疾病。再生障碍性贫血及溶血性贫血不多见。营养不良性贫血中以缺铁性贫血最常见。食物缺铁，吸收不良或慢性失血均可造成铁的缺乏。老年人咀嚼困难，限制饮食，胃酸缺乏，吸烟喝酒，饭后饮茶等都可造成铁吸收障碍。慢性失血以胃溃疡出血、十二指肠溃疡出血、消化道肿瘤出血、痔疮、鼻出血及钩虫感染为常见。继发性贫血的常见原因是老年人肿瘤、肾炎和感染。有些药物如某些降糖、氯霉素、抗风湿药、利尿药等，除可直接对骨髓造血功能影响外，还可通过自身免疫机制造成溶血性贫血。

二、主要表现

老年人贫血进展缓慢，其症状、体征与贫血本身及由引起贫血的原发病共同所致，其表现与贫血的程度、发生的进度、循环血量有无改变有关。

(一)皮肤黏膜

皮肤黏膜苍白最为常见，苍白程度受贫血程度、皮内毛细血管的分布、皮肤色泽、表皮厚度及皮下组织水分多少的影响。苍白比较明显的部位有睑结膜、口唇、甲床、手掌及耳轮。

(二)肌肉

肌肉主要表现为疲乏无力，是由于骨骼肌缺氧所致。

(三)循环系统

循环系统表现为活动后心悸、气短，严重贫血可出现心绞痛、贫血性心脏病、心脏扩大乃至心力衰竭。

(四)呼吸系统

呼吸系统表现为气短和呼吸困难。

(五)中枢神经系统

缺氧可致头晕、头痛、耳鸣、眼花、注意力不集中及记忆力减退、困倦、嗜睡乃至意识障碍。

(六)消化系统

消化系统常见食欲减退、腹胀、恶心、腹泻、便秘和消化不良等。

三、治疗要点

老年人贫血的治疗原则与年轻人相同,首先针对病因。一般用药原则是针对性强,尽量单一用药,剂量要充足,切忌盲目混合使用多种抗贫血药。老年人贫血一般多为继发性贫血,当然是要以治疗原发病为主,只有治好了原发病,贫血症状才有可能得到纠正。

四、护理措施

(一)休息

可视贫血的严重程度及发生速度而定,对严重贫血并伴有临床症状的,要采取适当休息,限制下床活动,卧床或绝对卧床休息。对有一定代偿能力的,要给予一定的关照。休息的环境应清洁、安静、舒适、阳光充足、空气流通。温湿度适宜,并与感染隔离。

(二)病情观察

观察体温、脉搏、呼吸、血压情况的变化,及可能合并出现的出血与感染的早期临床表现,及时处理。

(三)营养

应给予高热量、高蛋白、高维生素及含无机盐丰富的饮食。通过适当调整饮食以协助改善胃肠道症状。

(四)症状护理

心悸、气短应尽量减少活动,降低氧的消耗,必要时吸氧。头晕是脑组织缺氧所致,应避免突然变换体位,以免造成晕厥后摔倒受伤。有慢性口腔炎及舌炎时应注意刷牙,用硼酸溶液定时漱口,口腔溃疡时可贴溃疡药膜。

(五)皮肤毛发护理

定期洗澡、擦澡、保持皮肤和毛发清洁。

(六)心理护理

耐心、细致地做好思想工作,关心体贴,解除的各种不良情绪反应及精神负担,增强战胜疾病的信心。心力衰竭或烦躁、易怒、淡漠、失眠、面色、手掌和黏膜苍白。

五、保健

(1)平时应注意膳食的均衡,食物中应有充足的新鲜蔬菜、肉类、奶类及蛋类制品,菠菜、芥蓝菜、黑木耳、桂圆、红枣、海带和猪肝富含铁质食物,经常调配食用,对预防营养不良性贫血有较好的作用。对已查明正在治疗原发病的贫血老人,有辅助配合治疗的效果。

(2)对老年人来讲,许多急性、慢性疾病,特别是常见的感染性疾病都可引起继发性贫血,如肿瘤、慢性支气管炎、结核、胆囊炎、肾盂肾炎、前列腺肥大、尿路感染、糖尿病及慢性肝炎或肝硬化等。因此,积极有效地预防这些疾病,一旦患有疾病应及时进行治疗,不让疾病长期不愈,就可减少继发性贫血的发生率。

(李宗英)

第十一章 精神科护理

第一节 神经官能症

一、疾病概述

神经官能症,又称神经症,是一组精神障碍的总称。神经症是一组高发疾病,在门诊中常见。神经症的总患病率国外报告在5%左右。我国据精神疾病流行病学调查资料显示,神经症的总患病率为2.2‰,女性高于男性;以40～44岁年龄段患病率最高,但初发年龄最多为20～29岁年龄段;文化层次低、经济状况差、家庭氛围不和睦者患病率较高。

共同特征:起病常与心理社会因素有关;病前多有一定的素质和人格基础;症状主要表现为脑功能失调症状、情绪症状、强迫症状、疑病症状、分离或转换症状、多种躯体不适感等,这些症状在不同类型的神经症患者身上常混合存在,但均不伴有器质性病变;患者无精神病性症状,对疾病有相当的自知力,疾病痛苦感明显,有求治要求;社会功能相对完好,行为一般保持在社会规范允许的范围之内;病程大多持续迁延。

(一)临床表现

神经症的临床表现因为临床分型不同,所以其表现也很复杂多样,但是大体分为以下几类。

1.脑功能失调症状

(1)精神易兴奋:主要表现为三个特点。①在日常生活中,事无巨细均可使患者浮想联翩或回忆增多,尤其多发生在睡眠阶段。②不随意注意增强,患者极易被周围细微的事物变化所吸引,以致注意很难集中。③患者感受阈值降低,表现为别人轻言细语在他听来嘈杂难耐,别人关门、移椅即感觉如同山崩地裂;对身体内部信息的感觉阈值下降则表现为躯体不适感觉增强。

(2)精神易疲劳:主要表现为能量不足、精力下降,工作稍久就觉得疲惫不堪,严重者一动脑筋就感到疲劳,注意力很难集中且不能持久,故思考问题十分困难。由于思维不清晰,精力不旺盛,故感到记忆力差,工作效率低,做事常丢三落四、茫无头绪。这种能量的不足并不伴有动机的削弱,因而患者苦于"力不从心"。

2.情绪症状

(1)焦虑：是指在缺乏充足的客观原因时,患者产生紧张、不安或恐惧的内心体验并表现相应的自主神经功能失调。此时患者警醒水平提高,严重者有大祸临头、惶惶不可终日之感；有运动性不安、坐卧不宁,伴心悸、出汗、尿频、震颤、眩晕、恶心等自主神经功能紊乱的症状。

(2)恐惧：特指患者对某种客观刺激产生的一种不合理的恐惧,而且患者明知这种情绪的出现是荒唐的、不必要的,却不能摆脱,是恐惧症的主要临床表现。患者同时伴有一系列自主神经症状,如面红或苍白、心跳呼吸加快、恶心、出汗、血压波动等,并常伴有相应的回避行为。

(3)易激惹：是一种负性情绪,它不仅仅指易发怒,还包括易伤感、易烦恼、易委屈、易愤慨等。这种情绪启动状态是情绪启动阈值和情绪自控能力双重降低的结果。极小的刺激便可触动情绪的扳机,一触即发、大发雷霆最为常见。

(4)抑郁症状：是种不愉快的情绪体验,可以表现为从轻度的缺少愉快感到严重的绝望自杀,核心症状是丧失感,如兴趣、动机、生活的期望、自我价值、自信心、欲望(如食欲、性欲)等,均可不同程度地下降或丧失。常伴有厌食、体重减轻、睡眠障碍、性欲减退、疲乏无力及慢性疼痛等症状。神经症患者的抑郁症状一般程度较轻,以躯体不适的表现较为多见。

3.强迫症状

(1)强迫观念：多表现为同一意念的反复联想,患者明知多余,但欲罢不能。这些观念可以是毫无意义的,对常识、自然现象和/或日常生活中遭遇的各种事件进行强迫性的穷思竭虑,患者常常是事无巨细、反复回忆思考,并为此痛苦不堪。强迫怀疑是强迫观念中常见的表现,如怀疑门没有锁好、煤气阀没有关好等,常伴随出现相应的强迫行为。

(2)强迫意向：是一种尚未付诸行动的强迫性冲动,使患者感到一种强有力的内在驱使。如患者站在高楼上,就有"跳下去"的冲动；抱起孩子,便出现"掐死他"的冲动等。这种冲动与患者的主观意愿相违背,所以一般情况下不会转变为行动。患者能够意识到这种冲动是不合理的、荒谬的,但经努力克制仍无法摆脱,冲动的反复出现使患者焦虑不安、忧心忡忡,以致患者极力回避相关场合,造成社会功能的损害。

(3)强迫行为：较为常见的表现有强迫性洗涤、强迫性检查、强迫性计数及强迫性仪式动作等。

4.疑病症状

疑病症状是指对自身的健康状况或身体的某些功能过分关注,以致怀疑患了某种躯体疾病或精神疾病,而与现实健康状况并不相符；医师的解释或客观医疗检查的正常结果不足以消除患者的疑病观念,因而到处反复求医。患者往往感觉过敏,对一般强度的外来刺激感到不堪忍受,对内脏的正常活动,也能"清晰"的感知并过分关注,如感到体内膨胀、堵塞、跳动、牵扯、扭转、流窜等。这些内感性不适便成为疑病观念的始因和基础,加上多疑固执的个性素质,便可发展成为疑病观念。

5.躯体不适症状

(1)慢性疼痛：神经症性的疼痛,以头颈部为最多见,其次是腰背、四肢,呈持续性或波动性。疼痛发生的频率与患者的心理压力及其他神经症症状有关。

(2)头昏：是神经症的常见症状,患者将体验描述为"头昏脑胀""头昏眼花""脑子不清晰"。头昏常与头痛、头胀相伴出现,自觉感知不清晰,注意力难以集中,记忆模糊,分析综合能力受损,焦虑、烦躁,并可伴有不同程度的自主神经症状。

(3)自主神经症状群：不同神经症的自主神经紊乱的表现可能不一样。神经衰弱的自主神经症状是泛化的,不具有明显的特点;焦虑症的自主神经症状以交感神经功能亢进为主要特点,主要表现在心血管方面如心悸、气促。也可同时出现副交感神经亢进的表现如尿频、多汗等。

6.睡眠障碍

睡眠障碍在神经症患者中极为普遍,其中失眠是睡眠障碍中最常见的形式,主要表现为睡眠时间短或睡眠质量差,或者对睡眠缺乏自我满足的体验。神经症患者以入睡困难为主诉最为常见,其次是易惊醒和早醒。

(二)临床分型

1.焦虑症

焦虑症又称焦虑性神经症,是一种以焦虑情绪为主的神经症,以广泛和持续性焦虑或反复发作的惊恐不安为主要特征,常伴有自主神经功能紊乱,肌肉紧张与运动性不安。以上表现并非由于实际的威胁所致,且其紧张恐慌的程度与现实情况很不相称。临床分为广泛性焦虑症与惊恐障碍两种主要形式。

(1)广泛性焦虑:又称慢性焦虑症,是焦虑症最常见的表现形式。常缓慢起病,以经常或持续存在的焦虑为主要临床相。①精神焦虑:表现为对未来可能发生的、难以预料的某种危险或不幸事件的经常担心,尽管也知道这是一种主观的过虑,但患者因不能自控而颇感苦恼。患者常有恐慌的预感终日心烦意乱,忧心忡忡,坐卧不宁,似有大祸临头之感。常伴有觉醒度提高,表现为过分的警觉,对外界刺激敏感,易于出现惊跳反应;注意力难于集中,易受干扰,难以入睡,睡中易惊醒;情绪易激惹;感觉过敏等。②躯体焦虑:表现为运动性不安与多种躯体症状,如搓手顿足,不能静坐,严重时有肌肉酸痛,多见于肩背部、颈部及胸部肌肉,紧张性头痛也很常见;自主神经功能紊乱以交感神经系统活动过度为主,表现为心动过速,皮肤潮红或苍白,口干,便秘或腹泻,出汗,尿频、尿急等症状,有的患者还可出现早泄、阳痿、月经紊乱等内分泌失调症状。

(2)惊恐障碍:又称急性焦虑障碍。其特点是患者在无特殊的恐惧性处境时,突然感到一种突如其来的惊恐体验,伴濒死感或失控感及严重的自主神经功能紊乱。患者觉得好像死亡将至、灾难将至,表现为奔走、惊叫,伴胸闷、心动过速、呼吸困难、头痛头晕、四肢麻木等自主神经症状。惊恐发作通常起病急骤,终止也迅速,一般历时5~20分钟,很少超过1小时,但不久又可突然再发。发作期间始终意识清晰,高度警觉,发作后仍心有余悸,担心再次发作,但此时焦虑体验不再突出,而已虚弱无力感为主,常需数小时到数天才能恢复。

2.强迫症

强迫症又称强迫性神经症,是以强迫症状为主要临床表现的一类神经症。本病通常在青少年期发病,也有起病于童年期者。起病缓慢,多数无明显诱因,基本症状为强迫观念,常伴有强迫动作或行为,也可有强迫情绪和强迫意向。可以一种为主,也可为几种症状兼而有之。以强迫观念最多见,强迫动作或行为多为减轻强迫观念引起的焦虑,而不得不采取的顺应行为。其特点是有意识的自我强迫和反强迫并存,两者强烈冲突使患者感到焦虑和痛苦;患者体验到观念和冲动系来源与自我,但违反自己的意愿,需极力抵抗,但无法控制;患者也意识到这些强迫症状是不必要的、异常的,但不能为主观意志所控制。患者自知力保持完好,求治心切。病程迁延者可表现为仪式动作为主而精神痛苦减轻,但社会功能严重受损。

3.恐惧症

恐惧症又称恐惧性神经症,是以恐惧症状为主要临床表现的神经症。患者对外界某种客观事物或情境产生异乎寻常的恐惧和紧张,发作时常伴有明显的焦虑不安及自主神经症状。患者明知这种恐惧反应是过分的、不合理的和不必要的,但在相同场合下仍反复出现,难以控制。为了解除这种焦虑不安,患者常主动回避他所恐惧的客观事物或情境,以致影响到正常的生活和工作。根据恐惧对象的不同可将恐惧症归纳为三大类,如下。

(1)场所恐惧症:又称广场恐惧症、旷野恐惧症、聚会恐惧症等。是恐惧症中最常见的一种,主要表现为对某些特定环境的恐惧,如高处、广场、密封的环境和拥挤的公共场所等。

(2)社交恐惧症:主要特点是害怕被人注视,一旦发现别人注视自己就不自然,脸红、不敢抬头、不敢与人对视,甚至觉得无地自容,因而回避社交,不敢在公共场合演讲,集会不敢坐在前面。社交恐惧的对象可以是熟人,甚至是自己的亲朋、配偶,较常见的是异性、严厉的上司和未婚夫(妻)的父母亲等。

(3)单一恐惧症:指患者对某一具体的物件、动物等有一种不合理的恐惧。最常见的为对某种动物或昆虫的恐惧,如蛇、猫、蜘蛛、毛毛虫等,也可以是鲜血、尖锐锋利的物品或某些自然现象。

4.躯体形式障碍

躯体形式障碍是一种以持久的担心或相信各种躯体症状的优势观念为特征的神经症,常伴有焦虑或抑郁情绪。患者反复就医,各种医学检查的阴性结果和医师的再三解释均不能打消其疑虑。有时患者确实存在某种躯体障碍,但不能解释症状的性质、程度或患者的痛苦与先占观念。这些躯体症状被认为是心理冲突和个性倾向所致。躯体形式障碍包括躯体化障碍、未分化的躯体形式障碍、疑病障碍、躯体形式的自主功能紊乱、躯体形式的疼痛障碍等多种形式。

5.神经衰弱

神经衰弱是指大脑由于长期的情绪紧张和精神压力,使精神活动能力减弱的神经症,其主要特征是精神易兴奋和脑力易疲乏,常伴有情绪不稳定、易激惹、睡眠障碍、头痛、多种躯体不适等症状,这些症状不能归于躯体疾病、脑器质性疾病或某种特定的精神疾病。

(三)辅助检查

虽然诊断该疾病主要以临床表现为主,但是实验室的检查对该疾病的诊断也很重要,也可以与其他共症疾病相鉴别,因此除完成血常规、尿常规、大便常规、肝肾功能、胸部 X 线检查、B 超、心电图外,还可以进行脑电图检查,以及神经系统的辅助检查和心理测验等。

(四)诊断要点

1.症状标准

以下症状之一为主要临床相:轻度抑郁症状,恐怖症状,强迫症状,惊恐发作,广泛性焦虑症状,疑病症状,神经衰弱症状,其他神经症症状或上述症状的混合。

2.严重程度标准

因上述症状造成至少下述情况之一:妨碍工作、学习、生活或社交;无法摆脱精神痛苦,以至于主动求医。

3.病程标准

持续病程至少 3 个月(除惊恐障碍外)。

4.排除标准

排除器质性精神障碍、精神分裂症等疾病。

神经症的共同特征除了上述诊断标准所列项目以外,起病常与心理因素或社会因素有关,患者具有一定的人格特征,没有任何可以证实的器质性病变,自知力完好,主动求治,人格完整,社会功能相对完好。

(五)治疗要点

神经症的治疗根据各种不同的类型各有不同,应该根据其神经症的类型和患者的具体情况制定个体的治疗方案;具体有下列几种治疗方法。

1. 心理治疗

(1)心理疏导:引导患者认识疾病的性质,消除患者的疑虑。鼓励患者面对现实,发挥其主动性,树立战胜疾病的信心,正确对待病因,配合医师的要求进行训练。

(2)行为治疗:常用的行为疗法有系统脱敏疗法、厌恶疗法、阳性强化方法等。

(3)认知治疗:由于神经症患者有特殊的个体易感素质,因此常常做出不现实的、病理性的估计与认知,以致出现不合理的、不恰当的反应,这种反应超过一定限度与频度,便出现疾病。认知心理治疗通过分析与改变患者的错误的认知方式来纠正患者的神经症症状。

(4)其他心理治疗:如精神分析疗法、森田疗法等。

2. 药物治疗

治疗神经症的药物种类较多,如抗焦虑药、抗抑郁药以及促进大脑代谢药等。药物治疗的优点是控制靶症状起效较快,尤其是早期与心理治疗合用,有助于缓解症状,提高患者对治疗的信心,促进心理治疗的效果与患者的遵医行为。

二、护理

(一)护理评估

1. 一般情况

评估患者日常生活情况,如睡眠、衣着、饮食、大小便、自理能力;与周围环境接触如何;对周围事物是否关心;主动接触及被动接触状况;合作情况。

2. 生理功能

神经症患者常常有许多心因性的躯体不适主诉,这些症状是心理痛苦在躯体的表现,没有器质性的改变。所以除了要常规评估患者的生命体征、睡眠、全身营养与水电解质平衡情况、进食状况、排泄状况、躯体各器官功能及生活自理能力等情况以外,还应对患者的多种躯体不适主诉认真评估,鉴别其性质是器质性的还是心因性的,以便作出正确处理。

3. 心理功能

评估患者的精神症状、情感状态、行为表现、病前性格特点、对应激的心理应对方式。

4. 社会功能

神经症患者最常见的社会功能损害是人际交往能力的缺陷,与患者病前个性缺陷和不良的心理应对方式有关,可通过询问患者本人及其亲友来进行综合评估。

5. 家庭与环境

评估患者幼年时的生活环境、所受的教育、父母的教养方式、家庭经济状况及成年后的婚姻状况、子女、生活及工作学习环境等情况及患者的社会支持系统等资源,尤其要了解对患者有重要影响力的人,以制订合理有效的治疗和护理计划。

6. 其他方面

评估患者的家族史、既往疾病史;评估患者以往用药情况、治疗效果,有无药物不良反应等;评估患者的常规化验及特殊检查结果。

(二)护理问题

1.生理功能

睡眠形态紊乱,潜在的或现存的营养失调,疼痛或身体不适,皮肤完整性受损,部分自理能力下降。

2.心理功能

(1)焦虑:注意力难于集中,易受干扰,情绪易激惹。

(2)抑郁:患者由于疾病的困扰情绪可能低落。

(3)恐惧:惊恐相的表现。

3.社会功能

潜在的或现存的自杀、自伤行为,有暴力行为的危险,自我保护能力改变,社交能力受损,个人应对无效,不合作(治疗的合作程度),知识缺乏(对疾病的了解程度)。

(三)护理目标

神经症患者最重要的护理目标是患者能够正确认识和对待所患疾病,善于分析患病原因,学会合理宣泄情绪,认识个性缺陷以及积极有效的心理应对方式应对应激性事件,这是一个长期目标。具体包括:①症状减轻或消失。②能正确认识疾病表现,恰当的宣泄焦虑、抑郁情绪,减轻痛苦。③患者基本的生理及心理需要得到满足,舒适感增加。④能运用有效的心理预防机制及应对技巧控制不良情绪,减轻不适感。⑤能与他人建立良好的人际关系。⑥能增强处理压力与冲突的能力。⑦能正确认识心理、社会因素与疾病的关系。⑧家庭及社会支持逐步提高。⑨社会功能基本恢复。

(四)护理措施

1.安全护理

为患者提供安静舒适的环境,减少外界刺激。加强安全护理,避免环境中的危险品及其他不安全因素,防患于未然。

2.生理功能

睡眠障碍与躯体不适或疼痛是神经症患者常见的躯体问题。睡眠障碍的护理包括创造良好的睡眠环境、安排合理的作息制度、养成良好的睡眠习惯等。

值得一提的是,由于神经症患者许多躯体不适症状的缓解在于其应激因素的消除和内心冲突的最终解决,因此除一般护理外,要特别注意其心理功能的护理。鼓励患者参加适当的集体活动,减少白天卧床时间,转移注意力,减少对恐惧、焦虑、惊恐发作或强迫等症状的过分关注和担忧。另外,患者可能有食欲减退、体重下降等情况,因此护士要鼓励患者进食,帮助选择易消化、富营养和色香味俱全的食物。对便秘患者鼓励多进食蔬菜水果,多喝水,养成每天排便习惯。如便秘超过3天,应按医嘱给予缓泻剂或灌肠等帮助排便。

3.心理功能

(1)建立良好的护患关系:以和善、真诚、支持、理解的态度对待患者,耐心的协助患者,使患者感到自己是被接受、被关心的。如当患者主诉躯体不适时应做到确实的体格检查,进行客观评估,即使有时找不到器官的病理性证据来解释症状,也应理解其所主诉的疼痛不适是真实存在的,患者并非无病呻吟,护理人员应以一种接受的态度倾听,并选择适当的时机,结合检查的正常结果,使患者相信其障碍并非器质性病变所致。

(2)鼓励患者表达自己的情绪:鼓励患者表达自己的情绪和不愉快的感受,协助其识别和接受负性情绪及相关行为。神经症患者内心常常不愿接受(或承认)自己的负性情绪和行为。护理人员通过评估识别出这些负面情绪后,要引导患者识别、继而接受它。

(3)协助患者消除应激:与患者共同探讨与疾病有关的应激原及应对方法,协助患者消除应激,帮助其正确认识和对待疾病,学习新的应对方法,接受和应付不良情绪。

(4)训练患者的应对技巧:提供环境和机会让患者学习和训练新的应对技巧,强化患者正性的控制紧张焦虑等负性情绪的技巧。例如,根据焦虑症的特点设计某些应激情境,召集患同类疾病的患者一起做行为的模拟预演,及时提供反馈信息,辅以放松训练。活动结束后,鼓励他们交流心得,取长补短。

(5)帮助患者学会放松:增进放松的方法很多,如静坐、慢跑、气功、太极拳及利用生物反馈仪训练肌肉放松等,都是十分有效的方法。

(6)积极鼓励患者:反复强调患者的能力和优势,忽略其缺点和功能障碍。鼓励患者敢于面对疾病表现,提供可能解决问题的方案,并鼓励和督促实施。经常告知患者他的进步,及时表扬鼓励,让患者明白自己的病情正在好转,有利于增强自信心和减轻无助无望感。

4.社会功能

(1)提供安静舒适的环境,减少外界刺激:①焦虑患者常坐立不安,不愿独处,可设专门陪护,以增强其安全感。②应严密观察,严加防范患者可能发生的自杀、自伤及冲动伤人等行为,早发现早干预。③及时督促患者完成药物治疗计划,观察药物疗效和不良反应,给予服药指导,以有效控制神经症的症状。

(2)协助患者获得社会支持:护理人员应帮助患者认清现有的人际资源,并扩大其社会交往的范围,使患者的情绪需求获得更多的满足机会,并可防止或减少患者使用身体症状来表达情绪的倾向。同时协助患者及家庭维持正常角色行为。家庭是患者最主要的社会支持系统,它既可以帮助患者缓解压力,也可能是造成或加重患者压力的根源。护理人员应协助分析患者可能的家庭困扰,确认正向的人际关系,并对存在的困扰进行分析,如加入群体互助团体、成人教育班、社区活动或特殊的兴趣团体等,以便让患者发现别人有和自己同样的问题,而减少寂寞感,并增加情绪上的支持。

(3)帮助患者改善自我照顾能力:神经症患者可因躯体不适的症状以及焦虑、抑郁等负性情绪而忽视个人卫生,也可因仪式动作、强迫行为而导致生活自理能力的下降。护理人员应耐心协助患者做好沐浴、更衣、头发、皮肤的护理。这些活动均可增加患者对自己的重视与兴趣。护士对患者的每一个进步及时肯定、表扬鼓励,让患者感受他随时受到护士关注,有利于患者逐步树立起治病的信心。

5.康复期护理

在神经症的康复期,护士应帮助患者正确认识和对待疾病及其致病因素,克服个性缺陷,教会患者正确应对生活困难和创伤性体验,恰当处理人际关系,防止疾病复发。积极参加社会活动,体现自身价值,增强治病信心,参加康复训练,以利身体康复。

6.特殊护理(惊恐发作)

(1)患者在惊恐发作时,护士必须镇定、稳重,防止将医护人员的焦虑传给患者,应立即让患者脱离应激原或改换环境,有条不紊地进行治疗和护理。应明确地向患者表示,发作不会危及生命,病情一定能控制。

(2)对惊恐发作急性期的患者,要陪伴在患者身边,态度和蔼,耐心倾听和安抚,对其表示理解和同情,并可给予适当的按摩和安慰。对患者当前的应对机制表示认同、理解和支持。鼓励患者按可控制和可接受的方式表达焦虑、激动,允许自我发泄。

(3)与惊恐发作相关的焦虑反应有时可表现为挑衅和敌意,应适当限制,并对可能的后果有预见性,针对可能出现的问题,预先制定相应的处理措施。惊恐发作时,应将患者和家属分开或隔离,以免互相影响和传播,加重病情。

(4)有的患者坐立不安,不愿独处,又不愿到人多的地方,应尊重患者,创造有利治疗的环境,如允许保留自己的天地和注意其隐私,必要时设专人陪护等。

(5)遵照医嘱给予相应的治疗药物,如抗焦虑药、抗抑郁药等,控制惊恐发作,减轻病情,取得患者合作。

(6)在间歇期教会患者放松技术,参加反馈治疗,适当应用药物,避免再次发作,以使其相信该病有治愈的希望。配合医师做好行为治疗。做好家属工作,争取家庭和社会的理解和支持。

(五)护理评价

评价患者的症状是否得到改善,不良的心理应对方式是否得到矫正,是否消除了心理应激的影响及提高了社会适应能力等。对癔症的知识了解了多少等。

(六)健康指导

(1)使患者对神经症发作有正确的认识,消除模糊观念引起的焦虑、抑郁,纠正错误观念,减少不良因素的刺激,控制疾病发作。

(2)帮助患者充分认识自己,挖掘出自身性格上的弱点及与疾病的关系。

(3)教会患者一些科学实用的处理问题的方法,不断完善自己的性格,学会处理好人际关系,调整不良的情绪,增强心理承受能力。

(4)鼓励患者积极参加有意义的活动,增强适应能力。

(5)此外还应使家属理解患者的痛苦和困境,既要关心和尊重患者,又不能过分迁就或强制,帮助患者合理安排工作、生活,恰当处理与患者的关系,并要教会家属帮助患者恢复社会功能。

三、预后及预防

(一)预后

在社区调查中,年龄在20~50岁的神经症患者中,约半数在3个月内康复。全科医师的患者,约有一半在一年内康复,其余的许多月仍无变化。转到精神专科门诊或住院的患者中,只有一半在4年后获得了满意的适应。从另一个方面看这些问题,据国外有资料称,新近发作的病例每年约70%复发,慢性病例每年仅3%复发。

神经症的死亡率在门诊患者中增加0.5~1倍,在住院患者中增加1~2倍。这些患者死亡的主要原因是由于自杀和意外。

(二)预防

进行健康人格的培养,增加应付挫折的能力,普及疾病防治知识,消除对神经症疾病患者的歧视及不正确看法,改变不良态度使患者能够及早发现和早期得到治疗。在各级医疗机构中普及精神疾病防治知识,开设心理咨询,提高精神科诊疗水平,有助于早期诊断、早期治疗。对于患者出现的不适症状给予及时的对症处理或根据患者的心理状况给予针对性的训练均对其预防神经症有益。

(邓欢欢)

第二节 网络成瘾症

一、疾病概述

网络成瘾症是由于反复使用网络,不断刺激中枢神经系统,引起神经内分泌紊乱,以精神症状、躯体症状、心理障碍为主要临床表现,从而导致社会功能活动受损的一组症候群,并产生耐受性和戒断反应。多发于青少年。男性多于女性,多发生在初次上网的1年以内,以聊天和网络游戏为主。网络成瘾对个体、家庭和社会产生一定负面影响。

(一)危害

1.生理方面的危害

(1)电磁辐射的危害:世界卫生组织通过大量的实证研究表明,电磁辐射有可能诱导细胞产生变异。生物体是细胞构成的,其遗传物质是DNA。母细胞复制子细胞就是DNA的复制传递及表达过程。因而细胞变异会导致神经系统、内分泌系统、免疫系统的失调及各功能器官的损害。

(2)对视力的危害:医学研究证实眼睛长时间的注视电脑屏幕,视网膜上的感光物质视红质消耗过多,若未能补充其合成物质维生素A和相关蛋白质,会导致视力下降、近视、眼睛疼痛、怕光、暗适应能力降低等眼疾,过度疲劳还会引起房水运行受阻,导致青光眼、干眼症,甚至失明等。

(3)对神经内分泌系统的损害:神经系统是人类思维、认知交流、情感传递的主要通道。网络成瘾不仅会对神经系统产生不良的刺激,而且会引起神经系统功能的异化。由于上网时间过长,会使大脑神经中枢持续处于高度兴奋状态,引起肾上腺素水平异常增高,交感神经过度兴奋,血压升高,体内神经递质分泌紊乱。这些改变可以引起一系列复杂的生理生化的变化,尤其是自主神经功能紊乱(如紧张、神经衰弱),体内激素水平失衡,机体免疫功能降低,可能导致个体生长发育迟缓,还可能引发心血管疾病、胃肠神经性疾病、紧张性头痛、焦虑症、抑郁症等,甚至可导致猝死。

(4)对身体功能的损害:长时间的上网,而缺乏必要的锻炼会使人们进入一个亚健康状态。①电脑操作时所累及的主要部位是腰、颈、肩、肘、腕等,长时间的操作电脑而缺乏锻炼,容易导致脊椎病变,出现脊椎畸形、颈椎病、腰椎间盘突出、腕关节综合征、关节无菌性炎症等慢性病。②长时间的使用网络会引发依赖骨骼肌收缩,回流的下肢静脉的压力增高,而长时间的静脉管腔扩张会引起静脉瓣功能性关闭不全,最终发展为器质性功能不全。③由于操作电脑时总是保持相对固定的身体姿势和重复、机械的运动,强迫体位的比重越来越大,极易突发肌肉和骨骼系统的疾病,出现重力性脂肪分布异常,产生肥胖症。有些甚至出现视屏晕厥现象,伴有恶心、呕吐、大脑过度兴奋,严重者还会造成睡眠节律紊乱。④电脑发出的气体可以危害人体的呼吸系统,导致肺部疾病的发生。

2.心理方面的危害

(1)认知发展受阻:青春期时逻辑能力、空间能力及发散性创造思维能力高度发展的关键时期,青少年本来应该有着活跃的思维和丰富的想象力,但是过度使用网络却让他们失去了平衡和多元化发展思维的关键时期。由于网络活动信息交流途径的单一,认知方式的刻板导致神经系统突触链接的次数减少或停止,产生神经回路废用现象,这将直接影响青少年认知思维的全面发展,更甚者会产生信息焦虑综合征和物理时间知觉错乱。

(2)反应功能失调:网络成瘾的患者整天把自己的思想情感沉浸于媒介内容之中,视野狭窄,对未来漠不关心,极端自我内化。久而久之,会造成抑郁焦虑的心理,甚至发展成抑郁等各类神经症。使得情感反应功能发生严重倒错,甚至出现"零度情感"现象。

(3)人格异化:患者长期生活在这种虚拟的环境中,必然使现实生活中形成的人格特质发生变化。他们会按照网络虚拟行为模式去组织生活方式,规范行为,最终导致心理层面的模式化和网络人格的变异,如分裂型、癔症型、强迫型、自恋型、偏执型、依赖型、反社会型、表演型等人格。

(4)此外网络成瘾会导致患者学业荒废、工作无序、人际关系淡漠产生亲子冲突、情绪低落、思维迟缓,甚至产生自残和攻击的意念和行为,使人的社会性功能受到严重的损害。

3.公共社会方面的危害

(1)网络成瘾引发信任危机:网络空间是一个虚拟的数字社会,它很难形成像现实世界那样的社会规范,有很多行为也难以受到法律的明确约束。他们都以化名的形式上网,放纵自己的言行,忘却自己的社会责任,有的甚至任意说谎,伤害他人,从而丧失了道德感和责任感。久而久之,会使他们在现实生活中缺失真诚性而造成现实社会人际交往的混乱。

(2)网络成瘾引发网络犯罪:网络交往具有弱社会性和弱规范性的特征,他们自由自在、无所不为的网上行为特征使网络安全与犯罪问题凸显。

(3)网络成瘾引发道德沦丧:如因"网恋"而引发的婚外情,导致的家庭破裂和重组,有些网恋的双方在网上互相调情,后来证实是父女或是母子等。

(4)网络成瘾引发暴力犯罪:大多数网络成瘾的青少年没有经济来源,但因迷恋网络,又无法支付上网的费用,为弄钱上网而走上犯罪的道路。有关专家指出,目前网络成瘾症正在成为诱发青少年犯罪的重要因素。

据此,网络成瘾,或者网络病态,已成为一个世界性的社会问题,成千上万的人因此不能有正常的生活,成千上万的家庭也因此不能有正常的功能。所以,救治网络成瘾患者不仅是在拯救个人,也是在拯救社会。

(二)临床类型

网络成瘾症的类型可分为网络游戏成瘾、网络关系成瘾、网络色情成瘾、网络信息成瘾、网络交易成瘾等。其临床表现形式也多种多样,初期患者只是表现为对网络的精神依赖,之后就很容易发展成为躯体依赖。羞耻和隐瞒、回避是网瘾的根本特征,主要表现如下。

(1)患者随着反复使用网络,感觉阈限增高,对原有的上网行为不敏感,为了获得满足不断增加上网的时间和投入程度,即表现为耐受性增强。

(2)上网占据了患者整个思想与行为,表现为强烈的心理渴求与依赖。

(3)患者一旦停止或减少上网就会产生消极的情绪,表现出坐立不安、情绪波动、失眠、焦虑、双手颤抖、烦躁、食欲下降、注意力不集中、神情呆滞等症状,体现了戒断反应。

(4)对他人隐瞒迷恋网络的程度或因使用网络而放弃其他活动和爱好。

(5)在生理症状上,由于患者上网时间过长,会使大脑神经中枢持续处于高度兴奋状态,引起肾上腺素水平异常增高,交感神经过度兴奋,血压升高,体内神经递质分紊乱。

(6)精神症状与心理障碍认知的改变,思维迟缓,注意力不集中,自知力不完整。情感反应及行为活动的异常;包括淡漠僵化和情绪极不稳定,表现冲动、毁物等行为,甚至萌生自杀或攻击性意念和行为。

(7)社会功能的缺失孤僻、不合群、胆小沉默、不爱交往,社会活动兴趣减弱、进取心缺乏、意志薄弱等,甚至引发亲子冲突、人际交往受阻等。

以上症状并不单一存在,病情严重者可以继发或伴有焦虑、抑郁、强迫、恐惧、人格改变及精神分裂症样的症状。

(三)辅助检查

首先完善其他病因的检查,然后进一步完善实验室及其他检查,对网络成瘾症并发症的诊断有着重要意义。根据疾病诊断的需要,进行必要的检查,如血、尿、大便、脑脊液等的检查,心电图、脑电图、超声波、核素及放射影像学检查等,心理测验和诊断量表也有一定的帮助。

(四)诊断要点

如果根据患者病史提示诊断该疾病并不困难,但是也需要排除其他疾病所致相同症状。

1.诊断标准

目前国际上没有明确统一的诊断标准,但是每个国家诊断的核心依据大致相同,国内较为认可的是师建国提出的网络成瘾诊断标准,如下。

(1)自己诉说具有难以控制的强烈上网欲望,虽然努力自控,但还是欲罢不能。

(2)戒断症状,如果有一段时间减少或停止上网后就会明显地焦躁不安。

(3)每周上网至少5天,每次至少4小时。

(4)专注于思考或想象上网行为或有关情景。

(5)由于上网导致社会功能明显受损。

(6)上网的时间越来越长。

(7)企图缩短上网时间的努力总以失败告终。

如果在过去12个月内表现出以上3条相符就可以确诊为网络瘾。

2.中国网瘾评测标准

(1)前提条件:上网给青少年的学习、工作或现实中的人际交往带来不良影响。

(2)补充选项:总是想着去上网;每当网络的线路被掐断或由于其他原因不能上网时会感到烦躁不安、情绪低落或无所适从;觉得在网上比在现实生活中更快乐或更能实现自我。

在满足前提条件的基础上必须至少满足补充选项中的任意一个,才能判定该网民属于网瘾,这是目前国内常用的网瘾测评标准。

3.网瘾临床病症分级

(1)偶尔上网,对正常生活与学习基本没有什么负面影响。

(2)时间比第一项稍长,但基本上自己可以控制。

(3)自己有些控制不住,但在家长的提醒下可得以控制,对学习已经产生一定影响。

(4)开始对家长的限制有反感,逐步对学习失去兴趣。

(5)有时瞒着家长上网,并且用说谎的方式为自己掩饰,开始厌学。

(6)已产生对网络的依赖,一天不上网就不舒服。

(7)与父母有公开的冲突,亲子关系紧张,上网成了生活的主要目的。

(8)对父母的强烈厌倦,经常逃学,连续上网,通宵不归。并有其他很不理智的行为,如开始在家有暴力行为,敲打或毁坏东西等。

(9)不顾一切也要上网,若父母干涉,非打即骂,不但毫无亲情,甚至伤害亲人、逼父母分居或离婚。

(10)为了上网不惜走上犯罪的道路。

4.网瘾诊断量表

目前网络瘾的诊断也可以通过量表进行测量,常用的量表有网络成瘾倾向的检测量表、网络瘾的诊断量表、网络瘾严重程度的测定量表(表 11-1～表 11-3)。

表 11-1　网络成瘾倾向的检测量表

(1)如果你不上网冲浪你是否会感到烦躁不安?	是	否
(2)你是否原来只打算上网 15 分钟,但最终竟超过了 2 个小时?	是	否
(3)你每月的电话账单是否越来越长?	是	否

注:如果以上回答均为是,则肯定有网络成瘾倾向。

表 11-2　网络瘾的诊断量表

(1)是否觉得上网已占据了你的身心?
(2)是否觉得只有不断增加上网的时间才能感到满足,从而使得上网的时间经常比预定的时间长?
(3)是否无法控制自己使用因特网的冲动?
(4)是否因在线线路被掐断或由于其他原因不能上网时感到焦躁不安或情绪低落?
(5)是否将上网作为解脱痛苦的唯一方法?
(6)是否对家人或亲人隐瞒迷恋因特网的程度?
(7)是否因迷恋因特网而面临失学、失业或失去家庭的危险?
(8)是否在支付高额上网费用时有所后悔,但第二天却依然忍不住还要上网?

注:如果有其中 4 项以上的表现肯定,且持续时间达 1 年以上,即为网瘾。

表 11-3　网络严重程度的测定量表

仔细阅读每道题,然后划出适合你的分数:1.几乎不会;2.偶尔会;3.有时候;4.大多数时间;5.总是					
(1)你会发现上网时间常常超过原先计划的时间吗?	1	2	3	4	5
(2)你会不顾家事而将时间都用来上网吗?	1	2	3	4	5
(3)你会觉得上网时的兴奋感更胜于伴侣之间的亲密感吗?	1	2	3	4	5
(4)你常会在网上结交新朋友吗?	1	2	3	4	5
(5)你会因为上网费时间而受到他人的抱怨吗?	1	2	3	4	5
(6)你会因为上网费时间而产生学习和工作的困扰吗?	1	2	3	4	5
(7)你会不由自主地检查电子信箱吗?	1	2	3	4	5
(8)你会因为上网而使得工作表现或成绩不理想吗?	1	2	3	4	5
(9)当有人问你在网上做什么的时候,你会有所防卫和隐藏吗?	1	2	3	4	5
(10)你会因为现实生活纷扰不安而在上网后得到欣慰吗?	1	2	3	4	5
(11)再次上网前,你会迫不及待地想提前上网吗?	1	2	3	4	5
(12)你会觉得"少了网络,人生是黑白的吗"?	1	2	3	4	5
(13)当有人在你上网时打扰你,你会叫骂或是感觉受到妨碍吗?	1	2	3	4	5
(14)你会因为上网而牺牲晚上的睡眠时间吗?	1	2	3	4	5

续表

仔细阅读每道题,然后划出适合你的分数:1.几乎不会;2.偶尔会;3.有时候;4.大多数时间;5.总是					
(15)你会在离线时间对网络念念不忘或是一上网便充满"遐思"吗?	1	2	3	4	5
(16)你上网时会常常说"再过几分钟就好了"这句话吗?	1	2	3	4	5
(17)你尝试过欲缩减上网时间却无法办到的体验吗?	1	2	3	4	5
(18)你会试着隐瞒自己的上网时间吗?	1	2	3	4	5
(19)你会选择把时间花在网络上而不想与他人出去走走吗?	1	2	3	4	5
(20)你会因为没上网而心情郁闷、易怒、情绪不稳定,但一上网就百病全消吗?	1	2	3	4	5

注:各题分数相加,得总分。得分20～49分:你是正常上网行为,虽然有时候你会多花了时间上网消遣,但仍有自我控制能力;得分50～79分:你正面临着来自网络的问题,虽然并未达到积重难返的地步,但是你还是应该正视网络带给你人生的全面冲击;得分80～100分:你的网络生涯已经到了引起严重生活问题的程度了,你恐怕需要很坚强的意志力,甚至需求助于心理医师才能恢复正常了。

(五)治疗要点

网络成瘾症的治疗是需要多种治疗相结合的系统治疗,包括药物治疗、饮食治疗、物理治疗、心理治疗等。

1.药物治疗

在临床实践中,发现相当一部分网络成瘾的患者会伴有体内微量元素含量的异常及精神症状,如抑躁状态、焦虑症状、强迫症状、睡眠障碍等生理、心理问题。故患者可通过有效的药物使用来纠正患者神经内分泌紊乱和排除体内重金属物质的蓄积,改善所伴有的精神症状,中医补气、补血,调整体内的阴阳失衡,也可使患者恢复正常的身体状况。

2.饮食治疗

经过对人类的大脑的深入研究,人的精神行为除了与遗传因素和环境因素有关外,饮食结构对精神行为亦有一定的影响。如体内维生素C缺乏可引起抑郁症、孤僻、性格改变等精神障碍。因此针对网络成瘾患者调配适合他们营养状态的饮食,如牛奶、动物肝脏、玉米、绿叶蔬菜、鱼类、水果等。如香蕉可以更好地补充因上网带来的营养物质的缺乏及造成的精神行为的改变。此外多饮绿茶可以抵抗电脑的射线。

3.物理治疗

利用物理治疗仪参照中医穴位针灸刺激治疗,以及运用中医理论给予经络针灸给氧疗法。提高血氧含量,调节大脑供血等来缓解患者的自主神经功能紊乱症状。

4.心理治疗

心理治疗在网络成瘾症患者的治疗中很重要,但大多数患者是在家长的要求下,被迫接受治疗的。其对心理治疗的接受、顺从或抵触程度也各有不相同,缺乏治疗的积极动机,对治疗的过程和目标也缺乏认识;对言语性的治疗不感兴趣,部分存在的或完全不存在的自制力等是他们所共有的特性。因此,他们需要专业的心理治疗师根据他们各自不同的情况给予制定各自不同的治疗方案,并给予足够的耐心去解决他们各自的问题。

5.其他治疗

(1)家庭治疗:孩子戒除网瘾,父母也得改错。必须打破原来一味地打骂埋怨或者放纵溺爱,应该学会转移孩子的兴趣。

(2)内观疗法:是日本吉本伊信先生于1937年提出的一种源于东方文化的独特心理疗法。

内观疗法的三个主题是:"他人为我所做的""我给他人的回报"和"我给他人带来的麻烦"。内观者围绕这三个主题,把自己的一生分成若干年龄段进行回顾,对自己人生中的基本人际关系进行验证,从而彻底洞察自己的人际关系,改变自我中心意识。这种治疗方法有一定的效果。

(3)此外,临床心理学家奥尔扎克认为:网瘾治疗方案与治疗赌博和酗酒的方法类似,但是网络瘾患者面临着一大挑战,就是电脑已经成为日常生活的一部分,诱惑依然存在。他们必须学会有节制地使用电脑,就像饮食失调症患者必须学会为了生存而进食一样。

二、护理

网络成瘾患者的护理对护理人员的要求较高,它涉及多门学科,专业知识面广,患者心理依赖突出,应实行整体护理,另外还需配合医师和专业心理治疗师进行有针对性的护理干预,以提高网络成瘾患者在住院期间的康复护理质量。

(一)护理评估

进行生理、心理和社会状态评估的主要方法是客观检查、心理测评、访谈,以及心理和行为观察。

1.生理方面
(1)患者的营养发育是否正常,有无躯体疾病,以及健康史。
(2)患者的生活习惯,有无特殊嗜好,生活自理能力,个人卫生等。
(3)患者的生理功能方面,睡眠情况,二便情况等。
(4)患者的自主神经功能状态。

2.心理方面
(1)患者对住院的态度及合作程度。
(2)患者以前的应激水平,正常的应激能力的高低。
(3)患者对疾病的理解程度。
(4)患者的精神状态焦虑、抑郁、认知状态、情感反应等。
(5)患者对网络的认识程度。

3.社会功能方面
(1)患者的一般社会情况与同伴、家人的关系及社会适应能力。
(2)患者文化程度的高低、家属的文化程度,以及对患者的关心程度、教育方式等。
(3)患者网络成瘾后主要的心理社会问题。

(二)护理诊断

(1)幻觉妄想、焦虑抑郁、自卑:与网络依赖引起的认知改变、情感反应变化有关。
(2)潜在或现存的冲动行为:与网络依赖引起的认知改变、焦虑等情感反应有关。
(3)自知力不全或缺乏:与网络依赖引起的认知改变有关。
(4)潜在或现存的自伤自杀行为:与网络依赖引起差耻和隐瞒、回避症状等有关。
(5)社会功能障碍:与网络依赖引起认知改变、情感反应变化、自知力不全或缺乏有关。
(6)有外走的危险:与网络依赖引起认知改变、情感反应变化有关。
(7)不合作:与网络依赖引起认知改变、自知力不全或缺乏有关。
(8)应激能力减退:与网络依赖引起的认知改变、焦虑等情感反应有关。
(9)网络依赖:与反复使用网络,所产生的精神依赖与躯体依赖有关。

(三)护理问题

(1)患者潜在或现存的营养不足,少食、偏食。

(2)睡眠障碍,失眠。

(3)生活自理能力下降或丧失。

(4)知识缺乏。

(四)护理目标

(1)患者能够摄入足够的营养,保证水、电解质的平衡。

(2)患者的睡眠状况改善。

(3)患者没有受伤,并能述说如何预防受伤。

(4)患者未因感知、思维过程改变出现意外,并能正确应对。

(5)患者能对疾病有恰当的认识和评价,适应环境的改变,焦虑和恐惧情绪减轻。

(6)患者生活应激能力逐步提高。

(7)患者维护健康的能力和信心得到提高。

(8)患者对网络的依赖程度下降。

(五)护理措施

1.生活安全护理

(1)提供良好的病房环境,安全、安静、卫生。

(2)做好日常生活护理,注意态度,建立良好的护患关系。

(3)注意对患者的安全教育,争取病友、家属的理解和支持。

(4)遵医嘱给予相关的治疗,并观察药物的治疗作用与不良反应。

2.心理护理

(1)患者心理依赖突出,应予整体认知治疗护理。

(2)年龄跨度大,护理措施应予个性化实施。

(3)大部分患者系被动入院,抵触情绪较大,环境的改变也会加重患者的焦虑程度,是心理活动复杂化,应积极与患者进行语言或非语言的沟通。

(4)积极开展心理治疗与护理,协助患者根据个人能力和以往的经验培养其解决问题的能力。

(5)重视非语言性的沟通,因其对思想,情感交流有重要作用。

(6)经常深入的接触患者,了解病情的动态变化和心理活动。针对不同病情的患者采取不同的心理护理方法。

3.特殊护理

(1)大多数患者思想活跃,反应灵敏,但自律能力差,缺乏自理能力,因此应予进行社会行为技能的训练,包括生活、学习、工作能力与社交能力等方面,主要培养患者生活自理能力,建立个人卫生技能量表,如洗漱,洗衣,饮食,整理内务等活动。要求整理房间规范、整齐,培养患者的自立、责任感。

(2)通过工娱治疗和适当的健身训练,鼓励网瘾患者积极参与群体活动,扩大交往接触面,达到提高生活情趣、促进身心健康的目的。如听音乐、看电视、庆祝节日等,以及带有学习和竞技的参与性活动,如健身、球类、书画等,通过大量的体能训练过剩的能量得到宣泄释放,恢复健康的心理状态。

(3)组织其观看优秀的青春励志影片,共同探讨积极的话题,引导患者从积极的方面去思考和解决生活中的实际问题。

(4)网络成瘾的患者一旦脱离网络会产生不同程度的戒断反应,甚至伴有精神症状和冲动行为,必要时应予保护性约束和隔离,因病情具有突发性和爆发性。应避免强光、声音等刺激,经常巡视病房,预防自伤、自残、毁物等意外情况的发生。应避免患者接触可能产生伤害的刀叉,玻璃等锐利工具。外出活动应予患者适当的活动指导,防止肌肉拉伤。

(5)尽可能地创造一个社会性的体验学习环境,提高其应对现实问题的能力。

(六)护理评价

(1)患者的饮食生活规律。

(2)患者的独立生活能力增强。

(3)患者的精神状态,情感活动正常。

(4)患者未发生冲动行为。

(5)患者对网络的依赖性减弱或消失。

(七)健康指导

(1)指导患者以理智的态度严格控制网络使用时间。网上娱乐一天不要超过2小时,通常连续操作电脑1小时应休息5~10分钟,父母与患者共同签订一个协议,并使他们懂得人生的任何游戏也像网络游戏一样,是有规则的,遵守规则才能继续,从而达到预防网络成瘾的目的。

(2)以健全的心态进入网络。强化自我防范意识,增强抵御网上不良诱惑的心理免疫力。随时提醒自己上网的目的,在面对网络上纷繁复杂的信息时,有一个清醒的辨识。

(3)鼓励患者积极参加社会活动,逐步建立信任的、和谐的、支持的人际关系。保持正常而规律的生活,娱乐有度,不过于痴迷。每天应抽出时间与同学、同事、家人交流,感受亲情、友情。

(4)如果发现自己无法控制上网的冲动,要尽快借助周围的力量监督自己,从而获得支持和帮助,培养自己对家庭和社会的责任心。

(5)应对家属和患者同时进行指导,对患者作出行为界定,并与家属和患者达成共识。

三、预后及预防

(一)预后

网络成瘾症经过一段时间的系统治疗后,一般可以完全康复,但是需要家庭、社会、学校对患者的关注,加强警戒教育,并指导其正确的使用网络,避免再次成瘾。

(二)预防

青少年网络成瘾症的预防要以个人-家庭-社会总动员的模式:首先,自己要培养成熟的心理品质、积极自我的认知,培养自己的自尊自信及有效的压力管理能力,培养自己的沟通技巧及有效的时间管理能力;其次,对于家庭来说,良好的亲子沟通对于预防网瘾有着举足轻重的作用,根据他们的身心特征调整教养方式,和孩子有效的沟通帮助其规划人生,了解网络知识并言传身教,正确使用网络;第三,对于学校来说,应该构建多维的评价体系,丰富学校的主题活动,建立良好的师生关系,开展网络实践活动,正确的利用网络提高青少年的学习兴趣;而对于社会,我们应该建立完善的网络法规和监管制度,努力净化网络环境。总之,建立科学有效的预防策略已是迫在眉睫的首要任务。

(邓欢欢)

第三节　心理因素相关生理障碍

心理因素相关生理障碍是指一组在病因方面以心理社会因素为主要原因,临床表现方面以生理障碍为主要表现形式的一组疾病。随着社会的发展,生活、工作节律的加快,人们的生活方式发生着变化,心理因素相关生理障碍越发引起关注。

一、进食障碍

(一)疾病概述

进食障碍指以进食行为异常为显著特征的一组综合征,主要包括神经性厌食症、神经性贪食症和神经性呕吐。也有人将单纯性肥胖症和异食癖归入进食障碍。该综合征的临床特征容易识别,多见于青少年女性。

1.临床类型及表现

(1)神经性厌食:本病的主要临床表现通常起病于10～30岁,女性多见。本病可以急性、亚急性起病。若无系统化的治疗,以后多呈慢性持续状态,自然病程预后不良,导致多种心理、社会和躯体后果。即使参与治疗,患者阻抗较大。临床表现如下。①心理症状:对发胖有强烈恐惧、过分关注体形、即使明显影响健康也在所不惜。表现为患者主观上自觉过胖。除此核心症状之外,还可合并有其他精神症状,较常见的是抑郁、焦虑、强迫、恐惧等。部分患者具有突出的人格特征,如固执、完美主义倾向等。②节食行为:主动节制饮食,使体重显著减轻,或者使体重显著达不到生长发育阶段的要求。患者故意减少食量,避免进食有营养的食物,偏食低热量食物。加强减轻体重的效果。常过度运动、诱导呕吐,或使用泻药、利尿药物、食欲抑制剂。部分患者在饥饿感或自责、内疚感的驱使下,出现阵发性贪食症,继而又采取前述的各种减肥措施。③躯体症状和体征:出现饥饿、营养不良相关的全身代谢、内分泌紊乱,以及各种器官的功能障碍、形态学改变。常见的有:轻到重度营养不良,体重低于正常,面色差,皮肤干燥、变薄,皮下脂肪消失、微循环差、水肿、毛发稀疏、低体温;怕冷肌肉瘦弱、下丘脑-垂体-性腺轴功能低下,副性特征减弱或不明显,性发育迟缓,女性闭经,低血压、心律不齐、心包积液消化功能减弱,胃炎、腹胀、便秘、肠梗阻等。④实验室检查:可见相应的微量元素低下,激素分泌减少,骨密度降低,脑代谢降低等。

(2)神经性贪食:本病是一种以反复发作性暴食及强烈的控制体重的先占观念为特征的综合征。作为进食障碍的一种类型,它可以是神经性厌食的延续,比神经性厌食常见。西方社会中女性的患病率估计为2%～4%,约高出男性10倍;普通人群中的患病率约为1%。虽然此病患者比神经性厌食症患者更愿意求助,但由于部分患者体重正常,且一些患者对贪食、暴食行为有羞耻感而不愿告诉别人,甚至在诊治与此相关的精神障碍或躯体疾病也不愿意告诉医师,贪食行为的识别率却较低。起病多见于青少年期,女性多见。临床表现如下。①暴食行为:患者经常在不连续的较短时间内过量进食,通常吃到十分难受为止。症状持续时间超过3个月。约一半的患者在出现暴食行为之前出现过短暂的或较长的厌食行为。②心理症状:暴食发作时感到对过量进食失去控制,对此感到内疚、恐惧、烦躁,害怕体重增加、身材发胖,继而有抵消进食效果的冲动。除此之外,可伴有其他精神症状,如抑郁、焦虑、强迫、恐惧;冲动控制不良、易怒、叛逆等。③补偿性减肥行为:常过度运动、诱导呕吐,或使用催吐药、泻药、利尿药、食欲抑制剂等。④躯体症状和体征:视减肥行为的不同效果,体重可以保持正常,也可以低于或高于正常。在低体重患者,也可以出现与饥饿、营养不良相关的代谢疾病。此外由于频繁的呕吐可能出现低钾、低氯性碱中毒的表现。

(3)神经性呕吐:是指一组自发或故意诱发反复呕吐的心理障碍。不影响下次进食的食欲,常与心情不快、紧张、内心冲突有关,无器质性病变。临床表现:①反复发生于进食后的呕吐(自发的或故意诱发的),呕吐物为刚吃进的食糜。②体重减轻不显著(体重保持在正常平均体重值的80%以上)。③无害怕发胖和减轻体重的想法。④无导致呕吐的神经和躯体疾病。没有癔症症状。

2.辅助检查

(1)由于进食不良导致的营养不良可导致电解质紊乱和各种微量元素低下。

(2)地塞米松抑制试验呈阳性。

(3)CT检查:可见不同程度的脑萎缩,可见骨密度改变等。

(4)激素分泌检查:可发现生长激素水平升高、性腺激素水平低下等,这些改变随着体重的回升而恢复正常。

(5)可出现代谢性碱中毒,以及其他各种异常,如贫血、低蛋白血症、电解质的紊乱、低血糖、各种激素水平的异常等。

3.诊断要点

(1)神经性厌食:本症的诊断必须符合下列条件。①体重保持在标准体重期望值的85%以下的水平,即体重减轻超过了期望体重的15%以上,或Quetelet体重指数为17.5或更低[Quetelet体重指数=体重公斤数/(身高米数)^2]。②体重减轻是自己造成的,包括拒食"发胖食物",即下列一种或多种手段:自我引吐;自行导致的腹泻;过度运动;服用食物抑制剂。③有特异的精神病理形式的体像歪曲,表现为持续存在一种害怕发胖的无法抗拒的超价观念,患者强加给自己的一个较低的体重限度。④下丘脑-垂体-性腺轴广泛的内分泌障碍。在女性表现为闭经;男性表现为性欲减退。下列情况也可以发生:生长激素及可的松水平升高,甲状腺素外周代谢变化及胰岛素分泌异常。⑤如果在青春期前发病,青春期发育会减慢甚至停滞。随着病情的恢复,青春期多可以正常度过。⑥症状至少已3个月,可有间歇发作的暴饮暴食。排除躯体疾病所致的体重减轻。

(2)神经性贪食:本症的诊断标准包括以下几点。①存在一种持续的难以控制的进食和渴求食物的优势观念,并且患者屈从于短时间内摄入大量食物的贪食发作。②至少用下列一种方法抵消食物的发胖作用:自我诱发呕吐;滥用泻药;间歇禁食;使用厌食剂、甲状腺素类制剂或利尿剂。如果是糖尿病患者,可能会放弃胰岛素治疗。③常有病理性怕胖。④常有神经性厌食既往史,两者间隔数月至数年不等。⑤发作性暴食至少每周两次,持续3个月。⑥排除神经系统器质性病变所致的暴食,及癫痫、精神分裂症等精神障碍继发的暴食。

(3)神经性呕吐:本症的诊断标准包括以下几点。①自发的或故意诱发的反复发生于进食后的呕吐,呕吐物为刚吃进的食物。②体重减轻不显著(体重保持在正常平均体重值的80%以上)。③可有害怕发胖或减轻体重的想法。④这种呕吐几乎每天发生,并至少已持续1个月。⑤排除躯体疾病导致的呕吐,以及癔症或神经症等。

4.治疗要点

治疗包括门诊和住院条件下的心理治疗和躯体治疗。最重要的治疗目的:①矫正核心病理信念,重建自我观念,改进情绪及行为调节能力。②患者愿意主动进食,停止异常进食及减肥行为,体重恢复到并维持在正常范围。③处理并发症。④5年内持续随访,预防复发。具体治疗方法如下。

(1)住院治疗:对于患者的疾病特点及患者的合作程度、个人的应对能力都应该制订适合个体的治疗方案,但是大部分含有:进食行为管理、体重监测、个别心理治疗;家庭教育与家庭治疗;营养治疗,处理躯体并发症,必要时辅以精神药物治疗。

(2)心理治疗。①一般心理治疗:给予患者解释、疏泄、安慰、鼓励,帮助其了解与进食障碍相关的知识,并予以心理支持。②认知心理治疗:通过探讨和纠正患者的错误认知,可帮助患者正确认识自己的体像和疾病,从而消除心理冲突。③行为治疗:通过充分利用正强化和负强化的方法,调动患者自己的积极性,可以有效地改善清除行为,逐渐建立规律适量是饮食习惯,对短期内增加体重有一定治疗效果。

(3)家庭治疗:尽可能对患者家庭进行访谈,选择家庭干预方法,包括心理教育式家庭治疗、结构式家庭治疗、认知行为家庭治疗和系统式家庭治疗。

(4)药物治疗:药物治疗主要针对患者的抑郁,焦虑等情感症状,选用抗抑郁药、抗精神病药等。

(二)护理

1.护理评估

护理评估主要包括营养状况、生命体征、体重变化情况、饮食习惯和结构、节食情况、情绪状况、患者所认为的理想体重和对自身体型的看法、患者为减轻体重所进行的活动种类和量、患者对治疗的合作程度、患者与家属的关系以及家属对疾病的知识和态度等。

2.护理诊断

(1)营养失调:营养摄入低于机体需要量,限制和/或拒绝进食,或存在消除行为有关。

(2)体液不足:体液不足与摄入不足或过度运动、自行吐泻行为导致消耗过大有关。

(3)应对无效:应对无效与感觉超负荷、支持系统不得力、对成长过程的变化缺乏心理准备有关。

(4)身体意向紊乱:身体意向紊乱与社会文化因素、心理因素导致对身体形象看法改变有关。

(5)活动无耐力:活动无耐力与饮食不当引起的能量供给不足有关。

(6)有感染的危险:感染与营养不良导致机体抵抗力下降有关。

3.护理问题

(1)家庭应对无效、妥协或无能:家庭应对无效、妥协或无能与家庭关系矛盾有关。

(2)患者心理应对无效:患者心理应对无效与患者的认知功能失控,心理平衡调节失控有关。

(3)患者的饮食习惯改变:患者的饮食习惯改变与患者自身体像认知功能障碍有关。

(4)患者对治疗依从性改变:患者对治疗依从性改变与患者的认知失控,心理冲突没有得到消除有关。

4.护理目标

(1)恢复正常营养状况。

(2)重建正常进食行为模式。

(3)纠正体像障碍,重组导致进食障碍发生的歪曲信念。

(4)掌握可行的应对策略,预防复发。

5.护理措施

(1)生理护理:①向患者讲解低体重的危害,并解释治疗目的,以取得患者配合。②评估患者达到标准体重和正常营养状态所需的热量,与营养师和患者一起制定饮食计划和体重增长计划,确定目标体重和每天应摄入的最低限度、热量以及进食时间。③鼓励患者按照计划进食,并提供安静舒适的进食环境,鼓励患者自行选择食物种类,或提供适合患者口味的食物。④每天定时使用固定体重计测量患者体重,并密切观察和记录患者的生命体征、出入量、心电图、实验室检查结果(电解质、酸碱度、血红蛋白等),直至以上项目指标趋于平稳为止。⑤进食时和进食后需严密观察患者,以防患者采取引吐、导泻等清除行为。⑥其他生理护理问题,如贫血和营养不良导致的活动无耐力、体液不足、有感染的危险等,需采取相应护理常规。

(2)心理护理:①与患者建立相互信任的关系,向患者表示关心和支持,使患者有被接纳感。②评估患者对肥胖的感受和态度,鼓励患者表达对自己体像的看法,帮助患者认识其主观判断的错误。③帮助患者认识"完美"是不现实的,并通过正向反馈如表扬、鼓励等,帮助患者学会接受现实的自己。④帮助患者正确理解体型与食物的关系,帮助其认识营养相关问题,重建正常进食行为模式。⑤帮助患者识别引起逃避食物摄取行为的负性认知,如"进食导致肥胖""感到肥胖就是真的肥胖"等。指出其思维方式和信念是不合理的,并帮助患者学习以合理的信念思考问题。⑥教会患者处理应激事件的策略,使其掌握可行的应对策略,预防复发。⑦其他心理问题的护理,如有无抑郁、有无自杀的危险等,根据情况进行相应的心理护理。

(3)家庭干预:主要方法是指导家庭对患者的教育管理方法,提倡疏导而不是制约;指导家庭与患者之间加强沟通等。

6.护理评价

(1)患者营养状况是否改善,躯体并发症是否好转。

(2)患者能否遵从治疗计划。

(3)患者是否已建立健康的进食习惯。

(4)患者对形象的理解是否现实。

(5)患者家庭是否能够提供足够支持。

(6)患者是否已掌握有效可行的应对策略。

7.健康指导

(1)鼓励家属携带患者特别喜好的家庭制作的食品。

(2)避免饮咖啡(会降低食欲)和碳酸盐饮料(导致饱胀感)。

(3)限制过量活动,活动量以能增加营养物质的代谢和作用,以增加食欲为宜。

(4)告知患者家属摄入足够、均衡营养的重要性:高热量和高蛋白、足量维生素的食物可以促进体重增加和维持氮平衡。

(三)预后及预防

1.预后

神经性厌食症的病程变异较大,有的一次发作不久即完全缓解,但更多的则是迁延数年不愈。完全治愈的病例不多,部分患者症状有好转,但仍会持续存在体像障碍、进食障碍和心理问题。本病的死亡率为10%~20%。

神经性贪食症呈慢性病程,症状可迁延数年。如无电解质紊乱或代谢低下等病症时对患者的生命没有严重伤害。约30%的患者可完全缓解,40%的患者残留部分症状。

与进食障碍预后良好相关的因素:发病年龄小、病程短、不隐瞒症状、病前的心理社会适应情况较好、体重降低不太明显、对疾病的自我认识水平较高。预后不良的因素多是:家庭矛盾突出,病前的心理社会适应情况差,社会经济水平低,体重降低过多,对疾病认识不足,有诱吐、服泻剂等清除行为,有强迫、焦虑、抑郁等症状。

2.预防

进食障碍的预防包括对社区加强知识宣教,尤其是目标人群如青春期、女性、学生等人群定期进行多途径的相关知识介绍。宣传体形美的正常标准和内涵、合理营养的必要性以及过度消瘦的后果。

二、睡眠障碍

(一)疾病概述

睡眠是一种周期性、可逆的静息现象,它与醒觉交替进行,且与昼夜节律相一致。睡眠的调节系统和过程,是一种基于自主生理心理基础调节的,受环境、认知和心境影响的中枢多维神经网络调节系统和过程。精神科常见的睡眠障碍是各种心理社会因素引起的非器质性睡眠和觉醒障碍,包括失眠症、嗜睡症、发作性睡病、异常睡眠等。

1.临床类型及表现

(1)失眠症:是一种对睡眠的质和量持续相当长时间的不满意状况,是最常见的睡眠障碍。失眠症的临床表现主要为入睡困难、睡眠不深、易惊醒、自觉多梦、早醒、醒后不易再睡、醒后感到疲乏或缺乏清醒感。其中最常见的症状是难以入睡,其次是早醒和维持睡眠困难,如经常醒转、多梦、醒后不易再睡等。

(2)嗜睡症:是指不存在睡眠量不足的情况下出现白天睡眠过多,或醒来时达到完全觉醒状态的过渡时间延长的情况。本病的临床表现为白昼睡眠时间延长,醒转时要想达到完全的觉醒状态非常困难,醒转后常有短暂的意识模糊,呼吸及心率增快,常可伴有抑郁情绪。部分患者可有白天睡眠发作,发作前多有难以控制的困倦感,常影响工作、学习和生活,患者为此感到苦恼、焦虑。

(3)发作性睡病:又称为醒觉不全综合征,是一种原因不明的睡眠障碍,主要表现为长期警醒程度降低和不可抗拒的发作性睡眠。大多数患者有一种或几种附加症状,如猝倒症、睡前幻觉或睡瘫,如包括以上全部症状,则成为发作性睡病四联症。本病最基本的症状是白天有不可抗拒的短暂睡眠发作,发作时常在1~2分钟内进入睡眠状态,时间一般持续数分钟至数十分钟。睡眠发作前有不可抗拒的困倦感,部分患者可无发作先兆,从相对清醒状态突然陷入睡眠。发作性睡病可在任何活动中入睡。因此,睡眠发作的后果有时很严重。

(4)异常睡眠:是指在睡眠过程或觉醒过程中所发生的异常现象,包括神经系统、运动系统和认知过程的异常。分为3类:梦魇症、夜惊症和睡行症。

梦魇症:指在睡眠过程中被噩梦所惊醒,梦境内容通常涉及对生存、安全的恐惧事件,如被怪物追赶、攻击或是伤及自尊的事件。该症的一个显著特征是患者醒后对梦境中的恐惧内容能清晰回忆,伴有心跳加快和出汗,但患者能很快恢复定向力,处于清醒状态,部分患者难以再次入睡。患者白天可出现头昏、注意力不集中、易激惹,使工作生活能力受到影响。

睡惊症:是出现在夜间的极度恐惧和惊恐发作,伴有强烈的语言、运动形式和自主神经系统的高度兴奋状态。患者表现为睡眠中突然惊叫、哭喊、骚动或坐起,双目圆睁,表情恐惧,大汗淋漓,呼吸急促,心率增快,有时还伴有重复机械动作,有定向障碍,对别人问话、劝慰无反应,历时数分钟而醒转或继续安睡。患者若醒转,仅能对发作过程有片段回忆,次晨完全遗忘且无梦境体验。

睡行症:俗称梦游症,是睡眠和觉醒现象同时存在的一种意识模糊状态。主要表现为患者在睡眠中突然起身下床徘徊数分钟至半小时或进食、穿衣出家门等,有的口中还念念有词,但口齿欠清,常答非所问,无法交谈。睡行时常表情茫然、双目凝视,难以唤醒,一般历时数分钟,少数持续0.5~1小时,继而自行上床或随地躺下入睡。次日醒后对所有经过不能回忆。

2.辅助检查

(1)了解睡眠障碍的最重要方法是应用脑电图多导联描记装置进行全夜睡眠过程的监测。因为睡眠不安和白天嗜睡的主诉有各种不同,而脑电图多导联描记对于准确诊断是必不可少的。各种量表测定如:夜间多相睡眠图(nocturnal polysomnography ic recordings,NPSG)、Epworth睡眠量表(ESS)、多相睡眠潜伏期测定(multiple sleep latency test,MSLT);NPSG最适用于评价内源性睡眠障碍如阻塞性睡眠呼吸暂停综合征和周期性腿动或经常性深睡状态如REM行为紊乱或夜间头动。对于失眠尤其是入睡困难为主的失眠的评价则无裨益。MSLT常在NPSG后进行用于评价睡眠过度,该法常可发现发作性睡病中的日间过度睡眠和入睡初期的REM期。MSLT应该在患者正常的清醒周期中进行,并随后观察一个正常的夜间睡眠。

(2)其他辅助检查:CT及MRI等检查、血常规、血电解质血糖尿素氮、心电图、腹部B超、胸透。

3.诊断要点

(1)失眠症。①症状标准:几乎以失眠为唯一症状,包括难以入睡、睡眠不深、多梦、早醒,或醒后不易再睡,醒后不适感、疲乏,或白天困倦等;具有失眠和极度关注失眠结果的优势观念。②严重标准:对睡眠数量、质量的不满引起明显的苦恼或社会功能受损。③病程标准:至少每周发生3次,并至少已1个月。④排除标准:排除躯体疾病或精神障碍症状导致的继发性失眠。如果失眠是某种躯体疾病或精神障碍(如神经衰弱、抑郁症)症状的一个组成部分,不另诊断为失眠症。

(2)嗜睡症。①症状标准:白天睡眠过多或睡眠发作;不存在睡眠时间不足;不存在从唤醒到完全清醒的时间延长或睡眠中呼吸暂停;无发作性睡病附加症状(猝倒、睡眠瘫痪、入睡前幻觉、醒前幻觉)。②严重标准:明显痛苦或影响社会功能。③病程标准:几乎每天发生,至少已一月。④排除标准:不是由于睡眠不足、药物、酒精、躯体疾病、某种精神障碍的症状组成部分。多导睡眠图检查:平均睡眠潜伏期<8分及<2次的入睡快眼动睡眠。

(3)发作性睡病:①嗜睡或突然感觉肌无力。②白天频繁小睡或突然进入睡眠,症状持续至少3个月。③猝倒发作。④相关症状还包括睡眠瘫痪、睡眠幻觉、自动行为、夜间频繁觉醒。⑤多导睡眠图证实下述一项以上:睡眠潜伏期<10分钟;REM睡眠潜伏期<20分钟;多次小睡潜伏期实验(MSLT)平均潜伏期<5分钟;出现两次或两次以上睡眠始发的REM睡眠。⑥HLA检测证实DQB1:0602或DR2阳性。⑦临床症状不能用躯体和精神方面疾病解释。⑧可以伴有其他睡眠障碍,如周期性肢体运动障碍、中枢性或外周性睡眠呼吸暂停,但不足以称为引起以上症状的主要原因。上述8项中如符合第②和第③两项,或符合①、④、⑤和⑦项,均可诊断。

(4)睡眠异常。①梦魇症:从夜间睡眠或午睡中惊醒,并能清晰和详细地回忆强烈恐惧的梦境,这些梦境通常危及生存、安全,或自尊,一般发生于后半夜的睡眠中;一旦从恐怖的梦境中惊醒,患者能迅速恢复定向和完全苏醒;患者感到非常痛苦。②睡惊症:反复发作地在一声惊恐性尖叫后从睡眠中醒来,不能与环境保持适当接触,并伴有强烈的焦虑、躯体运动,及自主神经功能亢进(如心动过速、呼吸急促,以及出汗等),持续1~10分钟,通常发生在睡眠初三分之一阶段;对别人试图干涉夜惊发作的活动相对缺乏反应,若干涉几乎总是出现至少几分钟的定向障碍和持续动作;事后遗忘,即使能回忆,也极有限;排除器质性疾病(如痴呆、脑瘤、癫痫等)导致的继发性夜惊发作,也需排除热性惊厥;睡行症可与夜惊并存,此时应并列诊断。③睡行症:反复发作的睡眠中起床行走,发作时,睡行者表情茫然、目光呆滞,对别人的招呼或干涉行为相对缺乏反应,要使患者清醒相当困难;发作后自动回到床上继续睡觉或躺在地上继续睡觉;尽管在发作后的苏醒初期,可有短暂意识和定向障碍,但几分钟后,即可恢复常态,不论是即刻苏醒或次晨醒来均完全遗忘;不明显影响日常生活和社会功能;反复发作的睡眠中起床行走数分钟至半小时;排除器质性疾病(如痴呆、癫痫等)导致的继发性睡眠-觉醒节律障碍,但可与癫痫并存,应与癫痫性发作鉴别,排除癔症;睡行症可与夜惊并存,此时应并列诊断。

4.治疗要点

失眠症的治疗主张首先使用非药物治疗,并强调调节睡眠卫生和体育锻炼的重要性。一些研究表明,体育锻炼可以获得和某些药物相当的疗效。

(1)心理治疗:①支持性心理治疗是最基本最普遍的心理治疗措施,其内容包括给失眠者以关心与安慰,向他们解释失眠的性质,并宣讲睡眠卫生知识。②认知行为治疗是失眠心理干预的重要组成部分,其目的是改变使失眠持续存在的适应不良的认知行为活动,加强睡眠行为与卧床、睡眠时间和卧室周围的环境之间的联系,使患者睡在床上的时间比以前缩短并加强睡眠。③认知治疗方法是引导患者重新评估自己对失眠原因、失眠过程的症状体验和可能后果的看法的正确性,改变不良的潜在的认知过程以缓解心理上的困扰,纠正不良的睡眠习惯,最终改变睡眠模式。

(2)药物治疗:常用的改善睡眠药有苯二氮䓬类、巴比妥类和醛类镇静催眠药以及中药等。但是进行药物治疗需要有药物治疗的指征:①期望立即控制症状。②失眠导致严重的功能受损。③非药物治疗疗效不满意。④其他医学情况得到治疗后失眠仍持续存在。

(二)护理

1.护理评估

了解失眠发生的时间、失眠的表现、失眠的原因、既往治疗情况和效果、患者对待失眠的态度和认识、患者的精神症状、心理状态以及患者的躯体症状,如生命体征,是否有受伤史,应激原,睡眠习惯,工作状态等。

2.护理诊断

(1)睡眠形态紊乱:与社会心理因素刺激、焦虑、睡眠环境改变、药物影响等有关。

(2)疲乏:与失眠、异常睡眠引起的不适状态有关。

(3)焦虑:与睡眠形态紊乱有关。

(4)恐惧:与异常睡眠引起的幻觉、梦魇有关。

(5)绝望:与长期处于失眠或异常睡眠状态有关。

(6)个人应对无效:与长期处于失眠或异常睡眠有关。

3.护理问题
(1)社会功能受损:与长期睡眠习惯改变导致社会功能改变有关。
(2)情绪不稳定:与长期睡眠习惯改变导致心境改变有关。
(3)个人角色功能改变:与异常睡眠导致角色功能发挥受阻有关。
4.护理目标
(1)对于失眠症患者重建规律、有质量的睡眠模式。
(2)对于其他睡眠障碍患者要做到保证患者安全、减少发作次数、消除心理恐惧。
5.护理措施
(1)对失眠患者的护理:包括心理护理、睡眠知识宣教、用药指导等。

心理护理:①建立良好的护患关系,加强护患间的理解和沟通,了解患者深层次的心理问题。②帮助患者认识心理刺激、不良情绪对睡眠的影响,使患者学会自行调节情绪,正确面对心理因素,消除失眠诱因。③帮助患者了解睡眠的基本知识,如睡眠的生理规律、睡眠质量的高低不在于睡眠时间的长短等,引导患者认识睡眠,以正确的态度对待失眠,消除对失眠的顾虑,解除心理负担。

睡眠知识宣教:①生活规律,将三餐、睡眠、工作的时间尽量固定。②睡前避免易兴奋的活动,如看刺激紧张的电视节目、长久谈话等,避用浓茶、咖啡、可乐等兴奋剂。③白天多在户外活动,接受太阳光照。④睡前使用诱导放松的方法,包括腹式呼吸、肌肉松弛法等,使患者学会有意识地控制自身的心理生理活动,降低唤醒水平。⑤营造良好的睡眠环境:保持环境安静,空气流通,温湿度适宜,避免光线过亮等。⑥教会患者一些促进入睡的方法,如睡前喝杯热牛奶,听轻音乐等。

用药指导:指导患者按医嘱服药,并向患者讲解滥用药物的危害,以及正确用药的5个基本要点。①选择半衰期较短的药,并使用最低有效剂量,以减轻白天镇静作用。②间断给药(每周2~4次)。③短期用药(连续用药不超过4周)。④缓慢停药,酌情减量。⑤用药不可同时饮酒,否则会增加药物成瘾的危险性。

(2)对其他睡眠障碍的护理:包括保证患者安全、消除心理恐惧、减少发作次数等。①保证患者安全:对家属和患者进行健康宣教,帮助其对该病的认识,增强他们的安全意识,以有效防范意外的发生。②消除心理恐惧:对患者和家属进行健康宣教,帮助他们认识该病的实质、特点及发生原因,以纠正其对该病的错误认识,消除恐惧、害怕心理。同时又要客观面对该病,做好终生带病生活的思想准备。③减少发作次数:帮助患者及家属认识和探索疾病的诱发因素,尽量减少可能诱使疾病发作的因素,如睡眠不足、饮酒等。另外,建立生活规律化,减少心理压力,避免过度疲劳和高度紧张,白天定时小睡等,都可使患者减少发作的次数。发作频繁者,可在医师指导下,服用相应药物,也可达到减少发作的目的。

6.护理评价
(1)患者睡眠是否改善。
(2)患者对其睡眠质量是否满意。
(3)患者睡眠过程中是否无安全意外发生。
(4)患者及家属对睡眠障碍的相关知识是否已了解。
7.健康指导
(1)生活要规律:指导睡眠障碍患者生活要规律,将三餐、睡眠、工作的时间尽量固定。①睡前避免易兴奋的活动,如看刺激紧张的电视节目、长久谈话等,避用浓茶、咖啡、可乐等兴奋剂。②白天应多在户外活动,接受太阳光照。③睡前使用诱导放松的睡眠方法,包括腹式呼吸、肌肉松弛法等,学会有意识地控制自身的心理生理活动,降低唤醒水平。④创造营造、良好的睡眠环境,保持环境安静,空气流通,温湿度适宜,避免光线过亮等。⑤教会患者一些促进入睡的方法,如睡前喝杯热牛奶,听轻音乐等。

(2)按医嘱服药:指导患者按医嘱服药,并向患者讲解滥用药物的危害,以及正确用药的5个基本要点,如下。①选择半衰期较短的药,并使用最低有效剂量,以减轻白天镇静作用。②间断给药(每周2~4次)。③短期用药(连续用药不超过4周)。④缓慢停药,酌情减量。⑤用药不可同时饮酒,否则会增加药物成瘾的危险性。

(三)预后及预防

1.预后

睡眠与健康的关系历来受到人们的重视,对于各种原因引起的睡眠障碍,首先要针对原发因素进行处理,经过科学规范的治疗后一般预后良好。少数由于器质性所致的睡眠障碍预后较差。

2.预防

(1)首先要缓解精神过度的紧张。

(2)要纠正对睡眠的种种误解,消除对失眠的畏惧心理。

(3)要正确评价自己。

(4)客观看待外界事物,学会疏泄自己。

(5)可采用一些自我催眠措施。

(6)建立良好、规律的生活方式、适当锻炼。

三、性功能障碍

(一)疾病概述

性功能障碍是指个体不能有效地参与所期望的性活动,不能产生满意的性交生理反应和体会不到相应的快感。在人的一生中,约有40%的男性和60%的女性出现过性功能障碍。

1.临床类型及表现

(1)性欲障碍。①性欲减退:性欲减退是指成年人对性的渴望与兴趣下降,也称为性冷淡。患者主要表现为对性生活不感兴趣,无性交愿望,常导致夫妻关系紧张、婚姻危机甚至家庭破裂。②性厌恶:性厌恶是指对性生活的极度恐惧和不安。当患者想到或即将要与性伴侣发生性关系时,即产生负情绪,表现为紧张、不安、焦虑和恐惧,并采取回避行动,部分患者会有呕吐、恶心、心悸、大汗等现象。

(2)性兴奋障碍。①男性性激起障碍:表现为阴茎勃起障碍,也称为阳痿。②女性性激起障碍:表现为持续存在或反复出现阴道干燥,润滑性分泌液减少,缺乏主观的兴奋和快感,也称阴冷症。

(3)性高潮障碍。①早泄:指持续地发生性交时射精过早,在阴茎进入阴道之前、正当进入阴道时或进入不久或阴茎尚未充分勃起即发生射精,以致使性交双方都不能得到性快感或满足。②阴道痉挛:指性交时环绕阴道口外1/3部位的肌肉非自主性痉挛或收缩,使阴茎不能插入或引起阴道疼痛。

2.辅助检查

(1)实验室检查:包括血常规、尿常规、肝功能、肾功能、血糖、尿糖、血脂、卵泡刺激素(FSH)、黄体生成素(LH)、睾酮(T)、泌乳素(PRL)、雌二醇(E_2)、甲状腺刺激素(TSH)、糖耐量试验,必要时需查染色体等。根据各项检查的临床意义,可以作出是否为内分泌勃起功能障碍或其他疾病所致勃起功能障碍的诊断。

(2)体格检查:除一般体检外,应重点了解心血管、神经、生殖系统及第二性征发育情况。①如有的人足背动脉搏动扪不清,但能触到胫后动脉搏动,提示阴茎动脉可能存在疾病。②神经系统要进行深反射、浅反射、自主神经反射检查,如怀疑为神经性勃起功能障碍,还应测定海绵体肌反射时间有无延长和尿路动力学检查。③外生殖器检查应观察阴茎的长度、大小和在疲软状态时有无畸形,注意有无包茎、包皮炎、阴茎头炎。阴茎部尿道下裂或会阴不尿道下裂若伴有痛性阴茎勃起,往往导致勃起功能障碍。④睾丸的大小与质地的检查。一般睾丸<6 mL会明显影响睾酮的分泌,睾丸畸形或无睾症及第二性征发育不良,也可导致勃起功能障碍。⑤前列腺的大小、质地和有无结节的检查,以了解有无前列腺良性增生、炎症或癌肿。

(3)特殊检查:①视听觉性刺激反应测定(VSS)、夜间阴茎勃起测试(NPT),以及观察快速严冬相睡眠期(REM),用以鉴别是心理性勃起功能障碍还是器质性勃起功能障碍。②球海绵体肌反射、骶髓延迟反射、躯体感觉诱发电位试验、尿流率、尿流动力学等试验,用以确定是否为神经性勃起功能障碍。③多普勒超声阴茎血压指数测定、阴茎海绵体灌流试验、阴茎海绵体造影、阴茎内动脉造影等,用以确定是否为血管性勃起功能障碍。

3.诊断要点

指一组与心理社会因素密切相关的性功能障碍。一般表现为对性活动缺乏兴趣或缺乏快感、没有能力体验或控制性欲高潮,或者患有某种妨碍有效性交的生理障碍(比如阴茎勃起失败、阴道不能润滑)。常见为性欲减退、阳痿、早泄、性乐高潮缺乏、阴道痉挛、性交疼痛等。可以同时存在一种以上的性功能障碍。

(1)症状标准:成年人不能进行自己所希望的性活动。

(2)严重标准:对日常生活或社会功能有所影响。

(3)病程标准:符合症状标准至少3个月。

(4)排除标准:不是由于器质性疾病、药物、酒精及衰老所致的性功能障碍,也不是其他精神障碍症状的一部分。

4.治疗要点

(1)心理治疗:对起病与心理精神因数关系密切的患者,可对其实施心理治疗,包括夫妻治疗、认知行为治疗和精神分析治疗。夫妻治疗的主要任务是帮助夫妻增进感情,以减少对性生活的心理压力及对性交失败的担心。认知行为治疗可帮助患者增强对性行为的正确的正性感受和满意度,并消除负行为,建立新的适应行为。精神分析治疗主要是帮助患者找出导致其性欲下降的相关心理因素或心理创伤。

(2)药物治疗:如西地那非,但药物治疗对提高患者性功能的作用有限。抗抑郁药可提高部分患者的性欲,镇痛剂可减轻性交疼痛。

(3)技术治疗:如抚摸性器官、身体接触等,此治疗方法可有效降低夫妻双方在性交全过程中可能出现的焦虑或担忧,使用于各种性功能障碍。

(二)护理

1.护理评估

由于多数患者羞于谈及性问题,因此在评估前首先要保证环境安静、私密,并征得患者同意,同时向患者保证谈话内容保密后,才进行评估。评估一般包括以下几方面内容。

(1)患者性生活的类型和质量:性生活方式、性交频率、是否获得过快感。

(2)患者既往和现有的性问题:性问题的表现、程度、持续时间。

(3)患者对现存性问题和潜在性问题的感受:患者是否担心、焦虑,是否存认为性问题影响自己的生活。

(4)患者的性观念:患者对性和性生活的认识水平。

(5)可能的影响因素:夫妻关系及情感,有无健康问题、压力、焦虑,童年生活经历及创伤情况。

(6)既往和目前的治疗情况:接受哪些治疗方法,效果如何。

2.护理诊断

(1)无效性生活形态:与害怕怀孕,对生活应激缺乏有效应对、与性伴侣关系紧张等因素有关。

(2)性功能障碍:指个体所经受的一种得不到满足和不愉快、不恰当的性功能改变的状态,与价值观冲出、对相关知识缺乏或误解、有过创伤经历等因素有关。

(3)焦虑:与长期不能获得满意性生活有关。

(4)个人应对无效:与性问题长期存在有关。

3.护理问题

(1)家庭功能受损:与个人生理方面与患者的性功能不良有关。

(2)情绪不稳定:与性功能障碍导致情绪改变有关。

(3)知识缺乏:与缺乏相关性科学知识有关。

4.护理目标

(1)患者能确认与性功能障碍有关的压力源。

(2)患者能建立有效的应对方式。

(3)患者能恢复满意的性生活。

5.护理措施

(1)评估患者的性生活史和对性生活的满意度,影响患者性功能的因素及患者对疾病的感受。

(2)探明患者的家庭环境、出生成长经历,找出引起其消极性态度如压抑、低自尊、内疚、恐惧或厌恶的原因。

(3)帮助患者理解生活压力与性功能障碍的关系。

(4)帮助患者确认影响其性功能的因素有哪些。

(5)与患者讨论如何改变其应对压力的方式,和怎样变通解决问题的方法。

(6)帮助患者寻找增加性生活满意度的方法,如自慰、在性生活前采取淋浴、相互爱抚等增加性生活情趣的技巧,以患者降低对性生活的焦虑恐惧,可有效提高性欲或消除性交疼痛。必要时向患者提供相关材料。

(7)了解患者的用药史和药物不良反应,确认性障碍是否由药物所致。

(8)向患者讲解有关性解剖和性行为的基础知识,帮助患者正确认识和理解,以降低患者的无能感和焦虑程度。

(9)如患者紧张不安,不能有效参与性治疗时,可在治疗前向患者教授放松技巧。

(10)帮助患者认识其性欲的降低来自自己的心理因素,例如,不愉快的回忆或者性配偶的行为特征,如动作粗暴、缺乏修饰等,使患者能有意识的避免这些因素对性生活带来的负性影响。

6.护理评价

(1)患者是否能够确认与性功能障碍有关的压力源。

(2)患者是否掌握有效的应对方式。

(3)患者是否恢复满意的性生活。

(4)患者是否正确认识和理解有关性和性功能的知识。

7.健康指导

(1)遇到烦恼忧伤,应冷静思考,不应长期背上精神负担,及时放松与调整紧张心态,缓和与消除焦虑不安的情绪。做一些自己喜欢的事情,如欣赏音乐、参加集体活动和阅读有益的书籍,或找家人亲友倾诉,心情反而会舒畅,性压抑也会逐渐消失。

(2)积极参加体育锻炼持续的、适当的体育锻炼和户外活动很有益处,坚持日常运动,可调节紧张的脑力劳动或神经体液失衡,如每天慢跑或散步30分钟。争取有规律的生活,保证充足的睡眠,积极减肥。

(3)避免不良生活习惯避免不健康的饮食习惯,减少应酬,避免酗酒,控制饮食,充分认识到戒烟的重要性和必要性。

(4)必要时应去医院,排除泌尿系统疾病,如慢性前列腺炎、附睾炎、尿道炎,或其他如内分泌疾病、各种全身性慢性疾病。

(三)预后及预防

1.预后

由于个体差异或病因不同,性功能障碍的预后也不尽相同,部分患者可自然缓解,多数患者有复发的可能,甚至终生患病。总病程受患者与性伴侣的关系以及患者年龄的影响较大。

2.预防

增加对性相关知识的了解、加强体育锻炼、增加配偶间的沟通交流、积极治疗躯体疾病,减少服用对性功能有影响的药物等,均能有效预防性功能障碍的发生。

(邓欢欢)

第十二章 康复科护理

第一节 脑性瘫痪

脑性瘫痪(cerebral palsy,CP)简称脑瘫,是一组持续存在的中枢性运动和姿势发育障碍、活动受限综合征,这种综合征是由于发育中胎儿和婴幼儿脑部非进行性损伤所致。脑瘫的运动障碍常伴有感觉、知觉、认知、交流和行为障碍,癫痫及继发性肌肉骨骼问题。

一、病因

引起脑性瘫痪的原因很多,目前认为脑性瘫痪发生的新四大因素是早产/低出生体质量、新生儿窒息/新生儿缺血缺氧性脑病、新生儿高胆红素血症和宫内感染。

(一)出生前因素

包括遗传因素、宫内感染、子痫前期、多胎妊娠、胎盘早剥、前置胎盘、脐带脱垂、胎位异常等。研究发现,孕母高龄(≥35岁)、多胎妊娠、母孕早期用药、有害环境、孕母反复阴道流血、妊娠高血压疾病是儿童脑性瘫痪发病的母亲妊娠期主要危险因素。

在近亲结婚的家庭中,脑性瘫痪的发生率高于非近亲结婚的家庭,有家族聚集性。孕期母亲及胎儿的感染或炎症是脑性瘫痪明确的危险因素。宫内感染包括羊水、胎膜、脐带、胎盘和胎儿的感染。

有研究报道多胎妊娠发生脑性瘫痪的危险性比单胎妊娠增高5~10倍。可能的机制包括:①早产及低出生体重的发生率高;②胎盘功能相对不足;③多胎妊娠易合并羊水过多、胎膜早破;④遗传因素等。产前其他因素还包括宫内窘迫、宫内生长受限、父母社会经济地位、母亲精神情绪状态、母亲甲状腺功能减退、家族史、母亲孕期用药史、母亲不良嗜好(吸烟、酗酒)等。

(二)产时因素

如异常分娩、窒息、难产、各种产伤、脐带绕颈、胎膜早破、前置胎盘等。不同分娩方式可导致不同程度的神经损伤。研究显示,与自然分娩相比,经剖宫产、产钳助产、胎吸等不同的分娩方式分娩的新生儿脑性瘫痪患病率在统计学上有显著差异。

(三)出生后因素

如早产、低出生体重、颅内出血、感染、脑膜炎、胆红素脑病、低血糖脑病等。

二、临床表现

脑性瘫痪临床表现多种多样,由于类型、受损部位不同而表现各异,即使同一患儿,在不同年龄阶段表现也不尽相同。

(一)中枢性运动功能障碍和运动发育落后

1. 粗大运动发育落后

抬头、翻身、坐、爬、站立等发育明显落后。

2. 精细运动发育落后

见物主动伸手、伸手主动抓物、手指捏物等精细动作明显落后。

3. 自主运动困难

动作僵硬,肌张力过高或过低,不能完成自主运动模式,出现异常运动模式。

4. 主动运动减少

新生儿期表现为动作减少,吸吮能力差,很少啼哭;2~3个月双腿蹬踢少或单腿蹬,手活动少和无爬行等基本动作。

(二)姿势异常

如持续头易背屈、斜颈、四肢痉挛、手喜握拳、拇指内收、上臂常后伸、尖足、剪刀步和角弓反张等。

(三)肌张力异常

肌张力增高、降低或混乱。

(四)反射异常

原始反射延迟消失、保护性反射不出现或减弱,可出现病理反射。

三、分型

(一)痉挛型四肢瘫

以锥体系受损为主,包括皮质运动区损伤。牵张反射亢进是本型的特征。四肢肌张力增高,上肢背伸、内收、内旋,拇指内收,躯干前屈,下肢内收、内旋、交叉、膝关节屈曲、剪刀步、尖足、足内外翻,拱背坐,腱反射亢进、踝阵挛、折刀征和锥体束征等。

(二)痉挛型双瘫

症状同痉挛型四肢瘫,主要表现为双下肢痉挛及功能障碍重于双上肢。

(三)痉挛型偏瘫

症状同痉挛型四肢瘫,表现在一侧肢体。

(四)不随意运动型

以锥体外系受损为主,主要包括舞蹈性手足徐动和肌张力障碍;该型最明显特征是非对称性姿势,头部和四肢出现不随意运动,即进行某种动作时常夹杂许多多余动作,四肢、头部不停地晃动,难以自我控制。该型肌张力可高可低,可随年龄改变。腱反射正常、锥体外系征 TLR(+)、ATNR(+)。静止时肌张力低下,随意运动时增强,对刺激敏感,表情奇特,挤眉弄眼,颈部不稳定,构音与发音障碍,流涎,摄食困难,婴儿期多表现为肌张力低下。

(五)共济失调型

以小脑受损为主,以及锥体系、锥体外系损伤。主要特点是由于运动感觉和平衡感觉障碍造成不协调运动。为获得平衡,两脚左右分离较远,步态蹒跚,方向性差。运动笨拙、不协调,可有意向性震颤及眼球震颤、平衡障碍、站立时重心在足跟部、基底宽、醉汉步态、身体僵硬。肌张力可偏低、运动速度慢、头部活动少、分离动作差。闭目难立征(+)、指鼻试验(+)、腱反射正常。

(六)混合型

具有两型以上的特点。

四、分级

(一)临床分级

一级:活动不灵便,但日常生活不受影响,如行走、登梯和用手操作不受限制。二级:手活动受限,日常活动受到影响,但仍能独立行走和握物。三级:5岁以前不能行走但能够爬或滚,不能握物但能扶物。四级:丧失有作用的运动功能。其中一、二级属轻型运动障碍,三、四级重型运动障碍。

(二)粗大运动功能分级系统(gross motor function classification system, GMFCS)

目前多采用 GMFCS 和手功能分级系统(MACS)五级分级法,完整的 GMFCS 分级系统将脑瘫患儿分为5个年龄组(0~2岁;2~4岁;4~6岁;6~12岁;12~18岁),每个年龄组根据患儿运动功能从高至低分为5个级别(Ⅰ级、Ⅱ级、Ⅲ级、Ⅳ级、Ⅴ级)。此外,欧洲儿童脑瘫监测组织(surveillance of cerebral palsy in Europe, SCPE)树状分型法(决策树)现在也被广泛采用。

五、诊断与评估

(一)辅助检查

1.颅脑影像学检查

颅脑 MRI、CT 和 B 超检查是脑瘫诊断有力的支持,MRI 在病因学诊断上优于 CT。影像学检查发现不好解释的脑梗死可做凝血机制检查。

2.伴随症状及共患病的相关检查

脑瘫患儿伴随症状及共患病,包括智力发育障碍(52%)、癫痫(45%)、语言障碍(38%)、视觉障碍(28%)、严重视觉障碍(8%)、听力障碍(12%),以及吞咽障碍等。

(1)脑电图检查:合并有癫痫发作时进行 EEG 检查,EEG 背景波可帮助判断脑发育情况。

(2)肌电图检查:区分肌源性或神经源性瘫痪,特别是对上运动神经元损伤还是下运动神经元损伤具有鉴别意义。

(3)脑干诱发电位检查:疑有听觉损害者,行脑干听觉诱发电位检查;疑有视觉损害者,行脑干视觉诱发电位检查。

(4)智力发育检查:有智力发育、语言、营养、生长和吞咽等障碍者进行智商/发育商及语言量表测试等相关检查。

(5)遗传代谢病检查:有脑畸形和不能确定某一特定的结构异常,或有面容异常高度怀疑遗传代谢病,应考虑遗传代谢病方面的检查。

(二)诊断

1.必备条件

(1)中枢性运动障碍持续存在:婴幼儿脑发育早期(不成熟期)发生:抬头、翻身、坐、爬、站和走等大运动功能和精细运动功能障碍,或显著发育落后。功能障碍是持久性、非进行性,但并非一成不变,轻症可逐渐缓解,重症可逐渐加重,最后可致肌肉、关节的继发性损伤。

(2)运动和姿势发育异常:包括动态和静态,以及俯卧位、仰卧位、坐位和立位时的姿势异常,应根据不同年龄段的姿势发育而判断。运动时出现运动模式的异常。

(3)反射发育异常:主要表现有原始反射延缓消失和立直反射(如保护性伸展反射)及平衡反应的延迟出现或不出现,可有病理反射阳性。

(4)肌张力及肌力异常:大多数脑瘫患儿的肌力是降低的;痉挛型脑瘫肌张力增高、不随意运动型脑瘫肌张力变化。可通过检查腱反射、静止性肌张力、姿势性肌张力和运动性肌张力来判断。主要通过检查肌肉硬度、手掌屈角、双下肢股角、腘窝角、肢体运动幅度、关节伸展度、足背屈角、围巾征和跟耳试验等确定。

2.参考条件

(1)有引起脑瘫的病因学依据。

(2)可有颅脑影像学佐证。

(三)鉴别诊断

1.运动发育落后/障碍性疾病

(1)发育指标/里程碑延识:包括单纯的运动发育落后、语言发育落后或认知发育落后。儿童6周龄时对声音或视觉刺激无反应、3月龄时无社交反应、6月龄时头控仍差、9月龄时不会坐、12月龄时不会用手指物、18月龄不会走路和不会说单字、2岁时不会跑和不能说词语、3岁时不能爬楼梯或用简单的语句交流时应进行评估。单纯一个方面发育落后的儿童90%不需要进行医疗干预,将来可以发育正常。

(2)全面性发育落后/迟缓(global developmental delay,GDD):5岁以下处于发育早期的儿童,存在多个发育里程碑的落后,因年龄过小而不能完成一个标准化智力功能的系统性测试,病情的严重性等级不能确切地被评估,则诊断 GDD。

(3)发育协调障碍(developmental coordination disorder,DCD):运动协调性的获得和执行低于正常同龄人应该获得的运动技能,动作笨拙、缓慢、不精确;这种运动障碍在发育早期出现,会持续而明显地影响日常生活和学业。

(4)孤独症谱系障碍(autism spectrum disorder,ASD):持续性多情境下存在社会沟通及社会交往的缺失;局限、重复、刻板的兴趣、活动和行为模式;症状导致了在社会很多重要领域中非常严重的功能缺陷,缺陷不能用智力残疾或 GDD 解释。

2.骨骼疾病

(1)发育性先天性髋关节脱臼(developmental dysplasia of the hip,DDH):是由于遗传、臀位产、捆腿等因素造成单侧或双侧髋关节不稳定,股骨头与髋臼对位不良的一种疾病。智力和上肢运动功能正常、站立困难,骨盆 X 线片、CT 和 MRI 可明确诊断。

(2)先天性韧带松弛症:大运动发育落后、独走延迟、走不稳、易摔倒、上下楼费力,关节活动范围明显增大及过伸、内收或外展,但患儿肌力正常,腱反射正常,无病理反射,智力正常,可有家族史,随年龄增大症状逐渐减轻。

3.脊髓疾病

应排除脊髓灰质炎、脊髓空洞症、脊髓压迫症和脊髓性肌萎缩等。

4.先天性甲状腺功能减退症

存在反应低下、哭声低、体温低、呼吸脉搏慢、智力低下和肌张力低下等表现,易与脑瘫相混淆。特殊面容、血清游离甲状腺素降低、TSH增高和骨龄落后可鉴别。

5.遗传代谢性疾病

有些遗传性疾病有运动障碍、姿势异常和肌张力改变,容易误诊为脑瘫,如强直性肌营养不良、杜氏肌营养不良(DMD)、21三体综合征、婴儿型进行性脊髓性肌萎缩(SMA)、精氨酸酶(ARG)缺乏症、异染性脑白质营养不良(MLD)、肾上腺脑白质营养不良(ALD)、家族性(遗传性)痉挛性截瘫(FSP)、多巴敏感性肌张力不全、戊二酸尿症Ⅰ型、丙酮酸脱氢酶复合物缺乏症、Rett综合征、神经元蜡样脂褐质沉积症、佩梅病、共济失调性毛细血管扩张症、神经节苷脂病Ⅰ型、脊髓性小脑性共济失调、尼曼-皮克病C型、线粒体肌病和前岛盖综合征等。

六、康复评定

脑瘫康复评定主要包括身体状况的评定、肌力和肌张力测定、关节活动度评定、反射发育评定、姿势与运动发育评定、粗大运动功能评定、日常生活活动能力评定和感知认知评定。这些评定各有侧重点,通过评定可以全面了解患儿身体情况、运动功能状态、潜在的能力、存在的障碍,为设计合理的康复治疗方案、判定康复治疗效果和再次设计康复治疗方案提供依据。

(一)发育水平评定

常用Gesell发展量表、Bayley婴儿发展量表。

(二)肌力/肌张力评估

目前常用改良Ashworth徒手肌力测量脑瘫患儿肌张力,为提高测定的精确性和敏感性,近年国外多采用手握肌力测定仪评价脑瘫儿童肌力状况。

(三)运动能力评估

脑瘫评估的主要组成部分,常用粗大运动功能测试量表(GMFM)、QUEST量表、Melbourne量表、Peabody运动发育量表(PDMS)。还包括全身运动质量评估、步行能力(10米步行速度测试和6分钟步行距离测试)、足底压力测定等。上肢运动能力评定可采用精细运动功能评估量表(FMFM)、加拿大作业疗法评定(Canadian occupational performance measure,COPM)、上肢技能质量测试(quality of upper extremity skills test,QUEST)、手功能分级系统(manual ability classification system,MACS)。

(四)关节活动度评定

脑瘫患儿容易出现关节的变形,如斜颈、脊柱侧弯、骨盆的前倾或侧倾、髋关节的脱臼或半脱臼、膝关节屈曲或膝反张、足的内外翻等。关节活动度测定是在被动运动下对髋关节、膝关节和踝关节等活动范围进行测定,可应用三维步态分析系统和视觉步态分析。还要注意测量肢体的长度以及周径。

(五)平衡功能评定

采用Berg平衡量表、平衡功能测试仪。

(六)日常生活活动能力评定

儿童常用PALCI评定法,以及儿科残疾评定量表(pediatrics evaluation of disability inventory,PEDI)和儿童功能独立性评定量表(WeeFIM)。

(七)其他方面评价

根据需要进行语言障碍评定、听力障碍评定和视觉障碍评定,以及目的达到量表(goal attainment scale,GAS)、Zancolli分级系统和父母调查问卷等。

WHO发布的《国际功能、残疾和健康分类(儿童与青少年版)》(ICF-CY)是首个基于ICF的脑瘫儿童评定工具,包含 5 个版本,分别是综合版(135 个类目)、6 岁以下简明版(31 个类目)、6~14 岁简明版(35 个类目)、14~18 岁简明版(37 个类目)以及简明通用版(25 个类目)。

ICF 类目繁多,限制其在临床中广泛使用。脑瘫 ICF-CY 核心分类组合简明通用版包含类目最少,用于 0~18 岁的脑瘫儿童,适用范围广泛。通过研究脑性瘫痪 ICF-CY 核心分类组合简明通用版身体功能、活动与参与、环境因素三个领域的 24 个类目的重测信度 kappa 值为 0.856~1.000,信度优;身体功能、活动与参与、环境因素三个领域的 24 个类目的评定者间信度 kappa 值为 0.696~0.900,信度中到优;身体功能、活动与参与、环境因素三个领域的 24 个类目内部一致性信度 Cronbach α 系数>0.7,有较好的内部一致性;研究表明脑瘫 ICF-CY 简明通用版描述脑性瘫痪儿童的功能可靠、有效,具有良好的临床实用价值。

七、脑瘫康复治疗策略

(一)综合治疗

全面康复,提倡个体化训练。但要避免过度治疗,每个脑瘫患儿的治疗手段不宜超过 4 项,如有语言障碍、智力障碍和听、视觉障碍等可进行针对性的训练。

(二)主动训练

激发儿童兴趣和参与意识,尽量引导患儿自己主动进行训练。在康复训练中创造趣味性及轻松愉快的氛围,增进治疗师与患儿之间的亲密关系,将玩耍、游戏、娱乐、交流等贯穿其中。应根据患儿病情及年龄、身体状况、心理状况、耐受力等,采取不同的康复训练手技与方法。避免与患儿缺乏交流,简单操作、枯燥无味的康复训练。

(三)合理应用辅助治疗

药物治疗、神经阻滞治疗、穴位注射、手术治疗、物理因子治疗等均为辅助性治疗,应与康复训练紧密结合,在康复治疗过程中,不要过多开展辅助治疗而弱化康复训练。

(四)治疗方案

防止治疗项目选择过多、治疗强度过大、治疗方法千篇一律。

1.痉挛型

(1)一级:指导家庭康复,定期随访。

(2)二级:PT/OT(Bobath 疗法/Vojta 疗法),门诊或社区康复治疗。

(3)三级:1 岁以下,Bobath 疗法/Vojta 疗法加按摩;>1 岁上,Bobath 疗法/Peto 引导式教育法加按摩/中药熏蒸/减重步态训练等。

(4)四级:1 岁以下,Bobath 疗法/Vojta 疗法加按摩/水疗;1 岁以上,Bobath 疗法/Peto 引导式教育法加按摩/中药熏蒸/水疗/巴氯芬/肉毒杆菌毒素 A 局部靶肌内注射。

如上述方案治疗无效可选择做选择性脊神经后根切断术手术/局部矫形手术、巴氯芬鞘内注射治疗。三级与四级均以专业康复机构治疗为主,配合社区和家庭康复的模式。偏瘫型患儿,可使用限制诱导疗法。

2.不随意运动型

同痉挛型,重点加强姿势控制、应用塑料刺球和毛刷等对皮肤进行感觉脱敏和尽早应用矫形器。注意分离运动,打破整体模式,切忌针灸治疗。

3.共济失调型

可参照痉挛型,但重点是加强平衡功能训练,配合度好的可选择使用体操。

4.低张力型

可参照痉挛型,但更侧重于主动训练,可配合针灸,提高肌力和肌张力;防止膝过伸等关节变形,尽早使用矫形器和水疗。

5.混合型

根据是以上哪一型为主的临床表现,参考选择以上方案。

八、康复护理

(一)清洁护理

加强医务人员的无菌意识,严格规范操作;病房定时通风换气,消毒灭菌,保持病房干净、整洁,以预防和减少院内感染。指导家长保持室内空气新鲜,阳光充足,通风良好,温度适宜;用消毒液拖擦地面,定期洗浴,并及时更换衣服、床单、被褥等。对于重症患儿,应勤翻身防止压疮;大小便后清洗会阴部,防止湿疹。

(二)口腔护理

儿童唾液呈酸性对皮肤有刺激作用,常引起皮肤发红甚至糜烂,应指导家长用清洁手帕或餐巾纸擦干,或用温水洗净,擦干并涂上护肤霜,同时经常更换围巾尽量保持流涎处干燥。指导家长吮吸患儿食指,然后让患儿自吸,以体会吮吸感觉,反复练习,有意识的训练孩子的吞咽功能。每天可用冰块对口唇及舌进行刺激,促进闭合提高下颌随意运动。此外,可采用行为疗法和运动疗法治疗,行为疗法包括各种联合刺激,正面强化、自我控制及惩罚;运动疗法包括控制口唇闭合、下颌抬高、唇角外展、舌的上下左右及旋转、模拟咀嚼练习等方法。指导家长监督患儿刷牙和牙齿清洁。

(三)饮食护理

选择食物种类应逐步过渡,从流质、半流质、软食(米糊、稀饭、面条等)到固体食物。指导吞咽训练,加强口面部肌群运动,帮助患儿做被动开闭颌关节、闭唇、龇牙、噘嘴、鼓腮、咀嚼、空吞咽等动作,协助患儿尽力将舌外伸。咽部冷刺激训练配合吹纸片、微笑、皱眉、鼓腮等运动。加强吸吮训练、喉抬高训练、构音训练等。喂食时要注意患儿的进食姿势,遵循抑制异常姿势、身体双侧对称的原则。一般取面对面坐位的进食方法,利于父母与患儿间的交流。

(四)体位护理

1.正确抱姿

(1)痉挛型脑瘫儿童:护理人员一手托住脑瘫儿的臀部,另一手扶住儿童的肩背部,把儿童头部竖直,与护理人员之间保持良好的视觉交流(或头放在护理人员的肩部),并侧抱在怀中,将内收肌痉挛的双腿分开在护理人员的身体两侧,轻度屈曲外展,达到缓解内收肌痉挛的目的。

(2)不随意运动型脑瘫儿童:首先让患儿呈"抱球"姿势,使其双腿靠拢,髋、膝关节屈曲,护理人员两手前伸抱住患者的双膝,头前屈;然后将患儿抱在胸前,或抱在身体一侧,注意抑制患儿肢体的不自主运动,保持患儿的四肢躯干居中对称;将患儿抱好后,将患儿的面部朝前方,双手合在一起,双腿靠拢膝关节和髋关节,同时屈曲后尽量靠近胸部,主要是控制患儿不自主的动作,使患儿保持姿势和体位的稳定性。

2.卧位姿势

(1)侧卧位:适合各种脑瘫,特别是具有非对称性紧张性颈反射(ATNR)的患儿,可抑制原始反射。在侧卧位时患儿两手容易伸向中线位,有利于伸展肘关节,促进上肢运动发育。

(2)俯卧位：适合训练头部控制能力，促进脑瘫患儿的抬头。

(3)肌张力增高患儿的卧位姿势：肌张力高，头部后仰，躯干、四肢姿势不对称，可以使用吊床，减轻四肢过度伸展，保持头部在中线位置。对严重肌张力增高的患儿，可以使用支撑垫和滚筒，固定头部，弯曲髋部，保持骨盆在中立位。

3.坐位姿势

护理人员坐(跪)在患儿后面，用自己胸腹部顶住患儿腰背部，保持患儿的脊柱正直，防止后凸；使患儿的髋部屈曲90°，减轻脊柱后凸。在患儿前面的凳子上放一些玩具，让患儿保持正确坐姿的同时，进行手功能的训练。角椅在患儿坐位时提供头部支撑，防止头部后仰及左右偏斜，保持正中位；90°的靠背，限制肩部收缩，使肩部旋前，促进双手放置中线，自由活动；保持躯干正直，避免脊柱后凸或侧弯；使髋关节保持90°，两下肢分开，膝部伸展。

4.站立姿势

护理人员在患儿后面，用双手扶住患儿骨盆两侧，让患儿尽可能双腿直立，骨盆保持在中立位上，处于正确的静态站立姿势；在完成静态站立后，逐步在站立时头、躯干、四肢等进行随意活动，并保持相对的平衡，体验正确的站立姿势。

九、康复管理

脑瘫康复的管理涉及多学科、多部门的合作，包括脑瘫的医院康复、教育康复、社区康复、家庭康复、公众健康教育、脑瘫的三级预防、脑瘫的康复流程及脑瘫患儿的教育等。

(一)医院康复

为脑瘫患儿提供药物治疗、肢体功能训练、言语训练、生活活动训练、认知训练、心理治疗和健康教育，既是脑瘫住院患儿医疗管理的模式，又是提高康复疗效的系统。

(二)家庭康复

包括患儿出院后的家庭康复模式，家长参与住院患儿的康复模式，上门指导家长的康复模式。康复方法包括家庭粗大运动训练法，家庭日常生活动作训练法，家庭按摩法。

(三)社区康复

可通过指导家长进行运动训练，并进行进食、更衣、如厕等日常生活自理训练，对言语功能障碍的患儿进行言语训练，培养患儿与正常儿童共同游戏、交往，享有受教育的机会，培养其社会适应能力，引导其参与社会活动，最终实现回归社会。

(四)教育康复

教育与康复相辅相成，只有将教育与康复训练结合起来，帮助脑瘫儿童克服躯体和社会心理适应上的困难，才能在降低他们障碍的同时，充分挖掘出他们的各种潜能，促进其身心最大限度地发展，以使其尽最大可能回归社会。

(五)质量管理

建立一套完善的康复管理体制离不开对康复医疗机构、医务人员及医疗流程的严格管理。首先要规范康复医疗机构准入制度，保证康复医疗机构具备必要的条件，提供符合质量要求的康复医疗服务的制度。其次是康复医务人员的准入制度，制定并执行康复临床路径，提高康复医疗质量。

(周慧玲)

第二节 脑卒中

一、概述

脑卒中又称脑血管意外（cerebralvascularaccident，CVA），由于急性脑血管破裂或闭塞，导致局部或全脑神经功能障碍所引起的神经功能缺损综合征，持续时间>24小时或死亡。脑卒中后一周的患者73%～86%有偏瘫，71%～77%有行动困难，47%不能独坐，75%左右不同程度地丧失劳动能力，40%重度致残。在我国目前需要和正在进行康复的患者中，脑卒中患者占有相当大的比例。随着科学技术和医疗服务水平的不断提高，脑卒中的致死率呈现逐渐下降的趋势，同时，由于发病率的逐年增高，导致脑卒中的致残率亦呈现逐年增高的趋势，这样造成了大量的需要进行康复的残疾人。脑卒中的康复开展最早，也是目前研究最多的领域，早期康复介入已成为共识。

早期康复的意义：早期康复运动功能恢复1个月可提高92.11%；2个月可提高56.67%；3个月可提高18.18%；3个月后96%手功能恢复可能性较小。

（一）流行病学

脑血管疾病的发病率、死亡率和致残率很高，它与恶性肿瘤、心脏疾病是导致全球人口死亡的三大疾病。根据新近的流行病学资料，我国脑血管疾病在人口死因中居第二位，仅次于恶性肿瘤，在不少城市中已占首位。我国脑卒中年发病率为120/100 000～180/100 000，局部地区有逐渐上升的趋势，死亡率为60/100 000～120/100 000，据此估计我国脑卒中新发病例1 500 000/年，死亡约1 000 000/年，病后存活的600万患者中，残障率高达75%。发病率、患病率和死亡率随年龄增长，45岁后增长明显，65岁以上人群增长更显著，75岁以上发病率是45～54岁组的5～8倍。此外，脑卒中发病率与环境、饮食习惯和气候（纬度）等因素有关，我国脑卒中总体分布呈北高南低、西高东低，纬度每增高5度，脑卒中发病率增加64.0/100 000，死亡率增加6.6/100 000。

（二）病因

1.血管病变

动脉粥样硬化和高血压性动脉硬化最常见，其次为结核性、梅毒性、结缔组织病和钩端螺旋体等所致的动脉炎，先天性脑血管病如动脉瘤、血管畸形和先天性血管狭窄、外伤、颅脑手术、插入导管和穿刺所致的血管损伤，以及药物、毒物和恶性肿瘤等导致的血管病损。

2.心脏病和血流动力学改变

如高血压、低血压或血压急骤波动，心功能障碍、传导阻滞、风湿性或非风湿性瓣膜病、心肌病等，以及心律失常（特别是心房颤动）。

3.血液成分和血液流变学改变

如高黏血症（见于脱水、红细胞增多症、高纤维蛋白血症和白血病等），凝血机制异常（应用抗凝剂、口服避孕药和弥散性血管内凝血等），血液病及血液流变学异常可导致血黏度增加和血栓前状态。

4.其他病因

包括空气、脂肪、癌细胞和寄生虫等栓塞,脑血管痉挛,受压和外伤等。部分脑卒中原因不明。

(三)促发因素

1.血流动力学因素

(1)血压过高或过低:瞬时高血压是出血性脑卒中重要诱发因素,一过性低血压可诱发缺血性脑卒中。

(2)血容量改变:血容量不足,血液浓缩可诱发缺血性脑血管病。

(3)心脏病:心功能不全,心律失常可诱发脑梗死。

2.血液成分异常

(1)血黏度改变:红细胞增多症、异常球蛋白血症等引起异常高血黏度,可诱发脑梗死。

(2)血小板数量或功能异常:血小板减少常引起出血性脑卒中;增多时可引起脑梗死,但是由于此时血小板功能低下,也可致出血性脑卒中。

(3)凝血或纤溶系统功能障碍:如血友病、白血病可引起出血性或缺血性脑卒中。

(四)危险因素

危险因素是当前脑血管病研究的一个重大课题。脑卒中的危险因素可分为可干预和不可干预两类,其中可干预的有高血压、糖尿病、高脂血症、(冠心病)心脏病、高同型半胱氨酸血症、短暂性脑缺血性发作(TIA)或脑卒中史、肥胖、无症状性颈动脉狭窄、酗酒、吸烟、抗凝治疗、脑动脉炎等;不可干预的有年龄、性别、遗传、种族等因素。其中高血压是各类型脑卒中最重要的独立危险因素。

(五)分类

脑卒中分为3类:蛛网膜下腔出血、脑出血和脑梗死。其中脑梗死又分为7类:动脉粥样硬化性血栓性脑梗死、脑栓塞、腔隙性梗死、出血性梗死、无症状性梗死、其他梗死和原因未明的脑梗死。

二、临床表现

(一)主要症状和体征

1.起病突然

立即出现相应的症状和体征,是脑卒中的主要特点。

2.全脑症状

头痛、恶心、呕吐和不同程度的意识障碍。这些症状可轻重不等或不出现,主要与脑卒中类型和严重程度有关。

3.局灶症状和体征

根据损害的部位不同而异。

(1)颈内动脉系统损害主要由大脑半球深部或额、颞、顶叶病变所致。表现:①病灶对侧中枢性面、舌下神经瘫痪和肢体瘫痪;②对侧偏身感觉障碍;③优势半球损害时可有失语;④对侧同向偏盲。

(2)椎-基底动脉系统损害主要由脑干、小脑或枕叶病变所致。表现:①眩晕伴恶心、呕吐;②复视;③构音、吞咽困难;④交叉性瘫痪或感觉障碍;⑤小脑共济失调;⑥皮质盲。

(3)脑膜刺激征:颅内压增高或病变波及脑膜时发生。表现为颈项强直、Kernig 征和 Brudzinski 征阳性。

(二)常见并发症

压疮、关节挛缩、肩关节半脱位、肩-手综合征、失用综合征、误用综合征、骨折、肺炎等。

三、主要功能障碍

由于病变性质、部位、病变严重程度等的不同,患者可能单独发生某一种障碍或同时发生几种障碍。其中以运动功能和感觉功能障碍最为常见。

(一)运动功能障碍

运动功能障碍是最常见的功能障碍之一,多表现为一侧肢体瘫痪,即偏瘫。脑卒中患者运动功能的恢复,一般经过弛缓期、痉挛期和恢复期 3 个阶段。

(二)感觉功能障碍

偏瘫侧感觉受损但很少缺失。据报道,65% 的脑卒中患者有不同程度和不同类型的感觉障碍。主要表现为痛觉、温度觉、触觉、本体觉和视觉的减退或丧失。44% 的脑卒中患者有明显的本体感觉障碍,并可影响整体残疾水平。

(三)共济障碍

共济障碍是指四肢协调动作和行走时的身体平衡发生障碍,又称共济失调。脑卒中患者常见的共济失调障碍有大脑性共济障碍、小脑性共济障碍。肢体或躯干的共济失调在小脑损害的患者较常见。常因小脑、基底核、反射异常、本体感觉丧失或运动无力、反射异常、肌张力过高、视野缺损等所致。

(四)言语障碍

脑卒中患者常发生言语障碍,发生率高达 40%~50%。包括失语症和构音障碍。失语症是由于大脑半球优势侧(通常为左半球)语言区损伤所致,表现为听、说、读、写的能力障碍。构音障碍是由于脑损害引起发音器官的肌力减退、协调性不良或肌张力改变而导致语音形成的障碍。

(五)认知障碍

认知障碍主要包括意识障碍、智力障碍、失认症和失用症等高级神经功能障碍。

1.意识障碍

是指大脑皮质的意识功能处于抑制状态,认识活动的完整性降低。脑卒中患者的意识障碍的发生率约 40%。

2.智力障碍

智力是个人行动有目的、思维合理、应付环境有效聚集的较全面的才能。思维能力(包括推理、分析、综合、比较、抽象、概括等),特别是创造性思维是智力的核心。脑卒中可引起记忆力、计算力、定向力、注意力、思维能力等障碍。

3.失认症

常因非优势侧半球(通常为右半球)损害,尤其是顶叶损害而导致的认知障碍。其病变部位多位于顶叶、枕叶、颞叶交界区。如视觉失认、听觉失认、触觉失认、躯体忽略、体像障碍等。

4.失用症

是指在没有感觉和运动损害的情况下不能进行以前所学过的、有目的的运动。脑卒中常见的失用症有:意念性失用、结构性失用、意念运动性失用、步行失用等。

(六) ADL 能力障碍

日常生活活动是指一个人为独立生活每天必须反复进行的、最基本的、一系列的身体动作或活动,即衣、食、住、行、个人卫生等基本动作和技巧。脑卒中患者,由于运动功能、感觉功能、认知功能等多种功能障碍并存,导致 ADL 能力障碍。

(七) 继发性功能障碍

1. 心理障碍

指人的内心、思想、精神和感情等心理活动发生障碍。患者的行为也可因认知障碍而受影响,表现为易怒、顽固、挑剔、不耐心、冲动、任性、淡漠或过于依赖他人。这种行为使患者的社会适应性较差,甚至环境也可增加其孤独感和压力。

2. 膀胱与直肠功能障碍

表现为尿失禁、大小便潴留等。

3. 肩部功能障碍

多因肩痛、半脱位和肩手综合征所致。肩关节疼痛多在脑卒中很长时间后发生,发生率约为72%;肩关节半脱位在偏瘫患者很常见,发生率为81%。肩手综合征在脑卒中发病后 1~3 个月很常见,表现为肩痛、手肿、皮肤温度上升、关节畸形。

4. 关节活动障碍

因运动丧失与制动导致关节活动度降低、痉挛与变形,相关组织弹性消失,肌肉失用性萎缩进而导致关节活动障碍。

5. 面神经功能障碍

主要表现为额纹消失、口角歪斜及鼻唇沟变浅等表情肌运动障碍。核上性面瘫表现为眼裂以下表情肌运动障碍,可影响发音和饮食。

6. 疼痛

丘脑腹后外侧核受损的患者最初可表现为对侧偏身感觉丧失,数周或数月后感觉丧失将可能被一种严重的烧灼样疼痛所代替,称为丘脑综合征。疼痛可因刺激或触摸肢体而加重。疼痛的后果常使患者功能降低,注意力难以集中,发生抑郁并影响康复疗效。

7. 骨质疏松

脑卒中后继发性骨质疏松是影响患者运动功能恢复和日常生活能力的一个重要因素。

8. 失用综合征

长期卧床,活动量明显不足,可引起压疮、肺感染、尿路感染、直立性低血压、心肺功能下降、异位骨化等失用综合征。

9. 误用综合征

病后治疗或护理方法不当可引起关节肌肉损伤、骨折、肩髋疼痛、痉挛加重、异常痉挛模式和异常步态、足内翻等。

10. 吞咽功能障碍

吞咽困难是脑卒中后的常见并发症,脑卒中患者为 29%~60.4% 伴有吞咽功能障碍。临床表现为进食呛咳、食物摄取困难、哽咽、喘鸣、食物通过受阻而鼻腔反流;体征为口臭、流涎、声嘶、吸入性肺炎、营养不良、脱水和面部表情肌的不对称等。部分患者可能需要长期通过鼻饲管进食。

11.深静脉血栓形成

主要症状包括小腿疼痛或触痛、肿胀和变色。约50%的患者可不出现典型的临床症状,但可通过静脉造影或其他一些非侵入性技术进行诊断。

四、康复护理

早期康复护理能够显著改善脑卒中患者的神经功能和日常生活活动能力,有利于提高患者生活质量。早期康复护理是脑卒中早期康复治疗的重要组成部分。早期康复是指脑卒中患者生命体征平稳、神经系统症状不再发展后即可开始康复治疗。只要不影响治疗,早期康复护理介入越早越好,早期康复护理可促进大脑的可塑性,调动脑组织内残余细胞发挥其代偿作用,促进损伤区域组织的重构和细胞的再生,有效地预防脑神经萎缩,从而使患者各种功能尽早恢复和改善,降低致残率。

(一)康复护理目标

(1)改善患侧肢体的运动、感觉功能,改善患者的平衡功能。最大限度发挥患者的残余功能。

(2)改善患者言语功能障碍,调整心态、建立有效沟通方式。

(3)预防潜在并发症及护理不良事件的发生。

(4)提高患者的ADL能力,学习使用辅助器具,指导家庭生活自理。

(5)提高患者生活质量以及社会参与的能力。

(6)实施教育学习的原则:强调残疾者和家属掌握康复知识、技能。

(二)康复护理

1.软瘫期抗痉挛体位的摆放

早期抗痉挛治疗的重要措施之一。抗痉挛体位能预防和减轻上肢屈肌、下肢伸肌的典型痉挛模式,是预防预后出现病理性运动模式思维方法之一。

(1)健侧卧位:患侧下肢髋、膝关节自然屈曲向前,放在身体前面另一枕上。健侧肢体自然放置。

(2)患侧卧位:患侧卧位可增加对患侧的知觉刺激输入,并使整个患侧被拉长,从而减少痉挛。

(3)仰卧位:该体位易引起压疮及增强异常反射活动,应尽量少用。

2.恢复期康复护理

日常生活活动能力(ADL)训练:早期即可开始,通过持之以恒的ADL训练,争取患者能自理生活,从而提高生活质量。训练内容包括进食方法、个人卫生、穿脱衣裤鞋袜、床椅转移、洗澡等。为完成ADL训练,可选用一些适用的装置,如便于进食饲喂的特殊器皿、改装的牙刷、各种形式的器具及便于穿脱的衣服。

3.后遗症期的康复护理

一般病程经过1年左右,患者经过治疗或未经积极康复,患者可以留有不同程度的后遗症,主要表现为肢体痉挛、关节挛缩变形、运动姿势异常等。此期康复护理目的是指导患者继续训练和利用残余功能,此外,训练患者使用健侧肢体代偿部分患侧的功能,同时指导家属尽可能改善患者的周围环境,以便于争取最大限度的生活自理。

(1)进行维持功能的各项训练。

(2)加强健侧的训练,以增强其代偿能力。

(3)指导正确使用辅助器,如手杖、步行器、轮椅、支具,以补偿患者的功能。

(4)改善步态训练,主要是加强站立平衡、屈膝和踝背屈训练,同时进一步完善下肢的负重能力,提高步行效率。

(5)对家庭环境做必要的改造,如门槛和台阶改成斜坡,蹲式便器改成坐式便器,厕所、浴室、走廊加扶手等。

4.言语功能障碍的康复护理

语音为了交流沟通,发病后应尽早开始语音训练。虽然失语,但仍需与患者进行言语或非语言交流,通过交谈和观察,全面评价语言障碍的程度,并列举语言功能恢复良好者进行实例宣教,同时还应注意心理疏导,增强其语言训练的信心。

5.摄食和吞咽功能障碍的康复护理

吞咽障碍是急性脑卒中常见的症状,患者可因舌和喉头等运动控制障碍导致吞咽障碍;患者引起误吸、误咽和窒息,甚至引起坠积性肺炎和呼吸困难等;也可因进食困难而引起营养物质摄入不足,水、电解质及酸碱平衡失调等,从而影响患者整体康复。

(三)常见并发症的康复护理

1.肩关节半脱位

治疗上应注意矫正肩胛骨的姿势,早期良好的体位摆放,同时鼓励患者经常用健手帮助患臂做充分的上举活动。在活动中禁忌牵拉患肩,肩关节及周围结构不应有任何疼痛,如有疼痛表明某些结构受到累及,必须立即改变治疗方法或手法强度。

(1)预防:坐位时,患侧上肢可放在轮椅的扶手或支撑台上,或采取其他良好的肢位;站立时可用肩托(Bobath肩托),防止重力作用对肩部的不利影响。

(2)手法纠正肩胛骨位置:护理人员站在患者前方,向前抬起患侧上肢,然后用手掌沿患肢到手掌方向快速反复地加压,并要求患者保持掌心向前,不使肩关节后缩。

(3)物理因子治疗:用冰快速按摩有关肌肉,可刺激肌肉的活动,对三角肌及冈上肌进行功能性电刺激或肌电生物反馈疗。

(4)针灸、电针:可能对肌张力提高有一定作用。

(5)被动活动:在不损伤肩关节及周围组织的情况下,维持全关节无痛性被动活动,应避免牵拉患肢,而引起肩痛和半脱位。

2.肩-手综合征

多见于脑卒中发病后1~2个月,偏瘫性肩痛是成年脑卒中患者最常见的并发症之一。表现为突然发生的手部肿痛,下垂时更明显,皮温增高,掌指关节、腕关节活动受限等症状。

肩-手综合征应以预防为主,早发现,早治疗,特别是发病的前3个月内是治疗的最佳时期。

(1)预防措施:避免上肢手外伤(即使是小损伤)、疼痛、过度牵张、长时间垂悬,已有水肿者应尽量避免患手静脉输液。对严重的肩痛,应停止肩部和患侧上肢的运动治疗,适当选用一些理疗,如高频电疗、光疗等。

(2)正确的肢体摆放:早期应保持正确的坐卧姿势,避免长时间手下垂。卧位时患肢抬高,坐位时把患侧上肢放在前面的小桌上或扶手椅的扶手上。在没有上述支撑物时,则应在患者双腿上放一枕头,将患侧上肢置于枕头上。

(3)患侧手水肿:护理人员可采用手指或末梢向心加压缠绕:用1~2 mm的长线,从远端到近端,先拇指,后其他四指,最后手掌手背,直至腕关节上。此方法简单,安全,有效。

(4)冷疗:用湿润的毛巾包绕整个肩、肩胛、和手指的掌面,每次10~15分钟,每天2次;也可以用9~11℃的冷水浸泡患手30分钟,每天1次,有解痉、消肿的效果。

(5)主被动运动:加强患臂被动和主动运动,以免发生手的挛缩和功能丧失。早期在上肢上举的情况下进行适度的关节活动;在软瘫期,护理人员可对患者做无痛范围内的肩关节被动运动。

(6)药物治疗:星状神经节阻滞对早期肩手综合征有效,但对后期患者效果欠佳。可口服或肩关节腔及手部腱鞘注射类固醇制剂,对肩痛、手痛有较好的效果。对水肿明显者可短时间口服利尿剂。消炎镇痛药物多无效。

(7)手术:对其他治疗无效的剧烈手痛患者可行掌指关节掌侧的腱鞘切开或切除术,有利于缓解手指痛和肩关节痛。

3.压疮的预防及康复护理

防止压疮或减少其加重,对压疮易发生部位积极采取以下措施。

(1)让患者躺在气垫床上,同时保持床单干燥、无皱褶,避免擦伤皮肤。

(2)保护骨头凸起部、脚跟、臀部等易发生压疮的部位,避免受压。

(3)麻痹的一侧不要压在下面,经常更换体位。

(4)对身体不能活动的老人,每2小时要变换体位,搬动时要把其身体完全抬起来。

(5)早期进行下肢、足踝部被动运动,预防下肢深静脉血栓形成。过去对长期卧床的脑卒中患者,凡受压部位变红,都采用按摩方法来防止压疮的发生。近年来认为此法不可取,因软组织受压变化是正常的保护反应称反应性充血,由于氧供应不足引起。解除压力后即可在30~40分钟内褪色,不会使软组织损伤形成压疮,所以不需按摩。如果持续发红,则提示组织损失,此时按摩将更致严重的创伤。

4.失用综合征和误用综合征

(1)失用综合征:在急性期时担心早期活动有危险而长期卧床,限制主动性活动的结果。限制活动使肌肉萎缩、骨质疏松、神经肌肉的反应性降低、心肺功能减退等,加之各种并发症的存在和反复,时间一久,形成严重的"失用状态"。正确的康复护理和训练,尽早应用各种方法促进患侧肢体功能的恢复,利用健侧肢体带动患侧肢体进行自我康复训练,可防止或减缓健侧失用性肌萎缩的发生,还能促进患侧肢体康复。随着病情的改善,逐渐增大活动量,同时加强营养,可使肌萎缩逐渐减轻。

(2)误用综合征:相当多的患者虽然认识到应该较早的进行主动性训练,但由于缺乏正确的康复知识,一味地进行上肢的拉力、握力和下肢的直腿抬高训练,早早地架着患者下地"行走",或进行踏车训练下肢肌力,结果是加重了抗重力肌的痉挛,严重地影响了主动性运动向随意运动的发展,而使联合反应、共同运动、痉挛的运动模式强化和固定下来,于是形成了误用状态,它是一种不正确的训练和护理所造成的医源性综合征。从脑卒中运动功能的恢复来看,康复训练应该循序渐进,以纠正错误的预防模式为主导。早期应以抗痉挛体位及抗痉挛模式进行康复护理和训练,促进分离运动(即支配能力)的恢复,而不是盲目的进行肌力增强训练,才能早期预防误用综合征。

(六)康复健康教育

(1)教育患者主动参与康复训练,并持之以恒。

(2)积极配合治疗原发疾病,如高血压、糖尿病、高脂血症、心血管疾病等。

(3)指导有规律的生活,合理饮食,睡眠充足,适当运动,劳逸结合,保持大便通畅,鼓励患者日常生活活动自理。

(4)指导患者修身养性,保持情绪稳定,避免不良情绪的刺激。学会辨别和调节自身不良习惯,培养兴趣爱好,如下棋、写字、绘画、晨晚锻炼、打太极拳等,唤起他们对生活的乐趣。增强个体耐受、应付和摆脱紧张处境的能力,有助于整体水平的提高。

(5)争取获得有效的社会支持系统,包括家庭、朋友、同事、单位等社会支持。通过健康教育,使患者对疾病康复有进一步认识,增强康复治疗信心,调动患者及家属的积极性,使患者在良好的精神状态下积极、主动接受治疗,并指导患者将 ADL 贯穿生活中,使替代护理转为自我护理,提高患者的运动功能及 ADL 日常生活能力。使患者最大限度地恢复生活自理能力,降低致残率和复发率,提高生活质量,最大限度地回归家庭,重返社会。

(周慧玲)

第十三章　急诊科护理

第一节　急性乙醇中毒

急性乙醇中毒是由于服用过量的乙醇(酒精)或酒类饮料引起的中枢神经系统兴奋及抑制状态。绝大多数酒精在胃、十二指肠和空肠的第一段吸收,十二指肠和空肠为最主要的吸收部位。酒精进入空胃,通常30～90分钟内能完全被吸收入血。酒精吸收入血后迅速分布于全身各组织和体液,并通过血-脑屏障进入大脑。进入体内的酒精90%以上都是经肝氧化脱氢分解,最终变成二氧化碳和水。肝代谢主要是依靠肝内的酒精代谢酶,不同个体酶的水平及活性不同。

一、中毒机制

酒精的主要毒理作用是抑制中枢神经系统。首先从大脑皮质开始,选择性抑制网状结构上行激动系统,使较低功能失去控制,而呈现一时性兴奋状态,在短时间内自我控制能力减退;然后,皮质下中枢、脊髓和小脑功能受到抑制,出现共济失调等运动障碍,分辨力、记忆力、洞察力、注意力减退甚至消失,视觉、语言、判断力失常;最后抑制延髓血管运动中枢和呼吸中枢,呼吸中枢麻痹是重度酒精中毒者死亡的主要原因。

二、护理评估

(一)病史
有大量饮酒或摄入含酒精的饮料史。

(二)临床表现
与酒精的浓度、饮酒量、饮酒速度和是否空腹有关。急性中毒的主要症状和体征是中枢神经系统抑制、循环系统和呼吸系统功能紊乱。临床大致可分为以下3期。

1. 兴奋期

血酒精含量在200～990 mg/L,患者出现眩晕和欣快,易感情用事,说话滔滔不绝,言辞动作常粗鲁无理、喜怒无常,不承认自己饮酒过量,自制力很差,有时则寂静入睡。

2.共济失调期

血酒精含量达 1 000~2 999 mg/L。患者动作笨拙、步态不稳、言语含糊不清、语无伦次,似精神错落。

3.昏迷期

血酒精含量达 3 000 mg/L 以上。患者由兴奋转为抑制,常昏睡不醒、呼吸慢并带鼾声、体温偏低、面色苍白、皮肤发绀、口唇微紫、脉搏细速,常呈休克状态,瞳孔正常或散大,严重者昏迷、抽搐和大小便失禁,最后发生呼吸麻痹致死。

(三)辅助检查

(1)酒精检测:呼气中酒精浓度与血清酒精浓度相当。
(2)动脉血气分析:可有轻度代谢性酸中毒。
(3)血清电解质检测:可见低钾血症、低镁血症、低钙血症。
(4)血清葡萄糖检测:可有低血糖症。
(5)心电图检查:可见心律失常和心肌损害。

三、病情诊断

根据患者大量饮酒或摄入含酒精的饮料史,临床表现为急性中毒的中枢神经抑制症状、呼气中有酒味,参考实验室检查,可作出急性酒精中毒的诊断。

四、急救护理

(一)紧急救护

1.清除毒物

轻度醉酒一般不需作驱毒处理。饮酒量过大者,如神志尚清可予以催吐,但应严防误吸;如神志已模糊者应考虑洗胃。对来诊时已处于严重状态者,应早期进行血液透析治疗。

2.解除中枢抑制作用

解除中枢抑制作用可用内啡肽拮抗药纳洛酮 0.4~0.8 mg,静脉注射,可每半小时左右重复注射,多数患者数次应用后可清醒。同时可用 10% 高渗葡萄糖液 500 mL 加胰岛素 8~16 U 静脉滴注,加维生素 C、B 族维生素,促进酒精氧化。

(二)一般护理

1.卧床休息

采取侧卧位,以防呕吐致窒息和吸入性肺炎,同时要注意保暖。

2.加强病情观察

如患者出现昏迷、呼吸慢而不规则、脉搏细弱、皮肤湿冷、大小便失禁、抽搐等异常情况,要及时进行处理。

3.加强饮食指导

鼓励多饮水,绿豆汤、西瓜汁等都有较好的解酒作用,也可给予浓茶醒酒。

4.加强药物应用的护理

注意观察用药效果,如吗啡、氯丙嗪等中枢抑制剂,同时做好液体出入量记录。

5.对症治疗

保持呼吸道通畅、给氧;呼吸中枢抑制时,及时插管,机械辅助呼吸,慎用呼吸兴奋剂;及时解痉镇静,发生抽搐可用地西泮 5～10 mg 肌内注射或静脉注射,忌用巴比妥类;防止脑水肿、水电解质紊乱和酸碱平衡失调;纠正低血糖;注意防治呼吸道感染和吸入性肺炎。

6.健康指导

(1)生活指导。加强酒精中毒引起不良后果的宣传,倡导适量饮酒,严禁嗜酒的生活习惯。

(2)健康指导。加强宣传和教育,尤其是注意防止意外伤害及意外事故的发生:①意外伤害,如醉酒后可因落水、高坠、吸入呕吐物窒息而死;若冬季昏睡倒在室外,则易被冻伤甚则冻死,应予预防并避免。②意外事故,如酒后驾车肇事、打架斗殴、伤人毁物、工伤事故及其他暴力犯罪等,而且必须承担相关法律责任,应予以预防并及时制止。

(王春梅)

第二节　急性一氧化碳中毒

一、疾病介绍

(一)定义

急性一氧化碳中毒是指人体短时间内吸入过量一氧化碳所造成的脑及全身其他组织缺氧性疾病,严重者可引起死亡。

(二)病因

1.职业性中毒

职业性中毒如矿山采掘放炮、煤矿瓦斯爆炸、火灾现场、钢铁冶炼、化肥生产、制造甲醇、丙酮等都可产生大量的一氧化碳,若通风防护不当,吸入可致中毒。

2.生活性中毒

日常生活中,煤炉产生的气体中一氧化碳含量达 6%～30%。室内门窗紧闭,火炉无烟囱或烟囱堵塞、漏气都可引起一氧化碳中毒。

(三)发病机制

一氧化碳被人体吸入进入血液后,85% 与血红蛋白结合形成稳定的碳氧血红蛋白。由于碳氧血红蛋白的亲和力是氧合血红蛋白比氧大 240 倍,而碳氧血红蛋白解离却比正常血红蛋白慢 3 600 倍。因此,血液中一氧化碳与氧竞争血红蛋白时,大部分血红蛋白成为碳氧血红蛋白。碳氧血红蛋白携氧能力差,引起组织缺氧,而碳氧血红蛋白解离曲线左移,血氧不易释放更加重组织缺氧。此外,一氧化碳还可与还原型细胞色素氧化酶的二价铁结合,抑制该酶活性,影响组织细胞呼吸与氧化过程,阻碍对氧利用。脑和心脏(对缺氧最敏感的器官)最易遭受损害。脑内小血管迅速麻痹扩张。脑内 ATP 无氧情况下耗尽,钠泵运转不灵,钠离子蓄积于细胞内而诱发脑细胞内水肿。

(四)临床表现

患者一般有明确的一氧化碳吸入史,中毒的程度与吸入时间的长短、吸入的浓度、机体对一氧化碳的敏感性、耐受性密切相关。一氧化碳急性中毒的临床表现根据碳合血红蛋白形成的程度可分为 3 级。

1.轻度中毒

血液中碳合血红蛋白占10%～20%,患者有头痛、眩晕、心悸、恶心、呕吐、四肢无力,可有短暂的晕厥,还可诱发心绞痛发生,及时吸入新鲜空气后症状会迅速消失。

2.中度中毒

血液中碳合血红蛋白占30%～40%,除上述症状外,患者还可昏睡或浅昏迷,瞳孔对光反应迟钝,皮肤和黏膜出现典型樱桃红色,及时抢救。呼吸新鲜空气或氧气后可较快清醒,各种症状数小时内消失,一般不留后遗症。

3.重度中毒

血液中碳合血红蛋白达到50%以上,患者呈深昏迷,各种反射消失,瞳孔散大,血压下降,呼吸不规则,皮肤黏膜苍白或发绀,中毒性肝炎、休克、急性肾功能不全,最终呼吸空气,患者可数小时甚至数天不能清醒,死亡率高。

4.迟发性脑病(神经精神后发症)

急性一氧化碳中毒患者在清醒后,经过2～60天的"假愈期",可出现下列临床表现:①精神意识障碍,出现幻视、幻听、忧郁、烦躁等精神异常,少数可发展为痴呆。②锥体外系神经障碍,出现震颤麻痹综合征,部分患者逐渐发生表情缺乏、肌张力增加、肢体震颤及运动迟缓。③锥体系神经损害及大脑局灶性功能障碍,可发生肢体瘫痪、大小便失禁,失语,失明等。

(五)治疗要点

1.现场急救

(1)迅速脱离中毒现场:迅速将患者转移到空气新鲜的地方,卧床休息,保暖;保持呼吸道通畅。

(2)转运:清醒的患者。保持无障碍呼吸,有条件者应持续吸氧;昏迷中的患者,除持续吸氧外,应注意呼吸道护理,避免呼吸道异物阻塞。

2.院内救护

纠正缺氧:迅速纠正缺氧状态。吸入高浓度氧气可加速一氧化碳和血红蛋白解离,增加一氧化碳的排出。目前高压氧舱治疗效果最好。呼吸停止时,应及早进行人工呼吸,或用呼吸机维持呼吸。危重患者可考虑血浆置换。

3.进一步治疗

首先建立静脉通道,遵医嘱用药,防止并发症的发生。

(1)20%甘露醇:严重中毒后,脑水肿可在24～48小时发展到高峰。脱水疗法很重要。目前最常用的是20%甘露醇静脉快速滴注,也可注射呋塞米脱水。

(2)能量合剂:常用药物有三磷酸腺苷、辅酶A、细胞色素C和大量维生素C等,促进脑细胞功能恢复。

(3)血管扩张剂:常用的有1%普鲁卡因500 mL静脉滴注,用芎嗪注射液80 mg溶于250 mL液体内静脉滴注等,防治迟发性脑病。

4.做好急诊监护

(1)应密切观察患者的生命体征,包括体温、脉搏、呼吸、血压、面色、神志、瞳孔的变化,尤其是中、重度中毒以呼吸困难、呼吸肌麻痹为主者,所以需要密切观察患者呼吸的频率、深浅度的变化;严密观察患者有无呕吐现象,观察患者的血压、神志意识及瞳孔的变化,监测水、电解质平衡,纠正酸中毒,并预防吸入性肺炎或肺部继发感染。

(2)防治并发症和后发症,加强昏迷期间的护理。保持呼吸道通畅,必要时行气管切开。定时翻身以防发生压疮和肺炎。注意营养,必要时鼻饲。高热者可采用物理降温方法,如头部用冰帽,体表用冰袋,使体温保持在32 ℃左右。如降温过程中出现寒战或体温下降困难时,可用冬眠药物;严重中毒患者清醒后应继续高压氧治疗,绝对卧床休息,密切监护2~3周,直至脑电图恢复正常为主,预防迟发性脑病。

二、护理评估与观察要点

(一)护理评估

(1)病史评估:一氧化碳接触史。
(2)身体评估:生命体征、意识状态、瞳孔大小、头痛程度。
(3)实验室及其他检查:脑电图可见弥漫性低波幅慢波,与缺氧性脑病进展相平行。
(4)高压氧治疗的效果。
(5)有无焦虑等心理改变。

(二)观察要点

1.现存问题观察

一氧化碳中毒的后果是严重的低氧血症,从而引起组织缺氧,吸入氧气可加速血红蛋白和一氧化碳解离,增加一氧化碳的排出。严密观察患者意识、瞳孔变化,生命体征,重点是呼吸和体温,缺氧情况。尿量改变,准确记录出入量。氧浓度过高肺表面活性物质相对减少,易出现肺不张。应严格执行给氧浓度和给氧时间,根据病情随时调整用氧流量,清醒者可间歇给氧。一氧化碳中毒6小时内给予高压氧治疗,可减少迟发性病的发生,并能促进昏迷患者觉醒。

2.并发症的观察

(1)吸入性肺炎及肺水肿:常于中毒2~4天发生肺水肿、肺炎、清除呼吸道分泌物及呕吐物,严密观察体温、心率、血压等变化。应用抗生素控制感染,合并肺水肿时,控制液体滴速,给予强心利尿剂,准确记录出入液量。

(2)脑水肿:中毒严重者,脑水肿一般在24~48小时发展到高峰,应密切观察患者有无呕吐现象。呕吐时是否为喷射状。并及时认真听取患者的主诉,一旦发现患者瞳孔不等大,呼吸不规则,抽搐等提示脑疝形成,应给予及时抢救处理。输液过程中密切观察体液的速度和量,观察是否有药液外渗,避免输液量过快、过多、防止发生急性脑水肿。应用脱水剂后观察膀胱充盈情况,对于昏迷不能自行排尿者,给予留置导尿管,并要准确记录出入量,注意尿量及颜色的变化。

(3)心律失常:保证持续氧气吸入,纠正缺氧状态,应用抗心律失常药及营养心肌药物,严密监测心率(律)、血压变化,迅速处理危急情况。

(4)急性肾衰竭:严密观察尿量及液体出入量,纠正休克及缺氧,必要时给予利尿剂,血液透析时做好相应护理。

三、急诊救治流程

急性一氧化碳中毒急诊救治流程详见图13-1。

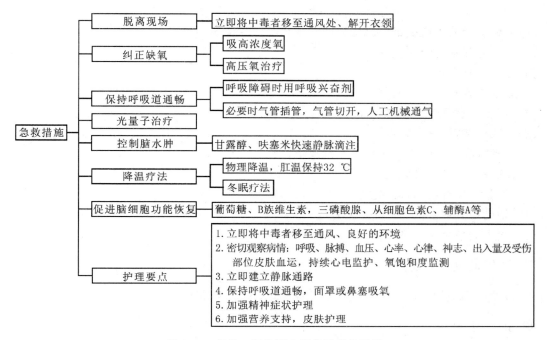

图 13-1　急性一氧化碳中毒急诊救治流程

（王春梅）

第三节　百草枯中毒

一、定义

百草枯（paraquat,PQ）又名克芜踪,属于吡啶类除草剂,国内商品为20％的百草枯溶液,是目前我国农村使用比较广泛的、毒性最大的除草剂之一,国外报道中毒病死率为64％,国内有报道病死率高达95％。

百草枯可经皮肤、呼吸道、消化道吸收,吸收后通过血液循环几乎分布于所有的组织器官,肺中浓度最高,肺纤维化常在第5～9天发生,2～3周达到高峰,最终因肺纤维化呼吸窘迫综合征死亡。中毒机制与超氧离子的产生有关,急性中毒主要以肺水肿、肺出血、肺纤维化和肝、肾损害为主要表现。吸收后主要蓄积于肺组织,被肺泡Ⅰ、Ⅱ型细胞主动摄取和转运,经线粒体还原酶Ⅱ、细胞色素C还原酶催化,产生超氧化物阴离子（O_2^-）、羟自由基（$OH-$）过氧化氢（H_2O_2）等,引起细胞膜脂质过氧化,造成细胞破坏,导致多系统损害。

二、护理评估

（1）评估神志、面色、呼吸、氧饱和度。

（2）询问服用毒物名称、剂量、时间,服毒前后是否饮酒,是否在当地医院洗胃或采取其他抢救措施。

(3)了解患者的生活史、过去史、近期精神状况等。

(4)查看药液是否溅在皮肤上或双眼上。

(5)局部皮肤有否擦伤。

(6)评估患者有无洗胃的禁忌证。

(7)体位、饮食、活动、睡眠状况。

(8)皮肤颜色,尿量、尿色。

(9)心理状况:有无紧张、焦虑等心理反应。

(10)家庭支持和经济状况。

(11)实验室检查:血常规、电解质、肝功能、肾功能。

(12)辅助检查:胸部X线检查、CT。

(13)用药的效果及不良反应。

三、护理问题/关键点

舌、口及咽部烧灼疼痛;咳嗽;进行性呼吸困难;发绀;少尿;黄疸;恐惧。

四、护理措施

(1)无心跳呼吸立即给予心肺脑复苏及进一步生命支持;有心跳呼吸,清除口鼻分泌物,保持呼吸道通畅;昏迷患者去枕平卧位,头偏向一侧,并给予持续心电监护、血压、氧饱和度监测。

(2)立即洗胃:患者来院后立即洗胃,洗胃时洗胃液体温度要适宜,适宜温度即可避免促进毒物吸收,又可避免因温度低而使患者发生寒战等不良反应,每次注入量以200～300 mL为宜,若>500 mL,会促进胃内容物进入肠道,影响洗胃效果。

(3)清除体内尚未吸收的毒物,在尽早洗胃的基础上,口服20%甘露醇导泻,口服活性炭吸附毒物。

(4)开通静脉通路,根据患者情况给予胃黏膜保护剂、保肝药物,给予抗氧化剂(维生素C)及抗生素等。尽早应用激素、抗自由基药物,尽早应用大剂量激素可预防肺纤维化的形成。激素应早期、足量、全程。

(5)密切观察病情变化:百草枯中毒后密切观察患者意识状态、瞳孔、心率、心律、血压、脉搏、呼吸、血氧饱和度等情况,发现异常及时报告医师,积极抢救。准确记录尿量,必要时留置尿管,观察尿液性状、颜色,有无肉眼血尿、茶色尿,有无少尿、无尿症状出现。观察呕吐物及大便颜色、性状及量,以判断有无消化道出血,还要防止呕吐物误吸入呼吸道引起窒息。特别注意有无肺损害现象,因百草枯对机体各个组织器官有严重损害,尤以肺损害为主。应密切观察呼吸的频率、节律,有无胸闷、咳嗽及进行性呼吸困难,有无呼吸道梗阻及咯血等。

(6)口腔护理:百草枯具有腐蚀性,口服2～3天可出现口腔黏膜、咽喉部糜烂溃疡,舌体、扁桃体肿大疼痛,黏膜脱落易继发感染。在护理过程中要特别注意保持口腔清洁,可用生理盐水及利多卡因溶液交替含漱,随时保持口腔清洁,减少因分泌物渗出引起的粘连、出血、感染。出现腹部疼痛、消化道出血,给予止血药物,并仔细观察大便的颜色、次数和量。

(7)呼吸道护理:由于肺是百草枯毒性作用的靶器官,进入人体的百草枯被组织细胞摄取后在肺内产生氧自由基,造成细胞膜脂质氧化,破坏细胞结构,引起细胞肿胀、变性、坏死,进而导致肺内出血、肺水肿、透明膜变性或纤维细胞增生。肺纤维化多在中毒后 5～9 天内发生,2 周或 3 周达高峰。因此,应保持呼吸道通畅,鼓励患者深呼吸,用力咳嗽,积极进行肺功能锻炼,定期进行胸部 X 线检查,发现异常及时处理。

(8)肾功能的监测:百草枯中毒可造成肾小管急性坏死,导致不同程度的肾功能损害。百草枯中毒 1～3 天即可出现肾功能损害,在中毒 12 小时,患者即可出现蛋白尿及血尿,甚至出现肾衰竭。尿量是反映肾功能情况最直接的指标,严格记录 24 小时尿量,观察尿量及有无尿频、尿急、尿痛等膀胱刺激症状;根据尿量调整输液量及输液速度,发现少尿或多尿,要及时报告医师,定期做生化、肾功能、尿常规化验。

(9)饮食护理:禁食期过后鼓励患者饮食,早期如牛奶、米汤等,逐渐加入鸡蛋、瘦肉等高蛋白、高维生素、高碳水化合物类食品,如因咽喉部疼痛不能进食时,可于进食前给予利多卡因稀释后含漱,以减轻疼痛,必要时给予鼻饲,以保证营养供给。

(10)基础护理:患者入院后立即脱去污染衣物并清洗皮肤,有呕吐者,随时更换衣服及床单,给患者创造一个整洁、舒适的环境;同时加强营养支持,按医嘱要求完成当日补液量及输入各种药物。

(11)心理护理:服药中毒后给患者造成的身心痛苦及预后的担忧使之产生焦虑、恐惧心理,护理人员应同情、理解患者,给患者讲解治疗措施对抢救生命的重要性,加强心理疏导、安慰。多给予劝导、鼓励,尽可能满足患者的合理要求,帮助患者渡过情绪的低谷,使其能积极配合治疗与护理。

五、护理评价

(1)患者生命体征是否稳定。
(2)洗胃是否彻底。
(3)患者有无并发症发生。

六、健康教育

(1)向患者和家属讲解此病的疗程,让患者和家属积极配合治疗。
(2)普及防毒知识,讲解口服百草枯的毒性和危害性。
(3)定期随访,了解患者的活动能力和生存质量。

(王春梅)

第四节 有机磷农药中毒

一、疾病介绍

有机磷杀虫药是一种被广泛地应用于农、林业的主要农药之一,工作中防护不当、农作物残留、污染食物和意外服用均可导致急性中毒。我国每年农药中毒患者在 5 万～10 万,其中有机磷农药中毒占 70%,死亡率在 10% 左右。有机磷农药中毒是医院急诊科的一种常见急症,病情危重、变化快、并发症多、死亡率高。

(一)定义

有机磷农药中毒是短期内大量有机磷农药进入人体,抑制了胆碱酯酶的活性,造成组织中乙酰胆碱大量积聚,出现以毒蕈碱样、烟碱样和中枢神经系统症状为主要表现的全身性疾病。

按有机磷农药对人体的毒性可分四类:①剧毒类,如甲拌磷(3911)、对硫磷(1605)、内吸磷(1059)等。②高毒类,如敌敌畏、甲基对硫磷、氧乐果、甲胺磷等。③中毒类,如乐果、敌百虫、乙硫磷等。④低毒类,如马拉硫磷、辛硫磷等。

有机磷农药是目前农业使用最广的杀虫药,对人畜具有一定毒性,大多呈油状(敌百虫为白色结晶),淡黄或棕色,有大蒜味,不溶于水而易溶于有机溶剂中,在碱性或高温条件下易分解失效。但敌百虫易溶于水,在碱性溶液中则变为毒性更强的敌敌畏。

(二)病因

1.生产性中毒

生产过程中,操作者手套破损,衣服和口罩污染,或生产设备密闭不严,化学物质泄露,杀虫药经皮肤或呼吸道进入人体引起中毒。

2.使用性中毒

喷洒杀虫药时,防护措施不当致使药液污染皮肤或吸入空气中杀虫药而引起中毒。另外,配药浓度过高或用手直接接触杀虫药原液也可引起中毒。

3.生活性中毒

主要由于误服或自服杀虫药,饮用被杀虫药污染的水源或食入污染的食品所致。滥用有机磷杀虫药治疗皮肤病或驱虫也可发生中毒。

(三)发病机制

有机磷农药主要是抑制神经系统胆碱酯酶活性。使乙酰胆碱大量堆积,作用于效应细胞的胆碱能受体,产生相应的临床表现。此外,有机磷农药亦直接作用于胆碱能受体。有的毒物经氧化后毒性增强,如对硫磷(1605)氧化为对氧磷,其抑制胆碱酯酶的活性增强 300 倍,内吸磷氧化为亚砜,其抑制胆碱酯酶的活性增强 5 倍;敌百虫侧链脱氧化后为敌敌畏。毒物及其代谢产物排泄较快,多在 24 小时内排泄。主要经尿液以代谢产物排出,少数以原药排出。

(四)临床表现

1.病史

生产性中毒,接触史较明确,非生产性中毒有的隐瞒服农药史,有的为误服,有的间接接触或摄入,要注意询问陪伴人员:患者近来情绪、生活、工作情况,现场有无药瓶、呕吐物气味等。

2.症状和体征

有机磷的毒性强,吸收后 6~12 小时血浓度达最高峰,病情发展迅速,表现复杂。

(1)毒蕈碱样症状:主要是副交感神经末梢兴奋所致,表现为平滑肌收缩和腺体分泌增加。临床表现有恶心、呕吐、腹痛、多汗,尚有流泪、流涕、流涎、腹泻、尿频、大小便失禁、心跳减慢和瞳孔缩小。支气管痉挛和分泌物增加,咳嗽、气急,严重患者出现肺水肿。

(2)烟碱样症状:又称 N 样症状,是由于乙酰胆碱在横纹肌神经肌肉接头处过度蓄积,持续刺激突触后膜上烟碱受体所致。临床表现为:颜面、眼睑、舌、四肢和全身横纹肌发生肌纤维颤动,甚至强直性痉挛,伴全身紧缩和压迫感。后期出现肌力减退和瘫痪。严重时并发呼吸肌麻痹,引起周围性呼吸衰竭。乙酰胆碱还可刺激交感神经节,促使节后神经纤维末梢释放儿茶酚胺,引起血压增高、心跳加快和心律失常。

(3)中枢神经系统表现:中枢神经系统受乙酰胆碱刺激后可出现头晕、头痛、疲乏、共济失调、烦躁不安、谵妄、抽搐、昏迷等症状。

(4)中毒程度分级可分为:①轻度中毒。有头痛、头晕、恶心、呕吐、腹痛、胸闷、乏力、出汗、视力障碍。全血胆碱酯酶活力降低至正常值的50%～70%。②中度中毒。除上述症状外,尚有肌束颤动、瞳孔中度缩小、呼吸困难、精神恍惚、语言不清。血胆碱酯酶活力降低至正常值的30%～50%。③重度中毒。瞳孔极度缩小、心率快、呼吸困难、口唇发绀、肺水肿、呼吸衰竭、二便失禁、血压下降、抽搐、昏迷。血中胆碱酯酶活力在30%以上。

为便于掌握上述分度的重点,一般以只有轻度副交感神经兴奋症状和中枢神经症状者列为轻度中毒,有肌肉束颤动即属中度中毒;出现肺水肿、昏迷或呼吸抑制时则属重度中毒。若诊断有困难,可用阿托品作诊断性治疗;阿托品1 mg加于50%葡萄糖液20 mL静脉注射。若是有机磷农药中毒,症状有所好转;若不是,则出现颜面潮红、口干、口渴等不适感觉。

(五)治疗要点

1.现场急救

迅速协助患者迅速脱离中毒环境,脱去被污染的衣服,如病情及条件许可时,抢救人员可用肥皂水或清水清洗被污染的皮肤、毛发、指(趾)甲,忌用热水。如是敌百虫中毒者禁用肥皂水,眼部污染者可用2%碳酸氢钠(敌百虫除外)或生理盐水或清水连续冲洗数天。现场还应注意搜查患者周围有无药瓶及其药物名称。对于神志不清的患者,在抢救的同时,应向第一个发现患者的人了解当时的情况,主要是了解中毒情况。

2.院内急救

(1)洗胃:洗胃是有机磷农药中毒患者抢救的关键。

洗胃时应注意的几个问题:①洗胃的时间和原则。急性有机磷口服中毒者,洗胃必须遵循及早洗、充分洗、彻底洗的原则。不应该受洗胃4～6小时排空时间的限制,超过洗胃时间者,仍应争取洗胃。因有机磷农药中毒后,使胃排空时间延缓,但由于吸收入血的有机磷农药仍不断弥散到胃肠道,故洗胃仍有效。②胃管的选择及插管方法。插管前应清除口腔内异物,采用经口插粗胃管。以利于灌洗。此方法减少痛苦,同时防止了鼻黏膜出血。在确认胃管存胃内以后,首先抽净高浓度毒液,然后灌洗。③洗胃液的选择。先采用温清水洗胃,待确认毒物后再选择合适的洗胃液。但要注意,服用敌百虫的患者不能用碳酸氢钠溶液洗胃,会增强毒性。乐果、内吸磷、对硫磷等中毒禁用高锰酸钾溶液洗胃,因可被氧化成毒性更强的物质。④体位与灌洗胃。洗胃采用左侧头低位,以利于毒物排出,每次灌洗胃以300～500 mL为限,如灌入量过多,液体可以从口、鼻腔内涌出,有引起窒息的危险。同时还易产生胃扩张,使胃内压上升,增加毒物的吸收。突然胃扩张又易兴奋迷走神经,引起反射性心搏骤停的危险。因此要掌握好每次的灌入量。最后以洗出液无色、无有机磷气味和进出液颜色一致为标准。

(2)对所有中毒的患者尽早建立静脉通道,遵医嘱尽早使用解毒剂:①抗胆碱药。阿托品是目前最常使用的抗胆碱药,具有阻断乙酰胆碱对副交感神经和中枢神经系统毒蕈碱受体的作用,能缓解毒蕈碱样症状,对抗呼吸中枢抑制有效。及早、适量、反复、正确使用阿托品是抢救成功的另一关键。用量应根据患者病情和个体差异。原则是早期、足量、反复和快速达阿托品化。②胆碱酯酶复能剂。临床常用解磷定、氯解磷定,足量重复使用复能剂是逆转呼吸肌麻痹的关键,早期用药,抢救过程中应边洗胃边应用,24小时内给药为黄金时间。复能剂与阿托品有协同作用,合用时阿托品用量减少,同时要警惕过量中毒的问题。

3.血液灌流的护理

对服毒量大,而且时间长者,经过一般抢救处理后仍昏迷或清醒后再度出现嗜睡甚至昏迷者,应尽早进行血液灌流。血液灌流除了可吸附毒素外,还可通过对炎症介质的清除作用,起到有效防治急性有机磷农药中毒的目的。血液灌流时,护理应加强生命体征监测,监测水、电解质、酸碱平衡状态和血糖等变化,合理应用肝素,观察有无出血征象,监测凝血功能,同时要防止空气栓塞发生。

4.做好急诊监护

(1)抗休克补液:密切监测血压、心率等生命体征变化及周围循环状态。严格记录液体出入量,动态监测中心静脉压。对低血容量患者,使用输液泵保持匀速。观察患者的尿量、颜色,对意识障碍患者,监测意识、呼吸、瞳孔、定向力及情绪变化。

(2)肺水肿的预防及处理:中毒患者需要输液,在输液过程中要观察患者的各种生命体征是否发生变化,注意患者的呼吸节律变化,控制输液的流速,防止肺水肿等并发症的发生。

二、护理评估与观察要点

(一)护理评估

(1)意识状况,生命体征,皮肤黏膜,瞳孔,循环、泌尿、血液、呼吸系统等症状。

(2)毒物的接触史。详细询问患者及陪同人员,明确毒物的种类、剂量、中毒的途径及时间。对意识障碍的患者,应询问陪同人员发现时间、当时情况以及身边有无其他异常情况(如药瓶等)。

(3)中毒的相应症状,有无出现中毒综合征:毒蕈碱样症状,烟碱样症状,中枢神经系统症状。

(4)各项检查及化验结果,如血常规、电解质、动脉血气分析、凝血功能检测等。

(5)药物治疗的效果及不良反应。

(6)洗胃的效果及不良反应。

(7)心理及社会支持状况。

(二)观察要点

1.现存问题观察

有机磷农药可通过皮肤、黏膜、消化道、呼吸道侵入人体,中毒机制是抑制胆碱酯酶活性,造成组织中乙酰胆碱积聚,而产生中毒症状,有机磷农药中毒病情变化极快。因此,严密观察病情和生命体征,特别是要注意患者的神志、瞳孔、心率、呼吸、血压的变化,保持呼吸道通畅,注意观察患者颜面、皮肤、口唇的颜色变化,加强口腔、皮肤的护理,严密观察有无阿托品化和阿托品中毒的现象。

2.并发症的观察

(1)阿托品中毒:急性有机磷农药中毒在治疗过程中容易出现阿托品中毒,尤其是从基层医院转运来的急性有机磷农药中毒患者多见。均因阿托品用药不合理所致。有机磷农药中毒致死有60%是阿托品中毒引起的,所以护理人员严密观察阿托品化指标和中毒症状。阿托品化指标为口干、皮肤干燥、心率80~100次/分。如出现心动过速(≥120次/分)、烦躁、谵妄、手有抓空感、高热,重者甚至昏迷,应考虑有阿托品中毒。在护理作中要注意阿托品注射前后症状、体征的观察,并详细记录。

注:①阿托品化。患者瞳孔较前散大,皮肤干燥、口干、颜面潮红、肺部湿啰音消失及心率加

快。②阿托品中毒：患者出现瞳孔散大、神志不清、烦躁不安、抽搐、昏迷和尿潴留等症状。

（2）中间综合征（IMS）：患者出现以呼吸肌麻痹致呼吸衰竭为主的症候群，称为中间综合征。中间综合征患者往往在短时间内出现呼吸衰竭、呼吸骤停而死亡。因此一旦出现中间综合征，应立即报告医师，及时准确给药、呼吸气囊手法通气或人工呼吸，做好气管插管、连接呼吸机等准备。观察痰液的颜色、量，吸痰时严格执行无菌技术。同时要注意观察患者的一般情况，如生命体征、血气分析、通气指标改变的影响。

（3）反跳现象：患者病情好转，神志清醒后，因某种原因使患者病情忽然加重，神志再次转为昏迷、心率降低、出汗、瞳孔缩小，即出现反跳现象。在治疗过程中，应观察患者的皮肤湿润度、瞳孔及心率的变化。

（4）急性呼吸衰竭：重度有机磷农药中毒者出现口唇发绀、呼吸浅短或牙关紧闭，即出现了急性呼吸衰竭中毒。要及时应用抗胆碱药和复能剂，在洗胃中严密观察患者生命体征、心率、呼吸、经皮血氧饱和度等情况，若出现呼吸浅短，应停止洗胃，立即应用特效解毒剂阿托品和复能剂，待心率、呼吸平稳后再洗。如果呼吸已停止，应立即行气管插管、机械通气后再用小型胃管经鼻腔插胃管洗胃。

（5）肺部感染：急性有机磷农药中毒患者因腺体分泌物增多致坠积、洗胃时造成误吸，可导致肺部感染。因此洗胃时灌入胃的洗胃液不超过 300 mL，以免引起呕吐，吸尽胃管内液体后再拔出胃管，以免将胃内容物漏出于口腔及咽部。吸痰时，吸口腔、咽喉部、气管的吸痰管分开。定期给患者翻身拍背，对清醒患者鼓励咳嗽、排痰，防止肺部再感染。

三、急诊救治流程

有机磷农药中毒的急诊救治流程详见图 13-2。

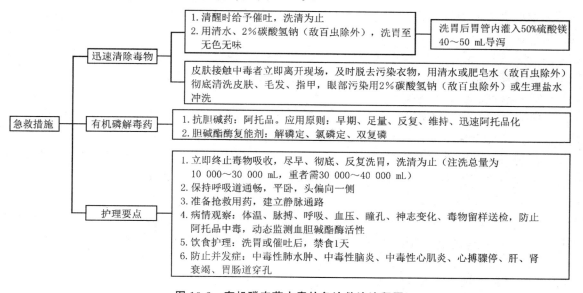

图 13-2　有机磷农药中毒的急诊救治流程图

（王春梅）

第五节 电 击 伤

一、疾病概论

当超过一定极量的电流或电能量(静电)通过人体引起组织不同程度损伤或器官功能障碍时,称为电击伤,俗称触电。电流通过中枢神经系统和心脏时,可引起心室颤动或心搏骤停、呼吸抑制,甚至造成死亡(或假死);电流局限于某一肢体时,可造成该肢体致残。

(一)病因及发病机制

1.病因

电击的常见原因是人体直接接触电源,或在高压电和超高压电场中,电流或静电电荷经空气或其他介质电击人体。电击引起的致伤原因主要为以下几点。

(1)主观因素:不懂用电常识,违章进行用电操作,如在电线上挂晒衣物、违规布线、带电操作等。

(2)客观因素:工作环境差或没有采取必要的安全保护措施。常见的电击多为110~220 V交流电所致。如电器漏电、抢救触电者时抢救者用手去拉触电者等;各种灾害,如火灾、水灾、地震、暴风雨等造成电线断裂或高压电源故障,引起电击或雷电引起电击。

2.发病机制

人体本身也有生物电,当外界电流通过人体时,人体便成为电路中导体的一部分。电击对人体的影响取决于电流的性质和频率、强度、电压、接触的部位、接触的时间、接触部位的电阻及通过人体的途径等。

(1)电流的性质和频率:电流分为交流电和直流电,人体对两种电流的耐受程度不同,通常情况下,对人体而言.交流电比直流电危险,交流电低频对心脏的损害极强。

(2)电流的强度:电流的强度越大,对人体组织受到的损伤就越大。一般认为2 mA以下的电流仅产生轻微的麻木感;50 mA以上的电流,如通过心脏可引起心室颤动或心搏骤停,还可引起呼吸肌痉挛而致呼吸停止;100 mA以上的电流通过脑部,可造成意识丧失。

(3)电压的高低:高压电较低压电危险性更大。<36 V的电压称为安全电压,目前家用及工业用电器设备电压多≥220 V,如通过心脏能引起心室颤动;1 000 V以上高压电击时,可以造成呼吸肌麻痹、呼吸停止、心搏骤停。高压电还可引起严重烧伤。

(4)电阻大小:人体可看作由各种电阻不同的组织组成的导体,电阻越小,通过的电流越大。人体组织电阻由大到小依次为骨骼、皮肤、脂肪、肌肉、血管和神经。当电流通过血管、神经、肌肉,则造成严重危害。

(5)电流通过的途径与时间:如电流流经心脏,则可引起心室颤动,甚至心搏骤停;如果电流经头部流至足底,多为致命电损伤。

(二)临床表现

1.全身症状

轻度触电者有一时性麻木感,并可伴有心悸、头晕、面色苍白、惊慌、四肢软弱无力;重者可出现抽搐、昏迷或休克,并可出现短暂心室颤动,严重者呼吸、心脏停搏。

2.局部表现

局部表现主要为电灼伤。低电压的皮肤烧伤较明显,高压放电时,灼伤处可立刻出现焦化或炭化,并伴组织坏死。

3.体征

轻者无体征,重者有抽搐、昏迷、休克、呼吸及心跳停止等体征。

(三)救治原则

1.立即帮助触电者脱离电源

应立即关闭电闸、切断电路;如不可能关闭电闸断电,则应迅速用木棍、竹竿、皮带等绝缘物品拨开电线或使触电者脱离用电器等。

2.心肺脑复苏

呼吸停止者,立即进行口对口人工呼吸。也可采用压胸式人工呼吸;心脏停搏者,同时进行心脏按压,如无效可考虑开胸心脏按压;如电流进出口为两上肢,心脏多呈松弛状态,可使用肾上腺素或10%氯化钙;如电流进出口分别为上下肢,则心脏多呈收缩状态,选用阿托品为宜。同时可应用高渗葡萄糖、甘露醇,以减轻脑水肿。

3.防治各种并发症

及时发现和处理水、电解质和酸碱平衡紊乱,防治休克、肝肾功能不全等。

4.局部治疗

保持创面清洁,预防感染,可酌情给予抗生素治疗,并可行破伤风类毒素预防破伤风;清除坏死组织,局部包扎止血、骨折固定,如病变较深,可行外科探查术。

二、护理评估

(一)病史

电击伤发生在人体成为电路回流的一部分或受到附近电弧热效应的影响的情况下,主要包括以下几点。

1.闪电击伤

闪电时,患者当时所处的位置为附近最高的物体或靠近1个高的物体(如1棵大树)。

2.高电压交流电击伤

常于身上有导体接触头顶上方的高压电时(如导电的钓鱼竿),也可见于误入带电导体附近。

3.低电压交流电击伤

可见于用牙齿咬电线、在自身接地的同时接触带电的用电器或其他带电物品。

4.直流电击伤

少见,如无意中接触电力火车系统的带电铁轨。

(二)身心状况

1.症状与体征

(1)电击伤:表现为局部的电灼伤和全身的电休克,临床上可分为3型。①轻型:触电后立即弹离电流,表现为惊慌、呆滞、四肢软弱、心动过速、呼吸急促、局部灼伤疼痛等。②重型:意识障碍、心率增快、节律不整、呼吸不规则,可伴有抽搐、休克,有些患者可出现假死状态。③危重型:昏迷、心跳及呼吸停止、瞳孔扩大。

(2)电热灼伤:损伤主要为电流进口、出口和经过处的组织损伤,触电的皮肤可呈现灰白色或焦黄色。早期可无明显的炎性反应,24~48小时后周围组织开始发红、肿胀等炎症反应,1周左右损伤组织出现坏死、感染,甚至发生败血症。

(3)闪电损伤:被闪电击中后,常出现心跳、呼吸立即停止。皮肤血管收缩,可出现网状图案。

(4)并发症和后遗症:电击伤后24~48小时常出现严重室性心律失常、神经源性肺水肿、胃肠道出血、弥散性血管内凝血等。约半数电击伤者出现单侧或双侧鼓膜破裂。电击数天至数月可出现神经系统病变、视力障碍。孕妇可发生死胎和流产。

2.心理与社会

部分患者于电击伤后可出现恐惧、失眠等。

(三)辅助检查

1.常规检查

常规检查可行血、尿常规检查,血、电解质检查,肝、肾功能检查。血清肌酸磷酸激酶(CPK)升高反映肌肉损伤,见于严重的低电压和高电压电击伤。

2.X线检查

X线检查可了解电击伤后有无骨折、内脏损伤。

3.心电图

心电图可有心肌损害、心律失常,甚至出现心室颤动及心脏停搏。

4.脑电图

意识障碍者可行脑电图检查,但脑电图检查对于早期治疗方案的制订并不起决定性作用。

三、护理诊断

(一)皮肤完整性受损

与电伤引起的皮肤灼伤有关。

(二)意识障碍

与电击伤引起的神经系统病变有关。

(三)潜在并发症:心律失常

与电流流经心脏,引起心电紊乱有关。

四、护理目标

(1)患者皮肤清洁、干燥,受损皮肤愈合。

(2)患者意识清楚,反应正常,生活自理。

(3)患者心律失常未发生,或发生心律失常后得到及时控制。

五、护理措施

(一)一般护理

(1)迅速将患者脱离电源。

(2)吸氧:对于重症中暑者给予鼻导管吸氧,危重病例行面罩吸氧,必要时给予高压氧治疗。

(3)体位:如患者已昏迷,则应头偏向一侧或颈部伸展,并定时吸痰,保持呼吸道畅通。

(4)迅速建立静脉通道,并保持输液畅通。

（二）急救护理

(1) 密切观察患者的神志、瞳孔、生命体征、尿量（尿量应维持在 30 mL/h 以上）、颜色、尿相对密度的变化。对于血压下降者，立即抢救，做好特护记录。

(2) 心电监护：进行心电监护（包括心律、心率及血氧饱和度等）和中心静脉压监测，应维持 48~72 小时。如出现心室颤动者，及时给予电除颤及用药物配合除颤，并可应用利多卡因、溴苄胺等药物，同时给予保护心肌的药物。

(3) 观察电击局部的创面，注意创面的色泽及有无异常分泌物从创口流出，保持创面清洁，定期换药，防治感染。

(4) 严密观察电击局部肢体有无肿胀、疼痛、触痛、活动障碍及血运情况，警惕出现局部肢体缺血坏死。如发现异常立即报告医师，及时做出处理。

(5) 保护脑组织：在患者头部及颈、腋下、腹股沟等大血管处放置冰袋，将体温降至 32 ℃。可应用甘露醇、高渗葡萄糖、糖皮质激素、纳洛酮等预防和控制脑水肿，给予脑活素、三磷酸腺苷、辅酶 A 等促进脑细胞代谢的药物。

（三）心理护理

患者清醒后，精神可能受到极大刺激和创伤，甚至留下遗忘症、惊恐等精神症状，并可出现白内障或视神经萎缩，也可能致残。针对患者的具体情况，护士要给予患者精心的心理护理，培养患者的自理能力，同时做好营养支持，使受到严重损伤机体得以重新康复。

六、护理评价

(1) 患者受伤皮肤无感染，伤口如期愈合。

(2) 患者心律失常未发生，或发生心律失常后得到及时控制，生命体征平稳。

(3) 患者意识清楚，反应敏捷，恐惧感消失，能认识电击伤的原因，并有预防触电及安全用电的知识。

（王春梅）

第六节 颅脑创伤

颅脑创伤是一种常见的外伤，在全身的创伤中仅次于四肢创伤，但由于常与其他部位的创伤并存，所以其伤残率及死亡率均居创伤首位。多见于交通事故、自然灾害、坠落和暴力伤害等，一旦发生则病情较重，如不及时抢救，将给患者带来严重的后果，其预后取决于颅脑创伤的程度及处理的效果。

一、分类

（一）按创伤部位分类

1.头皮创伤

头皮血肿、头皮挫裂伤、头皮撕脱伤。

2.颅骨骨折

根据解剖部位可分为颅顶骨折和颅底骨折。颅骨骨折严重者可损伤硬脑膜,导致脑脊液外漏或内漏,也可能合并脑损伤而加重病情。

3.脑损伤

是由于脑膜、脑组织、脑血管及脑神经损伤而引起的脑震荡、脑挫裂伤、脑干损伤、颅内血肿等。其中颅内血肿是脑损伤最严重的并发症,按血肿的部位又可分为硬脑膜下血肿、硬脑膜外血肿、脑内血肿等,以硬脑膜下血肿相对多见。各种类型的脑损伤都可能会出现脑水肿,主要表现为颅内压增高,严重的可发生脑疝,从而危及患者生命。

(二)按伤情分类

1.轻型

单纯性脑震荡伴或不伴颅骨骨折:①原发性昏迷0~30分钟。②仅有轻度头昏、头痛等症状。③神经系统和脑脊液检查无明显改变。④GCS计分13~15分(表13-1)。

表13-1 GCS计分标准

睁眼反应	计分	言语反应	计分	运动反应	计分
自动睁眼	4	回答正确	5	按吩咐动作	6
呼唤睁眼	3	回答错误	4	刺痛能定位	5
刺激睁眼	2	胡言乱语	3	刺痛肢体回缩	4
不能睁眼	1	只能发音	2	刺痛肢体屈曲	3
		不能发音	1	刺痛肢体伸直	2
				刺痛无反应	1

2.中型

轻度脑挫裂伤伴有颅骨骨折:①原发性昏迷时间在12小时之内。②有轻度神经系统阳性体征,如脑膜刺激征等。③生命体征有轻度改变。④GCS计分9~12分。

3.重型

广泛粉碎性颅骨骨折,重度脑挫裂伤:①出现急性颅内血肿、脑干伤及脑疝,昏迷在12小时以上,持续性昏迷或进行性昏迷加重。②有明显神经系统阳性体征。③生命体征有明显改变。④GCS计分5~8分。

4.特重型

严重脑干伤或脑干衰竭者,患者预后极差:①伤后持续性深昏迷,有去大脑强直或伴有其他部位的脏器伤、休克等。②已有晚期脑疝,包括双侧瞳孔散大,生命体征严重紊乱或呼吸停止。③GCS计分3~4分。

二、病情评估

(一)临床表现

颅脑创伤患者的临床表现与创伤的性质、部位、程度等有关。

1.意识障碍

伤后绝大多数立即出现不同程度的意识障碍,这是判断患者有无脑损伤的重要依据。脑震荡可表现为一过性脑功能障碍,伤后立即表现为短暂意识障碍,一般不超过30分钟,清醒后不能回忆伤前及当时情况,神经系统检查无阳性体征。脑挫裂伤的患者,伤后立即出现意识障碍,其程度和持续时间与损伤程度和范围有关;颅内血肿可导致颅内压增高或脑疝形成,表现为意识障碍持续加重,如硬膜外血肿的患者表现为原发性意识障碍,经过中间清醒期,再度意识障碍,并逐渐加重。

2.头痛、呕吐

头痛、呕吐是头部外伤的常见症状之一。头痛由头皮创伤、颅骨骨折、颅内出血、颅内压过高或过低,或脑血管的异常舒缩等直接引起。早期呕吐多为迷走神经或前庭神经等结构受影响所致,后期频繁呕吐有可能因颅内压进行性增高而引起,表现为特征性的喷射状呕吐。

3.瞳孔变化

伤后一段时间才出现的进行性一侧瞳孔散大,伴意识障碍加重、生命体征紊乱和对侧肢体瘫痪,是脑疝的典型改变;双侧瞳孔散大、对光反应消失、眼球固定伴深昏迷或去大脑强直,多为脑干损伤或临终表现;双侧瞳孔大小多变、对光反应消失伴眼球分离或异位,多表示中脑损伤;眼球震颤多见于小脑或脑干损伤。

4.肢体偏瘫

伤后一侧肢体少动或不动、肌力减退,对疼痛刺激反应迟钝或无反应,有锥体束征,并进行性加重,应考虑血肿引起脑疝或血肿压迫运动中枢,一般是肢体偏瘫的对侧大脑受到损伤。

5.生命体征变化

颅脑损伤时可伴有生命体征的改变,如颅内出血时血压升高、心率缓慢、呼吸深慢、体温升高,合并脑疝时则血压下降、心率快弱、呼吸快而不规则。

6.脑疝

颅内压增高可引起颅内各腔室间压力不均衡,导致某些部位的脑组织受压向邻近的解剖间隙移位,并危及患者生命,其中小脑幕切迹疝最为常见。

(二)辅助检查

(1)脑脊液检查:脑挫裂伤时,脑脊液常有红细胞。颅内压增高时,可进行测压。

(2)X线检查:X线头颅摄片能较好地显示受力部位、颅骨骨折、有无异物等,有一定诊断价值。

(3)CT检查:CT是颅脑外伤患者的首选检查。可显示脑挫裂伤的部位、范围,脑水肿程度和有无脑室受压及路线结构移位等;可明确定位颅内血肿,并计算出血量,了解损伤的病理及范围;可动态地观察病变的发展与转归。对开放性脑损伤,可了解伤道及碎骨片、进行异物定位等。

(4)颅脑超声检查:对颅内血肿有诊断价值。

(5)脑血管造影:对颅内出血有定位诊断意义,典型征象为无血管区。

三、救治与护理

(一)救治原则

1.伤情判断

通过对受伤时间、受伤原因及过程的重点了解,立即对头部及全身情况进行认真检查,结合患者意识、瞳孔、生命体征情况,作出及时、正确的判断。

2. 头位与体位

颅内高压者采用头高位(15°～30°),有利于静脉血回流和减轻脑水肿。意识不清并伴有呕吐或舌后坠者,应采用平卧位,头偏向一侧,或采用侧卧位,以利呕吐物和口腔分泌物的排出;休克者宜采用平卧位,有脑脊液耳、鼻漏者应避免头低位,采用半卧位常能明显减轻脑脊液漏。

3. 保持呼吸道通畅

颅脑损伤患者尤其是伴有意识功能障碍者,丧失了正常的咳嗽反射及吞咽功能,呼吸道分泌物不能有效排出,血液、脑脊液、呕吐物等可引起误吸,舌根后坠可引起窒息,从而加重脑缺氧,导致颅内压增高,使病情加重,因此保持呼吸道通畅至关重要,必要时气管切开和机械给氧。

4. 控制出血

对开放性及闭合性颅脑损伤采取相应措施。①开放性颅脑损伤:迅速包扎头部和其他部位伤口,减少出血,应争取在伤后 6 小时内进行清创缝合,最迟不超过 72 小时。按要求冲洗伤口,清除异物,切除不整齐创缘,并逐层缝合,然后妥善包扎,如有插入颅腔的异物要加以固定保护,有条件时手术取出;有脑膨出时,用敷料绕其周围,保护脑组织,以免污染和增加损伤。②闭合性颅脑损伤:头皮血肿多数可自行吸收消退,如血肿较大,长期不消散或继续扩散,可穿刺抽吸,并加压包扎;颅内血肿或重度脑挫裂伤合并脑水肿引起的颅内高压和脑疝,常规采取降温、脱水等措施降低颅内压;如出血量大,常用手术开颅血肿清除术、去骨瓣减压术、钻孔引流术。

5. 控制脑水肿

主要应用物理降温,如冰帽、冰袋,有助于降低脑代谢率和脑耗氧量,增加脑组织对缺氧的耐受性,改善细胞的通透性,防止脑水肿的发展。同时快速给予脱水利尿药及激素类药物,常用甘露醇、呋塞米等,配合使用激素类药物,常用地塞米松等,具有稳定膜结构的作用,减少因自由基引发的脂质过氧化反应,从而降低脑血管通透性、恢复血-脑屏障功能,增加损伤区的血流量,使脑水肿得到改善。

6. 纠正休克

对有休克先兆或有休克症状的患者,要根据医嘱及时采取补液、输血等措施,适当选用血管升压药。

颅脑创伤救护流程见图 13-3。

(二)护理要点

(1)气道护理:保持呼吸道通畅,及时清除呼吸道分泌物,维持气道正常功能;气管切开者,保持吸入气的温度和湿度,注意无菌操作,定期作呼吸道分泌物细菌培养,防止呼吸道感染。

(2)加强病情观察:严密观察患者的意识、瞳孔、肢体活动及生命体征,加强颅内压监测,注意脑疝等并发症的发生。

(3)加强病情监护:注意观察引流液的颜色、流出量和速度,警惕脑室内活动性出血和感染等;加强颅内压监测,便于诊断颅内血肿、判断手术时机、术中监控、指导治疗和估计预后;加强心电图、呼吸、中心静脉压、血气分析、血氧饱和度、血糖、脑电图等指标的监测。

(4)饮食护理:一般伤后 2～3 天禁饮食,注意补钾,24 小时尿量保持在 600 mL 以上。不能进食者,可给予鼻饲饮食,满足机体的营养需要,维持水、电解质及酸碱平衡。

(5)用药护理:按医嘱应用脱水利尿药、激素、神经营养等药物。休克患者快速准备配血、输血或输液,但对烦躁不安的患者应做好安全护理,禁用吗啡、哌替啶镇静,可按医嘱给予地西泮。

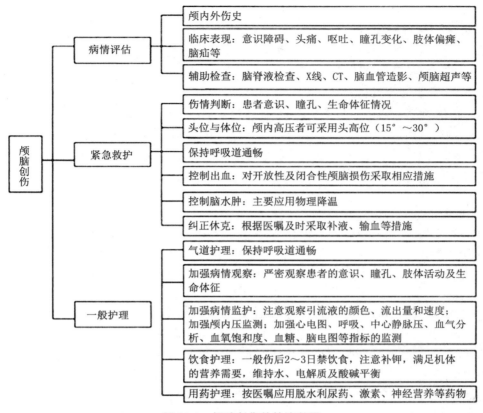

图 13-3 颅脑创伤救护流程图

（王春梅）

第七节 胸部创伤

胸部创伤无论在平时还是战时都比较常见，包括胸壁、胸腔内脏器和膈肌的直接性损伤及由此产生的继发性病变，如连枷胸、血气胸、纵隔气肿、心脏压塞等。重伤和多发伤是胸部创伤的重要特点，由于心肺及大血管位于胸腔内，故胸部创伤后容易发生呼吸和循环功能障碍，对生命构成较大威胁，使胸部创伤成为仅次于脑创伤的重要死因。

一、分类

（一）按致伤原因和伤情分类

(1)闭合性损伤：受暴力撞击或挤压所致的胸部组织和脏器损伤，但胸膜腔与外界大气不直接相通。常见的致伤原因有挤压伤、钝器打击伤、高空坠落伤、爆震伤等。胸部闭合性损伤的严重程度取决于受伤组织、器官的数量和伤情，以及有无胸外合并损伤。

(2)开放性损伤：损伤穿破胸膜，使胸膜腔与外界相通，造成气胸、血胸或血气胸，有时还可穿破膈肌或伤及腹内脏器。主要见于战时的火器伤,在平时多为锐器刺伤。

(二)按损伤程度分类

(1)非穿透伤:只伤及胸壁,而胸膜或纵隔完整无损。

(2)穿透伤:损伤穿通胸膜腔或纵隔。

(三)按伤道情况分类

(1)贯通伤:损伤既有入口又有出口,常伴有内脏损伤。

(2)非贯通伤:伤道只有入口而无出口,往往有异物存留,易致继发感染。

(3)切线伤:伤道仅切过胸壁或胸膜腔周缘。

二、病情评估

(一)临床表现

(1)疼痛:受伤部位剧烈疼痛,深呼吸、咳嗽或转动体位时疼痛加剧,患者往往呈痛苦面容,严重者可导致休克。

(2)出血:胸壁有伤口时可导致外出血,与损伤的程度及是否损伤大血管有关。如损伤动脉,则出血量大;当损伤面积较大或损伤程度较重时,即使没有损伤大动脉也会出现大量出血。内出血可引起血胸,血胸患者一般出血量较多,压迫肺脏造成肺萎陷,从而引起呼吸困难、伤侧呼吸音减弱、呼吸运动减弱、胸部叩诊浊音,同时伴有面色苍白、出冷汗、血压降低、脉搏细速、呼吸加快等症状,严重者可致失血性休克。由于内出血的伤情及出血量难以估计,只能根据症状加以判断,病情相对危险。

(3)咯血:较大的支气管损伤和深部肺组织损伤后带有咯血;肺表面挫伤可无咯血或伤后数天才于痰内出现陈旧性血块;肺爆震伤者,在口、鼻腔内可见血性泡沫样分泌物。

(4)呼吸困难:气胸、血胸、连枷胸、反常呼吸、肺损伤、纵隔气肿、呼吸道梗阻均可引起不同程度的呼吸困难,严重者会导致呼吸频率的增快和节律的改变,呈端坐呼吸,出现烦躁不安,严重者出现呼吸衰竭。连枷胸的患者,出现胸壁反常呼吸运动,常伴有明显的呼吸困难。

(5)休克:严重胸廓创伤,以及心脏和大血管创伤引起的大量失血、心脏压塞、心力衰竭均可导致休克。患者表现为面色苍白或发绀、出冷汗、血压下降、脉搏细速、呼吸困难、少尿或无尿等症状,严重者可出现昏迷。

(6)皮下气肿及纵隔气肿:空气来源于肺、气管、支气管或食管的裂伤,经裂伤的壁层胸膜、纵隔胸膜或肺泡细支气管周围疏松间隙沿支气管树蔓延至皮下组织,胸壁皮下气肿最先出现,纵隔气肿先出现在颈根部。严重时(如存在张力性气胸)气肿可迅速沿皮下广泛蔓延,上达颈面部,下达腹壁、阴囊及腹股沟区。张力性纵隔气肿还可压迫气管及大血管而引起呼吸、循环功能障碍。

(7)胸壁伤口、伤道:开放性胸部创伤的患者在胸壁可见伤口,根据伤口、伤道在胸壁的位置可判断可能被伤及的胸内脏器,以及是否同时有腹腔内脏器的损伤。

(8)体征。①连枷胸(外伤性浮动胸壁):胸部创伤时可出现伤侧呼吸运动减弱或消失,多根多处肋骨骨折时可出现胸壁软化。②反常呼吸:浮动胸壁在呼吸时与其他部位的正常胸壁运动正好相反。③纵隔摆动:开放性气胸由于两侧胸膜压力不等使纵隔移位,并可随呼吸运动而左右摆动。

(二)辅助检查

(1)X线检查:是胸部创伤诊断中最常用的方法,也是最可靠的诊断方法。胸部骨折可显示骨折断裂线和断端错位,肋软骨骨折不显示骨折线征象;气胸者可显示不同程度的胸膜腔积气征象,纵隔移向健侧;血胸者可显示大片密度增高阴影,可见气液平面。

(2)穿刺:胸腔穿刺和心包穿刺是一种简便又可靠的诊断方法。对怀疑气胸、血胸、血心包的患者,通过穿刺抽出积血或积气,既可迅速明确诊断,又可缓解心、肺受压迫的症状。

(3)血气分析:通过血气分析可了解患者的缺氧情况,有利于指导治疗,尤其是危重患者。

(4)心电监护:对疑有心肌损伤的患者或危重症患者可进行监测。

三、救治与护理

(一)救治原则

1.体位

胸部创伤患者一般取半卧位或伤侧在下的低斜坡卧位,可减轻疼痛,保持有效呼吸,同时也可将积血或积液限制在局部范围。

2.保持呼吸道通畅

及时清除口咽部的痰液、血块、呕吐物等异物,吸净气管、支气管中的血液和分泌物,防止窒息,给予高流量吸氧。清醒患者可鼓励或协助其有效咳嗽排痰,痰多不易咳出者,可给予祛痰剂、雾化吸入;对无力排痰或昏迷患者,可行鼻导管吸痰、纤维支气管镜吸痰,必要时作气管插管或气管切开术。

3.给氧

低氧是初始阶段就有的重要症状,因此对有皮肤发绀、气急、呼吸频率和节律异常的患者,应尽早给予氧气吸入,可采用鼻导管或面罩给氧;对由严重连枷胸、重度肺挫伤等引起呼吸衰竭的患者,应给予气管插管或气管切开行呼吸机辅助呼吸,以纠正低氧血症。

4.疼痛的处理

胸部创伤患者常有明显的胸痛,在咳嗽咳痰时,协助用双手按压患侧胸壁,以减轻胸廓活动引起的疼痛,必要时可服用地西泮;对疼痛剧烈者可通过肋间神经阻滞或镇痛泵持续注入镇痛药,如吗啡 5~10 mg,但对有呼吸困难、低血压者禁用或慎用。

5.休克的救治

对有失血性休克表现的患者,迅速建立 2 条静脉通道,可在中心静脉压的监测下快速、大量输液,纠正休克;对于严重肺挫伤、创伤性湿肺的患者,应限制输液量,每天输液量控制在 1 000 mL 以下,多补给胶体液,以提高胶体渗透压,防止肺水肿。同时要纠正水、电解质紊乱及酸碱平衡失调,并做好血型鉴定、交叉配血试验,为输血做准备。

6.气胸、血胸的处理

开放性气胸先将伤口闭合,再按闭合性气胸处理。张力性气胸易危及生命,先用粗针头穿刺胸腔减压,变张力性为开放性,再作胸腔闭式引流。

7.连枷胸的处理

多根肋骨多处骨折致胸壁软化者需立即用包扎、牵引或内固定法固定胸壁,纠正反常呼吸,以减轻低氧血症。

8.创伤性窒息的处理

创伤性窒息可无明显的胸部损伤,但多伴有多发性肋骨骨折和血气胸、脊柱骨折或心肌挫伤等合并伤。受伤时患者可能发生呼吸暂停或窒息,全身发绀或神志不清,但一般均能恢复,仅有少数患者因呼吸停止过久而发生心搏骤停。急救时症状多能自行恢复,预后良好,主要治疗其合并伤,患者应休息、吸氧.疑有脑水肿时应限制进液量。

胸部创伤救护流程见图13-4。

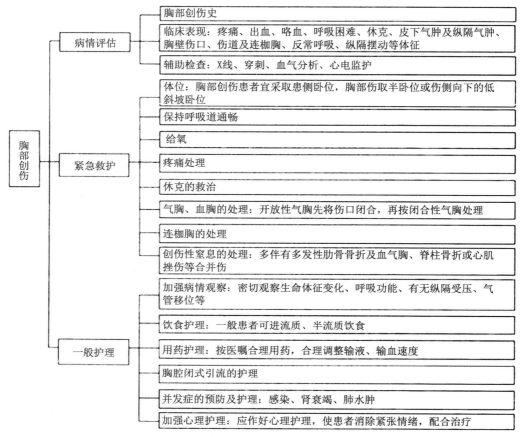

图13-4　胸部创伤救护流程图

(二)护理要点

(1)加强病情观察:密切观察生命体征变化,注意意识、瞳孔、胸部、腹部情况和肢体活动;观察患者呼吸功能,注意有无气促、发绀,呼吸频率、节律、幅度等的改变,听诊呼吸音,监测脉搏血氧饱和度,注意有无低氧血症;观察有无纵隔受压、气管移位等,注意触诊皮下气肿的范围和程度;观察尿量、外周循环、皮肤色泽及温度的情况,了解循环系统及肾功能变化。

(2)饮食护理:一般患者可进流质、半流质饮食,伤情不明、疑有食管损伤或胸腹联合伤者应禁饮食。

(3)用药护理:按医嘱合理用药,合理调整输液、输血速度。

(4)胸腔闭式引流的护理:应保持管道通畅,注意观察引流液的颜色、性质及量。气胸患者,若引流管内不断有大量气体溢出,呼吸困难无好转或加重,则提示可能有肺及支气管的严重损伤,应剖胸探查并修补裂口;血胸患者,若引流管引流血量持续较多,提示胸内有活动性出血,应及时采取相应措施止血。要注意无菌操作并做好引流管的护理,加强感染的预防和控制。

(5)并发症的预防及护理。①感染:要注意卧床休息,及时、有效地排痰,合理应用抗生素。

②肾衰竭:严重失血者,除应积极止血外,应尽早输血、补液、应用利尿剂,同时加强尿量的观察。
③肺水肿:避免输液过快、过量,记录出入液量,尽早脱水利尿。

(6)加强心理护理:胸部创伤的患者易产生紧张、焦虑情绪,应做好心理护理,使其消除紧张情绪,配合治疗。

(王春梅)

第八节 腹部创伤

腹部包括腹壁和腹腔脏器,由于腹腔脏器多,腹部损伤常伴有内脏损伤,易引起大出血和严重感染,发生休克和呼吸衰竭,死亡率可高达10%。早期、正确的诊断和及时、有效的救护是减少腹部损伤患者死亡的关键。

一、发病机制

腹部创伤多见于交通事故、生活意外、斗殴、凶杀等,通常分为两类。

(一)闭合性损伤

闭合性损伤系受钝性暴力所致,若损伤仅造成单纯腹壁损伤,一般病情较轻;若合并内脏损伤,大多为严重创伤。空腔脏器破损引起弥漫性腹膜炎;实质性脏器破裂出血引起失血性休克。

(二)开放性损伤

开放性损伤分为贯穿伤和非贯穿伤,大多伴有腹内脏器损伤。

二、病情评估

(一)受伤史

了解腹部受伤史,根据受伤的部位、方式及其临床表现评估判断有无腹内脏器损伤。

(二)全身情况

(1)神志:单纯腹部伤者大多神志清楚;车祸或腹内大血管伤伴休克者,表情淡漠、紧张、烦躁不安。

(2)休克者面色苍白、四肢冰凉、口渴、尿少。

(3)呼吸:腹内脏器伤常呈胸式呼吸。

(4)脉搏与血压:有内出血和腹膜炎时脉搏增快,严重休克者血压甚至测不出。

(5)休克:实质性器官伤出出血量>1 500 mL、出血速度快者,伤后早期即有低血容量性休克;空腔脏器损伤如超过12小时,易并发中毒性休克。

(6)腹痛:一般单纯内出血腹痛较轻,而空腔脏器穿孔致腹膜炎者,腹痛严重。

(7)恶心、呕吐:腹壁伤无此症状,腹内脏器损伤大多伴有恶心及呕吐。

(三)体征

(1)局部体征:闭合伤腹部大多无明显创伤伤痕,少数仅见下胸腹壁瘀血。开放伤应检查致伤入口。

(2)腹膜刺激征:是腹内脏器损伤的重要体征,压痛最明显的部位常是受伤脏器所在。但多器官损伤或受伤较久时,全腹均有压痛、肌紧张和反跳痛。引起腹膜炎时,腹壁呈饭状强直。

(3)肠鸣音减弱或消失。

(4)移动性浊音:腹内液体多行,腹部有移动性浊音,但休克患者不宜检查移动性浊音。

(四)腹腔穿刺术

若穿刺抽出不凝固血液,提示腹腔内出血;如抽出胃内容物或胆汁,提示胃肠或胆囊损伤;如抽出尿液,则为膀胱损伤;如无液体抽出,并不能完全排除无内脏损伤的可能,仍应严密观察病情。

三、急救护理

腹部损伤救治成功与否,与现场急救,伤情的准确判断、及时处理有密切的关系,处理危及生命的情况,迅速建立静脉通路,积极采取抗休克措施等。

(1)绝对卧床休息,无休克者取半卧位,使胸腔容积扩大,有利于改善呼吸和循环功能。减轻腹胀、腹痛,可使腹腔渗液局限,有利于引流和吸收严密脱察病情变化。

(2)保持呼吸道通畅,吸氧,防止窒息,及时清除呼吸道分泌物,有气道阻塞、喉部或气管外伤者应立即处理,必要时行气管内插管或气管切开。

(3)立即建立2~3条静脉通道,必要时深静脉置管,输液、输血,防止休克,快速术前准备,交叉配血等,肌内注射破伤风抗毒素血清。

(4)心理护理:腹部损伤的患者均有不同程度的恐惧心理,因此,对神志清醒患者,安慰和鼓励患者,树立战胜疾病的信心。

(5)禁食、胃肠减压、留置导尿管,密切观察引流液的颜色、量并详细记录。

(6)如有活动性出血,应采取有效的止血措施。

(7)开放性腹部损伤且有内脏脱出,不可将脱出物叫纳腹腔内,以免加重腹腔污染,要用干净的纱布、器皿覆盖包扎,初步包扎伤口后,待进一步处理。

(8)对闭合性损伤患者,未明确诊断者禁用止痛剂,以免掩盖病情。

(9)手术治疗:开放性腹部损伤需紧急手术,应存严密观察患者病情变化的同时做好术前准备,单纯非穿透伤,可行腹壁清创缝合,有内脏损伤时,应手术止血、修补、清除异物,对闭合性腹部损伤患者,早期剖腹探查是治疗腹内脏器损伤的关键措施。

(王春梅)

第十四章 手术室护理

第一节 手术室护士岗位职责

手术室护理工作的内容主要为手术室管理和手术患者的护理。

手术室管理包括对手术室设施、仪器设备、手术器械、周围环境、常用药品的管理,要求物品配备齐全、功能完好并处于备用状态。手术间内部设施、温控、湿控要求应当符合环境卫生学管理和医院感染控制的基本要求。

手术室护理工作具有高风险、高强度、高应急等特点,因此必须与临床科室等有关部门加强联系,有效预防手术患者在手术过程中的意外伤害,保证手术患者的安全和围术期各项工作的顺利进行。

手术室护理实施以手术患者为中心的整体护理模式,根据岗位各司其职,但又需相互密切合作,共同完成护理任务。

一、手术室巡回护士

(一)手术前一天

1.术前访视

术前一天至病房访视手术患者,有异常特殊情况及时交班。

2.术前用物检查

检查灭菌手术用物是否符合规范、准备齐全;检查次日手术所用仪器、设备性能是否正常;检查次日手术特殊需求是否满足(如骨科和脑外科特殊体位的手术床准备)。

(二)手术当天

1.术前

(1)检查手术灭菌包的有效期和室内各类用物、仪器设备、医用气体是否齐全;调节室内温湿度,做好环境准备;检查室内恒温箱是否调节至适当温度。

(2)核对手术通知单无误后,由手术室工作人员(一般为工勤人员)至病房接手术患者;病房护士陪同手术患者至手术室半限制区,与手术室巡回护士进行手术患者交接,共同核对手术患者身份、手术信息、术前准备情况及所带入用物,正确填写《手术患者交接单》并签名,适时进行心理护理。

(3)手术室巡回护士护送下,将手术患者转运至手术间内手术床,做好防坠床措施。协助麻醉医师施行麻醉。

(4)按医嘱正确冲配抗生素,严格执行用药查对制度,并于划皮前30～60分钟内给药。

(5)协助洗手护士穿无菌衣。提供手术操作中所需的无菌物品(如手套、缝针等)。

(6)与洗手护士共同执行《手术物品清点制度》。按规范正确清点纱布、器械、缝针等术中用物的数量、完整性,及时正确地记录清点内容,并签字。

(7)严格执行手术安全核查制度。在麻醉前、手术划皮前,手术室巡回护士、手术医师、麻醉医师、共同按《手术安全核查表》内容逐项核查确认,并签字。

(8)手术护理操作尽量在手术患者麻醉后进行。例如,留置导尿管,放置肛温测温装置等,尽量减少手术患者的疼痛。操作时注意保护患者的隐私。

(9)正确放置手术体位,充分暴露手术野;妥善固定患者肢体,约束带松紧适宜,维持肢体功能位,防止受压;床单保持平整、干燥、无皱折;调节头架、手术操作台高度;调整无影灯位置、亮度。

(10)正确连接高频电刀、负压吸引、外科超声装置、腹腔镜等手术仪器设备,划皮前完成仪器设备自检,仪器脚踏放置在适宜的位置;完成手术仪器使用前准备工作,如正确粘贴高频电刀电极板、环扎止血仪器的止血袖带。

(11)督查手术人员执行无菌操作规范的情况,如手术医师外科洗手、手术部位皮肤消毒、铺无菌手术巾等操作,及时指出违规行为。

2.术中

(1)维持手术间室内环境整洁、安静、有序。严格督查手术医师、洗手护士、麻醉医师、参观手术人员、实习同学遵守无菌操作原则、消毒隔离制度和手术室参观制度。

(2)密切关注手术进展调整无影灯光,及时供给手术操作中临时需求的无菌物品(如器械、缝针、纱布、吻合器、植入物等),并记录。

(3)注意手术患者的生命体征波动。保持静脉输液通路、动静脉测压通路、导尿管等通畅;观察吸引瓶液量,及时提示手术医师术中出血量;定时检查调整手术患者的手术体位,防止闭合性压疮的发生。

(4)术中输液、输血、用药必须严格遵守用药查对制度。紧急情况下执行的术中口头医嘱,应复述2遍后经确认再执行,术后手术医师必须补医嘱。

(5)熟练操作术中所需仪器设备,如正确调节高频电刀、超声刀、心脏除颤仪等仪器设备的参数,变温毯的故障排除、电钻术中拆装等。

(6)手术中在非手术部位盖大小适宜的棉上衣保暖。术中冲洗体腔的盐水,水温必须在35～37℃。遇上大手术或年老体弱患者,根据现有条件,加用保温装置(温水循环热毯或热空气装置)。

(7)术中手术标本及时与洗手护士、手术医师核对后放入标本袋存放(特殊情况除外)。如手术标本需快速做冰冻切片检验,必须及早送检。

(8)术中发生应急事件(如停电、心脏停搏、变态反应等),应及时按照手术室应急预案,积极配合抢救,挽救患者生命。

(9)与洗手护士在关闭腔隙前、关闭腔隙后及缝皮后分别共同执行《手术物品清点制度》,按规范正确清点术中用物数量、完整、正确、及时、记录,并签字确认。

(10)准确及时书写各类手术室护理文件和表单。

3.术后

(1)协助医师包扎手术切口,擦净血迹,评估患者皮肤情况,采取保暖措施,妥善固定肢体,执行防坠床措施。固定各种引流管及其他管道,防止滑脱,待麻醉医师记录尿量后,将尿袋内的尿液放空。

(2)手术患者离开手术间前,手术室巡回护士、手术医师、麻醉医师、共同再按《手术安全核查表》《手术患者交接单》内容逐项核查、确认、签字。

(3)手术人员协同将手术患者安全转运至接送车。手术患者的病历、未用药品、影像学资料等物品随手术患者带回病房或监护室。护送手术患者离开手术室。

(4)严格执行手术室标本管理制度。手术室巡回护士、手术医师、洗手护士共同再次核对手术标本,正确保存、登记、送检。

(5)清洁、整理手术间设施、设备、仪器,填写使用情况登记手册。所有物品物归原位,更换手术床床单及被套,添加手术间常用的一次性灭菌物品,如手套、缝线等。若为感染手术,则按感染手术处理规范进行操作。

(6)正确填写各种手术收费单。

二、手术室洗手护士

(一)手术前一天

(1)了解手术情况:了解次日手术患者病情、手术方式、手术步骤及所需特殊器械、物品及仪器设备。

(2)协助巡回护士检查术前用物。

(二)手术当天

1.术前

(1)协助巡回护士检查灭菌器械、敷料包是否符合规范、准备齐全;准备手术所需一次性无菌用品,包括各类缝针、引流管、止血用物和特殊器械等。准备次日手术所用仪器、设备。

(2)严格按照查对制度检查无菌器械包和敷料包的有效期、包外化学指示胶带及外包装完整性,是否潮湿及被污染。在打开无菌器械包和敷料包后,检查包内化学指示卡。严格按照无菌原则,打开器械包和敷料包。

(3)提前15分钟按规范洗手、穿无菌手术衣、戴无菌手套。

(4)与巡回护士共同执行《手术物品清点制度》。按规范正确清点纱布、器械、缝针等术中用物的数量、完整性,按规范铺手术器械台。

(5)协助并督查手术医师按规范铺无菌巾,协助手术医师系无菌手术衣带、戴无菌手套。

(6)严格按照无菌原则将高频电刀、负压吸引、外科超声装置、腹腔镜等各种连接管路或手柄连接线交予巡回护士连接,并妥善固定在手术无菌区域。

2.术中

(1)严格执行无菌操作,遇打开空腔脏器的手术,需用无痛碘纱布垫于其周围。及时回收处理相关器械,关闭空腔脏器后更换手套和器械。

(2)密切关注手术进展及需求,主动、正确、及时地传递器械、敷料及针线等。

(3)及时取回暂时不用的器械,擦净血迹;及时收集线头;无菌巾一经浸湿,及时更换或加盖,手术全程保持手术操作台无菌、干燥、整洁。

(4)密切关注手术进展,若术中突发大出血、心搏骤停等意外情况,沉着冷静,积极配合手术。

(5)密切注意手术器械等物品的功能性与完整性,发现问题及时更换;规范精密器械的使用与操作。

(6)正确与手术医师核对并保管术中取下的标本,按标本管理制度及时交予巡回护士。

(7)妥善保管术中的自体骨、异体骨、移植组织或器官,不得遗失或污染。

(8)正确管理术中外科用电设备的使用,防止电灼伤患者和手术人员。

(9)术中手术台上需用药,按查对制度抽取药物,并传递于手术医师使用。

(10)术中需使用外科吻合器、手术植入物时,应及时向巡回护士通报型号、规格及数量,与手术医师、巡回护士共同核对后,方能在无菌区域使用。

(11)与巡回护士在关闭腔隙前、后及缝皮后分别按手术用物清点规范正确清点术中用物数量并检查完整性。

3.术后

(1)协助巡回护士做好手术患者的基础护理工作,并协助将患者安全转运至接送车上。

(2)按手术用物清点规范,在手术物品清点记录单上签字。

(3)与手术医师、巡回护士共同核对手术标本。

(4)对常规器械、专科器械和腹腔镜器械等进行规范清洗和处理,精密器械和贵重器械单独进行规范清洗和处理,若为感染手术,则按感染手术处理规范对器械、敷料等物品进行处理。

三、手术室器械护士

(1)每天上午检查灭菌物品的有效期、包外化学指示胶带以及外包装情况;清点手术器械包与敷料包数量;及时补充添加一次性消毒灭菌物品。

(2)检查包装,保持灭菌区和无菌物品存放区清洁整齐,保持敷料柜、无菌用品柜上用物排列整齐、定位放置、标签醒目。无菌用品柜上的无菌包和一次性消毒灭菌物品按失效日期的先后顺序排列。

(3)检查与核对每包手术器械的清洁度、完好性、关节的灵活性,对损坏或功能不良的器械进行更换或及时送修。

(4)负责待灭菌器械及物品的包装,选择正确的包装方法及材料,按规定放置包外及包内化学指示物,并填写灭菌物品包装的标识,若遇硬质容器还应检查安全闭锁装置。

(5)负责每天对预真空压力蒸汽灭菌、过氧化氢低温等离子灭菌和环氧乙烷灭菌的技术操作,保证灭菌手术物品及时供应。

(6)根据手术通知单准备并发放次日手术用器械、敷料,如需特殊手术器械,应立即准备做灭菌处理并发放。如需植入物及植入性手术器械,应在生物监测合格后方可发放。

(7)负责外来器械及手术植入物的接收、清点、清洗、核对、消毒灭菌及监测登记发放工作。

(8)负责手术器械的借物管理,严格执行借物管理制度。

(9)对清洗、消毒、灭菌操作过程、日常监测和定期监测进行具有可追溯性的记录,负责保存清洗,消毒监测资料和记录≥6个月,保留灭菌质量监测资料和记录≥3年。

(10)专人负责管理精密器械与贵重器械,并督查各专科组员进行保养管理工作,并做相应记录。

(11)负责与各专科组长之间保持沟通,了解临床器械使用情况,每半年对器械进行一次保养工作。

(12)根据持续质量改进制度及措施,发现问题及时处理,认真执行灭菌物品召回制度。

四、手术室值班护士

(1)与日班护士交班前,完成手术间内基数物品、体位垫、贵重仪器及值班备用物品的清点核对,做到数量相符、定位放置并登记签名。核对所有术中留取标本,确认手术标本、病理申请单、标本送检登记本三者书写内容一致。

(2)与日班护士交班前,按次日手术通知单检查并核对次日手术所需器械、敷料及特殊手术用物;检查灭菌包有效期、灭菌效果及是否按失效日期进行先后顺序排列。

(3)与日班护士进行交接班,全面了解手术室内各种情况,做到心中有数。

(4)根据轻重缓急,合理安排并完成急诊手术,积极并正确应对可能出现的各种突发事件,遇有重大问题,及时与医院总值班人员或手术室护士长取得联系。

(5)仔细核对次日第一台手术患者的姓名、病区床号和住院号,如信息缺失或错误,应及时与相关病房护士和手术医师取得沟通。

(6)值班过程中,若接到次日选择性手术安排有改变通知,应及时汇报手术室护士长及麻醉科,征得同意,通知供应室,更换器械、敷料,准备特殊手术用物,并做好次日的晨交班。

(7)临睡前仔细巡视手术室,负责手术间内所有物品及仪器、设备归于原位。认真检查手术室内所有门窗、消防通道、水、电、中心供气、中心负压、灭菌锅等开关的关闭情况,及时发现问题,处理解决。

(8)次日晨巡视手术间,检查特殊手术用物是否处于备用状态(如C型臂机、显微镜、腹腔镜、体外变温毯等)。开启室内恒温箱,调节至适当温度并放置0.9%的生理盐水。检查洗手用品(如手刷、洗手液等)处于备用状态。

(9)负责检查待灭菌器械的灭菌状况,保证次日第一台手术器械的正常使用。

(10)按照手术通知单顺序,安排接手术患者。迎接第一台手术患者入室,核对手术患者身份、手术信息、术前准备情况及所带入用物,正确填写《手术患者交接单》并签名。做好防坠床和保暖工作,进行心理护理。

(11)完成手术室护理值班交班本的填写,要求书写认真,字迹清楚,简明扼要,内容包括值班手术情况及手术室巡视结果、物品及手术标本清点结果、当天手术器械及特殊手术用物准备情况等。

(12)第一值班护士参加手术室晨间交班,汇报相关值班内容。

五、手术室感染监控护士

(1)每天对含氯消毒剂进行浓度监测。至少每周一次对戊二醛浓度进行监测。每月对手术室空气、无菌物品及器械、化学灭菌剂、物体表面和手术人员手进行细菌培养监测。每半年对紫外线灯管强度进行监测。

(2)负责收集、整理、分析相关监测数据和结果,将化验报告单按时间顺序进行粘贴保存;

一旦细菌培养监测不合格,应及时告知护士长,查明原因,采取有效措施后,再次进行细菌培养监测,直至培养合格。

(3)负责将细菌培养监测的数据和结果报告护士长和医院感染控制部门。

(4)监督和检查手术室消毒隔离措施及手术人员无菌操作技术,对违反操作规程或可能污染环节应及时纠正,并与护士长一同制订有效防范措施。

(5)完成手术室及医院感染知识的宣传和教育工作。

六、手术室护理教学工作

(1)根据手术室护理教学计划与实习大纲及实习护生学历层次,制订手术室临床带教计划,包括确立具体教学目标、教学任务、考核内容与方法,并安排教学日程。

(2)完成手术室环境、规章制度、手术室工作内容、常用手术器械物品、手术体位、基本手术配合等手术室专科理论教学,达到手术室护理教学计划与实习大纲的要求。

(3)进行手术室专科操作技能教学,完成外科洗手、铺无菌器械台等基本手术室操作的示教与指导;带领实习护生熟悉各种中小手术的洗手及巡回工作,并逐步带教实习护生独立参加常见中小手术的洗手工作。

(4)带领实习护生参与腹腔镜、泌尿外科、脑外科、胸外科等大型疑难手术的见习教学。

(5)带领实习护生参与供应室工作,完成供应室布局、器械护士工作内容、常用消毒灭菌方法及监测等理论教学,并指导实习护生参与待灭菌器械及物品的包装等操作。

(6)开展手术室专科安全理论教育,防止实习护生发生护理差错和事故。

(7)及时与手术室护士、实习护生进行沟通,了解实习护生学习效果,反馈信息和思想动态,及时并正确解答实习护生提问,满足合理学习要求。

(8)负责组织实习护生总复习,完成手术室专业理论、专科技术操作考核;完成《实习考核与鉴定意见》的填写。

(9)对实习护生进行评教评学,征求实习护生对手术室护理教学及管理的建议和意见,提出整改措施,及时向护士长及科护士长反映实习期间存在的情况。

七、手术室护理管理工作

手术室护士长作为手术室的主要管理者,全面负责手术室的护理管理工作,保证手术室高质量的工作效率和有效运转。

(1)全面负责手术室的护理行政管理、临床护理管理、护理教研管理以及对外交流。

(2)制订手术室护理工作制度和各级各班各岗位护理人员职责、手术室护理操作常规、护理质量考核标准,督查执行情况,并进行考核。负责组织手术室工勤人员的培训和考核。

(3)合理进行手术室护理人员排班,根据人员情况和手术特点科学地进行人力资源调配。定期评估人力资源使用情况,负责向护理部提交人力资源申请计划。合理进行手术室人才梯队建设。

(4)每天巡视、检查并评估手术配合护理质量和岗位职责履行情况,参加并指导临床工作。检查手术室环境清洁卫生和消毒工作,检查工勤人员工作质量。

(5)定期组织与开展科室的业务学习并进行考核,关注学科及专业的发展动态。负责组织和领导科室的护理科研普及推广和护理新技术应用。

(6)对手术室护理工作中发生的隐患、差错或意外特殊事件,组织相关人员分析原因并提出整改措施和处理意见,并及时上报护理部。

(7)填报各类手术量统计报表,与手术医师及其他科室领导进行沟通和合作。

(8)负责手术室仪器设备、手术器械购置前的评估和申报。定期检查并核对科室物资、一次性耗材的领用和耗用情况,做好登记,控制成本。

(白佳静)

第二节　手术室常见手术体位安置原则

一、手术体位概述

(一)手术体位的概念

1.定义

手术体位是指术中患者的体位状态,由患者的姿势、体位垫的应用及手术床的操作三部分组成。标准手术体位是由手术医师、麻醉医师、手术室护士共同确认和执行,根据生理学和解学知识,选择正确的体位设备和用品,充分显露手术野,确保患者安全与舒适。标准手术体位包括仰卧位、侧卧位、俯卧位,其他手术体位都在标准体位基础上演变而来。

2.体位设备

(1)手术床是一种在手术室或操作室内使用的、带有相关附属配件,可根据手术需要调节患者体位,以适应各种手术操作的床。

(2)手术床配件包括各种固定设备、支撑设备及安全带等,如托手板、腿架、各式固定挡板、肩托、头托及上下肢约束带等。

3.辅助用品

体位垫是用于保护压力点的一系列不同尺寸、外形的衬垫,如头枕、膝枕、肩垫、胸垫、足跟垫等。

(二)手术体位常见并发症

1.手术体位造成的皮肤损伤

手术中最常见的皮肤损伤是压疮。体位摆放不当是引起压疮等压迫性皮肤损伤的主要原因之一。由于麻醉药物作用和肌肉松弛造成动脉血压低于外界压力(体重),血液循环遭受强大干扰,以致造成严重的组织损伤。压疮的发生机制如下。

(1)压力:局部组织受到持续的垂直压力,当压力超过局部毛细血管压时血流阻断,引起组织缺氧。浅表组织的血液供应不足,持续时间过长时,就会引发组织破坏和压力性溃疡。

(2)压强:是作用力与受力面积的比值,作用力相同,受力面积越小,压强越大。如果毛细血管的内部压强小于体表压强就会阻断毛细血管内的血液流畅运行。

(3)剪切力:两层相邻组织间的滑行,产生进行性相对移位而产生的力。这种力会对组织造成损伤,是压疮的原因之一。

(4)内因:患者的年龄、体重、营养状况、感染及代谢性疾病。

2.手术体位造成的周围神经损伤

(1)因手术体位造成的周围神经损伤常发生于臂丛神经、尺神经、腓神经等。①臂丛神经:当肩关节外展时,臂丛神经的牵拉负荷也越大,长时间保持90°的外展状态,是导致臂丛神经损伤的直接原因。②尺神经:俯卧位时,当肘关节处于过度屈曲时,尺神经容易受到牵拉负荷,同时由于尺神经内侧的骨性突起,也容易受到压迫,因此,摆放手臂时需依照远端关节低于近端关节的原则,即手比肘低,肘比肩低。③腓神经:在摆放膀胱截石位时,托腿架位置不当容易压迫腘窝或者腓骨小头导致腓总神经受损。

(2)手术体位造成的周围神经损伤的5个主要原因为牵拉、压迫、缺血、机体代谢功能紊乱及外科手术损伤。

3.手术体位造成的组织器官损伤

(1)生殖器官压伤:摆放体位时,女性的乳房、男性外生殖器容易因受到挤压导致器官损伤。

(2)颈椎损伤:由于在全麻下颈部肌肉张力丧失,搬运患者时过度扭动头部,可导致颈椎脱位及颈椎损伤。

(3)组织挤压伤:多见于骨突出部位,如髂部、骶髂部、足跟等,因长时间受挤压而致皮肤及皮下组织损伤。在年老体弱、手术时间长、约束带过紧、手术床垫过硬时更易发生。

(4)眼部损伤:俯卧位头圈、头托位置不当或大小不合适均可导致眼球受压或擦伤角膜,严重者可造成失明。

(5)腰背痛:多发生于椎管内麻醉术后,由于腰背部肌肉松弛,腰椎生理前凸暂时消失,引起棘间肌和韧带长时间受牵拉所致。

(6)血管受压:约束带过度压迫及过紧可造成血液循环障碍。

(7)急性肺水肿、顽固性低血压:心肺功能低下的患者,术中过度抬高或快速放平双下肢时,可造成急性肺水肿和顽固性低血压。

4.骨筋膜室综合征

骨筋膜室综合征是因动脉受压,继而血供进行性减少而导致的一种病理状态。临床表现为肿胀、运动受限、血管损伤和严重疼痛、感觉丧失。

5.仰卧位低血压综合征

仰卧位低血压综合征是由于妊娠晚期孕妇在仰卧位时,增大的子宫压迫下腔静脉及腹主动脉,下腔静脉受压后导致全身静脉血回流不畅,回心血量减少,心排血量也随之减少,而出现头晕、恶心、呕吐、胸闷、面色苍白、出冷汗、心跳加快及不同程度血压下降,当改变卧姿(左侧卧位)时,患者腹腔大血管受压减轻,回心血量增加,上述症状即减轻或消失的一组综合症状。

6.甲状腺手术体位综合征

在颈部极度后仰的情况下,使椎间孔周围韧带变形、内凸而压迫颈神经根及椎动脉,而引起的一系列临床症状,表现为术中不适、烦躁不安,甚至呼吸困难,术后头痛、头晕、恶心、呕吐等症状。

(三)手术体位安置原则

在减少对患者生理功能影响的前提下,充分显露手术视野,保护患者隐私。

1.总则

(1)保持人体正常的生理弯曲及生理轴线,维持各肢体、关节的生理功能体位,防止过度牵拉、扭曲及血管神经损伤。

(2)保持呼吸道通畅、循环稳定。
(3)注意分散压力,防止局部长时间受压,保护患者皮肤完整性。
(4)正确约束患者,松紧度适宜(以能容纳一指为宜),维持体位稳定,防止术中移位、坠床。
2.建议
(1)根据手术类型、手术需求、产品更新的情况,选择适宜的体位设备和用品。
(2)选择手术床时注意手术床承载的人体重量参数,床垫宜具有防压疮功能。
(3)体位用品材料宜耐用、防潮、阻燃、透气性好,便于清洁、消毒。
(4)定期对体位设备和用品进行检查、维修、保养、清洁和消毒,使其保持在正常功能状态。
(5)根据患者和手术准备合适的手术体位设备和用品。
(6)在安置体位时,应当做好保暖,确保手术体位安置正确,各类管路安全,防止坠床。
(7)安置体位时,避免患者身体任何部位直接接触手术床金属部分,以免发生电灼伤。
(8)术中应尽量避免手术设备、器械和手术人员对患者造成的外部压力。压疮高风险的患者,对非手术部位,在不影响手术的情况下,至少应当每隔2小时调整受压部位一次。
(9)对于高凝状态的患者,遵医嘱使用防血栓设备(如弹力袜、弹力绷带或间歇充气设备等)。

二、仰卧位摆放规范

仰卧位是最基本也是最广泛应用于临床的手术体位,是将患者头部放于枕上,两臂置于身体两侧或自然伸开,两腿自然伸直的一种体位。根据手术部位及手术方式的不同摆放各种特殊的仰卧位,包括头(颈)仰卧位、头高脚低仰卧位、头低脚高仰卧位、人字分腿仰卧位等。特殊仰卧位都是在标准仰卧位的基础上演变而来。

(一)适用手术
头颈部、颜面部、胸腹部、四肢等手术。
(二)用物准备
头枕、上下肢约束带。根据评估情况另备肩垫、膝枕、足跟垫等。
(三)摆放方法
(1)头部置头枕并处于中立位置,头枕高度适宜。头和颈椎处于水平中立位置。
(2)上肢掌心朝向身体两侧,肘部微屈用布单固定。远端关节略高于近端关节,有利于上肢肌肉韧带放松和静脉回流。肩关节外展不超过90°,以免损伤臂丛神经。
(3)膝下宜垫膝枕,足下宜垫足跟垫。
(4)距离膝关节上或下5 cm处用约束带固定,松紧适宜,以能容下一指为宜,防腓总神经损伤。
(四)注意事项
(1)根据需要在骨突处(枕后、肩胛、骶尾、肘部、足跟等)垫保护垫,以防局部组织受压。
(2)上肢固定不宜过紧,预防骨筋膜室综合征。
(3)防止颈部过度扭曲,牵拉臂丛神经引起损伤。
(4)妊娠晚期孕妇在仰卧位时需适当左侧卧,以预防仰卧位低血压综合征的发生。
(五)特殊仰卧位
1.头(颈)后仰卧位。
(1)适合手术:口腔、颈前入路等手术。

(2)用物准备:肩垫、颈垫、头枕。

(3)摆放方法:肩下置肩垫,按需抬高肩部。颈下置颈垫,使头后仰,保持头颈中立位,充分显露手术部位。

(4)注意事项:防止颈部过伸,引起甲状腺手术体位综合征;注意保护眼睛;有颈椎病的患者,应在患者能承受的限度之内摆放体位。

2.头高脚低仰卧位

(1)适用手术:上腹部手术。

(2)用物准备:另加脚挡。

(3)摆放方法:根据手术部位调节手术床至适宜的倾斜角度,保持手术部位处于高位。

(4)注意事项:妥善固定患者,防止坠床;手术床头高脚低不宜超过30°,防止下肢深静脉血栓的形成。

3.头低脚高仰卧位

(1)适用手术:下腹部手术。

(2)用物准备:另加肩挡。

(3)摆放方法:肩部可用肩挡固定,防止躯体下滑。根据手术部位调节手术床至适宜的倾斜角度。一般头低脚高(15°~30°),头板调约15°;左倾或右倾(15°~20°)。

(4)注意事项:评估患者术前视力和心脏功能情况;手术床头低脚高一般不超过30°,防止眼部水肿、眼压过高以及影响呼吸循环功能。

4.人字分腿仰卧位

(1)适用手术:如开腹 Dixon 手术;腹腔镜下结直肠手术、胃、肝脏、脾、胰等器官手术。

(2)用物准备:另加床挡或脚档。

(3)摆放方法:麻醉前让患者移至合适位置,使骶尾部超出手术床背板与腿板折叠处合适位置。调节腿板,使双下肢分开。根据手术部位调节手术床至头低脚高或头高脚低位。

(4)注意事项:评估双侧髋关节功能状态,是否实施过髋关节手术。防止腿板折叠处夹伤患者。两腿分开不宜超过60°,以站立一人为宜,避免会阴部组织过度牵拉。

三、侧卧位规范摆放

侧卧位是将患者向一侧自然侧卧,头部侧向健侧方向,双下肢自然屈曲,前后分开放置。双臂自然向前伸展,患者脊柱处于水平线上,保持生理弯曲的一种手术体位。再在此基础上,根据手术部位及手术方式的不同,摆放各种特殊侧卧位。

(一)适用手术

颞部、肺、食管、侧胸壁、髋关节等部位的手术。

(二)用物准备

头枕、胸垫、固定挡板、下肢支撑垫、托手板及可调节托手架、上下肢约束带。

(三)摆放方法

取健侧卧位,头下置头枕,高度平下侧肩高,使颈椎处于水平位置。腋下距肩峰 10 cm 处垫胸垫。术侧上肢屈曲呈抱球状置于可调节托手架上,远端关节稍低于近端关节;下侧上肢外展于托手板上,远端关节高于近端关节,共同维持胸廓自然舒展。肩关节外展或上举不超过90°;两肩连线与手术台呈90°。腹侧用固定挡板支持耻骨联合,背侧用挡板固定骶尾部或肩胛区,共

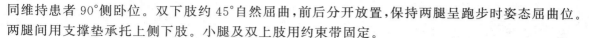

同维持患者90°侧卧位。双下肢约45°自然屈曲,前后分开放置,保持两腿呈跑步时姿态屈曲位。两腿间用支撑垫承托上侧下肢。小腿及双上肢用约束带固定。

(四)注意事项

(1)注意对患者心肺功能保护。

(2)注意保护骨突部(肩部、健侧胸部、髋部、膝外侧及踝部等),根据病情及手术时间建议使用抗压软垫及防压疮敷料,预防手术压疮。

(3)标准侧卧位安置后,评估患者脊椎是否在一条水平线上,脊椎生理弯曲是否变形,下侧肢体及腋窝处是否悬空。颅脑手术侧卧位时肩部肌肉牵拉是否过紧。肩带部位应用软垫保护,防止压疮。

(4)防止健侧眼睛、耳郭及男性患者外生殖器受压。避免固定挡板压迫腹股沟,导致下肢缺血或深静脉血栓的形成。

(5)下肢固定带需避开膝外侧,距膝关节上方或下方5 cm处,防止损伤腓总神经。

(6)术中调节手术床时需密切观察,防止体位移位,导致重要器官受压。

(7)髋部手术侧卧位,评估患者胸部及下侧髋部固定的稳定性,避免手术中体位移动,影响术后两侧肢体长度对比。

(8)体位安置完毕及拆除挡板时妥善固定患者,防止坠床。

(9)安置肾脏、输尿管等腰部手术侧卧位时,手术部位对准手术床背板与腿板折叠处,腰下置腰垫,调节手术床呈"∧"形,使患者凹陷的腰区逐渐变平,腰部肌肉拉伸,肾区显露充分。双下肢屈曲约45°错开放置,下侧在前,上侧在后,两腿间垫一大软枕,约束带固定肢体。缝合切口前及时将腰桥复位。

(10)安置45°侧卧位时,患者仰卧,手术部位下沿手术床纵轴平行垫胸垫,使术侧胸部垫高约45°;健侧手臂外展置于托手板上,术侧手臂用棉垫保护后屈肘呈功能位固定于麻醉头架上;患侧下肢用大软枕支撑,健侧大腿上端用挡板固定。注意患侧上肢必须包好,避免肢体直接接触麻醉头架,导致电烧伤;手指外露以观察血运;保持前臂稍微抬高,避免肘关节过度屈曲或上举,防止损伤桡、尺神经。

四、俯卧位摆放规范

俯卧位是患者俯卧于床面、面部朝下、背部朝上、保证胸腹部最大范围不受压、双下肢自然屈曲的手术体位。

(一)适用手术

头颈部、背部、脊柱后路、盆腔后路、四肢背侧等部位的手术。

(二)用物准备

根据手术部位、种类及患者情况准备不同类型和形状的体位用具。如俯卧位支架或弓形体位架或俯卧位体位垫、外科头托、头架、托手架、腿架、会阴保护垫、约束带、各种贴膜等。

(三)摆放方法

(1)根据手术方式和患者体型,选择适宜的体位支撑用物,并置于手术床上相应位置。

(2)麻醉成功,各项准备工作完成后,由医护人员共同配合,采用轴线翻身法将患者安置于俯卧位支撑用物上,妥善约束,避免坠床。

(3)检查头面部,根据患者脸型调整头部支撑物的宽度,将头部置于头托上,保持颈椎呈中立位,维持人体正常的生理弯曲;选择前额、两颊及下颌作为支撑点,避免压迫眼部眶上神经、眶上动脉、眼球、颧骨、鼻及口唇等。

(4)将前胸、肋骨两侧、髂前上棘、耻骨联合作为支撑点,胸腹部悬空,避免受压,避开腋窝。保护男性患者会阴部及女性患者乳房部。

(5)将双腿置于腿架或软枕上,保持功能位,避免双膝部悬空,给予体位垫保护,双下肢略分开,足踝部垫软枕,踝关节自然弯曲,足尖自然下垂,约束带置于膝关节上5 cm。

(6)将双上肢沿关节生理旋转方向,自然向前放于头部两侧或置于托手架上,高度适中,避免指端下垂,用约束带固定。肘关节处垫放压疮体位垫,避免尺神经损伤;或根据手术需要双上肢自然紧靠身体两侧,掌心向内,用布巾包裹固定。

(四)注意事项

(1)轴线翻身时需要至少4名医护人员配合完成,步调一致。麻醉医师位于患者头部,负责保护头颈部及气管导管;一名手术医师位于患者转运床一侧,负责翻转患者;另一名手术医师位于患者手术床一侧,负责接住被翻转患者;巡回护士位于患者足部,负责翻转患者双下肢。

(2)眼部保护时应确保双眼眼睑闭合,避免角膜损伤,受压部位避开眼眶、眼球。

(3)患者头部摆放合适后,应处于中立位,避免颈部过伸或过屈;下颌部支撑应避开口唇部,并防止舌外伸后造成舌损伤,头面部支撑应避开两侧颧骨。

(4)摆放双上肢时,应遵循远端关节低于近端关节的原则;约束腿部时应避开腘窝部。

(5)妥善固定各类管道,粘贴心电监护极片的位置应避开俯卧时的受压部位。

(6)摆放体位后,应逐一检查各受压部位及各重要器官,尽量分散各部位承受的压力,并妥善固定。

(7)术中应定时检查患者眼睛、面部等受压部位情况,检查气管插管的位置,各管道是否通畅。

(8)若术中唤醒或体位发生变化时,应检查体位有无改变,支撑物有无移动,并按上述要求重新检查患者体位保护及受压情况。

(9)肛门、直肠手术时,双腿分别置于左右腿板上,腿下垫体位垫,双腿分开,中间以可站一人为宜,角度<90°。

(10)枕部入路手术、后颅凹手术可选用专用头架固定头部,各关节固定牢靠,避免松动。

五、截石位摆放规范

截石位是患者仰卧,双腿放置于腿架上,将臀部移至手术床边,最大限度地暴露会阴,多用于肛肠手术、妇科手术。

(一)适用手术

会阴部及腹会阴联合手术。

(二)用物准备

体位垫,约束带,截石位腿架,托手板等。

(三)摆放方法

(1)患者取仰卧位,在近髋关节平面放置截石位腿架。

(2)如果手臂需外展,同时仰卧。用约束带固定下肢。

(3)放下手术床腿板,必要时,臀部下方垫体位垫,以减轻局部压迫,同时臀部也得到相应抬高,便于手术操作。双下肢外展<90°,大腿前屈的角度应根据手术需要而改变。

(4)当需要头低脚高位时,可加用肩托,以防止患者向头端滑动。

(四)注意事项

(1)腿架托住小腿及膝部,必要时腘窝处垫体位垫,防止损伤腘窝血管、神经及腓肠肌。

(2)手术中防止重力压迫膝部。

(3)手术结束复位时,双下肢应单独、慢慢放下,并通知麻醉师,防止因回心血量减少,引起低血压。

(白佳静)

第十五章 消毒供应中心护理

第一节 消毒供应中心的性质与任务

一、消毒供应中心的性质

消毒供应中心是医院消毒灭菌系统中具备清洗、消毒、灭菌功能的核心部门,是无菌物品供应周转的物流中心,是临床医疗服务的重要保障科室。消毒供应中心已成为一个独立的专业领域,依据消毒学的理论、方法和技术,去除和杀灭病原微生物,其工作质量与医院感染的发生密切相关,直接影响医疗护理质量和患者安全。

二、消毒供应中心的任务

(1)根据临床科室需要,制作各种治疗包、器械包、布类包及敷料,经灭菌后供全院使用。
(2)按照医院感染管理有关规定,建立并健全各项制度、操作规程、质控措施,确保临床医疗用品使用安全。
(3)参与部分一次性使用的无菌医疗用品的院内管理。
(4)建立医院计算机网络中心系统,使物品供应流程更加便捷,物资管理更加经济科学。
(5)不断研究、改进工作内容和方法,保证及时有效的物品供应;实施在职人员培训,提高服务质量。

(刘秋芬)

第二节 消毒供应中心的分类

根据手术室与消毒供应中心的相关性可将消毒供应中心分为以下几类。

一、分散式消毒供应中心

分散式消毒供应中心又可分为以下两种形式。

(一)第一种形式

医院内消毒灭菌工作由功能相对独立的消毒供应中心和手术室供应室完成:消毒供应中心负责除手术室以外的临床各科室可重复使用物品的处理和供应;手术室供应室负责手术室内部器械及物品处理和供应。

(二)第二种形式

除处理及供应临床各科室可重复使用物品以外,还负责完成手术室物品处理的部分步骤(如灭菌)。

二、集中式消毒供应中心

全院所有要消毒灭菌的物品全部集中到供应中心统一处理。整个过程由专业人员规范化操作,减少污染扩散。减少人员及设备的投入,提高工作效率,便于全院的质量控制和管理,有利操作的安全性及经济上的合理性,是国际及国内新建医院消毒供应中心管理模式的发展趋势。

(刘秋芬)

第三节 消毒供应中心的设计及布局要求

一、消毒供应中心的地理位置

消毒供应中心的地理位置应靠近临床科室,方便临床物品供应和运输;有较好的通风采光条件;周围环境清洁,无异味,无粉尘,无污染源(如垃圾集中场所、公厕、煤堆等)。

二、消毒供应中心的面积指标

200~800张床位医院的集中式消毒供应中心,执行《综合医院建设标准》,即200张床位医院消毒供应中心建筑面积229 m^2,300张床位327 m^2,400张床位398 m^2,500张床位474 m^2,600张床位578 m^2,700张床位655 m^2,800张床位709 m^2;分散式消毒供应中心的建筑面积总和,应比集中式高5%以上。1 000张床位医院的集中式消毒供应中心建筑面积不宜小于800 m^2。20张床位医院的消毒供应室使用面积不宜小于40 m^2。

新建消毒供应中心,宜按规划发展的床位数确定消毒供应中心的面积;达标验收时,按即时编制床位数计算面积指标。

三、消毒供应中心的区域划分及流程

消毒供应中心应形成相对独立的区域,以避免无关人流、物流的干扰。要合理安排可重复使用物品的回收、无菌物品发放、清洁物品递送和工作人员进出的通道。

(一)消毒供应中心的工作流程

工作流程见图 15-1。

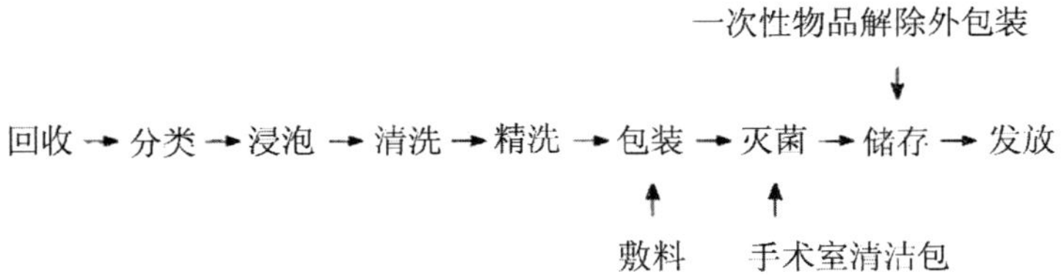

```
                                        一次性物品解除外包装
                                                ↓
回收 → 分类 → 浸泡 → 清洗 → 精洗 → 包装 → 灭菌 → 储存 → 发放
                                    ↑      ↑
                                   敷料  手术室清洁包
```

图 15-1　消毒供应中心的工作流程图

该工作流程为强制性通行路线,不得逆行。在安排房间的功能时,不得出现违反强制性通行路线的物流交叉点。

(二)消毒供应中心的分区

按工作流程分为三区,即污染区、清洁区、无菌区。这三区必须做到分区明确,区与区之间可用设备或墙等实际屏障隔断,有明显标志,无交叉。

1. 污染区

污染区包括重复使用物品分类、浸泡、去热原、清洗、回收车冲洗等区域。

2. 清洁区

清洁区包括器械打包、敷料制作、物资存放、接收临床各科室(手术室)清洁自备包、质量监测等区域。

3. 无菌区

无菌区包括无菌物品储存和发放等区域、一次性无菌物品解除外包装后储存在无菌区;储存间外部的发放空间和下送车存放空间应按清洁区要求管理。

为了使人流的合理行走和便于管理,消毒供应中心内还需合理安排工作人员办公生活区。主要有更衣室、卫浴间、护士长办公室、工作人员学习室及休息室等。该区域属于清洁区范畴,但必须与操作区域分开,成为相对独立的区域。

消毒供应中心工作人员进出无菌区,宜先通过缓冲间,该区域应具有卫生处置条件。

四、消毒供应中心的其他建筑要求

(1)选材适宜,天花板应光滑无缝隙。墙壁要便于清洗和消毒,墙角宜采用弧形设计以减少死角。地面要求防滑、易清洗、防腐蚀,清洁区耐冲洗、污染区耐酸碱。

(2)有较好的室内采光和通风设计,编制床位大于800张的医院,无菌间应采用中央空调系统和正压空气净化装置,使室内温度保持在18~22 ℃,湿度35%~60%。400张床位上的医院,应逐步采用中央空调系统和正压空气净化装置。

(3)无菌物品发放,应通过传递箱(窗)或缓冲间(区)完成交接。灭菌自备包由科室自取的消毒供应中心可采用连杆锁式密闭传递箱,灭菌物品下送为主的消毒供应中心,则宜通过缓冲间(区)发放,缓冲间(区)可采用不能同时开启的自控双门形成。

(4)无菌物品储存间应采用中空玻璃窗或双层外窗,400张床位以上的医院,宜配备除湿机。

(5)灭菌间要解决好热蒸汽的快速排放问题。

(6)地漏和下水道出口应采取防鼠措施,宜采用防返溢式地漏和下水道。

(7) 一般情况下,医院的消毒供应中心应集中设置。消毒供应中心要有与手术室等感染控制重点科室专用的污染和无菌物品电梯或通道。当条件受到限制需分解设置时,必须征得医院审批机构的同意。其中"清洗－精洗－包装""灭菌－储存－发放"这两段工作流程不能分解。

(周洁琴)

第四节 消毒供应中心的设备配置

一、消毒供应中心基本设备配置

为保障消毒供应中心正常运作及工作质量,应具备以下必备条件。
(1) 自来水、热水、蒸馏水或软水。有充足的水、电及饱和蒸汽供应。
(2) 清洗装置、冲洗池,如需要可配棉球、纱布等敷料制作设备。
(3) 压力蒸汽灭菌,干热灭菌器。
(4) 空气消毒设备、无菌物品存放柜及筐、包装台、下收下送设备、空调降温设备。
(5) 防护用品,如防护手套、防水衣及鞋、护目镜。
(6) 各区域(无菌区除外)配备工作人员洗手设备。
(7) 具有与医院污水处理室相通的污水排放管道。

二、消毒供应中心标准设备配

有条件的医院除基本设备配置外,还应有以下设备配置。
(1) 全自动清洗消毒机、超声波清洗机、导管清洗器、车辆清洗装置。
(2) 气体灭菌设备。
(3) 空气净化设备、烘干设备、压缩空气供应装置。
(4) 各区域(无菌区除外)配备工作人员感应或脚控开关洗手设备。
(5) 灭菌物品质量监测设备。
(6) 计算机管理设备。

(周洁琴)

第五节 消毒供应中心的组织管理与业务要求

一、消毒供应中心组织管理

(一) 组织管理

体制消毒供应中心应实行护理部垂直管理体系内的护士长负责制,护理部负责人员及组织与质量管理。医院感染管理部门实施业务指导和院内感染的项目监控。

(二)人员配置与结构

(1)按照消毒供应中心功能和任务的不同,工作人员与床位之比为(1.5~3):100,其中具有护理专业技术职称人员占30%~50%。

(2)护士长具备相应的临床工作经历,应经过护理管理、消毒供应中心业务管理知识的培训。

(3)护理人员应经过相应的理论与技术培训。

(4)从事操作消毒灭菌设备的工作人员应持有相应的上岗证(如压力容器、低温灭菌设备);消毒员应除具有上述相应上岗证外,还必须具有省(市)级以上消毒灭菌知识专项培训(包括理论和操作)证书。

二、消毒供应中心人员业务管理要求

随着科学技术的不断发展,各种高尖端的精密仪器和设备在临床科室的使用越来越广泛;手术的复杂性、手术器械的精致性,对消毒供应中心人员提出更加严格的业务要求。医院消毒供应中心应具有护理业务技术管理规程,以保证工作人员的业务水平。具体管理方案有如下几种。

(1)严格执行《消毒技术规范》《医院感染管理规范》《技术操作常规》。

(2)有学习计划和制度,定期开展科室业务学习,对科室人员按岗分层考核业务要求。

(3)科室每周有工作质量检查,医院护理部及感染管理部门负责对其质量管理实施监督和指导。

(4)参与护理部举办的各种理论、业务学习及考核。

(5)开展继续教育,实行学分制。

(周洁琴)

第六节 消毒供应中心的管理业务知识及相关指标

一、消毒供应中心有关术语

(一)消毒
杀灭或清除传播媒介上的微生物,使其达到无害化的处理。

(二)灭菌
杀灭或清除传播媒介上的一切微生物的处理。

(三)消毒卫生标准
不同对象经消毒与灭菌处理后,允许残留微生物的最高数量。

(四)载体
试验微生物的支持物。

(五)无菌保证水平
指灭菌处理后单位产品上存在活微生物的概率,即在100万件灭菌物品中,污染微生物的可能性要低于一件,用来评价医疗产品的灭菌质量。

(六)生物负载
被测试的一个单位物品上承载活微生物的总数。

(七)灭菌时间
指当灭菌器达到规定温度后为达到灭菌要求所需持续的时间。

(八)热穿透时间
指物品中心达到规定温度所需的时间。

(九)热死亡时间
指微生物经某种温度作用被杀灭所需的时间,一般以细菌芽孢的热死亡时间为准。

(十)安全时间
为使蒸汽灭菌器灭菌效果得到确切保证所需增加的时间,一般为热死亡时间的50%。

(十一)无菌检验
证明灭菌后的物品中是否存在活的微生物所进行的试验。

(十二)人员卫生处理
对污染或可能被污染人员进行人体、着装、随身物品等的消毒与清洗等除污染处理。

(十三)高度危险性医用物品
这类物品是穿过皮肤或黏膜而进入无菌组织或器官内部的器材,或与破损的组织、皮肤、黏膜密切接触的器材和用品。

(十四)中度危险性医用物品
这类物品仅和破损的皮肤、黏膜相接触而不进入无菌组织内。

(十五)低度危险性医用物品
这类物品和器材仅直接或间接地和健康无损的皮肤相接触。

(十六)消毒剂
能杀灭细菌繁殖体、部分真菌和病毒,不能杀灭细菌芽孢的药物。

(十七)化学消毒法
利用化学液体或气体浸泡或渗透以破坏细胞蛋白质,可达到不同水平的消毒,也有部分化学方法可达到灭菌水平。

(十八)高水平消毒法
可以杀灭各种微生物,对细菌芽孢杀灭达到消毒效果的方法。

(十九)中水平消毒法
可以杀灭和去除细菌芽孢以外的各种病原微生物的消毒方法。

(二十)低水平消毒法
只能杀灭细菌繁殖体(分枝杆菌除外)和亲脂病毒的化学消毒剂和通风换气、冲洗等机械除菌法。

(二十一)煮沸消毒法
一般情况下微生物在100 ℃水中煮沸后5~15分钟均可杀死。

(二十二)巴氏消毒法
以75 ℃左右的热水消毒30分钟,可使蛋白质凝固,达到高水平消毒。

(二十三)干热灭菌器灭菌法
利用电控制温度在160~180 ℃持续1~3小时,利用传导辐射使热度均匀散布,渗透到物品内部把细菌烤干,以达到灭菌目的,粉剂、油类可用此方法。

(二十四)放射线灭菌法

利用γ或β射线的能量,转变成热及化学能,以射线强度的穿透力来杀死微生物,需要有特殊的仪器和设备以及特殊的防护措施。

(二十五)蒸汽灭菌法

温度在120 ℃以上时,各类型的细菌在此温度中2分钟即可死亡,由于蒸汽的穿透性较空气高,比重较空气轻,将灭菌器内的空气完全排除时,蒸汽便能达到饱和状态。当蒸汽在一定的压力时高压可促成高温度,使微生物体内的蛋白质发生变性和凝结,致使不能复原,而达到灭菌目的,故蒸汽灭菌的要素是压力、温度、时间、饱和水蒸气。

(二十六)超热蒸汽

在一定压力下,蒸汽温度比纯蒸汽条件应该达到的温度还高2 ℃以上。

(二十七)重力(下排汽)灭菌器

利用蒸汽比空气轻的原理,蒸汽由灭菌器上方进汽口进入,渐渐充满整个锅内,将锅内的空气排出锅外。

(二十八)预真空(脉动)灭菌器

利用抽气装置先将灭菌器中空气快速排出锅外,再将蒸汽充入锅内,可缩短蒸汽穿透灭菌包的时间,提高灭菌器内温度,以达到省时的效果。

(二十九)灭菌过程监测

包括物理(工艺)、化学、生物监测,只有将三种方法结合起来,才能最大限度地表示灭菌过程的成功,从而保证灭菌的质量。

(三十)物理(工艺)监测

又称机械性能监测,灭菌器装置所有的温度表、压力表、真空表,可以指示温度、时间、压力是否达到标准,此项监测仅能指出设备本身的机械状况,不能说明物品是否完全灭菌。

(三十一)生物监测

通过标准化的菌株和合乎要求的抗力来考核整个负荷是否达到无菌保证水平,是唯一能确定灭菌完全的方法。

(三十二)生物指示物

将适当载体染以一定量的特定微生物,用于指示消毒或灭菌效果的制品。

(三十三)化学指示物

利用某些化学物质对某一杀菌因子的敏感性,使其发生颜色或形态改变,以指示杀菌因子的强度(或浓度)和/或作用时间是否符合消毒(或)灭菌处理要求的制品。

(三十四)过程监测化学指示剂

如包外指示胶带,用来指示包裹是否经过灭菌过程,以颜色的变化来区分灭菌过和未灭菌过的物品,但无法对是否灭菌完全提供可靠的指示。

(三十五)多参数化学指示剂

如包内指示卡,主要反映灭菌的关键参数。①干热:温度、时间。②压力蒸汽:温度、时间、压力。③环氧乙烷:浓度、温度、时间、湿度。用来考核每个包裹的灭菌情况。

(三十六)B-D测试

即真空灭菌器残余空气测试。蒸汽灭菌的功能决定于所有灭菌物品的表面是否完全与饱和蒸汽接触,为了检查预真空灭菌器内是否还有空气的残存,每天第一锅次必须在空锅的情况下,做 B-D 测试,以评估预真空灭菌器内排除空气及蒸汽接触的情况。

(三十七)供应室清洁区

灭菌前,供应室人员对清洁物品进行检查、包装及存放等处理的区域。

(三十八)供应室无菌区

供应室内无菌物品存放的区域。

(三十九)环氧乙烷气体灭菌

又名氧化乙烯,在低温下为五色液体,具有芳香醚味,沸点为 10.8 ℃,嗅阈值为 760～1 064 mg/m^3,密度为 1.52,易燃易爆,其最低燃烧浓度为 3%。环氧乙烷气体穿透力强、杀菌力强、杀菌谱广,可杀灭各种微生物包括细菌芽孢,属灭菌剂。一般要求灭菌条件为:浓度 800～1 000 mg/L,温度 55～60 ℃,相对湿度 60%～80%,作用时间 6 小时。

(四十)超声清洗机

以一种空化作用的力学过程,通过清洗液传播超声波的处理装置,将高频率的声波转变成机械性的振动,使器械上的污垢松动脱离。对难以接触到的表面的清洁特别有效,需配合温水及特殊配方的清洗剂(如多酶清洗剂)使用。

(四十一)小装量效应

常规预真空灭菌方法,使真空度抽至 2.7 kPa(20 mmHg)绝对压力,柜室内的物品装填量不能小于柜室容积的 10%,否则影响灭菌效果。这种装入物品少灭菌效果反而差的现象称为小装量效应。

二、消毒供应中心建筑面积计算公式

消毒供应中心建筑面积(m^2)=(0.8～1.0)×床位数+50 m^2

备注:①当综合性医院日门急诊人次与实际床位数的关系符合 3:1 的比例时,则公式中的床位数等于医院实际床位数。②当综合性医院日门急诊人次与实际床位数的关系不符合 3:1 的比例时,则公式中的床位数可以按照下列公式进行调整;专科医院的床位数则应按照下列公式进行调整。

床位数(张床)=实际床位数/2+日平均门急诊人次/6。

消毒供应中心床位数与建筑面积的关系可参考表 15-1。

表 15-1　消毒供应中心建筑面积

项目	两者之间的关系				
床位数(床)	200	300	400	500	600
建筑面积(m^2)	283	396	503	589	750
项目	两者之间的关系				
床位数(床)	720	800	900	1 000	
建筑面积(m^2)	875	968	1 089	1 210	

从上述数据中得出的推算公式,可作为消毒供应中心建筑面积另一种计算方法:消毒供应中心建筑面积(m^2)=1.2×床位数+[(−11)～(+43)]m^2

三、消毒供应中心压力蒸汽灭菌设备配置估算方法

(一)消毒供应中心供应给医院各科室物品

(1)压力蒸汽灭菌处理的物品。

(2)低温气体灭菌处理的物品。

(3)其他灭菌处理的物品。

(4)一次性医疗用品。

(5)其他。

(二)消毒供应中心压力蒸汽灭菌处理的物品供应量

计算参考系数:①门诊部门 0.4 升/人次;②病房部门 4 升/床位;③手术部门,50 升/台;④其他部门(①+②+③)×20%,单位:升;⑤医院每天所需压力蒸汽灭菌处理的物品供应量=①+②+③+④,单位:升。

(三)压力蒸汽每天每台正常运行的参考系数

(1)每台灭菌器有效使用的容积(升)=灭菌器固定容积×(75%~80%)。

(2)机器运转周期:从准备到工作结束约 50 分钟。

(3)最高运转次数:每天工作时间 7 小时,机器连续运转次数为 420 分钟/50 分钟=8.4 次≈8 次。

(4)实际运转次数:平常运转最高次数 60%~70% 为理想,即 8 次×(60%~70%)=4.8~5.6 次=5~6 次。

(四)消毒供应中心所需压力蒸汽灭菌器台数

$$灭菌的台数 = \frac{医院每天所需压力蒸汽灭菌处理的物品供应量}{每台灭菌器有效使用面积 \times 实际运转次数}$$

例:某医院床位数 1 500 张,医院日手术数为 70 台,医院日平均门诊量为 6 000 人。则:①消毒供应中心每天需供应门诊部门灭菌物品量=0.4 升/人次×医院日平均门诊量 6 000 人=2 400 升;②消毒供应中心每天需供应病房部门灭菌物品量=4 升/床位×医院床位数 1 500 张=6 000 升;③消毒供应中心每天需供应手术部门灭菌物品量=150 升/台×医院日手术数台=10 500 升;④消毒供应中心每天需供应其他部门灭菌物品量=(2 400+6 000+10 500)×20%=3 780 升;⑤消毒供应中心每天所需供应医院灭菌物品总量=2 400+6 000+10 500+3 780=22 680 升;⑥每台灭菌器固定容积如为 1 000(升),则灭菌器有效使用容积=1 000×80%=800 升;⑦每台灭菌器每天实际运转次数 5 次;⑧消毒供应中心所需灭菌器的台数=22 680 升/(800 升×5 次/天)=5.67 台≈6 台。

四、选择消毒灭菌方法的原则

(1)使用经卫生厅行政部门批准的消毒药、械,并按照批准使用的范围和方法在医疗卫生机构和疫源地等消毒中使用。

(2)根据物品污染后的危害程度选择消毒、灭菌的方法:①高度危险性物品,必须选用灭菌方法处理。②中度危险性物品,一般情况下达到消毒即可,可选用中水平或高水平消毒法。但中度危险性物品的要求并不相同,有些要求严格,如内窥镜、体温表等必须达到高水平消毒,需采用高水平消毒法消毒。③低度危险性物品,一般可用低水平消毒法,或只作一般的清洁处理即可,仅

在特殊情况下,才作特殊的消毒要求。例如,在有病原微生物污染时,必须针对所污染病原微生物的种类选用有效的消毒方法。

(3)根据物品上污染微生物的种类、数量和危害性,选择消毒、灭菌的方法:①对受到细菌芽孢、真菌孢子、分枝杆菌和经血传播病原体(乙型肝炎病毒、丙型肝炎病毒、艾滋病病毒等)污染的物品,选用高水平消毒法或灭菌法。②对受到真菌、亲水病毒、螺旋体、支原体、衣原体和病原微生物污染的物品,选用中水平以上的消毒方法。③对受到一般细菌和亲脂病毒等污染的物品,可选用中水平或低水平消毒法。④对存在较多有机物的物品消毒时,应加大消毒剂的使用剂量和/或延长消毒作用时间。⑤消毒物品上微生物污染特别严重时,应加大消毒剂的使用剂量和/或延长消毒作用时间。

(4)根据消毒物品的性质选择消毒方法。选择消毒方法时需考虑一是要保护消毒物品不受损坏,二是使消毒方法易于发挥作用。应遵循以下基本原则:①耐高温、耐湿度的物品和器材,应首选压力蒸汽灭菌;耐高温的玻璃器材、油剂类和干粉等可选用干热灭菌。②不耐热、不耐湿以及贵重物品,可选用环氧乙烷或低温蒸汽甲醛气体消毒、灭菌。③器械的浸泡灭菌,应选择对金属基本无腐蚀性的消毒剂。④选择表面消毒方法,应考虑表面性质,光滑表面可选用紫外线消毒器近距离照射,或液体消毒剂擦拭;多孔材料表面可采用喷雾消毒法。

五、消毒供应中心灭菌效果监测方法

(一)压力蒸汽灭菌效果监测方法

1.化学监测法

(1)化学指示卡(管)监测法:将既能指示蒸汽温度,又能指示温度持续时间的化学指示卡(管)放入待灭菌包的中央,经过一个灭菌周期后,取出指示卡(管),根据其颜色及性状的改变,判断是否达到灭菌条件。

(2)化学指示胶带监测法:将化学指示胶带粘贴于每一待灭菌物品包外,经过一个灭菌周期后,观察其颜色的改变,以指示是否经过灭菌处理。

(3)对预真空和脉动真空压力蒸汽灭菌,每天进行一次B-D试验。将B-D测试包水平放于灭菌柜内底层,靠近柜门与排气管口处;柜内除测试包外无任何物品,134 ℃、3.5~4分钟后,取出B-D测试纸观察颜色变化,均匀一致变色,说明冷空气排队效果良好,灭菌器可以使用;反之,则灭菌器内有冷空气残留,需检查B-D测试失败原因,直至B-D测试通过后灭菌器方能使用。

B-D测试包制作方法:将100%的脱脂纯棉布折叠成长30 cm±2 cm,宽25 cm±2 cm,高25~28 cm的布包裹,重量为4 kg±5%;将专门的B-D测试纸放入布测试包中间即可;或用一次性B-D测试包。

2.物理监测法

根据待灭菌物品的性能,选择所需灭菌温度、时间、压力;根据所设定的物理参数是否能达到,辅助判断灭菌效果。

3.生物监测法

将两个生物指示剂(嗜热脂肪杆菌芽孢)置于标准试验包中心部位,后将标准试验包置于灭菌柜内排气口上方。经过一个灭菌周期后,将生物指示剂取出培养,并设阴性和阳性对照,观察其颜色变化以判断灭菌效果。

(1)下排气压力蒸汽灭菌器标准试验包制作方法:将3件平纹长袖手术衣,4块小手术巾,

2块中手术巾,1块大毛巾,30块10 cm×10 cm 8层纱布敷料,包裹成大小为25 cm×30 cm×30 cm即可。

(2)预真空和脉动真空压力蒸汽灭菌器标准包制作方法:16条全棉手术巾每条41 cm×66 cm,将每条手术巾的长边先折成3层,短边折成2层,然后叠放,包裹成大小为23 cm×23 cm×15 cm即可。

(二)干热灭菌效果监测方法

1.化学监测法

将既能指示温度又能指示温度持续时间的化学指示剂3~5个分别放入待灭菌的物品中,并置于灭菌器最难达到灭菌的部位,经过一个灭菌周期后,取出化学指示剂,根据其颜色及性状的改变,判断是否达到灭菌条件。

2.物理监测法

将多点温度检测仪的多个探头分别放于灭菌器各层内、中、外各点。关好柜门,将导线引出,由记录仪中观察温度上升与持续时间。若所示温度(曲线)达到预置温度,则灭菌温度合格。

3.生物监测法

将枯草杆菌芽孢菌片分别装入灭菌试管内(1片/管)。在灭菌器与每层门把手对角线内、外角处放置2个含菌片的试管,经过一个灭菌周期后取出试管。在无菌条件下,加入普通营养肉汤培养基(每管5 mL),以36 ℃±1 ℃培养48小时,观察初步结果,无菌生长管继续培养至第7天。

(三)环氧乙烷灭菌效果监测方法

1.化学监测法

(1)化学指示卡监测法:将环氧乙烷化学指示卡放入每个待灭菌物品包中央,作为灭菌效果的参考。经过一个灭菌周期后,取出指示卡,根据其颜色及性状的改变,判断是否达到灭菌条件。

(2)化学指示胶带监测法:将化学指示胶带粘贴于每一个待灭菌物品包外,经过一个灭菌周期后,观察其颜色的变化,以指示是否经过灭菌处理。

2.物理监测法

根据待灭菌物品的性能,选择所需灭菌的温度、时间、压力、浓度。根据所设定的物理参数是否能达到辅助判断灭菌效果。

3.生物监测法

每月用生物指示剂监测一次。将生物指示剂置于环氧乙烷测试包内,根据灭菌器大小,均匀选择几个点,将测试包置于灭菌器中。经过一个灭菌周期后,将生物指示剂取出培养,并设阴性和阳性对照,观察其颜色变化以判断灭菌效果。

环氧乙烷测试包分为挑战测试包和常规测试包。挑战包主要用于对灭菌器灭菌性能的考核,一般用于新购入或维修后灭菌器灭菌性能的测试。常规测试包主要用于平时的常规生物监测之用。

(1)挑战包制作方法:将一生物指示剂放入一个20 mL注射器内,去掉针头和针套,生物指示剂带孔的塑料帽应朝注射器针头处,再将注射器芯放在原位(注意不要碰及生物指示剂),另选一成人型气管插管或一个塑料注射器(内放化学指示卡),一条长25.4 cm,内径0.76 cm,管壁厚1.6 mm的琥珀乳胶管和4条全棉清洁手术巾(46 cm×76 cm),每条巾单先折叠成3层,再对折,即每条巾单形成6层,然后将叠好的巾单从下至上重叠在一起,再将上述物品放于巾单中间层,最后选两条清洁布或无纺布包裹,用化学指示胶带封扎成一个测试包。

(2)常规测试包制作方法:与挑战包制作方法类似,先将一生物指示剂放于一个注射器内(同前),再用一条全棉小手巾两层包裹后用纸塑包装袋封口即可。

(周洁琴)

第七节 消毒供应中心的规章制度与人员职责

一、消毒供应中心规章制度

制度是维护医院正常工作秩序的保证,是质量的保障,是管理者检查工作质量的依据之一。只有加强科学的管理,建立一整套完善、系统、有效、科学的管理制度,做到有章可循,才能有效地保证工作质量。

(一)消毒供应中心工作制度
(1)按各科室需求配置各种物品,根据使用情况及时调整基数,保证临床需要和减少无效储备。
(2)每天定时下收下送,保证无菌物品的供应。
(3)供应的无菌物品应标明品名、灭菌期、失效期及打包人签名。凡灭菌物品外观检查不合格或超过有效期必须重新检查、包装后再做灭菌处理。
(4)各种器材、敷料准备均应达到标准要求。
(5)一次性用品按计划报采购中心(设备科)。
(6)建立各科室物品账目及请领、发放、报损制度,定期清点并上报有关部门。
(7)定期征求临床科室对供应工作的意见,及时完善工作规程。
(8)建立停电、停水、停气及灭菌器出现质量问题时紧急风险预案,完善突发事件处理流程。
(9)严格执行各区的工作流程要求及操作规程。

(二)消毒供应中心感染管理制度
1.污染区的感染管理制度
(1)污染区应分为回收区、洗涤区和精洗区。
(2)污染区工作人员应有专用防护用品,做好自我防护。
(3)物品的去污应经过分类、浸泡、清洗(酶洗)、自来水漂洗、去离子水漂洗及干燥6个步骤。非一次性使用的注射器、输液器灭菌前须进行去污、去热原、去洗涤剂、精洗4个步骤。
(4)下收下送车辆必须洁污分开,分区存放,每日清洁。下收下送过程中应做到定人收、发,采用专车、专线运送。
(5)正确选择、合理使用清洁设备。
2.清洁区的感染管理制度
(1)清洁区是对清洁物品进行检查、装配、包装,保管、灭菌的工作区域。可分为包装区和灭菌区。
(2)根据待灭菌物品的性质,选择正确的灭菌方法及包装材料。
(3)正确包装待灭菌物品,灭菌包的体积和质量均不得超过消毒规范要求,灭菌包外必须有化学指示胶带贴封,并有明显标记。

(4)灭菌时应注意物品的摆放及装载量,尽量将同类物品一批灭菌。灭菌操作程序正确。

(5)灭菌岗位人员(消毒员)持证上岗,对所有灭菌器应定期进行常规保养和检查。

3.无菌区的感染管理制度

(1)无菌区是无菌物品存放的区域。分为无菌物品存放间及一次性使用无菌医疗用品存放间。该区应尽可能靠近灭菌区。要求有较高空气洁净度,必须每天空气消毒和卫生保洁。

(2)无菌区须专室专用,专人负责。限制人员出入。进入无菌区的人员须二次更衣更鞋。进行洗手处理,外出的工作服不得穿着入内,非无菌物品严禁进入。

(3)载物架应由不易吸潮、表面光洁,易清洁的材料制成。

(4)对无菌物品的包装、灭菌标志及内在质量有检测措施,及时检查包装的完整性,有无湿包及化学指示胶带变色的异常情况,不合格者重新灭菌,并将相关数据记录备查。已灭菌物品不得与未灭菌物品混放。

(5)灭菌物品储存的有效期应严格执行国家有关规定,并按有效期的顺序放置并发放,超过有效期后须重新灭菌。

(6)一次性使用的无菌医疗用品,须拆除外包装后,方可进入无菌区。

(三)消毒供应中心感染管理监测制度

1.灭菌效果的监测制度

(1)各种灭菌器每次灭菌过程均应进行工艺监测,并有关键参数记录。

(2)每个灭菌包进行化学监测。

(3)预真空压力蒸汽灭菌器每天第一锅次进行B-D试验,合格后方可进行灭菌。

(4)每月对灭菌器进行生物监测。新灭菌器使用前及包装容器、摆放方式、排气方式等改变时,均必须先进行生物监测,合格后才能采用。经环氧乙烷灭菌的物品,条件许可应每次进行生物监测,并待结果合格后方可发放。

(5)凡监测不合格,应立即停用灭菌器,查找原因,监测合格后重新启用灭菌器。

(6)定期对所使用的消毒剂、灭菌剂的性能进行化学监测。

(7)对所使用的消毒剂每季度进行一次生物监测。

(8)对所使用的灭菌剂每月进行一次生物监测。

(9)对医疗器械进行灭菌效果的监测。

2.环境卫生学监测制度

每月对无菌区的空气、物体表面及工作人员的手进行监测,监测结果符合中华人民共和国国家标准《医院消毒卫生标准》GB15 982-1995。见表15-2。

表15-2 与消毒供应中心相关的卫生监测标准

环境类别	范围	空气(CFU/m^3)	物体表面积(CFU/m^2)	医务人员(CFU/m^2)
Ⅱ类	无菌区	≤200	≤5	≤5
Ⅲ类	清洁区	≤500	≤10	≤10

(四)工作人员自身防护制度

(1)加强工作人员自身防护教育,防止各类意外事故发生。

(2)在回收、清洗区处理物品时,应穿隔离衣,戴橡胶手套、口罩、帽子,如有污染应及时更换,必要时戴防护镜。脱掉手套后应立即洗手。
（3）皮肤表面一旦染有血液、其他体液、各种消毒液及酶,应当立即彻底清洗。
（4）不慎被利器刺伤,应按锐器伤处理原则处理。
（5）使用压力蒸汽、干热灭菌器时,应具有防止爆炸、燃烧的措施,操作时应戴防护手套,预防烫伤事故发生。
（6）使用低温灭菌器时,应保持空气流通,防止环氧乙烷中毒、燃烧、爆炸等意外事故发生。
（7）必要时检测环氧乙烷灭菌区环境中气体的浓度,防止产生职业伤害。

（五）环氧乙烷灭菌器安全管理制度
（1）消毒员必须严格执行操作规程。
（2）专人负责环氧乙烷灭菌器的操作、保养,定期检查各管道是否漏气。
（3）灭菌周期结束取物时应戴口罩、防护手套,并采用人在前、物在后方式移动物品。
（4）打开环氧乙烷钢瓶阀门时应缓慢,钢瓶出口不可朝向面部;皮肤、黏膜、眼睛不慎溅上环氧乙烷时,应立即用水冲洗,防止灼伤。
（5）在使用及维修灭菌器过程中,应防止工作人员中毒,如出现头晕、恶心、呕吐等症状时,应立即离开现场,在通风良好处休息,症状严重者应及时就医。
（6）氧乙烷灭菌器在解析过程中排出的环氧乙烷气体,应经专用排气管道系统排出,并按照有关部门对排放系统的相关管理规定执行。
（7）环氧乙烷储气罐应存放在通风,防晒、温度不大于40 ℃的环境内,但不能将其放在冰箱内。
（8）环氧乙烷储气钢瓶的瓶口必须旋紧,钢瓶禁止横放,搬运时轻拿轻放。
（9）灭菌室内严禁明火作业,并有通风设施和消防器材。

（六）一次性使用无菌医疗用品管理制度
（1）医院所用一次性无菌医疗用品必须由设备部门统一集中采购,使用科室不得自行采购。
（2）医院必须从具有"三证"的企业采购合格的产品。
（3）库房专人负责并建立登记账册,记录名称、规格、数量、生产批号、灭菌日期、失效日期、生产许可证、生产企业等信息。
（4）发放、回收一次性输液（血）器、注射器时,应记录核对用量。
（5）如发现不合格产品或质量可疑时,应立即停止使用,并及时报告当地药检部门,不得自行作退、换货处理。
（6）一次性使用无菌医疗用品用后必须按当地卫生行政部门的规定进行集中处理。

（七）库房管理制度
（1）库房专人负责。
（2）库存物品必须分类存放于地架上,便于发放和清点,做到账物相符、定期核对。
（3）按批号依次发放,做到先入库先发,后入库后发,保证质量。
（4）定期开窗通风,保持干燥,防止物品潮湿霉变。
（5）定时卫生保洁和空气消毒,配备灭火设备,以防意外。
（6）尽量避免人员流动,减少进出人员。

（八）查对制度
（1）回收器械时,应与病房护士清点查对数量、质量及预处理情况。

(2)准备器械包装时,应经两人核对各器械数量、质量及清洁度,方可包装。
(3)无菌物品发放时,应查对科室、品名、灭菌失效日期及灭菌指示胶带变色情况。
(4)定期查对各物品的基数,及时补充,保证供应。

(九)清洁卫生制度
(1)做好消毒供应中心室内外清洁卫生,保持环境清洁整齐。
(2)执行消毒隔离制度,各区用物固定专用、分开放置,消毒措施有效,避免交叉感染。
(3)执行垃圾分类和废物管理制度,医疗废物应密闭保存和运输,有明显标志,做到日产日清。
(4)各区域卫生定人负责,每天定时湿式打扫,及时清除污物;每周清扫一次,室内无杂物,地面、水池清洁无垢,物品放置整齐有序。

(十)工作人员考评制度
(1)完成年度工作人员职业道德考评工作。
(2)实施年度工作人员岗位职责履行情况考核,如工作质量、完成工作情况等。
(3)实施年度工作人员业务技术考核,包括专业技术能力和理论学习、解决疑难问题等。如运用工作程序、基本操作技术、专业操作技术、掌握新技术、护理"三基"考核等。
(4)实施年度工作人员教学、科研以及继续教育学分完成情况考核。包括临床带教、护理科研、撰写论文等。

二、消毒供应中心人员职责

(一)消毒供应中心护士长职责
(1)在护理部主任(总护士长)领导下,负责本科业务技术、教学、科研和行政管理工作。
(2)负责制订科室年度工作计划和质量监测控制方案,并组织实施、检查、总结、记录。制定并完善停电、停水、停气及灭菌器出现质量问题时紧急风险预案和突发事件处理流程,并确保措施有效落实。
(3)督促科室人员贯彻执行各项规章制度和操作技术规程。
(4)与临床沟通,征求意见,协调、改进工作。
(5)指导科室人员工作,并检查其完成情况;参与解决各种设备运转过程中的故障处理和技术疑难问题,并及时向有关部门汇报。
(6)负责所管物品、器械的请领和报损,确保供应物品的质量。
(7)组织开展业务学习、技术革新和科研工作,不断学习新理论,引进新技术,掌握新技能。

(二)消毒供应中心护士职责
(1)在护士长的领导下进行工作。负责医疗物品的回收、清洁、包装、灭菌、发放及管理工作。
(2)严格执行操作规程、查对制度,严防差错事故发生。
(3)参与消毒灭菌质量检测,确保消毒灭菌质量合格。
(4)协助护士长请领各种医疗器材、敷料。
(5)掌握本科专业技术,并能结合实际工作开展科研,不断学习新业务、新技术。
(6)指导消毒员做好消毒灭菌供应工作。

(三)消毒供应中心消毒员职责
(1)护士长领导、护士指导下完成消毒灭菌工作。

(2)消毒灭菌时不得擅自离开工作岗位,严格执行岗位责任制,执行安全操作规程和消毒工作制度,并持证上岗。
(3)熟练掌握各类消毒灭菌设备的使用原理及操作程序,定期维护保养。
(4)熟练掌握各类物品消毒灭菌方法,严格按消毒规范操作。
(5)熟练掌握停电、停水、停气及灭菌器出现质量问题时的紧急应对措施。
(6)参加各项业务学习和岗位培训。

(四)消毒供应中心卫生员职责
(1)在护士长领导、护士指导下完成科室清洁卫生工作。
(2)保持所管区域的清洁卫生符合要求。
(3)遵守各项规章制度,参加有关岗位培训学习。
(4)服从科室安排,及时完成所分配的各项工作。
(5)爱护科内各种物品,严禁违规使用和损坏物品。

(周洁琴)

第八节　消毒供应中心的岗位操作及质量标准

一、消毒供应中心岗位操作规程

(一)下收下送岗位操作规程
(1)按照科室所需各种物品用量,有计划装车。
(2)下收下送过程中严禁无菌、污染物品混拿混放。
(3)与病房护士共同清点回收物品,填写物品交换清单。
(4)根据临床需求及时将物品送至科室。
(5)与清洗间工作人员清点交接各种回收器械。
(6)下收、下送的各类物品必须全部密闭存放。
(7)下送、车每次使用后,及时清洁消毒。

(二)物品清洗岗位操作规程
(1)与下收人员交接回收物品数量,填写物品交换清单。
(2)根据器械类别、性能进行分类,选择相适应的清洗方法。保证清洗质量。
(3)检查各种清洗设备,保证性能完好,所用消毒液及酶浓度合格。
(4)按照岗位要求做好自身防护,清洗人员相对固定。
(5)清洗机工作完毕及时关闭电源,每天做好清洗机保养工作。
(6)做好室内卫生保洁工作,每天空气消毒。

(三)物品包装岗位操作规程
(1)各类器械须经过清洗后方能进入包装区。
(2)及时烘干清洗消毒后的各类器械并分类放置。
(3)检查各器械的性能,刀刃、关节处均应去锈上油,包装时各关节必须充分撑开。

(4)物品包装后应及时灭菌,不得长时间放置,以防止再污染和热源产生。
(5)检查各种包装材料,完整无损方可使用。
(6)各包大小应符合灭菌设备要求。
(7)各种物品应严格执行一用一包装原则,做到分类包装。
(8)按照各种治疗包的基数配制,实行一人配制,一人核对的制度,核查无误方可包装并签名。
(9)按照规范放置包内指示卡,包外贴化学指示胶带;治疗包标记清楚,注明品名、灭菌及失效日期。

(四)物品灭菌岗位操作规程
(1)使用前检查灭菌器的性能是否完好,预真空压力蒸汽灭菌器每天第一锅做B-D试验。
(2)将待灭菌物品按消毒规范要求摆放在灭菌器内。
(3)尽量将同类物品同锅次灭菌。
(4)根据灭菌物品的类别选择不同的灭菌程序。
(5)灭菌过程中随时观察各项参数(时间、温度、压力、浓度)发现问题及时解决,记录每个灭菌周期的关键数据。
(6)检查指示胶带的变色情况,遇有不合格者必须查找原因后重新灭菌。
(7)出锅时应无关闭容器筛孔,再分类放入无菌物品储存柜内。
(8)每天清洁灭菌器,每月维护、保养一次。

(五)物品发放岗位操作规程
(1)上班时间坚守岗位,严格按照无菌区规定着装和行走。
(2)每天检查灭菌物品的数量、有效期及容器筛孔关闭情况。根据供需情况,及时调整物品种类和基数。
(3)无菌物品分类放置,按有效期先后顺序整齐摆放于储物架上;超过有效期的物品严禁发放,需重新包装灭菌。
(4)发放无菌物品时,应核对品名、数量、失效日期,并检查外包装有无破损。
(5)严格执行借物制度,填写借物清单并督促按时归还。
(6)每天对发放物品申请单进行核算、登记。

二、消毒供应中心质量标准

(一)物品清洗质量标准
(1)每天确保使用中的消毒液及酶浓度在有效范围内。
(2)清洗物品分类放置,清洗设备维修保养及时。
(3)针头锐利无钩,针梗通畅无弯曲、无污垢、无锈迹,穿刺针配套准确。
(4)金属器械清洁、无锈、无污垢、无血迹,刀、剪刀面锋利,各器械关节灵活,卡口紧密。
(5)玻璃类物品光亮、透明、无污垢、无裂痕及破损。
(6)橡胶类物品无污迹、无裂痕、无破裂及粘连,保证管腔通畅。

(二)物品包装质量标准
(1)盘、盆、碗等器皿类物品尽量单个包装,若需多个包装则器皿间应有吸湿毛巾或纱布隔开。

(2)待灭菌物品如能拆卸,则拆卸包装。有筛孔的容器应将筛孔打开,容器内存装物品不宜过多、过紧。

(3)各种包内物品齐全、性能好,包名与包内容物相符。

(4)打包程序规范化,标签清楚,包内有指示卡,包外有指示胶带。

(5)物品捆扎不宜过紧。采用下排气式压力蒸汽灭菌的物品包,体积不得超过30 cm×30 cm×25 cm;采用预真空和脉动真空压力蒸汽灭菌器的物品包,体积不得超过30 cm×30 cm。小于50 cm。金属包的重量不超过7 kg,敷料包重量不超过5 kg。

(6)采用环氧乙烷灭菌时,灭菌包体积不得超过25 cm×25 cm×30 cm。

(7)采用干热灭菌时,灭菌包体积不得超过10 cm×10 cm×20 cm;油剂、粉剂的厚度不超过0.635 cm;凡士林纱布条厚度不超过1.3 cm。

(三)包装材料质量标准

(1)一次性无纺布、一次性复合材料必须经国家卫生行政部门批准后方可使用。

(2)新包装材料应先用生物指示剂验证灭菌效果后方可使用。

(3)包装材料应允许物品内部空气的排出和蒸汽的透入。

(4)新棉布应洗涤去浆后再使用,重复使用的包装材料和容器,应做到一用一洗。

(5)包布清洁无破损,包装层数不少于两层。

(6)自动启闭式或带筛孔的容器(储槽等),必须完好无损,筛孔开启灵活。

(四)灭菌物品装载质量标准

(1)下排气灭菌器的装载量不得超过柜室容量的80%;预真空灭菌器的装载量不得超过柜室容积的90%,同时预真空和脉动真空压力蒸汽灭菌器的装载量又分别不得小于柜室容积的10%和5%。

(2)不同性能物品同时灭菌,则以最难达到灭菌要求的物品所需温度和时间为标准。

(3)物品装放时,上下左右需有一定空间,以利于蒸汽流通。

(4)混合装载时,难于灭菌的大包放在上层,较易灭菌的小包放在下层,敷料包放在上层,金属物品放在下层。

(5)金属包应平放,布包类物品应垂直放置,玻璃瓶应使开口向下或侧放以利蒸汽进入和空气排出。

(6)小包应采用标准篮筐装载存放。

(7)纸塑包装物品灭菌时应将纸塑相间交错并垂直放置。

(8)有筛孔的容器,应将筛孔打开。

(五)无菌物品储存质量标准

(1)物品摆放有序,分类放置。

(2)无菌物品应放在洁净的储物架上,储物架应不易吸潮、表面光洁。一次性无菌物品须去外包装后进入无菌间保存。

(3)无菌物品应放于离地高20~25 cm,离天花板50 cm,离墙远于5 cm处的储物架上。

(4)下送的无菌物品应封闭存放或加防尘罩。

(5)储存有效期:在温度25 ℃下,棉布类包装7~14天,潮湿多雨季节应缩短天数;纸塑包装相应延长。

(刘秋芬)

第九节 清洗、消毒及灭菌操作流程质量监测

一、清洗质量监测

(一)器械、器具或物品清洗质量监测

日常监测应以目测为主,每件清洗后的器械、器具和物品都应检查。目测是目前全世界公认的一种清洗效果监测方法,操作简单,效果明显。材质表面光滑的器械如盆、盘、碗等,可通过肉眼直接目测检查;复杂器械、器械关节或缝隙处等,使用带光源放大镜(4~6倍)检查,以提高检查效果;管腔器械可以采用专用探条进行探查。对每件器械均应进行清洗消毒质量检查,并且重点检查齿牙、咬合面、关节等复杂部位。清洗后的器械表面及其关节、齿牙应光洁,无血渍、污渍、水垢等残留物质和锈斑视为合格。不合格器械应视污染性质进行再处理。肉眼可观测到的血渍、污渍应返回污染区重新进行清洗;放大镜下观测到的微量污渍可直接使用75%~80%的乙醇擦拭去污,乙醇仅适用于不锈钢材质或金属、玻璃等类材质。其他材质慎用,应返回污染区重新清洗或去污处理。目前国内外对清洗效果的评价方法很多,但没有一个被医院广泛接受、公认的标准方法。除目测外,监测方法还有蛋白残留量测定、潜血测试、标准污染物测试和ATP三磷酸腺苷监测等。

(二)清洗消毒设备清洗质量监测

清洗消毒设备的清洗质量应根据设备运行中显示的参数、器械清洗质量的目测检查、清洗测试物监测结果、清洗用水监测等指标综合起来分析。在设备每次运行中还应观测喷淋壁的旋转、喷水口有无堵塞等运行情况。每批次清洗的物理参数符合清洗设备厂商的技术标准,并在误差范围内视为合格;不符合标准的清洗循环,视为清洗失败,应重新进行清洗工作,清洗设备停止使用,进行检修;对清洗不合格的物品,应分析原因,并采取相应的措施。设备循环参数符合标准,而测试物监测结果不符合标准,查找原因予以纠正。

二、消毒质量监测

(一)湿热消毒监测

消毒供应中心在物品检查包装前应对其进行消毒,以保障检查包装灭菌区环境和操作人员的安全。一些物品经过消毒后会直接用于患者,因此,为保证消毒效果和质量应进行消毒质量监测。每次消毒设备运行时,通过设备自动测试打印记录,观测消毒维持的时间和温度,或 A0 值是否符合消毒质量标准。监测不合格,应及时查找原因或修正参数;消毒后直接使用的物品应重新消毒处理。

(二)化学消毒剂消毒监测

化学消毒剂必须以足够浓度在适当温度下保持与器械、器具或物品的表面接触特定时间,才能达到消毒的要求。不同种类的消毒剂所需的浓度、温度及暴露时间不同,必须严格按照消毒产品卫生许可批件中的规定使用,包括使用中的注意事项。应记录消毒剂监测日期、消毒剂名称、

具体监测的浓度等项目、监测结果、监测人签名等;监测记录留存≥6个月;监测不合格应立即纠正后使用。

(三)器械消毒监测

经过消毒后可直接供应临床部门使用的器械物品应定期进行消毒效果测试,如呼吸机管路及其配件。应每季度进行消毒效果的监测,由检验室进行细菌培养。直接使用的消毒物品的抽样,则根据消毒后直接使用物品的种类而定,原则上是选取有代表性的和难于消毒的物品3～5件进行监测。监测结果不合格,应从清洗、消毒方面查找原因并改进,不合格的物品重新清洗消毒。

三、灭菌质量监测

(一)物理监测

由于灭菌过程的特殊性,无法用肉眼或其他直接的方法进行监测,只能通过间接的手段对其过程进行监控,物理监测指通过灭菌器自带的探头对关键物理参数进行监测和记录的方法。物理监测能马上显示监测结果,及时发现灭菌失败,对部分灭菌失败较敏感;其局限性是灭菌器温度探头一般位于排气口上方,无法监测包裹中心部位温度,监测结果只能反映灭菌器炉腔温度,如局部灭菌物品装载过密,则该部位的实际温度可能比显示的温度低。另外,物理监测的缺陷也包括了探头等需要定期校验。物理监测很重要,但不能代替化学监测和生物监测。

(二)化学监测

化学监测指利用某些化学物质对某一杀菌因子的敏感性,使其发生颜色或形体改变,以指示杀菌因子的强度(或浓度)和/或作用时间是否符合消毒或灭菌处理要求的制品。化学监测能帮助发现因不正确的包裹、不正确的装载和灭菌器故障等引起的灭菌失败。其局限性是化学监测"合格"并不能证明该监测物品无菌。化学监测仅是整个灭菌质量考核体系中的一部分,应同时结合物理监测、生物监测来综合评价灭菌过程的有效性。

(三)生物监测

生物是唯一含有活的微生物(芽孢)对该灭菌过程进行监测和挑战的监测技术。它能够直接反映该灭菌过程对微生物的杀灭能力和效果,是最重要的监测手段。因为灭菌过程的目的就是要杀灭微生物,而对灭菌过程最大的挑战来自对该灭菌过程有最大抗力的芽孢。灭菌器和灭菌循环参数的设定都是基于对特定芽孢的杀灭,生物指示剂是灭菌器和灭菌循环设计的基础和出发点,所以在实际灭菌的工作中生物指示剂的地位不可替代,是最重要的监测方法。但生物监测也不能代替物理监测和化学监测。

随着医院信息化的普及,CSSD信息化管理也于近几年开始发展。通过信息系统获得监测数据和信息,可以评价CSSD的工作质量,及时发现各个科室灭菌包的储存时限,提前预警,促进CSSD质量标准的落实和质量的持续改进,并将CSSD的医院感染预防和控制关口前移,可以有效预防医院感染的发生。

(刘秋芬)

第十节　器械清洗、消毒及灭菌操作流程的要求

一、清洗流程的要求

(一)影响因素

清洗是指去除医疗器械、器具和物品上污物的全过程,包括冲洗、洗涤、漂洗和终末漂洗。影响清洗质量的重要因素有清洁剂、清洗用水及设备。清洁剂应选择符合国家相关标准和规定,低泡、与器械的材质(如高分子、不锈钢等)、污染物种类相适宜。洗涤用自来水水质应符合GB5749—1985《生活饮用水卫生标准》的规定;纯化水应符合电导率≤15 μS/cm(25 ℃)。

(二)清洗方法

清洗不彻底,残留的污染物会形成生物膜,影响消毒质量,造成灭菌失败,并且还可造成器械锈蚀、腐蚀和损坏,缩短器械的使用寿命。因此应根据器械材质和精密程度选择有效的清洗方法。耐湿耐热的器械采用机械清洗方法;精密、复杂器械采用手工清洗方法;污染量较重的器械应进行预处理清洗后再作常规清洗;精密器械的清洗,应遵循生产厂家提供的使用说明或指导手册。手工清洗可以针对性地去除器械上湿性、干性的血渍和污渍、锈迹、水垢、化学药剂残留、医用胶残留等。手工清洗时水温最好在15~30 ℃;去除干的污渍应先用酶清洁剂浸泡,再刷洗或擦洗;刷洗操作应在水面下进行,防止产生气溶胶;管腔器械应用压力水枪冲洗,可拆卸部分应拆开后清洗;应选用相匹配的刷洗用具、用品,不应使用钢丝球类用具和去污粉等用品,避免器械磨损。手工清洗后的器械应及时进行消毒处理后传送到检查、包装与灭菌区,避免二次污染。清洗池、清洗用具等应每天清洁与消毒。超声波清洗水温应控制在35~45 ℃将器械放在清洗设备专用篮筐中,浸没在水面下;设定清洗时间最好为3~5分钟,可根据器械污染情况适当延长清洗时间,不宜超过10分钟;清洗时应盖好超声清洗机盖子,防止产生气溶胶。清洗消毒器清洗的器械、器具和物品应充分接触水流;器械轴节应充分打开;可拆卸的零部件应拆开;管腔类器械应使用专用清洗架;精细器械和锐利器械应固定放置;冲洗、洗涤、漂洗时应使用软水,终末漂洗、消毒时应使用纯化水。预洗阶段水温应≤45 ℃;金属器械在终末漂洗程序中应使用润滑剂。塑胶类和软质金属材料器械,不应使用酸性清洁剂和润滑剂;设备舱内、旋臂应每天清洁、除垢。清洗的环境即去污区应保持清洁,及时去除台面污染物和杂物,防止微粒污染产生。

二、消毒流程的要求

(1)消毒处理特指污染器械清洗后,进行消毒的过程,可使用化学或物理的方法杀灭或清除传播媒介上的病原微生物。消毒方法首选机械热力消毒,如自动化清洗消毒机;少量精密器械可采用75%乙醇消毒;大量手工清洗器械可采用酸性氧化电位水流动冲洗浸泡消毒,或取得国务院卫生行政部门卫生许可批件(新研发、对器械没有腐蚀性)的消毒药械进行消毒。

(2)消毒后的干燥目的是去除消毒后器械上的残留水,以防止细菌的生长和锈蚀。根据器械的材质选择适宜的干燥温度,金属类干燥温度70~90 ℃;塑胶类干燥温度65~75 ℃。无干燥设备以及不耐热器械、器具和物品可使用消毒的低纤维絮擦布进行干燥处理。穿刺针、手术吸引头

等管腔类器械,应使用压力气枪或95%乙醇进行干燥处理。不应使用自然干燥方法进行干燥。

三、灭菌流程的要求

(1)灭菌是指杀灭或清除传播媒介上一切微生物,包括细菌芽孢和非致病微生物的处理。灭菌的影响因素包括灭菌设备的效能、灭菌方法及程序的选择、操作人员技能水平等、灭菌前的清洗去污、制作包装等。因此,灭菌操作人员需要全面了解和掌握质量要求,严格执行灭菌操作规程和进行全面的灭菌过程质量监测和质量追溯,以保证灭菌成功。

(2)常规灭菌方法包括热力灭菌和低温灭菌方法。热力灭菌方法包括湿热灭菌法和干热灭菌法。湿热可使菌体蛋白凝固、变性;干热可使菌体蛋白氧化、变性、碳化和使电解质浓缩引起细胞的死亡。湿热灭菌方法中的压力蒸汽灭菌方便、效果好、无毒,因此,是目前医院消毒供应中心使用主要的灭菌方法。医院消毒供应中心常用灭菌设备还有干热灭菌器、低温环氧乙烷灭菌器、过氧化氢等离子低温灭菌器等。

(刘秋芬)

第十一节 手 消 毒

一、外科手消毒

外科手消毒是手术前医务人员手与前臂的消毒过程,包括外科手术前医务人员用肥皂(皂液)和流动水洗手,再用手消毒剂清除或者杀灭手部暂居菌和减少常居菌等环节。

(一)外科手消毒应遵循以下原则

先洗手,后消毒;不同患者手术之间、手套破损或手被污染时,应重新进行外科手消毒。

(二)洗手方法与要求

洗手之前应先摘除手部饰物,并修剪指甲,长度应不超过指尖;取适量的清洁剂清洗双手、前臂和上臂下1/3,并认真揉搓。清洁双手时,应注意清洁指甲下的污垢和手部皮肤的皱褶处;流动水冲洗双手、前臂和上臂下1/3;使用干手物品擦干双手、前臂和上臂下1/3。

(三)外科手消毒方法

1.冲洗手消毒方法

取适量的手消毒剂涂抹至双手的每个部位、前臂和上臂下1/3,并认真揉搓2~6分钟,用流动水冲净双手、前臂和上臂下1/3,无菌巾彻底擦干。流动水应达到相关要求。特殊情况水质达不到要求时,手术医师在戴手套前,应用醇类手消毒剂在消毒双手后戴手套。手消毒剂的取液量、揉搓时间及使用方法遵循产品的使用说明。

2.免冲洗手消毒方法

取适量的免冲洗手消毒剂涂抹至双手的每个部位、前臂和上臂下1/3,并认真揉搓直至消毒剂干燥。手消毒剂的取液量、揉搓时间及使用方法遵循产品的使用说明。

(四)外科手消毒产品的选择

美国强调持续杀菌能力,欧盟强调杀真菌能力,我国已有的手消毒剂卫生标准并未对此有特殊要求。在美国,评估其减少手部细菌的能力:①洗手后即刻;②戴手套后6小时(持久活性);③多次使用5天后(累积活性)。美国推荐的指南中,即刻和持久活性被认为是最重要的,外科手消毒产品应该能显著降低完整皮肤上的微生物,含有无刺激性的消毒剂,拥有广谱抗菌、快速、持久活性。

(五)外科手消毒设施

(1)应配置洗手池。洗手池设置在手术间附近,水池大小、高矮适宜,能防止洗手水溅出,池面应光滑无死角易于清洁。洗手池应每天清洁与消毒。

(2)洗手池及水龙头的数量应根据手术间的数量设置,水龙头数量应不少于手术间的数量,水龙头开关应为非手触式。

(3)应配备清洁剂。肥皂应保持清洁与干燥。盛放皂液的容器宜为一次性使用,重复使用的容器应每周清洁与消毒。皂液有浑浊或变色时及时更换,并清洁、消毒容器。

(4)应配备清洁指甲用品;可配备手卫生的揉搓用品。如配备手刷,手刷应柔软,并定期检查,及时剔除不合格手刷。

(5)手消毒剂应在卫生行政部门备案,有效期内使用。

(6)手消毒剂的出液器应采用非手触式。消毒剂宜采用一次性包装,重复使用的消毒剂容器应每周清洁与消毒。

(7)应配备干手物品。干手巾应每人一用,用后清洁、灭菌;盛装消毒巾的容器应每次清洗、灭菌。

(8)应配备计时装置、洗手流程及说明图。

(六)注意事项

(1)不应戴假指甲,保持指甲和指甲周围组织的清洁。

(2)在整个手消毒过程中应保持双手位于胸前并高于肘部,使水由手部流向肘部。

(3)洗手与消毒可使用海绵、其他揉搓用品或双手相互揉搓。

(4)术后摘除外科手套后,应用肥皂(皂液)清洁双手。

(5)用后的清洁指甲用具、揉搓用品如海绵、手刷等,应放到指定的容器中;揉搓用品应每人使用后消毒或者一次性使用;清洁指甲用品应每天清洁与消毒。

二、卫生手的消毒

卫生手消毒是指手的预防性消毒的过程。医务人员用手消毒剂揉搓双手,以减少手部暂居菌的过程。

(一)原则

洗手与卫生手消毒应遵循以下原则:①手部有血液或其他体液等肉眼可见的污染时,应用肥皂(皂液)和流动水洗手;②手部没有肉眼可见污染时,宜使用速干手消毒剂消毒双手代替洗手;③医务人员在下列情况时应先洗手,然后进行手卫生消毒:接触患者的血液、体液和分泌物以及被传染性致病微生物污染的物品后;直接为传染病患者进行检查、治疗、护理或处理传染患者污物之后。

(二)规范

我国WS/T 313—2009《医务人员手卫生规范》规定在下列情况下,医务人员可根据上述原则选择洗手或使用速干手消毒剂。

(1)直接接触每个患者前后,从同一患者身体的污染部位移动到清洁部位时。

(2)接触患者黏膜、破损皮肤或伤口前后,接触患者的血液、体液、分泌物、排泄物、伤口敷料等之后。

(3)穿脱隔离衣前后,摘手套后。

(4)进行无菌操作、接触清洁、无菌用品之前。

(5)接触患者周围环境及物品后。

(6)处理药物或配餐前。

(三)方法

医务人员卫生手消毒应遵循以下方法。

(1)取适量的速干手消毒剂于掌心。

(2)每个步骤认真揉搓双手至少15秒,应注意清洗双手所有皮肤,包括指背、指尖和指缝,具体揉搓步骤为:①掌手相对,手指并拢,相互揉搓;②手心相对,双手交叉指缝相互揉搓,交换进行;③掌心相对,双手交叉指缝相互揉搓;④弯曲手指使关节在另一手掌心旋转揉搓,交换进行;⑤右手握住左手大拇指旋转揉搓,交换进行;⑥将五个手指尖并拢放在另一手掌心旋转揉搓,交换进行。

(3)揉搓时保证手消毒剂完全覆盖手部皮肤,直至手部干燥。

(四)卫生手消毒设施

应配备合格的速干手消毒剂,并应方便医务人员使用。卫生手消毒剂应符合下列要求:①应符合国家有关规定;②宜使用一次性包装;③医务人员对选用的手消毒剂应有良好的接受性,手消毒剂无异味、无刺激性等。

三、手消毒剂的进展

手消毒剂是应用于手消毒的化学制剂,如乙醇、异丙醇、氯己定、碘伏等。

(一)醇类

当手未被致病菌明显沾污时,醇类手消毒剂是国际权威卫生机构推荐使用的最佳手部卫生用品。目前大多数以醇类为基础的手消毒剂含有乙醇、丙醇或异丙醇或两种成分的复方。醇类的抗菌活性主要是使蛋白质变性。60%~80%的醇类抗菌活性最强,浓度越高,有效性越低,这主要是由于蛋白质在缺水的情况下不容易变性。醇类在体外实验中对革兰阳性和革兰阴性细菌(包括多种耐药菌如MRSA和VRE)、结核菌和多种霉菌都有非常好的杀菌作用,然而对芽孢和原生动物虫卵没有活性。乙醇很容易灭活亲脂性病毒和许多亲水性病毒(如腺病毒、鼻病毒和轮状病毒,但不包括甲型肝炎病毒,对乙型肝炎病毒的杀灭效果尚有争议),杀灭真菌孢子则需要适当延长时间。

醇类不是好的清洁剂,当手脏或有明显可视的含蛋白质的物质时,不推荐使用醇类,建议使用肥皂和水洗手。醇类用于皮肤能快速杀菌,但是没有持久(残留)活性。氯己定、季铵盐或三氯生加入醇类配方可产生持久活性。频繁使用酒精进行手消毒会导致皮肤干燥,除非加入保湿剂和其他护肤因子。例如,解决酒精干燥的问题可以通过添加1%~3%的甘油和其他护肤因子。即使含有保湿剂,耐受度较好的醇类手消毒剂也会引起破损(切口、磨损)皮肤的刺痛。伴有浓烈香味的醇类手消毒剂会导致很多呼吸道过敏的医护人员难以耐受。醇类手卫生产品受很多因素的影响,包括醇类的种类、浓度、接触时间、使用酒精的量和使用醇类时手是否湿润等,少量

(0.2~0.5 mL)酒精洗手并不比普通肥皂和水洗手更有效。理想用于手消毒的酒精量未知,且可能因为不同配方有所不同。然而通常如果揉搓双手不到10~15秒双手感觉干,则说明使用酒精的量不够。酒精性湿纸巾只含有少量酒精,与肥皂和水洗手比较有效性并不高。

医院中常用的醇类手消毒液包括液体剂、凝胶和泡沫剂。很少有数据显示各种类型手消毒剂的相对有效性。一个小型研究发现乙醇类凝胶在降低医护人员手部菌落的有效性方面低于液体剂。最近研究发现相同的结论,液体剂在降低医护人员手部菌落上显著性优于测试凝胶。但目前已经发现新一代的凝胶配方比以前的版本有更好的抗菌有效性。更多的关于酒精液体和凝胶对降低医院相关性感染的有效性研究有待开展。此外值得考虑的是医务人员的依从性,即如果体外实验有效性低的凝胶使用更加广泛,则其总体使用效果也许更好。

尽管醇类手消毒剂具有显见的益处,但它确实存在局限性,最突出的一点是醇类手消毒剂使用后不能从手上移走污垢和其他污物,也不能杀死类似炭疽或艰难梭菌之类的细菌孢子。最新的研究重点是提高手消毒剂对难杀死、无包膜病毒的效果。已经有几项研究报告描述了醇类手消毒剂在杀死无包膜病毒方面的有效性,这些手消毒剂均是在醇消毒的基础上,增添了可加强醇对特殊病毒杀灭效果的成分。

(二)氯己定

氯己定本身难溶于水,但其葡萄糖酸的形式是水溶性的。抗菌活性似乎是黏附并破坏细胞浆膜,导致细胞内容物沉淀。氯己定的即刻抗菌活性比酒精慢。它具有很好的抗革兰阳性菌作用,对革兰阴性和霉菌的作用较弱,对分枝杆菌作用小,对芽孢无效。体外实验显示对有包膜的病毒如疱疹病毒、HIV、巨细胞病毒、流感病毒和呼吸道合胞病毒有效,但明显对无膜的病毒如轮状病毒、肠道病毒和腺病毒有效性较低。氯己定的抗菌活性不受有机物质包括血液的影响。因为氯己定是阳离子分子,它的活性会被天然肥皂、各种无机阴离子、阴离子的表面活性剂及含阴离子乳化剂的护手霜减弱。葡萄糖酸氯己定已被大量用于手卫生产品。氯己定通过皮肤吸收很少见。使用1%及以上浓度的氯己定应注意避免接触眼睛,因为氯己定可以导致结膜炎和严重的角膜损伤。因为耳毒性,应避免在内耳和中耳的手术中使用。应避免和脑组织与脑膜接触。皮肤刺激和浓度有关,频繁使用4%氯己定洗手易导致皮炎。变态反应不常见。偶然的几起医院感染暴发和氯己定污染有关。氯己定耐药也有报道。

氯己定具有明显的残留活性。低浓度(0.5%~1%)的氯己定加上酒精比单纯酒精具有显著性的残留活性,且氯己定具有很好的安全性。目前医院使用的手消毒剂,多数是酒精与氯己定的复合制剂,除了这两种主要成分,还有很多其他的成分,如护肤成分等。复合制剂可以增加消毒效果。因为酒精作用快,但持续时间短;而氯己定作用起效慢,但持续时间较长,两者合用可以互补。外科手消毒用有效含量≥2 g/L氯己定-乙醇(70%,体积比)溶液,使用方法及作用时间应遵循产品使用说明。

(三)氯二甲酚

氯二甲酚的抗菌作用是使细菌的酶明显失活,并破坏细胞壁。体外实验对革兰阳性和革兰阴性菌、分枝杆菌和许多病毒有同等的活性作用。氯二甲酚对铜绿假单胞菌的作用较小,加入二胺四乙酸乙醇(EDTA)可以增加对假单胞菌属和其他病原体的活性。

过去25年来,很少有关于氯二甲酚用于医护人员的文章发表,研究的结论有时也是相互矛盾的。将氯二甲酚用于外科洗手,有报道称3%氯二甲酚和4%葡萄糖酸氯己定相比较具有即刻和持久活性。而另外有研究发现氯二甲酚的即刻和持久活性比葡萄糖酸氯己定和碘伏差。不同研究之间的分歧可能是由于所含浓度、配方的不一致性或是否含有 EDTA 所致。有研究总结认为氯二甲酚作用没有葡萄糖酸氯己定和碘伏快,而残留活性比葡萄糖酸氯己定弱。

氯二甲酚的活性受有机物的影响较小,但易被非离子表面活性剂中和。氯二甲酚一般耐受性较好,相关过敏不常见;会被皮肤吸收;有效浓度为 0.3%~3.75%。

(四)六氯酚

六氯酚是双酚类化合物,包括两个酚基团和三个氯。20 世纪 50 年代和 60 年代初,3% 的六氯酚广泛用于卫生洗手、外科洗手和医院内新生儿洗澡。抗菌活性和引起微生物重要酶系统失活有关。六氯酚是抑菌剂,对金黄色葡萄球菌有很好的作用,但对革兰阴性杆菌、霉菌和分枝杆菌的作用较弱。

对六氯酚用于洗手和术前消毒液的研究证实单次洗手后已有适当的作用。多次使用后六氯酚有几小时的持久活性,并逐渐降低手上的菌落(累积效应)。事实上重复使用 3% 六氯酚,药物会被皮肤吸收,婴儿洗澡和常规使用 3% 六氯酚洗手,血液六氯酚水平为百万分之 0.1~0.6。早在 20 世纪 70 年代,使用六氯酚婴儿洗澡有时会产生神经毒性(黄斑变性)。结果 1972 年美国 FDA 警告六氯酚不再常规用于婴儿洗澡。而医院内不再使用六氯酚婴儿洗澡后,大量的调查发现和医院相关的金黄色葡萄球菌感染事件明显上升了。很多例子说明重新使用六氯酚进行婴儿洗澡后,感染的发生率下降。然而目前的指南建议不要使用六氯酚进行婴儿洗澡,因为存在潜在的神经毒性。美国 FDA 未将六氯酚归于安全和有效的抗菌消毒剂,因为皮肤吸收率和毒性作用高,含有六氯酚的产品应该避免使用。

(五)碘和碘伏

从 1800 年起,碘已经被广泛认为是有效的消毒剂。然而因为碘会刺激皮肤及引起皮肤着色问题,碘伏因其杀菌有效性已大部分替代碘。

碘分子快速渗透细胞壁,导致蛋白合成困难和细胞膜改变。碘伏为有效碘、碘化物或三碘化物和高分子聚合物。碘分子的量("游离碘")确定了碘伏的抗菌活性。碘和各种聚合物结合可以提高碘的溶度,并可促进碘离子持续释放,降低皮肤的刺激。碘伏的抗菌活性会受到 pH、温度、暴露时间、有效碘浓度、有机物和无机物化合物(如酒精和清洁剂)的影响。

碘和碘伏对革兰阳性、革兰阴性菌和很多芽孢形式的细菌(梭菌属、杆菌属)有效,对分枝杆菌、病毒和霉菌也有效。然而用于消毒的碘伏浓度通常不能杀死芽孢。人体实验已经证实这类消毒剂可以降低可能来源于医护人员手上的微生物。在美国 FDA 中将 5%~10% 的碘伏归为安全和有效的医护人员手消毒剂。碘伏使用后的持久活性有很多争议。有研究显示持久活性为 6 小时,但是很多其他的研究证实使用碘伏洗手后持久活性为 30~60 分钟。在人体实验中,碘伏的活性会被有机物如血液或唾液显著性降低。大多数用于手卫生的碘伏含有 7.5%~10% 聚维酮碘。含更低浓度聚维酮碘的碘伏也有很好的抗菌活性,稀释会提高游离碘的浓度。然而游离碘的量越大,皮肤刺激性也越大。碘伏对皮肤的刺激和产生的变态反应比碘少,但是比其他消毒剂在手卫生中引起的接触性皮炎要多。偶尔由于工艺原因会出现革兰阴性杆菌的污染,并导致感染的爆发或假爆发。外科手消毒用碘伏消毒液原液擦拭揉搓作用至少 3 分钟。

(六)季铵盐类化合物

尽管美国 FDA 在 1994 年颁布的暂定最终规范中将季铵盐类归于"种类Ⅲ"(即效率不高)的活性物种类,但仍有几种市售的手消毒剂以苯扎氯铵或苯扎溴铵作为活性物。专家一般将季铵盐类手消毒剂定位为替代醇类手消毒剂、无灼烧感的手消毒剂,或满足使用者偶发性或有意的潜在消费需求,这些都是季铵盐类的正面作用,但有效性和对皮肤的刺激性或敏感性(变态反应)是其不足之处,尚需得到进一步的科学论证。

季铵盐类的抗菌活性归因于它对胞质膜的吸附性并导致低分子量胞质成分的缺失。季铵盐是最早用于抑制细菌和真菌的季铵葡萄糖苷类化合物。季铵盐对革兰阳性菌的杀灭作用优于对革兰阴性菌,对分枝杆菌和真菌的抑活性则相对较弱,对脂包膜病毒的作用也不大。由于季铵盐的作用部位瞄准了细胞膜,因而它们对非包膜病毒也没有活性。其抗菌活性会受到有机物的影响,并且可能被阴离子表面活性剂和非离子表面活性剂、水、蛋白质和其他物质所中和。

通常季铵盐化合物耐受性较好。不过由于对革兰阴性菌的作用弱,苯扎氯胺有可能会被这一类细菌污染。大量感染暴发的发生与季铵盐化合物被革兰阴性细菌污染有关。因为这个原因,在美国最近20年已很少使用该类化合物作为手消毒剂了。然而更新的苯扎氯胺和苯扎溴胺洗手产品已经推广用于医护人员洗手。最近在外科ICU医护人员中作临床研究发现用含有季铵盐化合物的产品擦手,效果与肥皂和水洗手相似,但两者的效果都比酒精性手消毒剂差。

(七) 三氯生

三氯生在水中的溶解性差,但易溶于醇类。三氯生可通过损害细胞膜杀死微生物。三氯生有一定的抗菌谱,但是偏向于抑菌。最小抑菌浓度为 $0.1 \sim 10\ \mu g/mL$,而最小杀菌浓度为 $25 \sim 500\ \mu g/mL$。在较低浓度下,三氯生就能表现出抑菌性,并对烯酰还原酶具有靶向性,而烯酰还原酶是生物体进行脂肪酸合成的重要物质。三氯生对革兰阳性菌(包括MRSA)的作用强于革兰阴性杆菌(尤其是铜绿假单胞菌),除了对革兰阳性和革兰阴性菌具有低活性外,对大多数细菌均表现出广谱抗菌性。三氯生对分枝杆菌和假丝酵母菌属有一定的活性,但是对细丝真菌的活性较弱。从配方角度考虑,三氯生的水溶性相当差,而且倾向于随表面活性剂进入胶束。因此,很难在配方中维持其抗菌活性。目前关于三氯生的数据许多被用来评价含三氯生手消毒产品的有效性,但几乎没有什么数据是用来支持三氯生用于免洗产品。由于三氯生的环境累积性和存在的潜在健康危险性引起了广泛的注意,美国FDA已禁止此类产品用于普通民用洗手液和沐浴液。

大量研究发现三氯生对细菌菌落的降低数比氯己定、碘伏和酒精产品低。就像氯己定,三氯生也有皮肤上的持久活性。它在医疗产品中的活性会受pH、表面活性因子或保湿剂和部分配方中离子的影响。三氯生的活性不受有机物的影响,但可能会受某些配方中表面活性因子的凝胶形态的影响。大多数浓度低于2%的三氯生都有很好的耐受性并很少引起变态反应。很多报道认为提供含三氯生的产品给医护人员手消毒可以减少MRSA引起的感染。三氯生对革兰阴性杆菌缺乏足够的抗菌活性会导致偶然有三氯生被污染的报道。

(八) 其他消毒剂

100多年前已有研究证实使用次氯酸洗手对降低产妇由于产褥感染而导致的病死率有重要意义,并有研究发现用4%次氯酸溶液洗手大约5分钟直至手部光滑,其有效性是60%异丙醇使用1分钟的30倍。然而次氯酸反复使用会对皮肤造成严重刺激,并且气味难闻,所以现在已很少用于手卫生。

美国FDA正在评估大量用于临床消毒的消毒剂,然而没有对其用于医护人员的手卫生作出足够的评估。使用传统不同浓度的消毒剂(如低浓度的碘伏)或新成分的消毒剂产品可能被推广用于医护人员手消毒。例如初步研究已经证实在酒精中加入含银的聚合体在动物和人体身上有持久活性。体外实验具有很好活性的化合物必须做人体实验以证实它能够去除医护人员手上的常驻菌和暂驻菌。

(周洁琴)

第十二节 医院环境的消毒

一、医院环境微生物污染

(一)医院物体表面微生物污染状况及与医院感染的关系

医院环境特别是物体表面是一个巨大的储菌库,物体表面存在着多种多样的细菌、真菌、病毒、衣原体等微生物。大多数病原体可以通过附着在微滴、皮屑或灰尘颗粒上而分散在病区空气中,也可以最终沉淀在地板及柜子、窗帘、床单、电脑、电话和所有诊疗设备表面,还有一些病原菌,如假单胞菌属多聚集在如水槽、淋浴和浴缸等潮湿的地方,而难辨梭状芽孢杆菌和耐万古霉素肠球菌(VRE)则常污染厕所或便桶。

国外对物体表面微生物污染的关注较早,在 20 世纪 70 年代以前,医院感染控制人员对医院物体表面进行常规采样监测。结果显示,医院物体表面细菌污染很普遍,病房内地面和其他物体表面普遍受到潜在致病菌如金黄色葡萄球菌、肠球菌和革兰阴性细菌污染,但这并不能说明物体表面微生物污染是医院感染的来源。20 世纪 70 年代以后,美国 CDC 和美国医院协会认为医院感染率与空气或环境物体表面一般微生物污染水平无关,因而不再提倡对医院物体表面进行连续的常规监测。但是近年来,物体表面污染在医院感染传播中的作用重新受到重视,认为特别是患者诊疗区域频繁接触的物体表面,在病原体传播过程中发挥重要作用。研究显示具有流行病学意义的能够导致医院感染的微生物检出率往往很高,某些病原菌包括艰难梭菌芽孢、耐万古霉素肠球菌(VRE)、耐甲氧西林金黄色葡萄球菌(MRSA)、肺炎克雷伯菌和鲍曼不动杆菌,在干燥的物体表面可以存活 4~5 个月或更长时间,诺沃克病毒和流感病毒,以及真菌如白色念珠菌,也能持续在医院的环境中存活很长时间,这使它们有机会被重新转移并传播到患者身上。Dr.Boyce 等对 MRSA 感染患者周围的 10 个常接触表面进行病原微生物培养,发现平均有 59% 的接触表面被 MRSA 污染,其中以床架(100%被污染)、血压计袖带(88%被污染)、电视遥控器(75%被污染)、床头柜(63%被污染)、洗手盆(63%被污染)被污染的程度较严重。另一项研究表明,感染 MRSA 和 VRE 的风险与患者所住的病房前一位患者是否感染 MRSA 或 VRE 有关。这从另一个角度证实了环境中的 MRSA、VRE 可以导致 MRSA、VRE 的医院内感染。物体表面微生物污染可以通过直接接触的传播方式将病原菌传播给患者,同时还能间接的经由医务人员的手进行病原菌的传播。Dr.Hayden 等对没有直接接触 VRE 感染患者,但触及过患者病室内物体表面的医务人员手套取样,发现有 52% 被 VRE 污染。一项在实验室模拟条件下的研究证明,微生物从物体表面到手的传播效率为 27.59%~65.80%,为物体表面微生物污染能通过医务人员的手间接导致院内感染的可能性提供了有利的证据。中国疾病预防控制中心在"全国医院消毒与感染控制监测项目"中开展了医院频繁接触的物体表面细菌菌落总数和(条件)致病菌监测,在随机采样监测的情况下,我国医院有 5% 以上的物体表面细菌总数超标明显;部分科室甚至有 5% 以上的物体表面细菌总数超过 10^3 CFU/cm^2,物体表面(条件)致病菌检出率在 8.3%~30.1%,特别是在 ICU 和血透室检出率很高,且发现(条件)致病菌检出率与菌落总数呈正相关。综上数据说明,医院内病原体可以通过污染物体表面直接以及间接传播给患者,是医院内病原体传播的主要途径之一,尤其邻近患者诊疗区域频繁接触的物体表面上的病原菌在医院内感染的过程起着重要作用。

(二)物体表面消毒在医院感染控制中的作用

清洁是用清水或去污剂清除物体表面的污垢及部分微生物的过程,它是维护医院环境的一项基础工作。许多研究结果表明,清洁是减少医院感染干预措施中的一个重要组成部分,但是清洁只能移除病原体,并不能彻底阻断病原体的传播。清洁巾在对环境进行清洁时,很容易使病菌从一个表面转移到另一个表面,反而造成了污染。Dr.Barker等的研究表明,诺如病毒污染的物表用清洁剂清洗后,物体表面100%仍有诺如病毒的污染。不仅如此,抹布清洗后再擦干净的表面,原来干净的表面也沾染有诺如病毒,而且清洁人员的手也被污染。

消毒是指清除或杀灭人体表面和外部环境中的病原微生物或其他有害微生物,使之达到无害化的一个过程。大量研究显示,物体表面消毒能够减少病原微生物负载水平,消毒后微生物菌落总数会显著降低,致病菌的检出率也会显著降低,并可杀灭或清除已污染的致病微生物和多重耐药菌,对切断病原菌传播途径,减少医院感染具有重大意义。Mahamat等人在一系列研究中,发现在对MRSA感染或定植患者的病房使用含氯消毒剂进行终末消毒后,医院内MRSA的感染率下降27%,而在第二年5月份停止此项措施后换用普通清洁剂做终末除菌,MRSA的感染率增加28.1%。充分证明了环境的清洁消毒对减少医院内感染的重要性。

在控制传染病和医院感染的暴发流行的过程中,提高环境物体表面的消毒效果对控制医院感染暴发至关重要。医院感染暴发现场研究发现,仅对环境进行清洁是不够的,致病菌如鲍曼不动杆菌、艰难梭菌、MRSA、铜绿假单胞菌和VRE等引起的医院感染暴发期间,在对患者进行隔离、接触预防、加强手卫生及单纯清洁环境物体表面往往不能控制这些感染的暴发。当将单纯清洁改为用含氯消毒剂(500～600 mg/L)对物体表面进行消毒后,能降低物体表面的污染,检出致病微生物的平板上平均菌数就会明显降低。Dr.Markogiannakis等的研究结果已证实,在多耐药不动杆菌属感染发病率高的重症病区,加强环境表面以及医用仪器的清洁消毒、手卫生和对医护人员的教育,可降低多耐药不动杆菌属感染的发病率。在关闭该病区并且对它进行彻底消毒后的4个月中,多耐药不动杆菌属感染的发病率为0。其他类似研究发现,无论是对病区所有病房环境物体表面或仅对艰难梭菌相关腹泻患者所在的病房物体表面用含氯消毒剂进行消毒均能控制艰难梭菌相关腹泻的流行。在另一项对骨髓移植病房有艰难梭菌相关腹泻流行的干预试验表明,在将用于患者病房环境物体表面消毒的消毒剂从季铵盐改为次氯酸盐溶液后,骨髓移植患者中与艰难梭菌有关腹泻的发病率显著的降低,从每1 000例患者住院日发病8.6例降为3.3例,而重新改为季铵盐后,每1 000例患者住院日发病又恢复到8.1例。

所以,物体表面消毒对于减少病原微生物负载水平,杀灭或清除已污染的致病微生物和多重耐药菌,控制医院感染暴发具有重要作用。在目前手卫生依从性较低的情况下,物体表面的消毒,尤其是对感染的重点部门、患者诊疗区域频繁接触的物体表面消毒显得尤为重要。

二、空气消毒

空气是很多感染性疾病的传播媒介,由于空气中微生物多以气溶胶形态存在,颗粒小,可以随着气流运动扩散,因此,空气消毒是医院感染防控的重要措施,对医院感染防控的高危区域来说更是如此。医院应根据临床科室的感染风险评估结果,采取适宜的空气消毒措施,使其室内空气质量符合国家相应标准的要求。室内空气消毒主要手段包括过滤或静电除菌、消毒剂熏蒸、喷雾及臭氧、紫外线杀菌等。近年来,国内外空气消毒也在研发一些新技术,如等离子体技术、光催化、溶菌酶、金属离子抗菌剂等,我国在中草药如艾烟空气消毒方面也有积极探索,但尚未在医院内广泛使用,其杀菌效果也有待提高。

等离子体空气消毒的原理是电晕线在高压正脉冲电源作用下产生正脉冲电晕放电,形成稳定的等离子体,微生物经过等离子体区域时,受到高强度电场效应,高速粒子击穿效应的作用,并受到等离子体云中高能紫外线光子和活性自由基的作用,破坏菌体蛋白质和核酸而死亡,从而达到消毒目的。

纳米光催化材料的空气净化原理是在一定强度的紫外线照射下,使二氧化钛固体表面生成空穴,同时也生成电子空穴使水分子氧化,电子使空气中的氧还原,生成活性基团·OH和氧负离子,·OH氧化能力较强,使得有机物质和有害气体起氧化还原反应,分解成水和CO_2,具有净化空气的能力。常用的半导体纳米粒子有二氧化钛氧化锌、硫化镉、三氧化钨、铍等,其中以二氧化钛最为常用。

人工负离子空气净化的原理是将直流高压电源的输出端与电晕线连接,当接通电源时,电晕线可产生大量的空气负离子,微生物在高能紫外线光子和活性自由基的作用下,菌体蛋白质和核酸被破坏而死亡。

近年来,除了空气消毒技术的革新,在管理和技术要求方面,我国也出台了一系列技术规范和标准,如《医疗机构消毒技术规范》(WS/T 367—2012)、《医院洁净手术部建筑技术规范》(GB 50333—2013)、《医院空气净化管理规范》(WS/T 368—2012)、《公共场所集中空调通风系统卫生规范》(WS 394—2012)、《公共场所集中空调通风系统清洗消毒规范》(WS/T 396—2012)等,对医疗机构各类区域空气消毒作出了明确规范要求。

(一)手术室

手术室按照建设类别可分为洁净手术室和非洁净手术室,分别采取不同的消毒方式对空气进行消毒处理。

洁净手术室采取空气洁净技术,对手术室空气进行循环、过滤,按照不同洁净级别的设计要求,通过空气的初效过滤、中效过滤和高效过滤,减少空气中的尘埃颗粒及微生物,达到消毒目的。我国住房和城乡建设部与国家市场监督管理总局联合发布的《医院洁净手术部建筑技术规范》(GB 50333—2013)对洁净手术部建设与管理进行了详细的规定,特别要求负压手术室顶棚排风口入口处以及室内回风口入口处均必须设高效过滤器,并应在排风出口处设止回阀,回风口入口处设密闭阀。正负压转换手术室,应在部分回风口上设高效过滤器,另一部分回风口上设中效过滤器;当供应负压使用时,应关闭中效过滤器处密闭阀,当供应正压使用时,应关闭高效过滤器处密闭阀。

非洁净手术室可选用下列设备或装置进行消毒空气:安装循环风紫外线空气消毒器或静电吸附式空气消毒器、紫外线杀菌灯,以及其他能使消毒后空气中的细菌总数≤4 CFU/(15/30 min·直径9 cm平皿)、获得国家消毒产品卫生许可批件或在省级卫生计生行政部门备案的其他空气消毒产品;也可选择安装空气净化消毒装置的集中空调通风系统。

(二)隔离病房

隔离病房分为两类,一类为传染病隔离病房,用于传染源隔离,主要执行消毒隔离措施,预防病原微生物从患者及其污染区域向外扩散,防止感染发生。另一类为保护性隔离病房,主要是保护免疫力低下的易感患者处于相对洁净的环境中,免于微生物侵袭,如重症监护病房、骨髓移植病房等,这类环境可采取净化空调系统对空气进行净化消毒处理,使之达到相应的洁净度要求;同时,选择使用的空气消毒产品应能使消毒后空气中的细菌总数≤4 CFU/(15/30 min·直径9 cm平皿)。使用空气洁净技术的隔离病房,应保证空气流向由洁到污并使污染区域保持相对负压。

(三)传染病病房

传染病病房可选用的空气净化消毒方式包括通风、循环风紫外线空气消毒器或静电吸附式空气消毒器净化消毒、紫外线灯照射消毒、化学消毒液喷雾或熏蒸消毒,以及其他能使消毒后空气中的细菌总数≤4 CFU/(5 min·直径9 cm平皿)且获得国家消毒产品卫生许可批件或在省级卫生计生行政部门备案的其他空气消毒产品;也可在集中空调通风系统加装净化消毒装置进行空气净化消毒。

需要注意的是,呼吸道传染病患者所处场所应该选用以下方法:负压隔离病房,安装空气净化消毒装置的集中空调通风系统等;受客观条件限制的医院可采用通风,包括自然通风和机械通风,宜采用机械排风,通过稀释,降低空气中病原微生物浓度,减少或消除感染风险。

(四)普通病房及相关区域

医院内普通病房及相关区域的空气消毒一般情况下通风即可,也可采用循环风紫外线空气消毒器或静电吸附式空气消毒器、紫外线杀菌灯、化学消毒液等进行消毒,以及选取获得国家消毒产品卫生许可批件或在省级卫生计生行政部门备案的其他空气消毒产品;必要时,也可选用集中空调通风系统装置进行空气净化消毒。

(五)集中空调系统

集中空调系统宜设置去除送风中微生物、颗粒物和气态污染物的空气净化消毒装置,其新风应直接取自室外,不应从机房、楼道及天棚吊顶等处间接吸取新风。集中空调系统的新风口应设置防护网和初效过滤器,送风口和回风口应设置防虫媒装置,设备冷凝水管道应设置水封。中央空调的通风系统清洁十分重要,但由于清洁面积大且纵横交错,容易成为卫生死角,由此造成的室内空气污染问题严重。传统人工清洁方式费时费力,且清洁效果不佳,已不能满足现实的需要,利用机器人进行清洁的空调清洁业正在悄然兴起。集中空调系统加湿方式宜选用蒸汽加湿,选用自来水喷雾或冷水蒸发的加湿方式应有控制军团菌等繁殖的措施。集中空调使用过程中,要严格注意预防引发军团菌等的感染,措施包括:开放式冷却塔的设置应远离人员聚集区域、建筑物新风取风口或自然通风口,不应设置在新风口的上风向,宜设置冷却水系统持续消毒装置;开放式冷却塔应设置有效的除雾器和加注消毒剂的入口等。在日常监测中,集中空调系统冷却水和冷凝水中不得检出嗜肺军团菌,并应对集中空调系统相关部位进行定期清洗。当空气传播性疾病暴发流行时,应每周对运行的集中空调系统的开放式冷却塔、过滤网、过滤器、净化器、风口、空气处理机组、表冷器、加热(湿)器、冷凝水盘等设备或部件进行清洗、消毒或者更换。近年来静电等离子加光催化中央空调清洁技术将静电等离子技术和光催化技术结合起来,为解决中央空调空气污染问题提供了一种可供选择的新方法。

三、物体表面消毒

(一)消毒关注的重点部位

越来越多的研究表明,医院住院患者诊疗区域内频繁接触的物体表面在医院感染病原微生物传播过程中具有重要意义,因此医院在物体表面消毒工作中应对物体表面分类管理,区别对待,重点加强频繁接触物体表面的消毒。我国 GB 15982－2012《医院消毒卫生标准》和 WS/T 367－2012《医疗机构消毒技术规范》均对医院物体表面分类提出了要求,包括低度危险的诊疗用品(如血压计袖带、听诊器等),频繁接触的物体表面(如治疗车、床栏、床头柜、门把手、灯开关、水龙头等)、患者生活卫生用品(如毛巾、面盆、痰盂(杯)、便器、餐饮具等,室内用品如桌子、椅子、凳子、床头柜等)、床单元(含床栏、床头柜等)。要求部分物体表面以清洁为主,频繁接触的表面定期清洁和/或消毒,遇明显污染随时去污、清洁与消毒。感染性疾病科、重症监护病区、保护性隔离病区(如血液病病区、烧伤病区)等重点科室、耐药菌及多重耐药菌污染的诊疗场所应做好随时消毒和终末消毒。并特别要求,拖布(头)和抹布宜清洗、消毒,干燥后备用,推荐使用脱卸式拖头。物体表面的消毒方法,采用中、低效的消毒剂消毒。

美国 CDC 和 HICPC 联合发布的《医疗卫生机构环境感染控制指南》和《医疗机构消毒灭菌指南》将环境物体表面分为两大类,一是医疗表面(如医疗仪器按钮或把手、推车、牙床等),二是卫生表面(如地板、墙面、桌面等)。卫生表面分为两类,一是很少接触的表面(如地面、天花板等),二是频繁接触的表面(如桌面、门把手、窗栏杆、灯开关等)。

(二)医院物体表面消毒的频率

各国在物体表面消毒的频率上并无统一的规定。美国 CDC《医疗机构消毒灭菌指南》建议每天 1 次或每周 3 次,我国 GB 15982－2012《医院消毒卫生标准》将医院环境和物体表面分为Ⅰ、Ⅱ、Ⅲ、Ⅳ类,并对物体表面的细菌总数限值做了规定。要求物体表面应保持清洁,当受到肉眼可见污染时应及时清洁、消毒。对治疗车、床栏、床头柜、门把手、灯开关、水龙头等频繁接触的物体表面应每天清洁、消毒。人员流动频繁、拥挤的诊疗场所应每天在工作结束后进行清洁、消毒。感染性疾病科、重症监护病区、保护性隔离病区(如血液病病区、烧伤病区)、耐药菌及多重耐药菌污染的诊疗场所应做好随时消毒和终末消毒。WS/T 367－2012《医疗机构消毒技术规范》要求,低度危险性诊疗用品如血压计袖带、听诊器等,患者生活卫生用品如毛巾、面盆、痰盂(杯)、便器、餐饮具等,室内用品如桌子、椅子、凳子、床头柜等,床单元(含床栏、床头柜等)的表面均以保持清洁为主,或进行定期清洁和/或消毒,遇污染应及时清洁与消毒,患者出院、转院或死亡进行终末消毒。物体表面无明显污染时,采用湿式清洁。在感染高风险的部门如手术部(室)、产房、导管室、洁净病房、骨髓移植病房、器官移植病房、重症监护病房、新生儿室、血液透析病房、烧伤病房、感染疾病科、口腔科、检验科、急诊等病房与部门的物体表面特别提出要求,应保持清洁、干燥,每天进行消毒,遇明显污染随时去污、清洁与消毒。"全国医院消毒与感染控制监测项目"监测结果显示,重点科室频繁接触的物体表面可能需加强消毒频次。因为研究发现,物体表面在消毒 8 小时后细菌总数即显著升高,33% 的物体表面超过 10 CFU/cm^2,而细菌总数 >10 CFU/cm^2 的物体表面(条件)致病菌的检出率高于≤10 CFU/m^2 样本的 2.3 倍,因此建议频繁接触的物体表面每天至少应消毒 2 次以上。

(三)消毒方法

对医院内物体表面进行清洁消毒的方法有很多,主要包括擦拭消毒、喷雾消毒和紫外线照射等。

擦拭消毒法是指用布或其他擦拭物浸以消毒剂溶液后,通过依次往复的物理机械动作,将消毒剂涂抹至拟消毒物品表面,从而降低或消除其病原微生物的数量。传统的擦拭消毒法消毒时,要求使用干净的抹布或其他擦拭物浸消毒剂溶液,作用至所用消毒剂要求的时间后,再用清水擦洗,去除残留消毒剂,以减轻可能引起的腐蚀、漂白等损坏作用。常用于擦拭的消毒剂有 75% 乙醇、含氯制剂（健之素和84消毒液）和季铵化合物等。在消毒剂溶液配制使用过程中，需要定时监测消毒液有效浓度，以保证消毒效果。虽然传统的擦拭消毒法，费用低、效果好，但也存在费时费力等缺点，并且使用后的抹布由于医院内晾晒空间不足，难以达到有效晾干，长期处于潮湿状态，容易形成二次污染。目前许多医院使用商品化的消毒湿巾进行擦拭消毒。消毒湿巾以非织造布、织物、无尘纸或其他原料为载体，纯化水为生产用水，适量添加防腐剂等辅料，并浸有特定浓度对手、皮肤黏膜、物体表面、医疗设备表面或生产设备表面具有清洁消毒作用的消毒液。与传统的擦拭消毒法相比，消毒湿巾使用非常方便，可以放置在患者床边或挂在治疗车上、操作台面等，即取即用，"清洁-消毒"在擦拭过程中可一步完成，使用后即可抛弃，减少了复用环节，不仅节约人力、时间，还能避免交叉污染。许多研究比较了使用抹布与使用消毒湿巾对物体表面进行擦拭消毒的效果，结论却存在显著差异。陈文婷等的研究表明：使用浸有双链季铵盐的消毒湿巾后物体表面细菌数与使用前比较差异有统计学意义，且其消毒持续效果优于使用500 mg/L含氯消毒剂和使用75%乙醇擦拭后的消毒效果。沈辛酉和张瑾则认为含氯消毒剂与复合双链季铵盐湿巾的消毒效果没有统计学差异。徐敏等使用某种一次性消毒湿巾对重症ICU物体表面进行消毒后，MRSA及鲍曼不动杆菌检出率与清洁前比较，差异无统计学意义。作者认为含有季铵盐类的消毒湿纸巾在运送保存过程中很容易受到温度、pH、有机物和拮抗物等环境因素的影响，从而降低消毒效果。由此提醒消毒湿纸巾的推广应建立在规范化使用的基础上。Gonzalez EA等用纱布浸清水和用浸有苄索氯铵、柠檬酸、次氯酸钠、过氧化氢、邻苯基苯酚/邻苯基对氯苯酚5种消毒液的商品化消毒湿巾分别擦拭被金黄色葡萄球菌、枯草杆菌芽孢和产芽孢梭状芽孢杆菌芽孢污染的麻醉器械，结果表明，用清水擦拭去除器械表面细菌的效果与用消毒湿巾擦拭并无太大差别；消毒湿巾的湿润度对消毒效果有较大影响。无论是采用传统的擦拭消毒法消毒还是使用消毒湿巾进行擦拭消毒，都需要注意以下几点：①不耐湿的物品表面不能应用该方法实施消毒处理；②擦拭时应防止遗漏；③污物可导致消毒剂有效浓度下降，因此表面污物较多时，应适时更新消毒液或消毒湿巾，以防止污物中的病原体对消毒剂溶液或消毒湿巾的污染。

喷雾消毒法包括普通喷雾消毒法和气溶胶喷雾消毒法。普通喷雾消毒法指用普通喷雾器喷洒消毒液进行表面消毒的处理方法，各种农用和医用喷雾器均可应用。气溶胶喷雾消毒法指用气溶胶喷雾器喷雾消毒液进行空气或物体表面消毒的处理方法，雾粒直径20 μm以下者占90%以上。由于所喷雾粒小，浮于空气中易蒸发，可兼收喷雾和熏蒸之效。喷雾时，应使用产生雾粒的直径在20 μm以下的喷雾器。常用于喷雾消毒的消毒剂有过氧乙酸和过氧化氢等。室内采用喷雾消毒时，喷前需将食品、衣被及其他不需消毒的物品收叠放好，或用塑料膜覆盖防湿，并关好门窗；喷雾时，按自上而下、由左向右顺序喷雾。喷雾量以消毒剂溶液可均匀覆盖在物品表面或消毒液的雾团充满空间为度。作用30～60分钟后，打开门窗通风，驱除空气中残留的消毒液的雾粒及气味。消毒过程中，消毒人员应佩戴防护口罩、眼镜，穿防护服，站在上风向，特别注意防止消毒剂进入呼吸道。

紫外线属低能量电磁波，是一种不可见光，杀菌波长范围为200～270 nm，杀菌中心波长为253.7 nm。紫外线具有强大的杀菌能力，只要直接照射，强度足够可杀灭各种微生物，可引起细菌细胞内成分，核酸、蛋白与酶变性，使核酸中的胸嘧啶形成二聚体，致使其死亡。但是有些微生物对紫外线具有抗性，其中以真菌孢子为最强，细菌芽孢次之，繁殖体为最敏感，但有少数例外，如藤黄八叠球菌对紫外线的抗性比枯草杆菌芽孢还强。紫外线穿透力极弱，遇到障碍物，照射强度可明显减弱,当每立方厘米空气中含尘粒 800~900 个时,只能透过 70%~80%,空气中水分含量也可影响其穿透力,紫外线在水中的穿透随其厚度增加而降低,水中有机质和无机盐均可影响其穿透力。而且,照射强度与照射距离平方呈反比,因而杀菌力随之减弱。紫外线消毒时,应注意消毒环境的温度,适宜于 20~40 ℃,可发挥其最佳杀菌作用;紫外线灯管应定期清洁,防止尘埃沉积;并注意个人防护,避免紫外线直接照射。紫外线杀菌剂量计算的公式:紫外线照射剂量$[(\mu W \cdot s)/cm^2]$=紫外线辐照强度$(\mu W/cm^2)$×照射时间(s)。虽然紫外线杀菌作用取决于辐照剂量,但是紫外线的辐照强度是关键,如果辐照强度低于 40 $\mu W/cm^2$ 时,即便延长时间使其达到杀菌剂量,仍不能将其杀灭。一般情况下,在辐照强度大于 70 $\mu W/cm^2$ 时,杀灭细菌繁殖体的剂量为 10 000 $(\mu W \cdot s)/cm^2$;杀灭病毒和真菌的剂量为 50 000~60 000 $(\mu W \cdot s)/cm^2$;杀灭细菌芽孢的剂量为 100 000 $(\mu W \cdot s)/cm^2$;杀灭真菌孢子的剂量为 350 000 $(\mu W \cdot s)/cm^2$。一般物体表面可用功率为 30 W 紫外线灯距离 1 m 处照射 15~20 分钟。对某些纸张、票据、化验单等污染物品可采用低臭氧高强度紫外线消毒器,短距离(1~2 cm),照射强度可达到 7 500~12 000 $\mu W/cm^2$,在 30 秒内对所照射的部位可达到消毒要求。

四、水消毒

(一)诊疗用水的消毒处理

1.内镜用水

医用内镜分为硬式内镜和软式内镜。硬式内镜主要由金属材料构成,如腹腔镜、胸腔镜、宫腔镜、关节镜、阴道镜、直肠镜等;而软式内镜的镜体主要由高分子材料构成,如纤维胃镜、支气管镜等。内镜的材质不能耐受高温高压,构造精密,管腔窦道多,易腐蚀,且经常暴露于有机质中,特别容易被病原微生物污染。因此,必须加强内镜的清洗消毒管理,确保消毒与灭菌效果。据报道,美国平均每年进行内镜检查的人次达 2 千万例次,但由内镜检查引起的感染很少,这归功于有效的清洗、消毒与灭菌。

内镜室用水主要为内镜清洗用水。《内镜清洗消毒技术操作规范》中关于硬式内镜和软式内镜的清洗消毒规定中指出,清洗流程主要包括水洗、酶洗、清洗 3 个步骤,最后进入消毒灭菌环节。采用化学消毒剂浸泡消毒的硬式内镜,消毒后应当用流动水冲洗干净,再用无菌纱布擦干;采用化学消毒剂浸泡灭菌的硬式内镜,灭菌后应当用无菌水彻底冲洗,再用无菌纱布擦干。此外,采用化学消毒剂浸泡灭菌的软式内镜,使用前必须用无菌水彻底冲洗,去除残留消毒剂。内镜附件中注水瓶及连接管采用高水平以上无腐蚀性化学消毒剂浸泡消毒,消毒后用无菌水彻底冲净残留消毒液,干燥备用。注水瓶内的用水应为无菌水,每天更换。目前,我国尚未制定针对内镜室清洗用水的卫生标准。

清洗剂只有清洗作用而无消毒作用,作为含酶清洗剂,水温会影响到酶的活性,水温过高会导致酶活性降低甚至失去活性;水温过低则应适当延长浸泡时间。有文献指出含酶清洗剂可含有脂肪酶、糖酶、淀粉酶以及蛋白酶,它在温度为 15~30 ℃且 pH 接近中性的情况下,可有效清除血迹、蛋白质等多种有机物类的顽固性污垢,发挥最佳作用。

清洗用水直接关系到内镜的微生物污染状况和热原质污染水平。中国疾病预防控制中心环境所的调查表明,我国内镜漂洗用水普遍存在较严重的微生物污染问题,用有效的消毒措施(如过滤、投加含氯消毒剂或过氧乙酸)消除水中的微生物,特别避免因生物膜的产生导致水体的二次污染。采用过滤法除菌时,最好每月更换滤膜;采取投加消毒剂的方式时,可采用少量(1~

2 mg/L)长期维持,并定期清洗消毒管路、容器的方法。

2.血液透析用水

血液透析室用水主要为透析用水,是将自来水经过过滤、软化、活性炭吸附及反渗处理形成的反渗水,透析用水与透析浓缩液按一定比例混合即成透析液。透析用水按照行业标准YY 0572-2005《血液透析和相关治疗用水》规定,处理水所含细菌总数,应不得超过100 CFU/mL;在水处理装置的输出端的细菌内毒素,应不得超过1 EU/mL;在血液透析装置入口的输送点上的细菌内毒素,应不得超过5 EU/mL。

对水处理系统进行消毒的主要目的不是在发现微生物后进行杀灭,而是预防微生物的繁殖和生物膜的形成。目前血液净化水处理系统所采取的消毒方式:①热消毒;②化学消毒,其中包括过氧乙酸、甲醛、专用消毒剂、次氯酸钠以及臭氧;③紫外线消毒。

目前我国血液透析中心水处理系统最常用的消毒方法是化学消毒法。过氧乙酸具有良好的消毒效果,是目前常用的高效消毒剂,但它会腐蚀水处理系统的材料,使用时要注意过氧乙酸的浓度。目前国际上比较推崇的水处理系统消毒方法是热水消毒。但热水消毒的效果取决于热水的温度和加热的速率,一旦温度和加热速率没有达到消毒的要求,其消毒效果就会降低。另外,热水消毒不能清除已经产生的生物膜,但是对于生物膜的产生可以起到一定的预防作用。对于有反渗水水箱的非直供水处理系统,在水箱内安装一个紫外线灯,便可以起到杀死细菌的作用。

全自动在线血液透析水处理机的整体设计是利用单片机微控制单元(micro control unit, MCU)控制血液透析机的制水和消毒过程,利用各种传感器对水质的生物和化学指标进行监测,并通过触摸屏使整个控制过程非常方便。全自动在线水处理机的制水、消毒和检测过程全自动化,极大地节省了时间,它能在整个制水工程中不断对水质进行检测,保证反渗水水质达到国家要求,从而有效防止血液透析医疗事故甚至是医院感染的发生。为了方便以后的质量控制并及时发现水处理机报警,在每天制水、消毒结束后可打印水质报告和消毒报告。

3.口腔用水

口腔综合诊疗台水路(dental unitwaterlines,DUWLs)是一套复杂的相互连接的细孔管道。供水中的微生物及气动涡轮牙科手机在停止旋转时由于回吸现象造成回流的污染物是DUWLs的污染来源。这些水源性细菌能附着在管路表面并形成生物膜,这就是未经管路消毒处理的无菌水独立供水系统也存在输出水细菌含量超标的原因。国内外报道从口腔综合诊疗台水路中分离出的细菌包括嗜肺军团菌、非结核分枝杆菌、铜绿假单胞菌、鲍曼不动杆菌等致病微生物。

为控制DUWLs输出水质量,目前通常应用物理方法和化学方法,但效果各异。前者包括使用防回吸装置或微生物滤膜、保持DUWLs管路干燥及改善DUWLs材料等。美国CDC推荐使用牙科手机后,应放水和气来冲洗20~30秒,以减少口腔液体回吸到DUWLs中,但此方法对已存在生物膜的DUWLs无效;后者包括使用消毒剂和电化学活性水生物膜处理方案。常见的DUWLs消毒剂包括过氧化氢、过氧化氢银离子、次氯酸钠、二氧化氯、氯己定、过氧乙酸和加热柠檬酸等。Lin等研究发现,日常使用时在市政水中加入体积分数为0.05%的过氧化氢,且每周使用体积分数2%过氧化氢进行定期消毒,12周后的观察结果显示,这种做法可以有效控制DUWLs中的生物膜和浮游微生物污染,但不能完全清除已定植的生物膜。电化学活性水(electrochemically activated solution,ECA)目前已广泛用于医院消毒、农业及工业领域。这种ECA在牙科综合治疗台(dental chair unit,简称DCU)供水现场生成,自来水经过滤软化处理后,加入低浓度的氯化钠,经电解水生成器电解后,阳极生成主要成分为次氯酸的混合溶液,该溶液具有杀灭细菌及穿透生物膜的特性。

近年来,有人研发了能够控制 DUWLs 生物膜的新型的有特殊配置的 DCU 和集成自动化水处理系统。O'Donnell 等报道了都柏林牙科大学医院应用集成式自动化水处理系统整体管理医院 DCU 供水和 DUWLs 输出水质量。该系统的显著优势是可持续保证 DCU 供水质量和输出水质量。O'Donnell 等经过 100 周观察,每周检测,DCU 供水和 DUWLs 输出水中需氧异养细菌的均值分别为小于 1 CFU/mL 和 18.1 CFU/mL,而相应未经处理的自来水是 88 CFU/mL。另外,该系统具有良好的口腔安全性及 DCU 部件兼容性。

美国牙医学会(American Dental Association,ADA)科学事务委员会曾设立在 200 年前达到口腔综合治疗台用水细菌总数<200 CFU/mL 的目标,但至今未实现。2005 年版《医疗机构口腔诊疗器械消毒技术操作规范》中明确规定,进入患者口腔内的所有诊疗器械必须达到"一人一用一消毒或者灭菌",但对综合治疗台用水仍未做相关规定。目前我国还没有出台口腔综合治疗台消毒技术规范,对 DUWLs 中的细菌总数评定,大多数采用 GB 5749-2006《生活饮用水卫生标准》,即细菌总数≤100 CFU/mL。

4.湿化水

湿化水多用于呼吸机、氧气湿化瓶、雾化器、婴儿暖箱和婴儿蓝光箱等,湿化水使用时应进行灭菌或煮沸消毒,使用中的湿化瓶(储水罐)及湿化水应每天更换;储水瓶使用后应浸泡消毒,冲洗沥干后封闭保存。依据 GB 15982-2012《医院消毒卫生标准》,湿化瓶属中度危险医疗用品,细菌总数≤20 CFU/cm^2,不得检出致病性微生物(金黄色葡萄球菌、大肠埃希菌、铜绿假单胞菌)为合格。

氧气湿化瓶是氧气吸入治疗的重要装置,当患者进行氧疗时,氧气通过湿化瓶中的湿化液而被湿化,从而使患者吸入湿润的氧气,减少干燥氧气对呼吸道黏膜的刺激,提高患者的舒适度。但氧气湿化瓶的污染可导致湿化液污染,引起患者呼吸道感染。美国 CDC 指出,氧气湿化装置能够产生大量的直径<4 μm 的气溶胶,当湿化液被细菌污染时,便会产生含有高浓度细菌的气溶胶,当患者吸入含有细菌的气溶胶时,气溶胶会沉积于患者的下呼吸道。有研究将 90 件经手工清洗的湿化瓶,分别采用含氯消毒片、75% 乙醇、酸性氧化电位水三种方法消毒。对消毒后的湿化瓶进行采样,监测细菌数和致病菌,三种方法消毒的湿化瓶合格率均为 100%。

我国原卫生部《消毒技术规范》要求,通过管道间接与浅表体腔黏膜接触的器具如氧气湿化瓶等,可在清洁的基础上,用含氯或含溴消毒剂 500 mg/L 浸泡 30 分钟后,清水冲净、晾干、清洁干燥封闭保存备用。《现代医院消毒学》中提到,物理煮沸消毒湿化瓶,是先将清洗干净的湿化瓶用蒸馏水煮沸 10~20 分钟,然后晾干保存备用;化学方法消毒湿化瓶,是将经过清洁处理的湿化瓶浸泡在 500~1 000 mg/L 有效氯溶液内 10~30 分钟,取出用无菌蒸馏水冲洗干净,晾干保存备用。在选择氧气湿化瓶消毒后冲洗液时,《消毒技术规范》要求用清水冲净;《现代医院消毒学》要求用无菌蒸馏水冲洗干净;美国 CDC 指出,呼吸治疗器械经化学消毒后,如需要冲掉残留的化学消毒剂或灭菌剂,首选无菌水,因为自来水或自制蒸馏水可能含有微生物,将会引起肺炎。可见国内外对冲洗液的要求不同。

5.配药用水

配药中心用水应达到制药用水级别,包括去离子水、纯化水、注射用水和灭菌注射用水等。去离子水需应用软水机离子交换技术,硬度值≤0.03 mmol/L,常用于医疗器械、器具及物品的洗涤、漂洗,以及灭菌用水;纯化水为饮用水通过蒸馏法、离子交换法、反渗透法或其他适宜方法制得的符合《中华人民共和国药典》二部中"纯化水"项下规定,且不含任何添加剂的水;注射用水为纯化水经蒸馏得到的水。2010版《中华人民共和国药典》中明确规定,纯化水电导率≤5.1 μS/cm(25 ℃),细菌、霉菌和酵母菌总数≤10 CFU/100 mL;注射用水内毒素含量≤0.25 EU/mL,电导率≤1.3 μS/cm(25 ℃),细菌、霉菌和酵母菌总数≤10 CFU/100 mL;灭菌注射用水的标示装量为10 mL或10 mL以下时,电导率限度为25 μS/cm(25 ℃),标示装量为10 mL以上时,电导率限度为5 μS/cm(25 ℃)。

(二)清洗消毒用水

1.消毒供应中心用水

《医院消毒供应中心第2部分:清洗消毒及灭菌技术操作规范》中提到,医疗器械、器具的清洗方法包括机械清洗和手工清洗。机械清洗适用于大部分常规器械的清洗。手工清洗适用于精密、复杂器械的清洗和有机物污染较重器械的初步处理。清洗用水分冲洗、洗涤、漂洗和终末漂洗四步。由于各种评价方法优缺点不一,至今为止,国际上尚无评定医疗器械清洗效果的统一方法,但一般认为清洗的结果应尽可能地降低生物负荷,去除有机和无机污物,保障灭菌时间达到10的无菌保障水平。

(1)预清洗用水:对于消毒供应中心的监测,尚未制定规范规定监测频率及内容,只制定了部分用水卫生标准,《医院消毒供应中心第1部分:管理规范》规定医疗器械清洗用自来水水质应符合《生活饮用水卫生标准》。可重复使用医疗器械的清洗、消毒和灭菌是医疗机构控制医院感染的重要工作之一。美国AAMIST79,CDC消毒灭菌指南和WHO感染控制指南中均明确指出,医疗器械上任何污染物的存在,都会起到保护微生物的作用。因为器械表面残留的有机或无机污染物会阻碍消毒剂和灭菌剂与器械表面的有效接触,从而影响消毒灭菌效果,因此,器械在消毒灭菌前进行全面细致的清洗操作非常重要。

医疗器械清洗对水质的要求较高,但并非每个清洗过程都需要高纯度水。因此,在一个完整的器械清洗流程中,可以根据清洗方法和程序的不同,使用不同水质的水。我国目前没有针对预清洗用水的相关规定,大多数采用GB 5749-2006《生活饮用水卫生标准》,即细菌总数≤100 CFU/mL。

器械清洗用水的水温也应有效控制,冲洗环节以冷水或温水为宜,多酶清洗环节水温30~40 ℃为宜(酶的活性最强,水温>45 ℃,活性反而下降;仅少数的酶可以耐受70 ℃水温),漂洗和热水消毒环节水温则越高越好。

(2)最后冲洗用水:《医院消毒供应中心第2部分:清洗消毒及灭菌技术操作规范》中规定,手工清洗的终末漂洗用水应用软水、纯化水或蒸馏水进行冲洗,且清洗时的水温控制在15~30 ℃;若用超声波冲洗器(台式)清洗,则终末漂洗用水应用软水或纯化水进行冲洗,且洗涤时水温应≤45 ℃;若用清洗消毒器清洗,则冲洗、洗涤、漂洗时应用软水,终末漂洗、消毒时应使用纯化水,且预洗阶段水温应≤45 ℃。纯化水为饮用水通过蒸馏法、离子交换法、反渗透法或其他适宜方法制得的符合《中华人民共和国药典》二部中"纯化水"项下规定,且不含任何添加剂的水。2010版《中华人民共和国药典》中明确规定,纯化水电导率≤5.1 μS/cm(25 ℃),细菌、霉菌和酵母菌总数≤10 CFU/100 mL。

(3)衣物洗消用水:医用织物又称医院布草,指医院及其他卫生医疗机构可重复使用的纺织品,包括患者使用的衣物、床单、枕巾、手术巾,以及医务人员使用的工作服、手术衣等。医用织物被患者的血液、体液、排泄物等污染后,具有传染性,必须进行洗涤及消毒处理。有研究对抽取的

93家医疗机构洗衣房洗涤消毒后的医用织物共计711份标本进行采样检测,从48份标本中分别检出大肠菌群、金黄色葡萄球菌、肺炎克雷伯菌、铜绿假单胞菌和白色念珠菌等细菌或真菌,总检出率为6.75%。洗涤消毒后的医用织物细菌总数在0～15 200 CFU/100 cm^{2}范围,有15件检出大肠菌群,1件检出革兰阳性致病球菌。结果提示医用织物的洗涤质量存在一定问题,特别是洗涤消毒后的医用织物污染菌量超标,且检出条件致病菌。

2012版《可重复使用医用织物洗涤消毒技术规范》中规定,医用织物洗涤(消毒)用水的卫生质量应符合GB 5749《生活饮用水卫生标准》要求。洗涤周期包括预洗、主洗、漂洗、中和等四个步骤。预洗是指用温度不超过35℃的水,去除水溶性污垢的冲洗过程。一般织物的预洗应采用低温、高水位方式,预洗时间不宜少于10分钟;确认被气性坏疽、传染性非典型肺炎、人感染高致病性禽流感、甲型H1N1流感以及突发原因不明传染病病原体或其他具有生物污染风险的污染织物应先进行消毒处理,再进行常规预洗。主洗分为热洗涤和冷洗涤两种方法。根据被洗涤医用织物的污染情况可加入碱、清洁剂或乳化剂、消毒洗涤原料。热洗涤要求70℃的水洗涤25分钟或90℃的水洗涤10分钟。除了确认被气性坏疽、传染性非典型性肺炎、人感染高致病性禽流感、甲型H1N1流感以及突发原因不明传染病病原体或其他具有生物污染风险的污染织物以外,其他医用织物(包括一般织物和污染织物)应使用250～400 mg/L(污染织物的消毒应适当加大用量)的含氯消毒剂等浸泡20分钟以上后,再冷洗去掉有机物。漂洗是通过稀释的方法去除医用织物中所有悬浮污渍和残留化学洗剂,每次漂洗时间不应低于3分钟,每次漂洗间隔应进行一次脱水,漂洗次数应不低于3次。中和是对最后一次漂洗时的水进行中和,中和后水中的pH应为6.5～7.4。

另外还需对洗涤设备进行清洗消毒。污染织物放入洗涤设备时,应立即对其设备入口处进行消毒处理,可用含氯消毒剂擦拭消毒;洗涤工作完毕后,还应对该设备内胆和外表面进行清洗和擦拭消毒处理,其消毒处理工作应于当天完成。

洗涤服务机构污水应采用封闭管道排放,并进行无害化处理,污水排放应符合GB 18466《医疗机构水污染物排放标准》和国家相关规定。

2.卫生手和外科手用水

皮肤菌群通常可以被划分为常驻菌群和暂驻菌群。前者居住在皮肤角质层上皮细胞下面,也可以在皮肤表面发现。WS/T 313-2009《医务人员手卫生规范》中定义,常驻菌能从大部分人体皮肤上分离出来,是皮肤上持久的固有寄居菌,不易被机械的摩擦清除,如凝固酶阴性葡萄球菌、棒状杆菌类、丙酸菌属、不动杆菌属等。真菌中最常见的皮肤常驻菌落是瓶形酵母菌(马拉色真菌)。通常情况下,常驻菌不会引起感染,但能在无菌体腔、眼睛或非完整皮肤内引起感染。在医院这一特殊环境下,常居菌多为条件致病菌,尤其当医护人员进行手术或其他侵入性操作时,常居菌便能通过医护人员的手被带入深部组织,此时医护人员的手就成为这些细菌的宿主,如凝固酶阴性葡萄球菌、链球菌、革兰阴性菌或真菌。当医护人员通过手将这些寄生菌传播给某些易感患者时,这些常居菌就成了感染源。若菌群失衡,则常驻菌群大量繁殖,便会导致感染的发生。暂驻菌是寄居在皮肤表层,常规洗手容易被清除的微生物。直接接触患者或被污染的物体表面时可获得,可随时通过手传播,与医院感染密切相关。

不论是手卫生还是由皮肤消毒不善引起的院内感染一直存在。美国国家医疗安全网络(NHSN)报告显示,美国每年约有500 000例手术部位感染病例发生,占所有医院感染总发病率的20%左右。在美国,ICU每年发生80 000例导管相关性血流感染,我国的导管相关性血流感染也不乐观。

外科手消毒是外科手术前医务人员用肥皂(皂液)和流动水洗手,再用手消毒剂清除或杀灭手部暂居菌和减少常居菌的过程。《消毒技术规范》中规定,外科手消毒包括消毒刷洗手臂法和先刷洗后消毒手臂法,前者是在用肥皂流动水洗手的基础上,取无菌小刷蘸取洗手液涂擦手、臂,以无菌水冲洗干净后,另取无菌刷蘸取洗手液刷手、臂2分钟,无菌水冲净后待干,或取无菌擦手巾擦干。后者是取无菌刷蘸肥皂液,按规定顺序无遗漏地刷洗手臂三遍,每遍刷完用无菌水冲净,待自然干或用无菌小毛巾由手向肘部擦干。用以上任一方法刷洗完毕后,将消毒液3~5 mL涂擦于手和前臂,干燥后,戴上灭菌手套。

洗手是指医务人员用肥皂(皂液)和流动水洗手,去除手部皮肤污垢、碎屑和部分致病菌的过程。卫生手消毒是指医务人员用速干消毒剂揉搓双手,以减少手部暂居菌的过程。WS/T 313—1009《医务人员手卫生规范》中规定,医护人员在各种操作前,应用皂液流动水冲洗双手。进行各种操作后,应进行卫生手消毒。

一些感应式水龙头可能因为内部存在非金属管路,导致细菌生物膜产生,使水中的微生物严重超标。建议使用金属管路和抗菌管材,避免生物膜的产生,也可采用过滤、加热等方式消除水中的微生物。

3.配制消毒剂用水

《消毒产品生产企业卫生规范》(2009年版)中规定,生产用水的水质应符合以下要求:接触镜(隐形眼镜)护理用品的生产用水应为无菌的纯化水;灭菌剂、皮肤黏膜消毒剂和抗(抑)菌制剂的生产用水应符合纯化水要求;其他消毒剂、卫生用品的生产用水应符合GB 5749《生活饮用水卫生标准》的要求。

2007年,原国家卫生部以国卫监督发(2007)265号印发《次氯酸钠类消毒剂卫生质量技术规范》和《戊二醛类消毒剂卫生质量技术规范》。前者规定,配制次氯酸钠类消毒剂的水应符合GB 5749—2006《生活饮用水卫生标准》的生活饮用水,或在生活饮用水基础上进一步净化得到的水;后者要求,配制戊二醛类消毒剂的水应为纯化水。2010版《中华人民共和国药典》中明确规定,纯化水电导率≤5.1 μS/cm(25 ℃),细菌、霉菌和酵母菌总数≤10 CFU/100 mL。

(三)医院污水

1.定义及分类

国家环境保护总局和质量监督检验检疫总局于2005年7月发布了《医疗机构水污染物排放标准》,2006年1月1日起开始实施。该标准规定了医疗机构污水、处理过程中产生的废气、污泥的污染物控制项目及排放和控制限值、处理工艺和消毒要求、取样与监测等内容。该标准将医院污水定义为医疗机构门诊、病房、手术室、各类检验室、病理解剖室、放射室、洗衣房、太平间等处排出的诊疗、生活及粪便污水,当医疗机构其他污水与上述污水混合排出时一律视为医疗机构污水。GB 18466—2005《医疗机构水污染物排放标准》的实施,对于加强医疗机构污水排放的控制和管理,预防和控制传染病的发生和流行,保障人体健康,维护良好的生态环境具有积极的意义。

医院污水分为传染病医院污水、非传染病医院污水及特殊性质污水。传染病医院污水指传染性疾病专科医院及综合医院传染病房排放的诊疗、生活及粪便污水;非传染病医院污水指各类非传染病专科医院及综合医院除传染病房外排放的诊疗、生活及粪便污水;特殊性质医院污水指医院检验、分析、治疗过程产生的少量特殊性质污水,主要包括酸性污水、含氰污水、含重金属污水、洗印污水、放射性污水等。

2.污染来源及危害

2013版《医院污水处理技术指南》中提到,医院各部门的功能、设施和人员组成情况不同,产生污水的主要部门和设施有:诊疗室、化验室、病房、洗衣房、X线片洗印、动物房、同位素治疗诊断、手术室等排水;医院行政管理和医务人员排放的生活污水,食堂、单身宿舍、家属宿舍排水。不同部门科室产生的污水成分和水量各不相同,如重金属废水、含油废水、洗印废水、放射性废水等。

医院污水受到粪便、传染性细菌和病毒等病原性微生物污染,具有传染性,可以诱发疾病或造成伤害;医院污水中含有酸、碱、悬浮固体、BOD、COD和动植物油等有毒、有害物质;牙科治疗、洗印和化验等过程产生污水含有重金属、消毒剂、有机溶剂等,部分具有致癌、致畸或致突变性,危害人体健康并对环境有长远影响;同位素治疗和诊断产生放射性污水。放射性同位素在衰变过程中产生 α-放射性、β-放射性和 γ-放射性,在人体内积累而危害人体健康。

3.特点

2013版《医院污水处理技术指南》中提到,由于医院性质不同,医疗条件和医疗种类也不尽相同,所以其产生的医疗污水的成分、致病菌种类、排水量都存在较大差异。医院污水来源及成分复杂,含有病原性微生物、有毒、有害的物理化学污染物和放射性污染等,具有空间污染、急性传染和潜伏性传染等特征,不经有效处理会成为一条疫病扩散的重要途径,并严重污染环境。

4.污水排放要求

GB 18466-2005《医院污水排放标准》中规定:传染病、结核病医疗机构污水中粪大肠菌群数不得超过100MPN/L;肠道致病菌、肠道病毒及结核杆菌不得检出;pH 为 6~9;采用含氯消毒剂消毒的排放标准为消毒接触池接触时间≥1.5 小时,接触池出口总余氯 6.5~10 mg/L;采用其他消毒剂对总余氯不做要求。综合医疗机构和其他医疗机构污水排放要求粪大肠菌群数不得超过500 MPN/L;肠道致病菌和肠道病毒不得检出;pH 为 6~9;采用含氯消毒剂消毒的排放标准为消毒接触池接触时间≥1 小时,接触池出口总余氯 3~10 mg/L;预处理标准为消毒接触池接触时间≥1 小时,接触池出口总余氯 2~8 mg/L。采用其他消毒剂对总余氯不做要求。

5.医院污水处理

医院污水处理系统主要包括预处理、一级处理、二级处理、深度处理和消毒处理等单元。特殊性质污水应经预处理后进入医院污水处理系统。HJ 2029-201《医院污水工程技术规范》中规定,特殊性质污水处理要求达到以下标准才能排入医院污水处理系统。酸性废水宜采用中和法,中和至 pH 7~8;含氰污水宜采用碱式氯化法,处理槽有效容积应能容纳不小于半年的污水量;含汞污水宜采用硫化钠沉淀+活性炭吸附法,处理后含汞浓度低于 0.02 mg/L;含铬污水宜采用化学还原沉淀法,处理后六价铬含量小于 0.5 mg/L;洗印污水宜采用过氧化氢氧化法,处理后六价铬浓度需符合相关标准。放射性废水处理后直接排放,不进入医院污水处理系统。传染病医院污水应在预消毒后采用二级处理+消毒工艺或二级处理+深度处理+消毒工艺;非传染病医院污水,若处理出水直接或间接排入地表水体或海域时,应采用二级处理+消毒工艺或二级处理+深度处理+消毒工艺;若处理出水排入终端已建有正常运行的二级污水处理厂的城市污水管网时,可采用一级强化处理+消毒工艺。

2002版《消毒技术规范》中规定,一级处理工艺流程:污水通过排水管汇集到污水处理站,对于粪便污水应先通过化粪池沉淀消化处理,然后进入污水处理站。处理站设有隔栅、调节池、计量池、提升泵和接触池。消毒剂通过与水泵联动或与虹吸定量池同步定量投加至待处理污水中,通过管道或专用设备充分与污水混合后,进入接触池,在接触池内污水与消毒剂经过一定时间的接触后达到水质净化和消毒要求之后,排放入城市下水道。化粪池和沉淀池产生的污泥定期进行清除和消毒处理。二级处理工艺流程:污水的二级处理即生物处理,是利用微生物的代谢过程将污水中的有机物转化为无机物。典型的二级处理工艺流程:污水→隔栅→调节池→初次沉淀池→生化处理→二次沉淀池→加消毒剂→接触池。常用的方法有生物转盘法、生物接触氧化法、射流曝气法、塔式生物滤池、氧化沟法等。

医院污水的处理越来越受到人们的重视,应根据医院的类型、规模、总污水量和污水性质,明确污水来源,选择合理、有效的处理工艺,保证医院污水得到有效处理,使出水水质符合现行有关国家排放标准的规定。

(1)生物学方法:医院污水采用生物处理,一方面降低水中的污染物浓度,达到排放标准;另一方面可保障消毒效果。微生物处理的实质是利用微生物降解医院污水中的有机物,消除病原体赖以生存的基础,它在医院污水的处理中发挥着重要作用。

1)简易生化处理:沼气净化池利用厌氧消化原理进行固体有机物降解。简易生化处理工艺的流程为"沼气净化池→消毒"。沼气净化池分为固液分离区、厌氧滤池和沉淀过滤区。三区的主要功能分别为去除悬浮固体,吸附胶体和溶解性物质,进一步去除和降解有机污染物,最后通过沉淀和过滤单元去除剩余悬浮物和降解有机污染物,保证出水质量。沼气净化池的处理效率优于腐化池和沼气池,造价低,动力消耗低,管理简单,但不能保证出水COD、BOD等理化指标达标。对于经济不发达地区的小型综合医院,条件不具备时可采用此法作为过渡处理措施,之后逐步实现二级处理或加强处理效果的一级处理。

2)活性污泥法:活性污泥法是以活性污泥为主体,通过悬浮生长的微生物在好氧条件下对污水中的有机物、氨氮等污染物进行降解的废水生物处理工艺的污水生物处理工艺。通过向医院污水中注入空气并进行曝气,每天保留沉淀物,更换新鲜污水,经过一段时间后,因好氧性微生物繁殖而形成黄褐色的污泥状絮凝物,即活性污泥。活性污泥上栖息着具有强大生命力和降解水中有机物能力的微生物群,以菌胶团为主,具有很强的吸附与氧化有机物的能力,从而降低污水的化学需氧量(COD)和生物需氧量(BOD),达到污水净化的效果。活性污泥工艺的优点是对不同性质的污水适应性强,建设费用较低。活性污泥工艺的缺点是曝气过程中易造成对空气的二次污染;产生的大量活性污泥增加了处理难度;由于活性污泥法对于水质水量波动的冲击耐受能力较差,易发生污泥膨胀和污泥流失,运行效果不稳定,分离效果不够理想。活性污泥法适用于800床以上水量较大的医院污水处理工程。对于800床以下、水量较小的医院常采用活性污泥法的变形工艺-序批式活性污泥法(sequencing batch reactor activated sludge process,SBR)。SBR工艺是活性污泥法的一种变形,具有流程简单、管理方便、基建投资省、运行费用较低、处理效果好及设备国产化程度高等优点。

3)生物接触氧化法:生物接触氧化法是一种具有活性污泥法特点的生物膜法,兼有生物膜法和活性污泥法的优点。它是从生物膜法派生出来的一种废水生物处理法,基本原理与一般生物膜法相同,它采用固定式生物填料作为微生物的载体,利用栖附在填料上的生物膜和充分供应的氧气,通过生物氧化作用,将污水中有机物氧化分解,从而达到净化目的。生物接触氧化法的优点是:抗冲击负荷耐受能力高,运行稳定性好;容积负荷高,占地面积小,建设费用较低;污泥产量较低,无须污泥回流,运行管理简单。另外,由于生物接触氧化法的微生物固定生长于生物填料上,在反应器中能保持很高的生物量,克服了悬浮活性污泥容易流失的缺点。其缺点是部分脱落的细碎生物膜可能造成水中的悬浮固体浓度升高。生物接触氧化法适用于500床以下的中小规模医院污水处理工程。尤其适用于场地面积小、水量小、水质波动较大和污染物浓度较低、活性污泥不易培养等情况,管理方便。

4)曝气生物滤池(biological aeratel filter,BAF)法:此法是在生物接触氧化法的基础上,融合饮用水处理过滤工艺而发展起来的一种好氧生物膜污水处理工艺。它采用一种具有很大的比表面积的新型粗糙多孔的粒状滤料,滤料表面生长有生物膜,池底提供曝气,污水流过滤床后,被过滤和吸附的污染物便被滤料表面的微生物氧化分解。目前BAF已从单一的工艺逐渐发展成集生物氧化和截留悬浮固体为一体的综合工艺,有去除悬浮物、COD、BOD、硝化、脱氮、除磷、去除AOX(有害物质)的作用等作用。其优点是出水水质好,能去除污水中的悬浮物、COD、细菌和大部分氨氮;微生物不易流失,对有毒有害物质有一定适应性,运行可靠性高,抗冲击负荷能力强;无污泥膨胀问题;BAF容积负荷高于常规处理工艺,占地面积小。缺点是需进行反冲洗,反冲水量较大,且运行方式复杂。该工艺适用于300床以下的小规模医院污水处理工程,尤其适用于场地面积小和水质要求高等的情况。

5)膜生物反应器(membrance bioreactor,MBR)法:膜-生物反应器是将膜分离技术与生物反应器有机结合而产生的一种新型污水处理工艺。根据膜分离组件的设置位置,可分为分置式MBR和一体式MBR两大类。MBR由膜过滤取代传统生化处理技术中的二次沉淀池和沙滤池,利用组件进行固液分离,截留的污泥回流至生物反应器中,收集渗透液并回用。其优点是抗冲击负荷能力强,出水水质优质稳定,能有效去除SS和病原菌;实现了反应器水力停留时间(HRT)和污泥龄(SRT)的完全分离,使运行控制更加灵活稳定;生物反应器内微生物量浓度高,处理装置容积负荷高,占地面积小,减少硝化所需体积;有利于增殖缓慢的微生物的截留和生长,提高系统硝化效率;能延长一些难降解有机物的水力停留时间,提高降解效率;剩余污泥产量低甚至无。缺点是膜需进行反洗,增加医院管理难度和运行成本。但与传统处理工艺相比,其独特的优势和对污水的回收再利用符合绿色节能的建设趋势。该工艺适用于300床以下的小规模的医院污水处理工程,尤其适用于场地面积小、水质要求高和紫外消毒等的情况。

需要注意的是,生物学方法与化学消毒法可能存在拮抗作用,医院污水中残留的消毒剂、抗生素等也可能导致生物法处理中微生物的抑制甚至死亡,影响去污效果。

(2)物理方法:紫外线消毒是利用特殊设计的高功率、高强度和长寿命的C波段紫外光发生装置产生的一定剂量的强紫外光照射流水,导致水中的各种细菌、病毒、寄生虫以及其他病原体发生能量的传递和积累,使其细胞组织中DNA的各种结构键断裂或发生光化学聚合反应,丧失复制繁殖能力,从而达到消毒杀菌和净化的目的。紫外线消毒法具有杀菌速度快、效果好;操作简单、易实现自动化;无臭味和有害物质残留;运行管理和维修费用低的优点。但紫外线穿透力弱,杀菌效率不高;电耗大;紫外灯管与石英套管需定期更换;对处理水的悬浮物浓度有要求且无后续杀菌作用。因此在消毒前需对污水进行一定的深度处理,降低水中悬浮物浓度,以保证良好的透光性。HJ 2029—2013《医院污水处理工程技术规范》中规定,当二级处理出水254 nm紫外线透射率不小于60%、悬浮物浓度小于20 mg/L时可采用紫外消毒;在有特殊要求的情况下(如排入有特殊要求的水域)也可以采用紫外消毒方式。医院污水宜采用封闭型紫外线消毒系统。医院污水紫外线消毒系统应设置自动清洗装置。当水中悬浮物浓度<20 mg/L,推荐的照射剂量为60 mJ/cm^2,照射接触时间应大于10秒或由试验确定。GB 18466—2005《医疗机构水污染

排放标准》中规定,污水悬浮物浓度≤10 mg/L,照射剂量为30～40 mJ/cm²,照射接触时间应大于10秒或由试验确定。2013版《医院污水处理技术指南》中规定:被处理的水中悬浮物浓度≤10 mg/L,在此条件下推荐的照射强度为25～30 μW/cm²,照射时间>10秒。

(3)化学消毒方法。

1)氯气:氯是一种强氧化剂和广谱杀菌剂,能有效杀死污水中的细菌和病毒,并具有持续消毒作用。优点是工艺、操作简单,技术成熟,投量准确,效果可靠。缺点是腐蚀性强,有毒,运行管理有一定的危险性,杀灭病毒效果较差,能产生具有致癌、致畸作用的有机氯化物(THMs),污水负荷波动对杀菌效果影响较大,处理后的水有氯或氯酚味。

2)液氯:液氯消毒是医院污水消毒中最常用的方式之一,液氯在水中能迅速产生次氯酸根离子,被广泛应用于自来水和医院污水消毒。由于氯气是一种有刺激性气味的黄色有毒气体,必须有专用的贮存设备和加氯设备。典型的加氯设备有人工定时开启式加氯和自动提升加氯。研究表明,液氯会与氨反应生成一氯胺、二氯胺及三氯胺而消耗液氯,也能形成有致癌作用的三卤甲烷(THM),加上液氯的不完全性,所以液氯消毒受到限制。液氯的含氯浓度高,液氯中有效氯含量比次氯酸钠溶液高5～10倍,消毒能力强且价格便宜。

3)次氯酸钠:次氯酸钠消毒是利用次氯酸钠溶液或现场制备的次氯酸钠溶液作为消毒剂,其溶解后产生的次氯酸对水中的病原菌具有良好的杀灭效果,可对污水进行消毒。其消毒机制和杀菌效果与液氯相同。优点是无毒,运行、管理无危险性。缺点是使污水的pH升高,有废渣产生,且当污水中含有大量有机物时,氯与这些污染物很容易形成具有致癌、致畸作用的有机氯化物(THMs),持久稳定地存在于水生环境中。

4)二氧化氯:二氧化氯(ClO_2)在水中的溶解度是氯的5倍,具有很强的氧化能力,用量少而作用快,投放简单方便,不受pH影响,二氧化氯消毒范围广,可以杀灭一切微生物,包括细菌繁殖体、细菌芽孢、真菌、分枝杆菌和病毒等,能有效地破坏水中的微量有机污染物,如苯并芘蒽醌、氯仿、四氯化碳、酚、氯酚、氰化物、硫化氢及有机硫化物等;能很好地氧化水中一些还原状态的金属离子如Fe^{2+}、Mn^{2+}、Ni^{2+}等。二氧化氯最大的优点在于与腐殖质及有机物反应几乎不产生有机氯化物(THMs)而造成二次污染,不生成并抑制生成有致癌作用的三卤甲烷,也不与氨及氨基化合物反应,因此可用于控制藻类、腐败植物和酚类化合物产生的嗅和味问题。与传统的消毒杀菌剂氯气相比,它不会与水中的酚类产生有怪味的氯酚,不会与水中的氨生成有害的氯氨,且比氯杀菌效果好。缺点是二氧化氯发生器价格较昂贵,运行、管理有一定的危险性;必须现场制备和使用;制取设备复杂,操作管理要求高。基于以上特点,联合国世界卫生组织(WHO)将其列为安全的消毒剂(A1)级,美国环境保护署(EPA)和美国食品药物管理局(FDA)批准它可用于医院、药品加工等部门。综上所述,二氧化氯消毒技术是目前医院污水消毒处理技术中综合社会、经济、环境、生态效益于一体的较为适宜的方法。

5)臭氧消毒:臭氧是一种强氧化剂和高效杀菌消毒剂,它可以与细菌、病毒直接作用,接触时间短,杀菌效果好,并能有效去除污水中的色、臭味和酚氰等有机污染物,分解难生物降解的有机物,且受污水中氨氮含量、pH和水温的影响较小,不产生有机氯化物,能增加水中溶解氧。根据臭氧发生量的大小,其制造成本也不一样。一般来讲,臭氧发生器价格、运行及维护费用较高;运行、管理有一定的危险性,操作复杂;对水质要求也较高;且常由于尾气处理不当易造成二次污染;制取臭氧的产率低。臭氧法用于医院污水消毒,可有效地杀灭大肠菌、脊髓灰质炎病毒等病毒。传染病医院污水应优先采用臭氧消毒,处理出水再生回用或排入地表水体时应首选臭氧消毒。

6)电化学法:电化学处理法包括电化学氧化还原、电凝聚、电气浮、光电化学氧化、内电解等方法,具有絮凝、气浮、氧化和微电解作用,在废水处理中电絮凝、电气浮和电氧化过程往往同时进行。多维电极法利用多个电极的电解过程,通过电解表面的吸附、催化、氧化还原等作用,将污水中的细菌污染物首先吸附在电极表面,当外加电压达到污染物分解电压时,就会发生电解反应,使污染物分解而去除。有研究表明,选用表面涂有钌、铱、铂等贵金属氧化物的网状钛板作阳极,不锈钢板作阴极,控制电压 30 V、电流密度 6 mA/cm^2、水力停留时间为 15 分钟,空气流量为 40 L/h,极水比为 1.0 的试验条件,对医院污水进行消毒处理,污水中粪大肠菌群除菌效果最好。用电化学消毒方法处理医院污水简单有效、投资运行费用低;无须添加化学药剂,不影响水质;设备体积小、自动化程度高;易与其他治理技术联用等优点越来越受到人们重视。

7)光触媒技术:光触媒是光和触媒(催化剂)的合成词,是一种以纳米级二氧化钛为代表的具有催化功能的光半导体材料的总称。纳米材料在光的照射下,把光能转变成化学能,促进有机物的合成或使有机物降解的过程就是光触媒技术,又叫作光催化技术。纳米光触媒在光照射下,价带电子被激发形成电子和空穴,与吸附于其表面的 O_2 和 H_2O 作用,生成超氧化物阴离子自由基,通过这些自由基的强氧化分解能力,破坏有机物中的 C—C 键、C—H 键、C—N 键、C—O 键、O—H 键、N—H 键;同时破坏细菌的细胞膜,固化病毒的蛋白质,从而杀死细菌、病毒。二氧化钛光催化可作为二氧化氯、臭氧和紫外线水消毒的替代品,光触媒技术在消毒杀菌、防污除臭、净化空气以及分解水中有机物等方面的应用,是近年来国内外研究的热点领域之一。在医院污水处理中,光触媒技术有着其他污水处理方法不能达到的效果优势:它不仅能去除医院污水中的化学污染物和放射性物质,还能达到消毒的目的。

8)单过硫酸氢钾的复合钠盐:单过硫酸氢钾复合盐是全国首创、独创的非氯复合活性氧的新型生活饮用水专用消毒剂。其分子式为 $KHSO_5$,存在形式为 K_2HSO_5、$KHSO_4$、K_2SO_4 复盐。它的水溶液接近中性,在水中能产生各种高能量、高活性的自由基、活性氧衍生物等过氧化氢的衍生物,通过破坏微生物细胞膜通透性,致使细胞内容物流失,从而丧失能量依赖性膜运输系统的功能,还能与核酸中钙、铁等金属离子结合,产生羟自由基,使 DNA 的磷酸二酯键断裂。有研究表明,单过硫酸氢钾的复合钠盐溶液浓度为 10~40 mg/L 时,接触时间为 5 分钟即对细菌繁殖体,如大肠埃希菌、金黄色葡萄球菌具有较强的杀灭作用,杀灭率达 100%;对真菌的杀灭率≥99.50%;但对细菌芽孢及乙肝病毒表面抗原未观察到其灭活作用。另外,单过硫酸氢钾的复合钠盐用于水消毒时,几乎不产生三氯甲烷及其他有机卤代物。

9)溴氯海因:溴氯海因,化学品名 1-溴-3-氯-5,5-二甲基海因,1-溴-3-氯-5,5-二甲基乙内酰脲,俗称溴氯海因(1-Bromo-3-Chloro-5,5-Dimethyl-hydantoin,BCDMH),是近年来国际上普遍采用的缓慢释放型杀毒剂,特别适于水体和公共环境的大面积消毒。该消毒剂在水中能够通过不断释放出活性 Br^- 和 Cl^- 离子,缓慢释放出次溴酸和次氯酸,将微生物体内的生物酶(如带有—SH 基的酶)氧化从而达到杀菌目的。与传统消毒剂相比,它的杀毒效果更显著,可有效杀灭各种微生物且余氯含量和气味少,适用于工业水处理及矿泉(温泉)浴池的消毒,还可用于各种水处理、卫生间消毒除臭、消毒漂白及农业上用于花卉及种子消毒、杀菌、养殖业、水果保鲜等方面。但该消毒剂在使用过程中需要工作人员定期接触投放,具有一定职业风险。

(周洁琴)

第十三节 医疗废物处理

一、医疗废物分类

医疗废物是指医疗卫生机构在医疗、预防、保健以及其他相关活动中产生的具有直接或间接感染性、毒性以及其他危害性的废物。医疗废物是一种危害极大的特殊废物,这些废物主要来自患者的生活废弃物、医疗诊断、治疗过程中产生的各类固体废物,它含有大量的病原微生物、寄生虫和其他有害物质。在我国,医疗机构大多集中在城市中心区域,如果对这些医疗废物不加以管理并合格处理,其中含有的传染性物质、有毒有害物质等必然会造成严重环境污染,给群众身体健康、生命安全和生存环境带来巨大威胁,目前医疗废物的处置问题已引起世界各国广泛重视。

医疗废物共分五类,并列入《国家危险废物名录》。医疗废物中可能含有大量病原微生物和有害化学物质,甚至会有放射性和损伤性物质,因此医疗废物是引起疾病传播或相关公共卫生问题的重要危险性因素。

(一)感染性废物
携带病原微生物具有引发感染性疾病传播危险的医疗废物,包括以下几类。

(1)被患者血液、体液、排泄物污染的物品,包括:棉球、棉签、引流棉条、纱布及其他各种敷料,一次性使用卫生用品、一次性使用医疗用品及一次性医疗器械,废弃的被服,其他被患者血液、体液、排泄物污染的物品。

(2)医疗机构收治的隔离传染病患者或者疑似传染病患者产生的生活垃圾。

(3)病原体的培养基、标本和菌种、毒种保存液。

(4)各种废弃的医学标本。

(5)废弃的血液、血清。

(6)使用后的一次性使用医疗用品及一次性医疗器械视为感染性废物。

(二)病理性废物
在诊疗过程中产生的人体废弃物和医学试验动物尸体,包括以下几类。

(1)手术及其他诊疗过程中产生的废弃的人体组织、器官等。

(2)医学实验动物的组织、尸体。

(3)病理切片后废弃的人体组织、病理蜡块等。

(三)损伤性废物
能够刺伤或割伤人体的废弃的医用锐器,包括以下几类。

(1)医用针头、缝合针。

(2)各类医用锐器,包括:解剖刀、手术刀、备皮刀、手术锯等。

(3)载玻片、玻璃试管、玻璃安瓿等。

(四)药物性废物
过期、淘汰、变质或被污染的废弃药品,包括以下几类。

(1)废弃的一般性药品,如:抗生素、非处方类药品等。

(2)废弃的细胞毒性药物和遗传毒性药物,包括:致癌性药物,如硫唑嘌呤、苯丁酸氮芥、萘氮芥、环孢霉素、环磷酰胺、苯丙氨酸氮芥、司莫司汀、三苯氧氨、硫替派等;可疑致癌性药物,如:顺铂、丝裂霉素、阿霉素、苯巴比妥等;免疫抑制剂。

(3)废弃的疫苗、血液制品等。

(五)化学性废物

具有毒性、腐蚀性、易燃易爆性的废弃化学物品,包括以下几类。

(1)医学影像室、实验室废弃的化学试剂。

(2)废弃的过氧乙酸、戊二醛等化学消毒剂。

(3)废弃的汞血压计、汞温度计。

二、医疗废物的管理

《医疗废物管理条例》(2003年6月公布,2011年1月修订)中规定医疗卫生机构应当及时收集本单位产生的医疗废物,并按照类别分置于防渗漏、防锐器穿透的专用包装物或密闭容器内。医疗废物专用包装物、容器,应当有明显的警示标识和警示说明。

医疗卫生机构应当建立医疗废物的暂时贮存设施、设备,不得露天存放医疗废物;医疗废物暂时贮存的时间不得超过2天。医疗废物集中处置单位的贮存、处置设施,应当远离居(村)民居住区、水源保护区和交通干道,与工厂、企业等工作场所有适当的安全防护距离,并符合国务院环境保护行政主管部门的规定。医疗废物集中处置单位应当至少每2天到医疗卫生机构收集、运送一次医疗废物,并负责医疗废物的贮存、处置。

医疗废物的收集及运送包括:①按类别分置于专用包装物或容器内,确保包装物或容器无破损、渗漏和其他缺陷,破损的包装应按治疗废物处理。②废物盛放不能过满,大于3/4时就应封口,封口紧实严密,注明科室和数量。③分类收集,禁混、禁漏、禁污(利器放入利器盒内,非利器放入包装袋内)。④运送时防止流失、泄漏、扩散和直接接触身体;运送医疗废物应使用防渗透、放遗撒、无锐利边角、易于装卸和清洁的专用运送工具,各种包装和运送工具应有专用医疗废物标识。⑤建立医疗废物暂存处、设备,不得露天存放,并设专人负责管理。⑥做好登记,内容包括来源、种类、重量和数量、交接时间、最终去向及经办人签名等,资料保存三年。⑦对垃圾暂存处、设施及时清洁和消毒处理,禁止转让买卖医疗废物。⑧医疗垃圾存放时间不得超过2天,每天工作结束后对运送工具进行清洁消毒。⑨发生医疗废物流失、泄漏、扩散和意外事故发生时,应在48小时内及时上报卫生行政主管部门;导致传染病发生时,按有关规定报告,并进行紧急处理。

三、医疗废物处理处置技术

(一)医疗废物焚烧处置技术

采用高温热处理方式,使医疗废物中的有机成分发生氧化分解反应,实现无害化和减量化。该技术主要包括热解焚烧技术和回转窑焚烧技术,热解焚烧技术又分为连续热解焚烧技术和间歇热解焚烧技术。

医疗废物焚烧处置过程中会产生废气、废水、固体废物和噪声等污染,其中大气污染主要为医疗废物焚烧过程中产生的烟气,通常含颗粒物、二氧化硫、氮氧化物、氯化氢、氟化氢、重金属(铅、汞、砷、六价铬、镉等)和二噁英等。在污染物削减及排放过程中,二噁英、酸性气体和重金属等污染物排放浓度应达到相应的污染控制要求,废水排放达到消毒和净化要求,焚烧残渣的热灼减率低于5%。

(二)医疗废物非焚烧处理技术

1.高温蒸汽处理技术

高温蒸汽处理技术利用水蒸气释放出的潜热使病原微生物发生蛋白质变性和凝固,对医疗废物进行消毒处理。该技术主要包括先蒸汽处理后破碎和蒸汽处理与破碎同时进行两种工艺形式。

医疗废物高温蒸汽处理过程中主要产生废气,以及少量废水、固体废物和噪声等。大气污染物主要为预排气和高温蒸汽处理过程中产生的挥发性有机污染物和恶臭。

2.化学处理技术

化学处理技术利用化学消毒剂对传染性病菌的灭活作用,对医疗废物进行消毒处理。医疗废物化学处理工艺流程包括进料、药剂投加、化学消毒、破碎、出料等工艺单元。化学消毒通常选用石灰粉作为消毒剂,pH控制在11.0～12.5。

医疗废物化学消毒过程中主要产生废气,以及少量废水、固体废物和噪声等。大气污染物主要为进料和破碎过程中产生的挥发性有机污染物、恶臭和病原微生物。

3.微波处理技术

微波处理技术通过微波振动水分子产生的热量实现对传染性病菌的灭活,对医疗废物进行消毒处理。采用医疗废物微波处理技术或微波与高温蒸汽组合技术的工艺。微波发生源频率采用915 MHz±25 MHz或2 450 MHz±50 MHz。微波处理的温度不低于95 ℃,作用时间不少于45分钟。若采用加压消毒,微波处理的物料温度应低于170 ℃,以避免医疗废物中的塑料等含氯化合物发生分解,造成二次污染。

医疗废物微波处理过程中主要产生废气,以及少量废水、固体废物、噪声和微波辐射等。大气污染物主要为破碎和微波消毒处理过程中产生的挥发性有机污染物、恶臭和病原微生物。

(三)医疗废物处理处置新技术

1.电子辐照技术

电子辐照技术是通过高能脉冲破坏活体生物细胞内的脱氧核糖核酸(DNA),改变分子原有的生物学或化学特性,对医疗废物进行消毒。该技术目前已应用于医疗用品消毒领域。

2.高压臭氧技术

高压臭氧技术是以臭氧为消毒剂,在高压作用下进行医疗废物的消毒处理。影响该技术应用的关键因素是臭氧的浓度水平。通过电脑程控装置,确保处置舱的臭氧浓度达到一定浓度。该技术适用于感染性、损伤性和部分病理性医疗废物的处理。该技术已在一些国家得到应用。

3.等离子体技术

等离子体技术通常包括两种方式:一种是通过直流高压产生快脉冲高能电子,达到破膜、分子重组、除臭和杀菌的效果;另一种是通过对惰性气体施加电流使其电离而产生辉光放电,在极短时间内达到高温使医疗废物迅速燃烧完全。该技术具有减容率高、适用范围广、处置效率高、有害物质产生少等特点。

4.磁化裂解技术

磁化裂解装置处理腔内,强制通入序号设定量的磁化空气,磁化气流在(150～250 ℃)的密闭腔内,形成等离子体。磁化裂解过程是指有机固体废物在空气被磁化的条件下,点火后(150～250 ℃)热量开始氧化、分解,然后高温燃尽有机气体达标排放。该技术具有高效减量及低能耗作用,残余灰分重量为原来的2%左右,一般固废焚烧发电要用大量燃料能维持1 000 ℃以上高温,而磁化裂解低温运行,大幅度节省能源消耗,同时避开产生二噁英温度低条件(340~850 ℃)。

四、医疗废物的检测和评价

《医疗废物化学消毒集中处理工程技术规范》(试行)中关于检测、评价及评估,要求设备在安装及检修后必须经国家环境保护总局认可的检测单位,采用生物学方法对处理后残渣进行消毒效果检测合格后方可运行,严禁在未经检测或检验不合格的情况下进行医疗废物化学消毒处理。在运行过程中,应采用同样的方法对消毒效果进行检测并不定期进行抽样测试,检测频率至少为2次/年。

医疗废物化学消毒处理效果生物指示剂检测指标可采用枯草杆菌黑色变种芽孢(ATCC 9372)作为代表性菌种。在实验室条件下,通常参照《消毒技术规范》(2002年版)和《医疗废物化学消毒集中处理工程技术规范》(试行)进行模拟现场试验,判定标准为枯草杆菌黑色变种芽孢的平均杀灭对数值≥4.00,达到消毒合格要求。

(周洁琴)

第十四节　微波消毒

波长为0.001~1 m,频率为300~300 000 MHz的电磁波称为微波。物质吸收微波能所产生的热效应可用于加热,在加热、干燥和食品加工中,人们发现微波具有杀菌的效能,于是又被逐渐用于消毒和灭菌领域。近年来,微波消毒技术发展很快,在医院和卫生防疫消毒中已有较广泛的应用。

一、微波的发生及特性

微波是一种波长短而频率较高的电磁波。磁控管产生微波的原理是使电子在相互垂直的电场和磁场中运动,激发高频振荡而产生微波。磁控管的功率可以做得很大,能量由谐振腔直接引出,而无须再经过放大。现代磁控管一般分为两类:一类是产生脉冲微波的磁控管,其最大输出功率峰值可达10 000 kW,另一类是产生连续微波的磁控管,如微波干扰及医学上使用的磁控管,其最大输出功率峰值可达10 kW。用于消毒的微波的频率为2 450 MHz及915 MHz,由磁控管发生,能使物品发热,热使微生物死亡。微波频率高、功率大,使物体发热时,内外同时发热且不需传导,故所需时间短,微波消毒的主要特点如下。

(一)作用快速

微波对生物体的作用就是电磁波能量转换的过程,速度极快,可在10^{-9}秒之内完成,加热快速、均匀,热力穿透只需几秒至数分钟,不需要空气与其他介质的传导。用于快速杀菌时是其他因子无法比拟的。

(二)对微生物没有选择性

微波对生物体的作用快速而且不具选择性,所以其杀菌具有广谱性,可以杀灭各种微生物及原虫。

(三) 节能
微波的穿透性强,瞬时即可穿透到物体内部,能量损失少,能量转换效率高,便于进行自动化流水线式生产杀菌。

(四) 对不同介质的穿透性不同
对有机物、水、陶瓷、玻璃、塑料等穿透性强,而对绝大部分金属则穿透性差,反射较多。

(五) 环保、无毒害
微波消毒比较环保、无毒害、无残留物、不污染环境,也不会形成环境高温。还可对包装好的,较厚的或是导热差的物品进行处理。

二、微波消毒的研究与应用

(一) 医疗护理器材的消毒与灭菌
微波的消毒灭菌技术是在微波加热干燥的基础上发展而来的,这一技术首先是在食品加工业得到推广应用,随着科技的发展,微波的应用越来越广泛。现在微波除了用于医院和卫生防疫消毒以外,还广泛用于干燥、筛选及物理、化工等行业。但是微波消毒目前仍处于探索研究阶段,许多实验的目的主要是探索微波消毒的作用机制。目前使用较多的有以下几种。

1.微波牙钻消毒器

目前市场上,已有通过国家正式批准生产的牙钻涡轮机头专用微波消毒装置,WBY型微波牙钻消毒器为产品之一,多年临床使用证明,该消毒器有消毒速度快,效果可靠,不损坏牙钻,操作简单等优点。

2.微波快速灭菌器

型号为WXD-650A的微波快速灭菌器是获得国家正式批准的医疗器械微波专用灭菌设备,该设备灭菌快速,5分钟内可杀灭包括细菌芽孢在内的各种微生物,效果可靠,可重复使用,小型灵活,适用范围广,特别适合用于需重复消毒、灭菌的小型手术用品,它可用于金属类、玻璃陶瓷类、塑料橡胶类材料的灭菌。

3.眼科器材的专用消毒器

眼科器械小而精细、要求高、消毒后要求不残留任何有刺激性的物质,目前眼科器械消毒手段不多,越来越多的眼科器械、仿人工替代品、角膜接触镜(又称隐形眼镜)等物品的消毒开始使用微波消毒。

4.口腔科根管消毒

王金鑫等(2003)将WB-200型电脑微波口腔治疗仪用于口腔急、慢性根尖周炎及牙髓坏死患者根管的治疗,微波消毒组治愈率95.2%、好转率3.1%、无效率1.8%,常规组分别为90.0%、5.0%、5.0%,统计学处理显示,两者差别显著。

5.微波消毒化验单

用载体定量法将菌片置于单层干布袋和保鲜袋内,用675W微波照射5分钟,杀菌效果与双层湿布袋基本一致,照射8分钟,对前两种袋内的大肠埃希菌、金黄色葡萄球菌、枯草杆菌黑色变种芽孢平均杀灭率均达到99.73%,而双层湿布包达到100%。周惠联等报道,利用家用微波炉对人工染菌的化验单进行消毒,结果以10张为一本,800W照射5分钟,以50张为一本,照射7分钟,均可完全杀灭大肠埃希菌、金黄色葡萄球菌和铜绿假单胞菌,但不能完全杀灭芽孢;以

50张为一本,800 W作用7分钟可以杀灭细菌繁殖体,但不能杀灭芽孢。

6.微波消毒医用矿物油

医用矿物油类物质及油纱条的灭菌因受其本身特性的影响,仍是医院消毒灭菌的一个难题。常用的干热灭菌和压力蒸汽灭菌都存在一些弊端,而且灭菌效果不理想。采用载体定性杀菌试验方法,观察了微波灭菌器对液状石蜡和凡士林油膏及油纱布条的杀菌效果。结果液状石蜡和凡士林油膏经650 W微波灭菌器照射20分钟和25分钟,可全部杀灭嗜热脂肪杆菌芽孢;分别照射25分钟和30分钟,可全部杀灭枯草杆菌黑色变种芽孢,但对凡士林油纱布条照射50分钟,仍不能全部杀灭枯草杆菌黑色变种芽孢,试验证明,微波照射对液状石蜡和凡士林油膏可达到灭菌效果。

(二)食品与餐具的消毒

由于微波消毒快捷、方便、干净、效果可靠,将微波应用于食品与餐具消毒的报道亦较多。将250 mL酱油置玻璃烧杯中,经微波照射10分钟即达到消毒要求。江连洲等将细菌总数为$312×10^6$ CFU/g的塑料袋装咖喱牛肉置微波炉中照射40分钟,菌量减少至$413×10^2$ CFU/g。市售豆腐皮细菌污染较严重,当用650 W功率微波照射300 g市售豆腐皮5分钟,可使之达到卫生标准。用微波对牛奶进行消毒处理,亦取得了较好的效果。用微波炉加热牛奶至煮沸,可将铜绿假单胞菌、分枝杆菌、脊髓灰质炎病毒等全部杀灭;但白色念珠菌仍有存活。用700 W功率微波对餐茶具,如奶瓶、陶瓷碗及竹筷等照射3分钟,可将污染的大肠埃希菌全部杀灭,将自然菌杀灭99.17%以上;照射5分钟,可将HBsAg的抗原性破坏。专用于餐具和饮具的WX-1微波消毒柜,所用微波频率为2 450 MHz,柜室容积为480 mm×520 mm×640 mm。用该微波消毒柜,将染有枯草杆菌黑色变种(ATCC 9372)芽孢、金黄色葡萄球菌(ATCC 6538)、嗜热脂肪杆菌芽孢及短小芽孢杆菌(E601及ATCC 27142)的菌片放置于成捆的冰糕棍及冰糕包装纸中,经照射20分钟,可达到灭菌要求。

(三)衣服的消毒

用不同频率的微波对染有蜡状杆菌(4001株)芽孢的较大的棉布包(16 cm×32 cm×40 cm)进行消毒,当微波功率为3 kW时,杀灭99.99%芽孢,2 450 MHz频率微波需照射8分钟,而915 MHz者则仅需5分钟。微波的杀菌作用随需穿透物品厚度的增加而降低。如将蜡状杆菌芽孢菌片置于含水率为30%的棉布包的第6、34和61层,用2 450 MHz频率(3k W)微波照射2分钟,其杀灭率依次为99.06%、98.08%和91.57%。关于照射时间长短对杀菌效果影响的试验证明,用2 450 MHz频率(3 kW)微波处理,当照射时间由1分钟增加至2、3、4分钟时,布包内菌片上的残存芽孢的对数值由3.8依次降为1.4、0.7和0。在一定条件下,微波的杀菌效果可随输出功率的增加而提高。当输出功率由116k W增至216 kW和316 kW时,布包内菌片上的残存蜡状杆菌芽孢的对数值依次为3.0、1.5和0。将蜡状杆菌芽孢菌片置于含水率分别为0、20%、30%、45%的棉布包中,用450 MHz(3 kW)微波照射2分钟。结果,残存芽孢数的对数值依次为3.31、2.39、1.51和2.62。该结果表明,当含水率在30%左右时最好,至45%其杀菌效果反而有所降低。吴少军报道,用家用微波炉,以650 W微波照射8分钟,可完全杀灭放置于20 cm×20 cm×20 cm衣物包(带有少量水分)中的枯草杆菌黑色变种芽孢。丁兰英等报道,用915 MHz(10 kW)微波照射3分钟,可使马鬃上蜡状杆菌芽孢的杀灭率达100%。

(四)废弃物等的消毒

用传送带连续照射装置对医院内废物,包括动物尸体及组织、生物培养物、棉签,以及患者的血、尿、粪便标本和排泄物等进行微波处理。结果证明,该装置可有效地杀灭废弃物中的病原微生物。为此,他建议在医院内,可用这种装置代替焚烧炉。在德国,污泥的农业使用有专门法规,如培育牧草用的污泥,必须不含致病微生物。传送带式微波处理为杀灭其中病原微生物的方法之一。用微波-高温压力蒸汽处理医疗废物,效果理想。处理流程见图15-2。

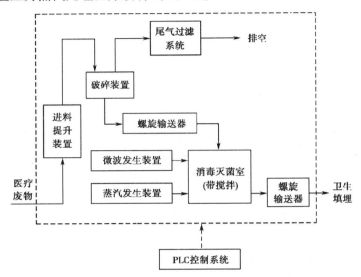

图15-2 微波高温高压处理医疗废物流程图

(五)固体培养基的灭菌

金龟子绿僵菌是一种昆虫病原真菌,在农林害虫生物防治中应用广泛。为了大批量培养绿僵菌,其培养基的灭菌工作十分重要。目前常用的灭菌方法是传统的压力蒸汽灭菌法,存在灭菌时间长、不能实现流水作业等缺点。微波灭菌具有灭菌时间短、操作简便及对营养破坏小等特点。

为探讨微波对金龟子绿僵菌固体培养基的灭菌效果及其影响因素,用家用微波炉、载体定量法对农业用绿僵菌固体培养基灭菌效果进行了实验室观察,结果随着负载量的增大,杀菌速度降低。负载量为200 g以下时,微波处理3分钟,全部无菌生长。负载量为250 g时,微波照射4分钟,存活菌数仍达100 CFU/g,试验证明,随着微波处理时间的延长,灭菌效果增强。以100 g固体培养基加60 g水的比例经微波处理效果比较好,灭菌处理3分钟均能达到灭菌目的。微波对绿僵菌固体培养基灭菌最佳工艺为:100 g的固体培养基加60 g水,浸润3小时,在800 W的微波功率处理3分钟,可达到灭菌效果。

三、影响微波消毒的因素

(一)输出功率与照射时间

在一定条件下,微波输出功率大,电场强,分子运动加剧,加热速度快,消毒效果就好。

(二)负载量的影响

杨华明以不同重量敷料包为负载,分别在上、中、下层布放枯草杆菌芽孢菌片,经2 450 MHz、3 kW照射13分钟,结果4.25~5.25 kg者,杀灭率为99.9%;5.5 kg者,杀灭率为99.5%;6.0 kg者,杀灭率为94.9%。

(三)其他因素

包装方法、灭菌材料含湿量、协同剂等因素对微波杀菌效果的影响也是大家所认同的,这些因素在利用微波消毒时应根据现场情况酌情考虑。

四、微波的防护

微波过量照射对人体产生的影响,可以通过个体防护而减轻,并加以利用,因此在使用微波时需要采取的防护措施如下。

(一)微波辐射的吸收和减少微波辐射的泄漏

当调试微波机时,需要安装功率吸收天线,吸收微波能量,使其不向空间发射。设置微波屏障需采用吸收设施,如铺设吸收材料,阻挡微波扩散。做好微波消毒机的密封工作,减少辐射泄漏。

(二)合理配置工作环境

根据微波发射有方向性的特点,工作点应置于辐射强度最小的部位,尽量避免在辐射束的前方进行工作,并在工作地点采取屏蔽措施,工作环境的电磁强度和功率密度,不要超过国家规定的卫生标准,对防护设备应定期检查维修。

(三)个人防护

针对作业人员操作时的环境采取防护措施。可穿戴喷涂金属或金属丝织成的屏障防护服和防护眼镜。对作业人员每隔1～2年进行一次体格检查,重点观察眼晶状体的变化,其次为心血管系统,外周血常规及男性生殖功能,及早发现微波对人体健康危害的征象,只要及时采取有效的措施,作业人员的安全是可以得到保障的。

(周洁琴)

第十五节　紫外线消毒

紫外线(ultraviolet ray,简称UV)属电磁波辐射,而非电离辐射(图15-3),根据其波长范围分为3个波段:A波段(波长为400.0～315.0 nm)、B波段(315.0～280.0 nm)、C波段(280.0～100.0 nm),是一种不可见光。杀菌力较强的波段为280.0～250.0 nm,通常紫外线杀菌灯采用的波长为253.7 nm,广谱杀菌效果比较明显。

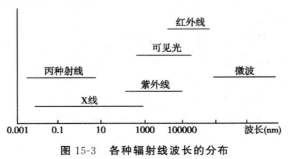

图15-3　各种辐射线波长的分布

一、紫外线的发生与特性

(一)紫外线的发生

目前用于消毒的紫外线杀菌灯多为低压汞灯,它所产生的紫外线波长95%为253.7 nm。用于消毒的紫外线灯分为普通型紫外线灯和低臭氧紫外线灯,低臭氧紫外线灯因能阻挡184.9 nm波长的紫外线向外辐射,减少臭氧的产生,因此目前医院多选择低臭氧紫外线灯。

(二)紫外线灯消毒特性

紫外线灯的杀菌特性有以下几点。

(1)杀菌谱广:紫外线可以杀灭各种微生物,包括细菌繁殖体、细菌芽孢、结核杆菌、真菌、病毒和立克次体。

(2)不同微生物对紫外线的抵抗力差异较大,由强到弱依次为真菌孢子>细菌芽孢>抗酸杆菌>病毒>细菌繁殖体。

(3)穿透力弱:紫外线属于电磁辐射,穿透力极弱,绝大多数物质不能穿透,因此使用受到限制;在空气中可受尘粒与湿度的影响,当每立方米空气中含有尘粒800~900个,杀菌效力可降低20%~30%,相对湿度由33%增至56%时,杀菌效能可减少到1/3。在液体中的穿透力随深度增加而降低,小、中杂质对穿透力的影响更大,溶解的糖类、盐类、有机物都可大大降低紫外线的穿透力。酒类、果汁、蛋清等溶液只需0.1~0.5 mm即可阻留90%以上的紫外线。

(4)杀菌效果与照射剂量有关:杀菌效果直接取决于照射剂量(照射强度和照射时间)。

(5)在不同介质中紫外线杀菌效果不同。

(6)杀灭效果受物体表面因素影响:紫外线大多是用来进行表面消毒的,粗糙的表面不适宜用紫外线消毒,当表面有血迹、痰迹等污染物质时,消毒效果亦不理想。

(7)协同消毒作用:有报道,某些化学物质可与紫外线起协同消毒作用,如紫外线与醇类化合物可产生协同杀菌作用,经乙醇湿润过的紫外线口镜消毒器可将杀芽孢时间由60分钟缩短为30分钟,污染有HBsAg的玻璃片经3%过氧化氢溶液湿润后,再经紫外线照射30分钟即可完全灭活,而紫外线或过氧化氢单独灭活上述芽孢菌都需要60分钟左右。

二、紫外线消毒装置

(一)紫外线杀菌灯分类

紫外线灯管根据外形可分为直管、H型管、U型管;根据使用目的不同被分别制成高强度紫外线消毒器、紫外线消毒箱、紫外线消毒风筒、移动式紫外线消毒车、便携式紫外线灯等。

(二)杀菌灯装置

1.高强度紫外线灯消毒器

高强度的紫外线灯是专门研制出的H型热阴极低压汞紫外线灯,它在距离照射表面很近时,照射强度可达5 000 $\mu W/cm^2$以上,5秒内可杀灭物体表面污染的各种细菌、真菌、病毒,对细菌芽孢的杀灭率可达99.9%,目前国内生产的有9 W、11 W等小型H型紫外线灯,在3 cm的近距离照射,其辐射强度可达到5 000~12 000 $\mu W/cm^2$。该灯具适用于光滑平面物体的快速消毒,如工作台面、桌面及一些大型设备的表面等。刘军等报道,多功能动态杀菌机内,在常温常湿和有人存在情况下,对自然菌的消除率在59%~83%,最高可达86%。

2.紫外线消毒风筒

在有光滑金属内表面的圆桶内安装高强度紫外线灯具,在圆桶一端装上风扇,进入风量为 25～30 m³/min,开启紫外线灯使室内空气不断经过紫外线照射,不间断地杀灭空气中的微生物,以达到净化空气的目的,适合有人存在的环境消毒。

3.移动式紫外线消毒车

有立式和卧式两种,该车装备有紫外线灯管 2 支、控制开关和移动轮,机动性强。适合于不经常使用或临时需要消毒的表面和空气的消毒。

4.循环风空气净化(洁净)器

现在市场上有很多种类的空气净化器,这些净化器大多由几种消毒因素组合而成,紫外线在其中起着非常重要的杀菌作用,而且还具有能在各种动态场所进行空气消毒的显著特点。某公司生产的 MKG 空气洁净器,就是由过滤器、静电场、紫外线、空气负离子等消毒因素和进、出风系统组成。连续消毒45分钟,可使空气中喷染的金黄色葡萄球菌和大肠埃希菌的杀灭率达到 99.90% 以上,对枯草杆菌黑色变种芽孢的杀灭率达到 99.00% 以上。朱伯光等研制了动态空气消毒器(图 15-4),由循环箱体、风机、低臭氧紫外线灯、初效和中效过滤器、程控系统等组成。结果在 60 m³ 房间,静态开启 30 分钟,可使自然菌下降 80%,60 分钟下降 90%,动态环境下可保持空气在Ⅱ类环境水平。但循环风空气消毒器内可能存在未被破坏的细菌,重复使用的消毒器内可能存在定植菌,进而造成空气二次污染。

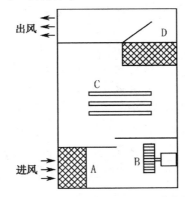

A、D.初、中效过滤器;B.轴流抽风机;C.紫外线灯管

图 15-4 动态空气消毒器结构示意图

5.高臭氧紫外线消毒柜

高臭氧紫外线消毒柜是一种以高臭氧、紫外线为杀菌因子的食具消毒柜。在实验室用载体定量灭活法进行检测,在环境温度 20～25 ℃,相对湿度 50%～70% 的条件下,开机 4 分钟,柜内紫外线辐射强度为 1 400～1 600 μW/cm²,臭氧浓度 40.0 mg/m³,消毒作用 60 分钟加上烘干 45 分钟,对玻片上脊髓灰质炎病毒的平均灭活对数值≥4.0。以臭氧和紫外线为杀菌因子的食具消毒柜,工作时臭氧浓度为 53.6 mg/L,紫外线辐照值为 675～819 μW/cm²,只消毒或只烘干均达不到消毒效果,只有两者协同作用 90 分钟,才可达到杀灭对数值>5.0。

三、影响紫外线消毒效果的因素

与紫外线消毒效果有关的因素很多,概括起来可分为两类:影响紫外线辐射强度、照射剂量的因素和微生物方面的因素。

(一)影响紫外线辐射强度和照射剂量的因素

1.电压

紫外线光源的辐射强度明显受到电压的影响,同一个紫外线光源,当电压不足时,辐射强度明显下降。

2.距离

紫外线灯的辐射强度随灯管距离的增加而降低,辐射强度与距离成反比。

3.温度

消毒环境的温度对紫外线消毒效果的影响是通过影响紫外线光源的辐射强度来实现的。一般,紫外线光源在40 ℃时的辐射强度最强,温度降低时,紫外线的输出减少,温度再高,辐射的紫外线因吸收增多,输出也减少。因此,过高或过低的温度对紫外线的消毒都不利,杀菌试验证明,5~37 ℃范围内,温度对紫外线的杀菌效果影响不大。

4.相对湿度

当进行空气紫外线消毒时,空气的相对湿度对消毒效果有影响,RH过高时,空气中的水分增多,可以阻挡紫外线,因此用紫外线消毒空气时,要求相对湿度最好在60%以下。

5.照射时间

紫外线的消毒效果与照射剂量呈指数关系,照射剂量为照射时间和辐照强度的乘积,所以要杀灭率达到一定程度,必须保证足够的照射剂量,在光源达到要求的情况下,可以通过保证足够的时间来达到要求剂量。

6.有机物的保护

有机物对消毒效果有明显影响,当微生物被有机物保护时,需要加大照射剂量,因为有机物可以影响紫外线对微生物的穿透,并且可以吸收紫外线。

7.悬浮物的类型

紫外线是一种低能量的电磁辐射,其能量仅有6 eV,穿透力很弱,空气尘埃能吸收紫外线而降低杀菌率,当每立方米空气中含有尘粒800~900个,杀菌效能可降低20%~30%。如枯草杆菌芽孢在灰尘中悬浮比在气溶胶中悬浮时,对紫外线照射有更大的抗性。

8.紫外线反射器的使用

为了更有效地对被辐照表面进行消毒,必须使用对波长为253.7 nm的紫外线具有高反射率的反射罩,反射罩的使用,还可以避免操作者受紫外线的直接照射。

(二)微生物方面的因素

1.微生物的类型

紫外线对细菌、病毒、真菌、芽孢、衣原体等均有杀灭作用,不同微生物对紫外线照射的敏感性不同。细菌芽孢对紫外线的抗性比繁殖体细胞大,革兰阴性杆菌最易被紫外线杀死,紧接着依次为葡萄球菌属、链球菌属和细菌芽孢,真菌孢子抗性最强。抗酸杆菌的抗力,较白色葡萄球菌、铜绿假单胞菌、肠炎沙门菌等要强3~4个对数级。即使在抗酸杆菌中,不同种类对紫外线的抗性亦不相同。

根据抗力大致可将微生物分为3类:高抗性的有真菌孢子、枯草杆菌黑色变种芽孢、耐辐射微球菌等;中度抗性的有鼠伤寒沙门菌、酵母菌等;低抗性的有大肠埃希菌、金黄色葡萄球菌、普通变形杆菌等。

2.微生物的数量

微生物的数量越多,需要产生相同致死作用的紫外线照射剂量也就越大,因此,消毒污染严重的物品需要延长照射时间,加大照射剂量。

四、紫外线消毒应用

(一)空气消毒

紫外线的最佳用途是对空气消毒,也是空气消毒的最简便方法。紫外线对空气的消毒方式主要有3种。

1.固定式照射

紫外线灯固定在天花板上的方法有以下几种:①将紫外线灯直接固定在天花板上,离地约2.5 m;②固定吊装在天花板或墙壁上,离地约2.5 m,上有反光罩,往上方向的紫外线也可被反向下来;③安装在墙壁上,使紫外线照射在与水平面呈3°~80°范围内;④将紫外线灯管固定在天花板上,下有反光罩,这样使上部空气受到紫外线的直接照射,而当上下层空气对流交换时,整个空气都会被消毒(图15-5)。

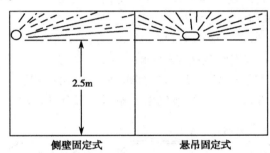

图15-5 固定式紫外线空气消毒

通常灯管距地面1.8~2.2 m的高度比较适宜,这个高度可使人的呼吸带受到最高辐射强度有效照射,使用中的30 W紫外线灯在垂直1 m处辐照强度应高于70 $\mu W/cm^2$(新灯管>90 $\mu W/cm^2$),每立方米分配功率不少于1.5 $\mu W/cm^2$,最常用的直接照射法时间应不少于30分钟。唐贯文等(2004)报道,60 m^3 烧伤病房,住患者2~3人,悬挂3支30 W无臭氧石英紫外线灯,辐照度值>90 $\mu W/cm^2$,直接照射30分钟,可使烧伤病房空气达到Ⅱ类标准(空气细菌总数≤200 CFU/cm^3)的合格率为70%,60分钟合格率达到80%。

2.移动式照射

移动式照射法主要是利用其机动性,即可对某一局部或物体表面进行照射,也可对整个房间的空气进行照射。

3.间接照射

间接照射是指利用紫外线灯制成各种空气消毒器,通过空气的不断循环达到空气消毒的目的。

(二)污染物体表面消毒

1.室内表面的消毒

紫外线用于室内表面的消毒主要是医院的病房、产房、婴儿室、监护病房、换药室等场所,某些食品加工业的操作间也比较常用。一般较难达到卫生学要求,必要时可以在灯管上加反射罩或更换高强度灯管,提高消毒效果。

2.设备表面的消毒

用高强度紫外线消毒器进行近距离照射可以对平坦光滑表面进行消毒。如便携式紫外线消毒器可以在近距离表面 3 cm 以内进行移动式照射,每处停留 5 秒,对表面细菌杀灭率可达 99.99%。

3.特殊器械消毒的应用

针对某些特殊器械专门设计制造的紫外线消毒器,近几年已开发使用。如紫外线口镜消毒器,内装 3 支高强度紫外线灯管,采用高反射镜和载物台,一次可放 30 多支口镜,消毒 30 分钟可灭活 HBsAg。紫外线票据消毒器可用于医院化验单、纸币和其他医疗文件的消毒。

(三)饮用水和污水的消毒

紫外线消毒技术正以迅猛发展的态势出现在各种类型的水消毒领域,许多大型水厂和污水处理厂开始使用紫外线消毒技术和装置。紫外线用于水消毒,具有杀菌力强,不残留对人体有害有毒物质和安装维修便捷等特点。目前,紫外线水消毒技术已在许多国家得到推广和使用。按紫外线灯管与水是否接触,紫外线消毒装置分为灯管内置式和外置式两类。目前正在使用和开发的大多数紫外线消毒技术均为灯管内置式装置。

紫外线用于水的消毒有饮用水的消毒和污水的消毒。饮用水的消毒是将紫外线灯管固定在水面上,水的深度应小于 2 cm,当水流缓慢时,水中的微生物被杀灭。另一种方法是制成套管式的紫外线灯(图 15-6),水从灯管周围流过时,起到杀菌作用。国内现已研制出纯水消毒器,使用特殊的石英套,能确保在正常水温下灯管最优紫外输出。每分钟处理水量 5.7 L,每小时 342 L。

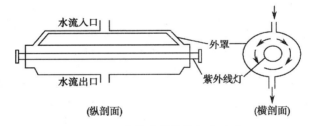

图 15-6 套管式紫外线灯水消毒

(四)食具消毒

餐具保洁柜以臭氧和紫外线为杀菌因子。实验室载体定量杀菌试验,启动保洁柜 60 分钟,对侧立于柜内碗架上左、中、右三点瓷碗内表面玻片上大肠埃希菌的平均杀灭率分别为 99.89%、99.99%、99.98%,对金黄色葡萄球菌的平均杀灭率为 99.87%、99.98%、99.96%,但是启动保洁柜 180 分钟,对平铺于保洁柜底部碗、碟内的玻片 HBsAg 的抗原性不能完全破坏。

五、消毒效果的监测

紫外线灯具随着使用时间的延长,辐射强度不断衰减,杀菌效果亦会受到诸多因素的影响,因此对紫外线灯做经常性监测是确保其有效使用的重要措施,监测分为物理监测、生物监测两种,在《消毒技术规范》里均有较详细说明。

(一)物理监测

物理监测器材是利用紫外线特异敏感元件制成的紫外线辐射照度计,直接测定辐照度值,间接确定紫外线的杀菌能力,国家消毒技术规范将其列入测试仪器系列。

仪器组成:由受光器、信号传输系统、信号放大电路、指示仪(或液晶显示板)等部件组成。测试原理:当光敏元件受到照射时,光信号转变成电信号,通过信号传输放大器由仪表指示出读值或转变成数字信号,在显示窗口显示出来。测试前先开紫外线灯5分钟,打开仪器后稳定5分钟再读数。

(二)生物监测

生物监测是通过测定紫外线对特定表面污染菌的杀灭率来确定紫外线灯的杀菌强度。方法是:先在无菌表面画出染菌面积 5 cm×5 cm,要求对照组回收菌量达到 $5 \times 10^5 \sim 5 \times 10^6$ CFU/cm^2。打开紫外线灯后5分钟,待其辐射稳定后移至待消毒表面垂直上方 1 m 处,消毒至预定时间后采样并做活菌培养计数,计算杀菌率,以评价杀菌效果。

(周洁琴)

第十六节 电离辐射灭菌

20世纪50年代,美国科学家用电子加速器进行实验,证明电子辐射能使外科缝合线灭菌,这种利用γ射线、X射线或离子辐射穿透物品、杀死其中的微生物的低温灭菌方法,统称为电离辐射灭菌。由于电离辐射灭菌是低温灭菌,不发生热的交换,与常用的压力蒸汽灭菌相比,具有穿透力强、灭菌彻底、可对包装后的产品灭菌、不污染环境、在常温常湿下处理等优点,所以尤其适用于怕热怕湿物品的灭菌,而且适合大规模的灭菌。目前,不少国家对大量医疗用品、药品、食品均采用辐射灭菌。对电离辐射中的安全问题,各国都有不同的法律和规章制度来保证。

一、辐射能的种类

电离辐射能可以大致分为两类,即电离辐射(非粒子性的)和粒子辐射(加速电子流)。按其来源分为 X 射线、γ射线。

(一)γ射线

γ射线是光子流,其波长很短,由于它们不带电,所以在磁场中不发生偏转。γ射线通常是在原子核进行衰变或衰变中伴随发射出来的。原子核发生α或β衰变时,所产生的子核常常处于较高的状态——核激发态,而当子核从激发态跃迁到能量较低的激发态或基态时,就会放出γ射线。

(二)X射线

与γ射线的本质是一样的,统属电磁辐射。但它们发起的方式不同,X射线的发射是从原子发生的,当有一个电子从外壳层跃迁到内壳层时将能量以 X 线发射出来,或用人工制造的加速器产生的快中子轰击重金属所产生。

(三)粒子辐射

粒子的辐射有多种,有天然的和人为的,包括α射线、β射线、高能电子、正电子、质子、中子、重于氢的元素离子、各种介子。天然存在的α、β射线穿透力弱,不适用于辐射加工。而人为的正电子、质子、中子、介子和重离子束穿透物质的能力有限,且价格昂贵难于生产,另一方面会导致被照物质呈现明显的放射性。电子加速器将电子加速到非常高的速度时,即获得了能量和穿透力,实际上是将电子获得的能量限制在不超过 10 MeV 的水平上(如果再增加能量将可能使被照物质获得放射性),其在单位密度的物质里的穿透深度是 0.33 cm/MeV,远低于 γ 射线。

二、电离辐射剂量和剂量单位

(一)能量

电子伏特(eV)指单个电子在 1 V 电压作用下移动获得的能量。1 电子伏特(eV)等于 1.602×10^{-19} 焦耳(J),该单位可用于电磁辐射和粒子辐射。$1\ MeV = 10^6\ eV$。

(二)吸收剂量

电离辐射照射物体时,通过上述的种种作用,将全部或部分能量传给受照射物体,或者说,受照射物体吸收电离辐射的全部或部分能量,这个能量通常称为剂量。

(三)照射量

照射量是 X 射线或 γ 射线在每单位质量空气中释放出来的所有电子被空气完全阻止时,在空气中产生的带正电或负电的离子总电荷,照射量的单位是伦琴(R)。

(四)剂量当量

一定的吸收剂量所产生的生物效应,除了与吸收剂量有密切关系外,还与电离辐射的类型、能量及照射条件等因素有关。对吸收剂量采用适当的修正因子后就可以与生物效应有直接的联系。这种经过修正的吸收剂量就称为剂量当量,专用单位是雷姆(rem)。

(五)放射性强度及其单位

放射性强度是用来描写放射性物质衰变强弱的,表示单位时间内发生衰变的原子核数(以每秒若干衰变数表示),放射性强度常用的单位为居里(Ci),其定义为某一放射源每秒能产生 3.7×10^{10} 次原子核衰变,该源的放射性强度即为 1 Ci。

三、电离辐射装置

大规模辐射灭菌通常使用两种类型的辐射源,一种是用放射性核素(如 ^{60} 钴)作辐射源的装置,另一种是将电子加速到高能的电子加速器。

(一)^{60} 钴辐射源装置

^{60} 钴(^{60}Co)是放射性核素,它是在反应堆中用于照射 ^{59}Co 产生的人工放射性核素,其半衰期为 5.3 年,每年放射性强度下降 12.6%,^{60}Co 是一种发电中核产物的副产品,造价相当低廉。常用的源强为 $10^5 \sim 10^6$ Ci,辐射装置必须放在能防辐射的特殊混凝土中,不用时放射源放入深水井中,工作人员可安全进入,需要照射时升到照射位置即可。

(二)^{60} 铯辐射源装置

^{60} 铯也可释放 γ 射线,是一种常用的 γ 射线辐射源。

(三)电子加速器

电子加速器实质上是把带电的粒子,例如电子或质子,或其他的重离子,在强电场力的作用下,经过真空管道,加速到一定能量的设备。辐射灭菌应用的加速器与工业上应用的加速器一样,必须具备以下的一些基本要求:①能连续地可靠工作;②有足够大的输出功率;③性能稳定;④有较高的效率;⑤操作方便,维修简单;⑥屏蔽条件良好,可以保证操作人员安全。加速的电场,可以是静电场,也可以是高频周期电场。一般将加速器分为两种:一种是脉冲流加速器,另一种是直流加速器。电子加速器的发明和完善,逐步替代了放射性核素的地位,与放射性核素相比,具有功率大、可以随时停机、停机后不消耗能量、没有剩余射线、可以直接利用电子进行辐射,射线的利用率高等特点。通常用于辐照灭菌的机器是 5~10 MeV 的电子加速器。

四、影响辐射灭菌效应的因素及剂量选择

(一)影响因素

1.微生物的种类和数量

微生物对辐射固有的耐受性叫抗性,不同类型的微生物对辐射灭菌的效应是不同的,同一菌种其含菌量不同,则辐射敏感性也不同。

电离辐射灭菌剂量的确定与物品的初始污染菌对辐射的敏感性和拟达到的灭菌保证水平等因素有关。在众多因素中,以初始污染菌的数目与灭菌剂量的关系最为密切。初始污染菌量越多,灭菌后留下杀死的菌体多,这些死菌体都将成为致热原,因此必须降低产品的初始污染菌量。初始污染菌量与三大污染要素有关,即原料、环境和人员因素,操作技术因素,产品的存贮条件(时间、温度、湿度)因素等。

初始污染菌数量是决定该产品辐照灭菌剂量的一个重要依据,也关系到其他医疗产品辐射灭菌剂量和临床应用的安全性。

(1)样品细菌回收率计算:平均回收率=(洗脱的平均菌数/洗脱前染菌平均菌数)×100%。

(2)校正因子的计算:校正因子=100/平均回收率。

(3)辐照剂量的确定:根据初始污染菌数,查找 ISO1137 标准附录 B 方法 1 获得最低灭菌剂量。

辐照产品初始污染菌情况是企业生产先进程度评判的重要指标之一,反映了企业生产环境的控制能力。因此,企业应通过改进生产工艺、治理生产环境,以高标准的卫生环境设施,精密的卫生学测试手段和易于清扫、消毒、净化、秩序井然的生产控制水平来降低初始污染菌量,确保产品卫生质量。

2.介质

微生物所依附的介质对辐射效应影响很大。辐射灭菌间接作用是主要的,不同介质辐射后产生不同的自由基,这些不同的自由基和微生物相互作用的效果不同,因此,不同介质对辐射效应的影响是比较明显的。

3.温度

许多生物大分子和生物系统的辐射敏感性随照射时温度降低而降低,这种效应主要原因是温度降低,使早期辐射作用产生的自由基减少或在低温下(冰点以下)限制了水自由基的扩散,从而减少了酶分子和自由基相互作用的机会,所以高温可使酶对辐射敏感增加。

4.氧气

在氧气或空气中照射生物大分子(酶和核酸),其辐射敏感性一般比在真空或在惰性气体中照射高。但这种现象是电离辐照干燥的生物大分子产生的。如在稀水溶液中,氧的增强作用极小或不增强,甚至还出现防护作用。这主要是因为氧气与辐射诱发的自由基具有高度亲和力,在水溶液中氧有清除水产生的自由基的作用。

5.化学药剂

化学药品中的保护剂使微生物不敏感,如含巯基化合物、抗坏血酸盐、乙醇、甘油、硫脲、二甲

亚砜、甲酸钠、蛋白等;而敏化剂使微生物致敏,如氨基苯酚、碘乙酰胺、N-乙基马来酰亚胺、卤化物、硝酸盐、亚硝酸盐、维生素 K 等。

(二)剂量选择

剂量的选择直接关系到辐射灭菌的效果,通常考虑如下。

1.从微生物学角度计算灭菌剂量

一般采用下式计算:$SD = D_{10} \times \log(\frac{N_0}{N})$。

式中 SD:灭菌剂量;D_{10}:杀灭 90% 指示菌所需剂量;N_0:灭菌前污染菌数;N:灭菌后残存菌数。

指示菌一般采用短小芽孢杆菌芽孢;灭菌前的污染菌数 N_0 是影响灭菌剂量的重要因素,不必每次都测,但应定期测定,以观察有关变化及特殊情况;灭菌后的残余细菌数,一般采用 10^{-6},这一数值是以灭菌处理 100 万个试样品,全部作灭菌试验时,试验样品残余细菌发现率在 1 或 1 以下。

2.从被灭菌的材料方面确定灭菌剂量

射线辐照被消毒用品,由于射线与物质发生一系列物理化学变化,将对材料产生影响,因此要综合考虑材料性能和微生物杀灭条件来确定灭菌剂量。

3.2.5 Mrad 剂量的确定

不论灭菌的医疗用品类型如何,在大多数国家,最小或平均的吸收剂量以 2.5 Mrad 被认为是合适的灭菌剂量。

五、辐射灭菌的应用

(一)医疗用品的灭菌

1.使用情况

辐射灭菌应用于医疗用品是从 20 世纪 50 年代逐步发展起来的。1975 年,世界上只有 65 个 γ 射线辐照消毒装置,10 多台加速器用于辐射消毒,其中绝大多数是在 60 年代末到 70 年代初投入运行。目前,辐射灭菌用于医疗用品的灭菌已经非常普遍,我国各大中城市、医学院校几乎都有放射源,并且对外开展辐射灭菌技术服务,灭菌服务的领域已经延伸到敷料、缝合线、注射器和输液器、采血器械、导管和插管、手术衣、精密器械、人工医学制品、各种化验设备、节育器材、一次性使用医疗用品、患者和婴幼儿日常用品等。

2.可用辐射灭菌的医疗用品

有手术缝合线、注射针头、塑料检查手套、气管内插管、产科毛巾、输血工具、牙钻、脱脂棉、卫生纸、塑料皮下注射器、塑料及橡皮塞导管、塑料解剖刀、覆盖纱布、输血器杯、血管内开口术套管、外科刀具、透析带、人造血管、塑料容器、人工瓣膜、采血板、手术敷料、住院服、被褥等。

3.灭菌效果

用酶联免疫吸附法确定电离辐射杀灭乙肝病毒的效果,用物理性能试验,确定其对高分子材料的影响。结果以 ^{60}钴为照射源,当剂量 20 kGy 时灭菌效果可靠,且不改变被消毒物(包括镀铬金属、乳胶、聚丙烯等)材料的理化性质,患者使用电离辐射灭菌后的物品无不良反应,进一步证明了电离辐射灭菌法是一种较为理想的灭菌方法。

(二)药品的辐射灭菌

1.应用情况

因为很多药品对湿、热敏感,特别是中药材、成药由于加工和保管困难,难于达到卫生指标,我国自20世纪70年代以来,已对数百个品种的中成药做了研究,对其质量控制和保存作出了突出贡献。西药方面,药厂对抗生素、激素、甾体化合物、复合维生素制剂等大都采用辐射灭菌。照射后发现,经2 Mrad照射后除了少数例外,一般稳定性可保存四年,没有发现不利的化学反应。污染短小芽孢杆菌的冷冻干燥青霉素,用γ射线照射发现与在水中有同样的D值为200 krad,没有发现有破坏效应,试验中发现大剂量照射对牛痘苗中病毒可能有些破坏,同时发现电离辐射对胰岛素有有害的影响。

2.可用于辐射灭菌的药品

(1)抗生素类:青霉素G钾(钠)、苯基青霉素钠、普鲁卡因青霉素油剂(或水混悬液),氯唑西林、氨苄西林、链霉素、四环素、金霉素、红霉素、万古霉素、硫酸多粘菌素,两性霉素B,利福平,双氢链霉素、土霉素、氯霉素、卡那霉素、硫酸新霉素等。

(2)激素类:丙酸睾酮及其油溶液、已烯雌酚、醋酸孕烯醇酮、可的松、雌二醇、孕甾醇、醋酸可的松、泼尼龙等。

(3)巴比妥类:巴比妥、戊巴比妥、阿普巴比妥钠、苯巴比妥、异戊巴比妥、甲苯比妥等。

(三)食品的辐射灭菌

1.国内外食品辐照灭菌研究概况

我国自1958年开始食品照射研究以来,先后开展了辐射保藏粮食、蔬菜、水果、肉类、蛋类、鱼类和家禽等的研究,获得了较好的杀虫、灭菌和抑制发芽、延长保存期和提高保藏质量的效果。辐射杀菌过程包括以下步骤:①加热到65~75 ℃。②在真空中包装。即在不透湿气、空气、光和微生物的密封容器中包装。③冷却至辐射温度(通常为-30 ℃)。④辐射4~5 Mrad剂量。在辐射工艺方面,辐射源和辐射装置不断增加和扩大,已经实现了食品辐照的商业化。1982年不完全统计,世界上约有300个电子束装置和110个钴源装置用于辐射应用。1980年10月底联合国粮农组织(FAO)、国际原子能机构(IAEA)和世界卫生组织(WHO)三个组织,组成辐照食品安全卫生专家委员会,通过一项重要建议"总体剂量为1×10^6 rad(1 Mrad)照射的任何食品不存在毒理学上的危害,用这样剂量照射的食品不再需要做毒理试验"。这一决定大大有利于减少人们对辐照食品是否安全卫生的疑虑,亦进一步推动食品辐照加工工业的发展。

2.食品辐射灭菌的发展

近年来,世界各国批准的辐射食品品种有了很大发展,1974年只有19种,1976年增加到25种,目前已有超过40个国家的卫生部门对上百种辐射食品商业化进行了暂行批准,这些食品包括谷物、土豆、洋葱、大蒜、蘑菇、可可籽、草莓、肉类半成品、鱼肉、鸡肉、鲜鱼片、虾、患者灭菌食物等,随之而来的是一批商业化的食品加工企业诞生。

(四)蛋白制品辐射灭菌

近年来,γ射线辐照灭活蛋白制品中病毒的研究越来越多,如处理凝血因子、清蛋白、纤维蛋白原、α_1-蛋白酶抑制剂、单克隆抗体、免疫球蛋白等。

1.γ射线处理凝血因子Ⅷ

γ射线辐照处理冻干凝血因子Ⅷ,14 kGy剂量可灭活≥4log的牛腹泻病毒(BVDV),23 kGy剂量可灭活4log的猪细小病毒(PPV),在经28 kGy和42 kGyγ射线辐照后,凝血因子Ⅷ

活性分别可保留65%和50%。

2. γ射线处理单克隆抗体

液态和冻干状态下的单克隆抗体在加和不加保护剂抗坏血酸盐的情况下分别用15 kGy、45 kGy的γ射线辐照,ELISA试验显示:15 kGy辐照下,加保护剂的液态单克隆抗体,其活性及抗体结合力与照射前基本一致,不加保护剂的抗体活性下降了3个数量级。在45 kGy剂量辐照下,加保护剂的抗体结合力依然存在,而不加保护剂的抗体结合力消失。冻干状态下的单克隆抗体经45 kGy辐照后,不加保护剂组仍有抗体结合力,而加保护剂组抗体结合力更强,且前后试验对照发现不加保护剂时经45 kGy,辐照冻干状态产品比液态产品表现出更强的抗体结合力。同样,在不加保护剂的情况下分别用15 kGy、45 kGy的γ射线辐照,SDS-PAGE显示,在重链和轻链的位置上没有可观察到的蛋白条带,相反,加保护剂后有明显的蛋白条带。PCR试验显示,加和不加保护剂的样品在45 kGy γ射线辐照后,PPV的核酸经PCR扩增后无可见产物。研究表明,加保护剂或将样品处理成冻干状态均能降低γ射线辐照对蛋白活性的损伤。

3. γ射线处理蛋白制品

(1) 处理纤维蛋白原:在27 kGy剂量照射下,至少有4log的PPV被灭活,在30 kGy剂量照射下,光密度测量显示,纤维蛋白原的稳定性≥90%。

(2) 处理清蛋白:SDS-PAGE显示,随着照射剂量从18 kGy增加到30 kGy,清蛋白降解和聚集性都有所增加,HPLC试验显示,二聚体或多聚体含量有所增加。

(3) 处理α_1-蛋白酶抑制剂:30 kGy剂量照射下,≥4log的PPV被灭活,当照射剂量率为1 kGy/h时,α_1-蛋白酶在25 kGy剂量照射下活性保留90%以上,在剂量增加到35 kGy时,其活性保留大约80%。

(4) 处理免疫球蛋白(IVIG):50 kGy剂量照射下,SDS-PAGE显示,IVIG基本未产生降解,也没有发生交联,免疫化学染色显示,Fc区的裂解≤3%,免疫学实验表明照射前后IVIG的Fab区介导的抗原抗体结合力和Fc区与Fcγ受体结合力均没有大的改变,定量RT-PCR显示,照射前后IVIG的Fc区介导1L-1βmRNA表达的功能性是一致的。

(5) 处理冻干免疫球蛋白:30 kGy处理冻干IgG制品中德比斯病毒灭活对数值≥5.5 TCID50。IgG制品外观无变化,pH与未处理组相近,运用抗坏血酸、抗坏血酸钠、茶多酚等作为保护剂,效果明显。

一般情况下,20~50 kGy剂量的γ射线辐照几乎能灭活所有的病毒,但灭活病毒的同时,辐照剂量越大,对蛋白制品成分的损伤也越大,如何在灭活病毒的同时又保留蛋白有效成分、不破坏蛋白成分的活性,这将是γ射线辐照应用于蛋白制品病毒灭活的关键。下列条件可减少蛋白成分损伤:①清蛋白含量高;②加入辛酸钠;③低照射剂量率;④缺氧状态。加入抗氧化剂或自由基清除剂,或者利用一种手段使辐照过程中产生最小量的活性氧都可减少射线对蛋白成分的损伤。冻干状态下的蛋白制品由于所含水分少,经电离辐射后所产生自由基少,对蛋白制品的损伤也会减弱。

(6) 消毒冻干血浆:^{60}Coγ射线经30 kGy的辐照剂量能完全灭活冻干血浆中的有包膜病毒和无包膜病毒,照射后的血浆清蛋白等成分含量略有下降,凝血因子活性减少了30%~40%,因此消毒效果可靠但对血浆蛋白活性有一定影响。

(五)辐射灭菌的优缺点

1.优点

(1)消毒均匀彻底：由于射线具有很强的穿透力,在一定剂量条件下能杀死各种微生物(包括病毒),所以它是一种非常有效的消毒方法。

(2)价格便宜、节约能源：在能源消耗方面辐射法也比加热法低几倍。

(3)可在常温下消毒：特别适用于热敏材料,如塑料制品、生物制品等。

(4)不破坏包装：消毒后用品可长期保存,特别适用于战备需要。

(5)速度快、操作简便：可连续作业,辐射灭菌法将参数选好后,只需控制辐射时间,而其他方法须同时控制很多因素。

(6)穿透力强：常规的消毒方法只能消毒到它的外部,无法深入到内部,如中药丸这种直径十几毫米的固态样品,气体蒸熏或紫外线无法深入到它的中心去杀死菌体,从这一角度,辐射灭菌是个理想的方法。

(7)最适于封装消毒：目前世界大量高分子材料应用于注射器、导管、连管、输液袋、输血袋、人工脏器、手套、各式医用瓶、罐和用具。而且很多国家对这些医疗用品采取"一次性使用"的政策。为此出厂前要灭菌好,并要求在包装封装好后再灭菌,以防止再污染,对这种封装消毒的要求,辐射处理是一种好方法。

(8)便于连续操作：因为"一次性使用"的医疗用品用量很大,所以消毒过程要求进行连续的流水作业,以西欧、北美为例,这种用品的消耗量从1970年的10亿打(120亿件)增加到1980年的30亿打(360亿件),澳大利亚每年灭菌一次性使用的注射器8 000万只,此外还有大量的缝合线、针头等。只有采取连续操作流水作业,才能满足需要,一炉一炉、一锅一锅地消毒,远不能满足需要。

2.缺点

(1)一次性投资大。

(2)需要专门的技术人员管理。

六、电离辐射的损伤及防护

使用电离辐射灭菌时,不得不考虑电离辐射的损伤,一是对人的不慎损害;二是对被辐照物品的损害;三是要做好防护。

(一)电离辐射的损害

1.电离辐射对人体的损害

当电离辐射作用于人体组织或器官时,会引起全身性疾病,因接触射线的剂量大小、时间长短、发病缓急也有所不同,多数专家认为,本病的发展是按一定的顺序呈阶梯式发展的,电离辐射是引起放射病的特异因子。

2.对物品的损害

电离辐射对物品的损害主要表现在对稳定性产生的影响,电离辐射对聚合分子可引起交联或降解,并放出 H_2、C_2H_6、CO、CO_2 或 HCl 等气体,高剂量可使其丧失机械强度,如聚烯烃类塑料可变硬、变脆,聚四氟乙烯可破碎成粉末。但常用的塑料在灭菌剂量范围内影响不大,如聚乙烯和酚醛照射 8 Mrad 无明显破坏,甚至照射 100 Mrad 损坏也不大。

(二)电离辐射的防护

电离辐射作用于机体的途径有内照射和外照射,从事开放源作业的危害主要是内照射,从事封闭源接触的主要是外照射。

1.内照射防护

根据开放源的种类和工作场所进行分类和分级,对不同类、不同级的开放型工作单位的卫生防护均应按有关规定严格要求。

2.外照射防护

从事这一行的操作人员须经专门的培训,合格后方可上岗,并且在操作过程中采取以下的防护措施。①时间防护:尽量减少照射时间。②距离防护:尽可能增加作业人员与辐射源的距离。③屏蔽防护:尽量在屏蔽条件下作业。④控制辐射源的强度。

(周洁琴)

第十七节 热力消毒与灭菌

在所有的可利用的消毒和灭菌方法中,热力消毒是一种应用最早、效果最可靠、使用最广泛的方法。热可以杀灭一切微生物,包括细菌繁殖体、真菌、病毒和细菌芽孢。

一、热力消毒与灭菌的方法

热力消毒和灭菌的方法分为两类:干热和湿热消毒灭菌。由于微生物的灭活与其本身的水量和环境水分有关,所以两种灭菌方法所需的温度和时间不同。表 15-3 所提供的数据可作为实际应用时的参考。

表 15-3 不同温度下干、湿热灭菌的时间

灭菌方法	温度(℃)	持续时间(分钟)
干热	160	120
	170	60
	180	30
湿热(饱和蒸汽)	121	20
	126	15
	134	4

(一)干热消毒与灭菌

干热对微生物的作用主要有氧化、蛋白质变性、电解质浓缩引起中毒而致细胞死亡。

1.焚烧

焚烧是一种灭菌效果很好的方法,可直接点燃或在焚烧炉内焚烧,适用于对尸体、生活垃圾、诊疗废弃物、标本等废弃物的处理。

2.烧灼

烧灼是直接用火焰灭菌。适用于微生物实验室的接种针、接种环、涂菌棒等不怕热、损坏小

的金属器材的灭菌,在应急的情况下,对外科手术器械亦可用烧灼灭菌。烧灼灭菌温度很高,效果可靠,但对灭菌器械有一定的损伤性或破坏性。

3.干烤

干烤灭菌是在烤箱内进行的,烤箱又可分为重力对流型烤箱、机械对流型烤箱、金属传导型烤箱、电热真空型烤箱等四类,适用于在高温下不损坏、不变质、不蒸发的物品的灭菌,例如玻璃制品、金属制品、陶瓷制品、油脂、甘油、液状石蜡、各种粉剂等。不适用于对纤维织物、塑料制品、橡胶制品等的灭菌。对导热性差的物品或放置过密时,应适当延长作用时间;金属、陶瓷和玻璃制品可适当提高温度,从而缩短作用时间。但对有机物品,温度不宜过高,因为超过170 ℃时就会炭化。常用温度为160~180 ℃,灭菌时间为30~120分钟。

使用烤箱灭菌时,应注意下列事项:①器械应洗净后再烤干,以防附着在其表面的污物炭化;②玻璃器皿干烤前亦应洗净并完全干燥,灭菌时勿与烤箱的底及壁直接接触,灭菌后应待温度降至40 ℃以下再打开烤箱,以防炸裂;③物品包装不宜过大,放置的物品勿超过烤箱内容积的2/3,物品之间应留有空隙,以利于热空气对流,粉剂和油脂不宜太厚,以利热的穿透;④灭菌过程中不得中途打开烤箱放入新的待灭菌物品;⑤棉织品、合成纤维、塑料制品、橡胶制品、导热性差的物品及其他在高温下易损坏的物品,不可用干烤灭菌;⑥灭菌时间应从烤箱内温度达到要求温度时算起。

4.红外线辐射灭菌

红外线辐射被认为是干热灭菌的一种。红外线是波长 0.77~1 000 μm 的电磁波,有较好的热效应,以 1~10 μm 波长最强。红外线由红外线灯泡产生,不需要经空气传导,加热速度快,但热效应只能在直射到的物体表面产生。因此不能使一个物体的前后左右均匀加热。不同颜色对红外线的吸收不同,颜色越深吸收越多,反之则少。离光源的距离越近受热越多,反之则少。

(二)湿热消毒与灭菌

1.煮沸消毒

煮沸消毒方法简单、方便、经济、实用,且效果比较可靠。在家庭和基层医疗卫生单位,煮沸消毒目前仍然是一种常用的消毒方法。煮沸消毒的杀菌能力比较强,一般水沸腾以后再煮 5~15 分钟即可达到消毒目的。当水温达到 100 ℃时,几乎能立刻杀死细菌繁殖体、真菌、立克次体、螺旋体和病毒。水的沸点受气压的影响,不同高度的地区气压不同,水的沸点亦不同。因此,地势较高的地区,应适当延长煮沸时间。煮沸消毒时,在水中加入增效剂,如 2%碳酸钠,煮沸5 分钟即可达到消毒要求,同时还可以防止器械生锈。对不能耐热 100 ℃的物品,在水中加入 0.2%甲醛,煮 80 ℃维持 60 分钟,也可达到消毒。肥皂(0.5%)、碳酸钠(1%)等亦可作为煮沸消毒的增效剂。但选用增效剂时,应注意其对物品的腐蚀性。

煮沸消毒适用于消毒食具、食物、棉织品、金属及玻璃制品。塑料、毛皮、化学纤维织物等怕热物品则不能用煮沸法消毒。煮沸消毒可用煮锅,亦可用煮沸消毒器。国产煮沸消毒器有两类:电热煮沸器和酒精灯加热煮沸器。

煮沸消毒时应注意:消毒时间应从水煮沸后算起,煮沸过程中不要加入新的消毒物品,被消毒物品应全部浸入水中,消毒物品应保持清洁,消毒前可作冲洗。消毒注射器时,针筒、针心、针头都应拆开分放,碗、盘等不透水物品应垂直放置,以利水的对流。一次消毒物品不宜过多,一般应少于消毒器容量的 3/4。煮沸消毒棉织品时,应适当搅拌。

2.流通蒸汽消毒法

流通蒸汽消毒法又称为常压蒸汽消毒,是在1个大气压下,用100 ℃左右的水蒸气进行消毒。其热力穿透主要依靠两个因素:①水蒸气凝聚时释放的潜伏热(2 259.4 J/g);②水蒸气凝聚收缩后产生的负压(体积缩小99.94%)。蒸汽一方面放出潜伏热,一方面由于产生的负压,使外层的水蒸气又补充进来。因此热力不断穿透到深处。

流通蒸汽消毒设备很多,最简单的工具是蒸笼。其基本结构包括蒸汽发生器、蒸汽回流罩、消毒室与支架(图15-7),所需时间同煮沸法。

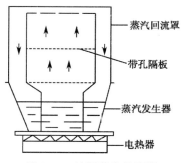

图15-7　流通蒸汽消毒器

流通蒸汽有较强的杀菌作用,它可以使菌体蛋白含水量增加,使其易被热力所凝固,加速微生物的灭活。这种消毒方法常用于食品、餐具消毒和其他一些不耐高热物品的消毒。流通蒸汽消毒的作用时间应从水沸腾后有蒸汽冒出时算起。

流通蒸汽也可采用间歇灭菌,尤其是对细菌芽孢污染的物品,即第1天、第2天、第3天各消毒30分钟,间隔期间存放在室温中。对不具备芽孢发芽条件的物品,则不能用此法灭菌。

3.巴斯德消毒法

巴斯德消毒法起源于对酒加热50~60 ℃以防止其腐败的观察,至今国内外仍广泛应用于对牛奶的消毒,可以杀灭牛奶中的布鲁司菌、沙门菌、牛结核杆菌和溶血性链球菌,但不能杀灭细菌芽孢和嗜热性细菌。牛奶的巴氏消毒有两种方法:一是加热至62.8~65.6 ℃,至少保持30分钟,然后冷却至10 ℃以下;二是加热至71.7 ℃,保持至少15分钟,然后冷却至10 ℃以下。巴氏消毒法可用于血清的消毒和疫苗的制备。对血清一般加热至56 ℃,作用1小时,每天1次,连续3天,可使血清不变质。制备疫苗时一般加热至60 ℃,作用1小时。

4.低温蒸汽消毒

低温蒸汽消毒最初用于消毒羊毛毡,它的原理是:将蒸汽输入预先抽真空的压力锅内后,其温度的高低取决于蒸汽压的大小,因此,可以通过控制压力锅的压力来精确地控制压力锅内蒸汽的温度,消毒时多采用60~80 ℃。

5.热浴灭菌

将物品放于加热的介质中,例如油类、甘油、液状石蜡或各种饱和盐类溶液,将温度维持在一定的高度上进行灭菌,称为热浴灭菌法。热浴灭菌是在不具备专门的压力蒸汽灭菌设备或其他特殊情况下使用的一种简易方法。由于它不能处理大型物品,并需专人守候调节控制温度,使用受到限制。可用于小量药品的灭菌,热浴可在一般煮锅中进行,必须有一温度计用以测定介质的温度。

6.压力蒸汽灭菌

压力蒸汽灭菌除具有蒸汽和高压的特点外,因处于较高的压力下,穿透力比流通蒸汽要强,温度要高得多。

(1)常用压力蒸汽灭菌器及其使用方法:常用的压力蒸汽灭菌器有下排气式压力蒸汽灭菌器、预真空压力蒸汽灭菌器和脉动真空压力蒸汽灭菌器。前者下部设有排气孔,用以排出内部的冷空气,后两者连有抽气机,通入蒸汽前先抽真空,以利于蒸汽的穿透。

手提式压力蒸汽灭菌器:是实验室、基层医疗、卫生、防疫单位等常用的小型压力蒸汽灭菌器。由铝合金材料制造,为单层圆筒,内有1个铝质的盛物桶,直径28 cm,深28 cm,容积约为18 L。灭菌器12 kg左右,使用压力<1.4 kg/cm^2。①主要部件:压力表1个,用以指示锅内的压力;排气阀1个,下接排气软管,伸至盛物桶的下部,用以排除冷空气;安全阀1个,当压力锅内的压力超过1.4 kg/cm^{2}时,可自动开启排气。②使用方法:在压力锅内放入约4 cm深的清水;将待消毒物品放入盛物桶内,注意放入物品不宜太多,被消毒物品间留有间隙,盖上锅盖,将排气软管插入盛物桶壁上的方管内,拧紧螺丝将压力锅放火源上加热,至水沸腾10~15分钟后,打开排气阀,放出冷空气,至有蒸汽排出时,关闭排气阀,使锅内压力逐渐上升;至所需压力时,调节火源,维持到预定时间,对需要干燥的固体物品灭菌时,可打开放气阀,排出蒸汽,待压力恢复到"0"位时,打开盖子,取出消毒物品;若消毒液体,则应去掉火源,慢慢冷却,以防止因减压过快造成猛烈沸腾而使液体外溢和瓶子破裂。

立式压力蒸汽灭菌器:是一种老式压力锅,亦是下排气式。由双层钢板圆筒制成,两层之间可以盛水,盖上有安全阀和压力表,内有消毒桶,桶下部有排气阀,消毒桶容积为48 L。压力锅一侧装有加水管道和放水龙头。灭菌器全重60 kg左右,可用于实验室、医院及卫生防疫机构的消毒和灭菌。使用时需加水16 L左右。使用方法同手提式压力蒸汽灭菌器。一般物品灭菌常用1.05 kg/cm^{2}压力,在此压力下温度为121 ℃,维持15分钟。

卧式压力蒸汽灭菌器:这种灭菌器的优点是,消毒物品的放入和取出比较方便。消毒物品不至于因堆放过高影响蒸汽流通,多使用外源蒸汽,不会发生因加水过多而浸湿消毒物品。卧式压力蒸汽灭菌器常用于医院和消毒站,适用于处理大批量消毒物品。

卧式压力蒸汽灭菌器有单扉式和双扉式两种。前者只有一个门,供放入污染物品和取出消毒物品,后者有前后两个门,分别用于取出消毒物品和放入污染物品。主要部件有:消毒柜室和柜室压力表,夹层外套和外套夹层压力表,蒸汽进入管道和蒸汽控制阀,压力调节阀,柜室压力真空表,空气滤器等。柜室内有蒸汽分流挡板和放消毒物品的托盘,门上有螺旋插销门闩,使用压力为2.8~5.6 kg/cm^2。

预真空压力蒸汽灭菌器:是新型的压力蒸汽灭菌器,这种灭菌器的优点是灭菌前先抽真空,灭菌时间短,对消毒物品损害轻微,在消毒物品放置拥挤重叠情况下亦能达到灭菌,甚至有盖容器内的物品亦可灭菌,而且工作环境温度不高,消毒后的物品易干燥等。整个灭菌过程采用程序控制,既节省人力又稳定可靠。缺点是价格较贵,发生故障时修理较困难。

脉动真空压力蒸汽灭菌器:依据真空泵的不同可分为水循环式和低压蒸汽喷射式真空泵两种。脉动真空压力蒸汽灭菌器是目前医学领域使用最广泛、最安全有效的医疗器械灭菌方法。对脉动真空压力蒸汽灭菌监测6 480锅次,包内化学指示卡监测合格率99.9%,温度监测合格率99.8%,生物指示剂监测合格率100%,因此,运行良好的脉动真空压力蒸汽灭菌器灭菌效果可靠。

快速压力蒸汽灭菌器:随着医疗技术的快速发展,医院手术及口腔、内镜诊疗患者的增多,医疗器械库存不足的问题日益突出,传统的消毒灭菌方法渐渐不能满足临床的需要,一系列快速灭菌方法便应运而生,快速压力灭菌技术就是其中之一。新的快速压力蒸汽灭菌器体积小,智能化程度高,基本能满足临床的需要。但是也暴露了不少问题,一是缺乏过程监控和结果的监测记录;二是存在二次污染的问题;三是器械灭菌前很多清洗不彻底,因此要加强培训和管理。

(2)压力蒸汽灭菌的合理应用:压力蒸汽灭菌虽然具有灭菌速度快、温度高、穿透力强、效果可靠等优点,但如果使用不得当,亦会导致灭菌的失败。

压力蒸汽灭菌器内空气的排除:压力蒸汽灭菌器内蒸汽的温度不仅和压力有关,而且和蒸汽的饱和度有关。如果灭菌器内的空气未排除或未完全排除,则蒸汽不能达到饱和,虽然压力表达到了预定的压力,但蒸汽的温度却未达到要求的高度,结果将导致灭菌失败。在排除不同程度的冷空气时。检查灭菌器内冷空气是否排净的方法是:在排气管的出口处接一皮管,将另一端插入冷水盆中,若管内排出的气体在冷水中产生气泡,则表示尚未排净,仍需继续排气;若不产生气泡,则表示锅内的冷空气已基本排净。如果待灭菌器内有一定量的蒸汽之后再排气,则有利于空气的排净。

灭菌的时间计算:应从灭菌器腔内达到要求温度时算起,至灭菌完成为止。灭菌时间的长短取决于消毒物品的性质、包装的大小、放置位置、灭菌器内空气排空程度和灭菌器的种类。灭菌时间由穿透时间、杀灭时间和安全时间三部分组成。穿透时间随不同包装、不同灭菌物品而不同。杀灭微生物所需时间,一般用杀灭脂肪嗜热杆菌芽孢所需时间来表示。在121 ℃时需12分钟,132 ℃时需2分钟,115 ℃时需30分钟。安全时间,一般为维持时间的一半。

消毒物品的包装和容器要合适:消毒物品的包装不宜过大、过紧,否则不利蒸汽的穿透。下排气式的敷料包一般不应大于30 cm×30 cm×25 cm,预真空和脉动真空的敷料包不应大于30 cm×30 cm×50 cm。盛装消毒物品的盛器应有孔,最好用铁丝框。过去常将消毒物品,尤其是注射器,放入铝饭盒内,但饭盒加盖后蒸汽难以进入,内部的空气亦不易排出,按规定时间灭菌常不能达到预期效果。顾德鸿(1984)研制的注射器灭菌盒,解决了这一问题。该盒的盖和底上有许多小孔,内面各固定一张耐高压滤纸,蒸汽可以自由通过而尘埃和细菌则不能进入。

消毒物品的合理放置:消毒物品过多或放置不当均可影响灭菌效果。一般来说,消毒物品的体积不应超过灭菌室容积的85%,也不能少于15%,防止小装量效应;放置消毒物品时应注意物品之间留有一定空隙,以利于蒸汽的流通;大敷料包应放在上层,以利于内部空气的排出和热蒸汽的穿透,空容器灭菌时应倒放,以利于冷空气的排出,垂直放置消毒物品可取得更佳的灭菌效果。

控制加热速度:使用压力蒸汽灭菌时,灭菌时间是从柜室内温度达到要求温度时开始计算的。升温过快,柜室温度很快达到了要求温度,而消毒物品内部达到要求温度则还需较长时间,因此,在规定的时间内往往达不到灭菌要求,所以必须控制加热速度,使柜室温度逐渐上升。

消毒物品的预处理:带有大量有机物的物品,应先进行洗涤,然后再高压灭菌;橡皮管灭菌前应先浸泡于0.5%氢氧化钠或碱性洗涤剂磷酸三钠溶液中,使溶液流入管内,并应注意防止发生气泡,然后煮沸15~20分钟,以除去管内遗留的有机物。煮沸后用自来水冲洗干净管内外遗留的碱性洗涤液,再用蒸馏水冲洗,并随即进行压力灭菌。由于管内有水分,温度升高快,易达到灭菌效果。

防止蒸汽超热:在一定的压力下,若蒸汽的温度超过饱和状态下应达到的温度2 ℃以上,即成为超热蒸汽。超热蒸汽温度虽高，但像热空气一样，遇到消毒物品时不能凝结成水，不能释放潜热，所以对灭菌不利。防止超热现象的办法是：勿使压力过高的蒸汽进入柜室内，吸水物品灭菌前不应过分干燥，灭菌时含水量不应低于5%；使用外源蒸汽灭菌器时，不要使夹套的温度高于柜室的温度，两者应相接近，控制蒸汽输送管道的压力，勿使蒸汽进入柜室时减压过多，放出大量的潜热，灭菌时不要先用压力高的蒸汽加热到要求温度，然后再降低压力，蒸汽发生器内加水量应多于产生蒸汽所需水量。

注意安全操作：每次灭菌前应检查灭菌器是否处于良好的工作状态，尤其是安全阀是否良好；加热和送气前检查门或盖是否关紧，螺丝是否拧牢，加热应均匀，开、关送气阀时动作应轻缓；灭菌完毕后减压不可过猛，压力表回归"0"位时才可打开盖或门；对烈性污染物灭菌时，应在排气孔末端接一细菌滤器，防止微生物随冷空气冲出形成感染性气溶胶。

除各种专用的高压灭菌器之外，炊事压力锅亦可用于消毒灭菌，适用于家庭、没有压力灭菌器的基层医疗卫生单位和私人诊所的消毒灭菌。在野战和反生物战条件下，家用压力锅亦是简单、方便、效果可靠的消毒灭菌器材。

家用压力锅使用方法：首先根据压力锅的大小加入适量的水；将消毒物品放在锅内的支架上，勿使物品靠得太紧，密封盖口，放热源上加热，待有少量蒸汽从排气孔排出时，将限压阀扣在排气孔的阀座上，当限压阀被排出的蒸汽抬起时减少加热，维持压力15~20分钟，然后退火，冷却，取下限压阀，使蒸汽排出，待蒸汽排尽后，打开压力锅，取出消毒物品。有报道以脂肪嗜热杆菌芽孢为指示菌，检查了家用压力锅对牙科器材的灭菌效果，结果试验组芽孢条全部被灭菌，而对照组均有菌生长，认为家用压力锅是一种快速、有效、廉价的灭菌方法，可用于少量器械的灭菌。

二、热对微生物的杀灭作用和影响因素

（一）热对微生物的杀灭作用

热可以杀灭各种微生物，但不同种类的微生物对热的耐受力不同。细菌繁殖体、真菌和病毒容易杀灭。细菌芽孢的抵抗力比其繁殖体抗热力强得多，炭疽杆菌的繁殖体在80℃只能存活2~3分钟，而其芽孢在湿热120℃，10分钟才能杀灭，肉毒杆菌芽孢对湿热亦有较强的抵抗力，在120℃可存活4分钟，而在100℃需作用330分钟才能杀死。立克次体对热的抵抗力较弱，一般能杀灭细菌繁殖体的温度亦可杀灭立克次体。大多数病毒对热的抵抗力与细菌繁殖体相似。抵抗力较强的病毒例如脊髓灰质炎病毒，在湿热75℃，作用30分钟才能杀死。而婴儿腹泻病毒对湿热70℃可耐受1小时以上，在100℃时5分钟才能灭活。肝炎病毒亦是抗热力较强的病毒，甲型肝炎病毒在56℃湿热30分钟仍能存活，煮沸1分钟可破坏其传染性，压力蒸汽121℃能迅速致其死亡。乙型肝炎病毒在60℃能存活4小时以上，85℃作用60分钟才能杀死，压力蒸汽121℃作用1分钟才能将其抗原性破坏，它对干热160℃能耐受4分钟，180℃作用1分钟可以灭活。因为病毒抗原的破坏晚于病毒的杀灭，所以用乙型肝炎表面抗原作为乙型肝炎病毒灭活指标的方法有待商榷。

在不同温度下培养的微生物对热的抵抗力也不一样。一般来说，在最适宜温度下培养的微生物和生长成熟的微生物抵抗力强，不易杀灭（表15-4）。

表 15-4 热对各种微生物的致死时间

抵抗力	微生物	煮沸 100 ℃	压力蒸汽 121 ℃	压力蒸汽 130 ℃	干热 160 ℃	干热 180 ℃
弱	非芽孢菌、病毒、真菌和酵母菌	2	1	<1	3	<1
较弱	黄丝衣菌素、肝炎病毒、产气荚膜杆菌	5	2	<1	4	
中等	腐败梭状杆菌(芽孢)、炭疽杆菌芽孢	10	3	<1	6	<1
高等	破伤风杆菌(芽孢)	60	5	1	12	2
特等	类脂嗜热杆菌芽孢、肉毒杆菌芽孢	500	12	2	30	5
	泥土嗜热杆菌芽孢	>500	25	4	60	10

从表 15-4 可以看出,无论是干热还是湿热,对繁殖体微生物的杀灭作用都比对芽孢的杀灭作用大得多。热对不同芽孢的灭活能力不同。用饱和蒸汽 121 ℃灭活 10^6 个枯草杆菌黑色变种芽孢,所需时间<1 分钟,而在同样暴露的情况下,杀灭嗜热脂肪杆菌芽孢 10^5 个,则需要 12 分钟。但在干热灭菌时,枯草杆菌黑色变种芽孢的抵抗力则比嗜热脂肪杆菌芽孢更强。

(二)微生物热灭活的影响因素

一般认为,影响微生物热死亡的因素可以概括为 3 类:①由遗传学决定的微生物先天的固有抗热性;②在细菌生长或芽孢形成的过程中,环境因素对其抗热力的影响;③在对细菌或芽孢加热时,有关环境因素的影响。

1.影响微生物对热抵抗力的因素

(1)微生物的种类:不同种类的微生物或同种微生物的不同株,对热的抵抗力有很大的差别。由强到弱依次为朊病毒>肉毒杆菌芽孢>嗜热脂肪杆菌芽孢、破伤风杆菌芽孢>炭疽杆菌、产气荚膜杆菌>乙型肝炎病毒、结核杆菌、真菌>非芽孢菌和普通病毒。

(2)微生物的营养条件:研究证明,不同营养条件下生长的微生物的抗热力不同。不同培养基上生长的微生物 D_{100} 值变化范围相差 10 倍。不同的培养基成分,如糖、氨基酸、脂肪酸、阳离子、磷酸盐等,均可影响微生物生长的数量,亦可影响微生物的抵抗热的能力。干酪素消化培养基、各种植物抽提物培养基均能形成抵抗力强的芽孢。在培养基内加入磷或镁,甚至加入可利用的碳水化合物、有机酸或氨基酸时,微生物的抗热性也增高,表 15-5 列出了不同蛋白质含水量与凝固温度的关系。

表 15-5 蛋白质含水量与凝固温度的关系

卵清蛋白含水量(%)	凝固温度(℃)
50	56
25	74~80
18	80~90
6	145
0	160~170

(3)生长温度的影响:微生物生长环境的温度对其抗热力有明显的影响。有报道,炭疽杆菌芽孢的抵抗力随培养温度的升高而增强;一些嗜热杆菌芽孢在较高温度下生长,抗热力更强。生

长在30 ℃、45 ℃、52 ℃的凝结杆菌芽孢,随温度升高,抵抗力增强。

(4)菌龄和生长阶段:一般认为,成熟的微生物比未成熟的微生物抵抗力强。繁殖体型微生物在不同生长阶段对热的抵抗力亦不相同。耐热链球菌在生长对数期的早期,对热的抵抗力强;大肠埃希菌试验证明,在静止期对热的抵抗力较强,增长最快时抗力最强。

(5)化学物质:化学处理可以改变芽孢的抗热能力。钙离子可使芽孢的抗热力增强,而水合氢离子可使芽孢的抵抗力降低。两种状态的芽孢之间对湿热的D值相差大于10倍。

2.微生物所处的环境

(1)有机物的影响:当微生物受到有机物保护时,需要提高温度或延长加热时间,才能取得可靠的消毒效果。用热杀灭在脂肪内的芽孢比杀灭在磷酸盐缓冲液中的芽孢困难得多。不同类型的脂肪提高芽孢抗热力的作用大小不同,依次为橄榄油＜油酸甘油酯＜豆油＜葵酸甘油酯＜月桂酸甘油酯。

(2)物体的表面性质:污染在不同物体表面的微生物对热的抵抗力不同。污染在3种不同载体上的微生物,加热时其D值依次为沙＞玻璃＞纸。

3.加热环境的影响

(1)pH和离子环境:培养液的pH、缓冲成分、氯化钠、阳离子、溶液的类型等,对热力消毒均有一定的影响。

(2)相对湿度:相对湿度是(relative humidity,RH)指实际水蒸气的压力与在同等条件下饱和水蒸气压力之比,是微生物周围大气中水分的状况。湿热灭菌时RH=100%,干热灭菌时RH<100%,可以是0～100%的任何数值。干热灭菌时,微生物的灭活率是其水含量的函数,而微生物的含水量是由其所处的环境RH决定的,所以灭活率随灭菌环境的RH变化,RH越高,灭菌效果越好。

(3)温度:温度表示热能的水平,是热力消毒和灭菌的主要因素。无论是干热还是湿热,均是随温度的升高,微生物灭活的速度加快。在干热灭菌时,细菌芽孢热灭活的Z值变化范围是15～30 ℃;在湿热灭菌中,Z值的范围是5～12 ℃。干热和湿热灭菌Z值的差别,可能是由于它们的作用机制不同造成的。

(4)大气压:气压直接影响水及蒸汽的温度,气压越高,水的沸点越高。不同海拔高度的大气压不同,水的沸点也不同,故在高原上煮沸消毒时应适当延长消毒时间。

(5)被消毒物品的种类及大小:物品的传热能力可影响消毒效果。例如,煮沸消毒金属制品,一般15分钟即可,而消毒衣服则需30分钟。密封瓶子中的油比水更难消毒,因为油不产生蒸汽,与干热相似。被消毒物品的大小,对热力消毒也有影响,过大的物品其内部不易达到消毒效果,故需要根据物品的种类和大小确定消毒的时间。

三、热力灭菌效果的检测

(一)压力蒸汽灭菌器灭菌效果的监测

1.工艺监测

压力蒸汽灭菌工艺监测包括灭菌设备故障检查,确保灭菌温度、时间、蒸汽质量不出问题,及灭菌物品包装材料、大小、摆放等。

2.留点温度计测试法

留点温度计的构造和体温表相同,其最高指示温度为160 ℃。使用时先将温度计内的水银柱甩到50℃以下,然后放入消毒物品内的最难消毒处,灭菌完毕后取出观察温度示数。留点温度计指示的温度即灭菌过程中达到的最高温度。缺点是不能指示达到所指示温度的持续时间,仅可根据所达到的温度分析消毒效果。

3.化学指示剂测试法

化学指示器材是检测压力蒸汽灭菌的最常用器材,主要有:①指示胶带和标签:这类器材使用时贴于待灭菌包外,灭菌处理后色带颜色由淡黄色变为黑色,用以指示已经灭菌处理,但不能指示灭菌效果;②化学指示卡:分121℃和132℃指示卡两种,既可指示灭菌时的温度,又可以指示达到灭菌温度的持续时间,用于间接指示压力蒸汽灭菌效果,使用时放于待灭菌包内,灭菌后取出观察指示色块是否达到标准颜色,以判断是否达到灭菌要求,使用很方便;③指示管:化学物质都有一定的熔点,只有当温度达到其熔点时才会熔化。熔化了的物质冷却后仍再凝固,但其形态可与未熔化时的晶体或粉末相区别。据此原理,可以把一些熔点接近于压力蒸汽灭菌要求温度的化学物质的晶体粉末装入小玻璃管内(一般长2 cm,内径0.2 mm)。高压灭菌时将指示管放入消毒物品内,灭菌完毕后取出观察指示管内的化学物质是否已熔化。但是无论加或不加染料的化学指示管,都只能指示灭菌过程是否达到了预定温度,而不能指示这一温度的持续时间,现在较少使用。

Brewer等为了使指示管既能指示温度,又能指示温度持续的时间,精心设计了一种温度和时间控制管。Diack指示管是国外专用于测试压力蒸汽灭菌效果的商品指示管之一。管内有1片Diack片,淡棕色,在温度为120～122.2℃时,经5～8分钟全部熔化,当温度为118.3℃时需20～30分钟才能熔化,使用时将其放在消毒物品内,消毒后可根据其是否熔化来分析灭菌效果。Brown小管是装有红色液体的小玻璃管,国外市售品,当温度为120℃时经16分钟,或130℃时经6.5分钟,小管内的红色液体变为绿色。

近几年来,国外市场上一种新的检测管被引用在消毒灭菌效果的监测上,这种管用来模拟各种有腔导管的灭菌,效果比较可靠。

4.生物监测法

微生物学测试法是最可靠的检查方法,可直接取得灭菌效果资料。

(1)指示菌株:国际通用的热力灭菌试验代表菌株为嗜热脂肪杆菌芽孢(ATCC7953),它的抗湿热能力是所有微生物(包括芽孢)中最强的。煮沸100℃死亡时间是300分钟;压力蒸汽121℃时死亡时间是12分钟,132℃时死亡时间是2分钟;干热160℃时死亡时间为30分钟,180℃时死亡时间为5分钟。这种芽孢对人不致病,在56℃下生长良好,可以在溴甲酚紫葡萄糖培养基上生长,可使葡萄糖分解、产酸,使培养基由紫色变成黄色,用该菌制备生物指示剂要求每片含菌量在5.0×10^5～5.0×10^6 CFU。

(2)菌片制备和测试方法:嗜热脂肪杆菌芽孢菌液的制备,载体(布片或滤纸片)的制作和染菌方法等。

测试时将菌片装入灭菌小布袋内(每袋1片),以防止菌片被污染。然后将装有菌片的布袋放入消毒物品内部。灭菌后取出菌片,接种于溴甲酚紫蛋白胨液体培养管内,56℃下培养48小时观察初步结果,7天后观察最后结果。溴甲酚紫蛋白胨液体培养原为淡紫色,若培养后颜色未变,液体不发生浑浊,则说明芽孢已被杀灭,达到了灭菌效果;若变成了黄色,液体浑浊,则说明芽孢未被杀灭,灭菌失败。

常见的还有自含式生物指示剂,其将指示菌和培养液混为一体,不需要自己准备培养液,使用方法同菌片法,但培养时间由 7 天缩短为 48 小时,使用很方便,是目前医院中最为常用的生物指示剂。

5.温度×时间自动记录仪

温度×时间自动记录仪是一种较先进的压力、温度和时间测定仪,以电子形式记录,人机界面,具有较高的精度,灭菌过程完毕后,可以用智能信号转换器将整个灭菌过程的状态在电脑上重现。

(二)干热灭菌器灭菌效果的检查

1.热电偶和留点温度计测试法

使用方法同压力蒸汽灭菌。此法可指示灭菌物品包内部的温度。但由于一般烤箱都设有温度计,可以从外部直接观察烤箱内部的温度,所以这两种测试法并不太常用。

2.化学指示管

在压力蒸汽灭菌效果检查中应用仅能指示达到的温度而不能指示达到温度所需时间的化学指示管,在干热灭菌中一般是不用的。国外有专用于测定干热灭菌效果的指示管出售。BrowneⅢ号管在 160 ℃、60 分钟,可由红色变为绿色;BrowneⅣ号管在 170 ℃、30 分钟,可由红色变为蓝色。

3.生物监测法

使用菌株为枯草杆菌黑色变种芽孢(ATCC 9372),含菌量在 $5.0\times10^5 \sim 5.0\times10^6$ CFU/mL。现在已经有商品化的生物监测管。

测试时将菌片装入灭菌试管内(每袋 1 片),灭菌器与每层门把手对角线内、外角处放置 2 个含菌片的试管,试管帽置于试管旁,关好柜门,经一个灭菌周期后,待温度降至 80 ℃,加盖试管帽后取出试管。在无菌条件下,加入普通营养肉汤培养基(每管 5 mL),于 37 ℃培养 48 小时,初步观察结果,无菌生长管继续培养 7 天。若每个指示菌片接种的肉汤管均澄清,判为灭菌合格,若指示菌片之一接种的肉汤管浑浊,判为不合格,对难以判定的肉汤管,0.1 mL 接种于营养琼脂平板,37 ℃培养 48 小时,观察菌落形态并作涂片镜检,判断是否有菌生长,若有菌生长为不合格,若无菌生长判为合格。生物监测管的使用同上,无须接种,取出直接培养即可。

四、过滤除菌

用物理阻留方法去除介质中的微生物,称为过滤除菌。大多数情况下,过滤只能除去微生物而不能将之杀死。处理时,必须使被消毒的物质通过致密的滤材从而将其中的微生物滤除,因此只适用于液体、气体等流体物质的处理。乳剂、水悬剂过滤后,剂型即被破坏,故不宜使用此法。过滤除菌的效率主要随滤材性能而异,微生物能否被滤除,则取决于它本身的大小。

近几年发展较快的是过滤除菌净化材料,特别是有机高聚物制备膜过滤材料,被认为是 21 世纪最有发展前途的高科技产品之一。常用的高分子膜材料有纤维素类、聚砜类、聚丙烯腈(PAN)、聚偏氟乙烯(PVDF)、聚醚酮(PEK)、聚酰亚胺(PI)等工程高分子材料。高分子纳米滤膜是近年国际上发展较快的膜品种之一,该类膜对相对分子质量在 300 以上的有机物的截留率较高,对细菌、病毒的过滤效果较好。

(周洁琴)

第十八节 其他的物理消毒法

一、高压电场消毒

高压电场空气消毒机的关键技术是一体化多级离子电场(图 15-8),流经该消毒机的空气在高电压下被电离击穿,形成电流,整个电离空间全部导电。由于细菌、病毒等微生物体积小,且为有机体,其电阻远比空气要小,可受到电击而被杀灭。如果电压足够高,电流足够大,微生物体均可被瞬时电击炭化,有的机械采用三级离子电场,进一步提高了可靠性,保证了杀菌效果。

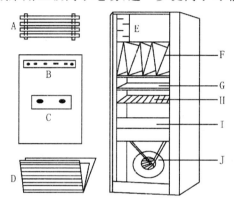

A.送风窗;B.操作器;C.高电压发生器;D.进风窗;E.负离子发生器;
F.活性炭滤网;G.静电网;H.蜂窝状高压电场;I.出风口;J.风机

图 15-8 高电压空气消毒机

某品牌高电压空气消毒机对室内空气除尘、除菌,开机 74 分钟后,实验室总除尘率为 57.96%,比对照室高 36.08%;开机 60 分钟,对金黄色葡萄球菌的消除率为 99.98%,开机 90 分钟,对枯草杆菌黑色变种芽孢的消除率为 99.82%;与臭氧消毒器比较,效果比臭氧消毒器好(表 15-6)。某品牌静电空气净化消毒器,开机 30 分钟可使自然菌下降 88.83%,室内有人工作情况下,该机持续运行可使细菌总数保持在 200 CFU/m^3 以下,符合医院Ⅱ类环境标准,而用 30 W 紫外线灯照射 60 分钟达不到相应的效果。

表 15-6 空气消毒机与臭氧消毒器空气除菌效果比较

试验菌株	消毒装置	作用时间(分钟)	消毒前菌数(CFU/m^3)	消毒后菌数(CFU/m^3)	消除率(%)
金黄色葡萄球菌	空气消毒器	30	76820	21	99.97
	臭氧消毒器	30	50893	22	99.96
枯草杆菌黑色变种芽孢	空气消毒器	60	14043	108	99.23
	臭氧消毒器	60	29675	3727	87.44

对循环风紫外线空气消毒器和静电场空气消毒器两种不同原理的空气消毒器除菌效果进行

比较,作用 90 分钟对空气中白色葡萄球菌的除菌率达到了 100%,在 53 m^3 房间现场消毒中,作用 90 分钟对空气中自然菌的消除率分别为 93.37% 和 94.65%。

某空气消毒净化机除菌因子包括过滤器(预过滤器、复合过滤器、活性炭膜)、负离子发生器、静电场、紫外线和纳米光触媒。净化机内静电场采用双重变异 15 000 V 高压静电蜂窝网,自主调控日式变频振荡释放强力活性氧,装有 20 W 紫外线灯 2 支,其辐射强度均为 90 $\mu W/cm^2$。在常温常湿条件下,启动空气消毒净化机消毒作用 90 分钟,对 20 m^3 密闭气雾室内白色葡萄球菌的杀灭率为 99.95%。在低于常温(10～14 ℃)常湿(45～55%)条件下,启动该消毒净化机消毒作用 1.5～3.5 小时,对 60 m^3 密闭房间空气中自然菌的消亡率为 99.12%。该净化机内装 20 W 紫外线灯,无机外辐射现象。

二、磁场消毒

近年来,国外报道了用磁场消毒饮用水的研究结果,使被消毒饮用水以 1 m/s 的速度通过具有 2 000～3 000 GS 密度的磁场,就可以达到消毒的目的。该方法可以考虑与其他方法并用,以减少消毒剂的用量。

利用高梯度磁滤法可以达到除菌的目的,即在传统净水工艺中免去了消毒工序,处理后不消毒就可以达到国家饮用水水质。磁化法杀菌的机制是磁产生的感应电流如果达到一定的阈值,会使细菌细胞破坏,或改变离子通过细胞膜的途径,使蛋白质变性或破坏核酸的活性。与传统净水工艺相比,前者是在投入混凝剂前加入 Fe_3O_4 磁铁粉,最后一道工序由砂滤改为磁滤,而且避免了氯化消毒产生有机卤代物的潜在危险。

三、光电阴极空气消毒系统

光电阴极空气消毒系统主要利用光触媒的净化原理,光触媒的主要成分为纳米级的二氧化钛。光电阴极空气消毒器利用紫外线光和二氧化钛的化学反应来消除细菌。消毒原理为二氧化肽吸收紫外线光,作为催化剂产生氢氧基,通过破坏细菌、真菌孢子和病原体的 DNA 起杀菌作用。同时二氧化钛受光后生成的氢氧自由基能对有机物质和有害气体进行氧化还原反应,将其转化为无害的水和二氧化碳,从而达到净化环境、净化空气的功效。

王晓俭等报道,采用定量抑菌试验和现场空气消毒试验方法观察光触媒杀菌脱臭装置抗菌和消毒空气效果,结果整合光触媒的过滤网样片经光触媒脱臭杀菌装置紫外线照射 1 小时后,染菌后继续在室温作用 18 小时,对样片上大肠埃希菌的抑菌率为 90.72%。在 12 m^3 气雾室内经光触媒脱臭杀菌装置作用 1 小时,对空气中人工污染的大肠埃希菌杀灭率为 99.89%。在 35 m^3 房间内,经该装置作用 1 小时,对室内空气中自然菌消亡率为 90.91%。

除以上物理消毒方法外,还有激光消毒、脉冲消毒、阳极氧化消毒、电子消毒等方法,但均处在初步研究阶段。

(周洁琴)

参考文献

[1] 王婷,王美灵,董红岩,等.实用临床护理技术与护理管理[M].北京:科学技术文献出版社,2020.

[2] 王美芝,孙永叶,隋青梅.内科护理[M].济南:山东人民出版社,2021.

[3] 窦超.临床护理规范与护理管理[M].北京:科学技术文献出版社,2020.

[4] 于翠翠.实用护理学基础与各科护理实践[M].北京:中国纺织出版社,2022.

[5] 万霞.现代专科护理及护理实践[M].开封:河南大学出版社,2020.

[6] 石晶,张佳滨,王国力.临床实用专科护理[M].北京:中国纺织出版社,2022.

[7] 张翠华,张婷,王静,等.现代常见疾病护理精要[M].青岛:中国海洋大学出版社,2021.

[8] 吴欣娟.临床护理常规[M].北京:中国医药科技出版社,2020.

[9] 高淑平.专科护理技术操作规范[M].北京:中国纺织出版社,2021.

[10] 赵衍玲,梁敏,刘艳娜,等.临床护理常规与护理管理[M].哈尔滨:黑龙江科学技术出版社,2022.

[11] 李秋华.实用专科护理常规[M].哈尔滨:黑龙江科学技术出版社,2020.

[12] 杨春,李侠,吕小花,等.临床常见护理技术与护理管理[M].哈尔滨:黑龙江科学技术出版社,2022.

[13] 张苹蓉,卢东英.护理基本技能[M].西安:陕西科学技术出版社,2020.

[14] 吴雯婷.实用临床护理技术与护理管理[M].北京:中国纺织出版社,2021.

[15] 刘爱杰,张芙蓉,景莉,等.实用常见疾病护理[M].青岛:中国海洋大学出版社,2021.

[16] 娄玉萍,郝英双,刘静.临床常见病护理指导[M].北京:人民卫生出版社,2018.

[17] 王玉春,王焕云,吴江,等.临床专科护理与护理管理[M].哈尔滨:黑龙江科学技术出版社,2022.

[18] 王林霞.临床常见病的防治与护理[M].北京:中国纺织出版社,2020.

[19] 崔杰.现代常见病护理必读[M].哈尔滨:黑龙江科学技术出版社,2021.

[20] 王秀兰.外科护理与风险防范[M].哈尔滨:黑龙江科学技术出版社,2021.

[21] 孙立军,孙海欧,赵平平,等.现代常见病护理实践[M].哈尔滨:黑龙江科学技术出版社,2021.

[22] 于翠翠.实用护理学基础与各科护理实践[M].北京:中国纺织出版社,2022.
[23] 孙慧,刘静,王景丽,等.基础护理操作规范[M].哈尔滨:黑龙江科学技术出版社,2022.
[24] 黄连生,李倩倩,吕娟.护理心理学[M].北京:北京理工大学出版社,2021.
[25] 芦桂芝,曲晓菊.造口伤口护理[M].北京:人民卫生出版社,2018.
[26] 孙善碧,刘波,吴玉清.精编临床护理[M].北京:世界图书出版公司,2022.
[27] 李勇,郑思琳.外科护理[M].北京:人民卫生出版社,2019.
[28] 马英莲,荆云霞,郭蕾,等.临床基础护理与护理管理[M].哈尔滨:黑龙江科学技术出版社,2022.
[29] 狄树亭,董晓,李文利.外科护理[M].北京:中国协和医科大学出版社,2019.
[30] 顾宇丹.现代临床专科护理精要[M].开封:河南大学出版社,2022.
[31] 鲁昌盛.外科护理[M].长沙:中南大学出版社,2019.
[32] 郭丽红.内科护理[M].北京:北京大学医学出版社,2019.
[33] 马雯雯.现代外科护理新编[M].长春:吉林科学技术出版社,2019.
[34] 贾爱芹,郭淑明.实用护理技术操作与考核标准[M].北京:北京名医世纪文化传媒有限公司,2021.
[35] 王佩佩,王泉,郭士华.护理综合管理与全科护理[M].北京:世界图书出版公司,2022.
[36] 曹晓红,马巍,汤连志.重症监护病房医院感染的分析及护理措施[J].中华医院感染学杂志,2005,15(2):179-180.
[37] 卢小莲,刘洁,刘丽新,等.护理质量控制对医院感染监测的效果评价[J].中华医院感染学杂志,2006,1(12):1393-1394.
[38] 吴文晓,张佩君,郎萍,等.呼吸内科肺部感染住院患者营养风险筛查[J].中华医院感染学杂志,2020,30(17):2632-2636.
[39] 李旭,许莹,刘洁.经鼻高流量氧疗预氧合在慢性阻塞性肺疾病患者心肺复苏后气管插管中的有效性[J].中国医科大学学报,2022,51(2):121-124.
[40] 廉海光,李建,苏醒.脑电图联合血清NSE、S100B早期评估老年患者心肺复苏后脑功能预后的临床价值[J].中国老年学杂志,2022,42(16):3897-3900.